E. Molinari   A. Compare   G. Parati

Mente e cuore

Clinica psicologica della malattia cardiaca

E. Molinari · A. Compare · G. Parati

Mente e cuore
Clinica psicologica della malattia cardiaca

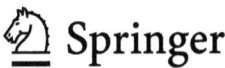 Springer

A CURA DI:

ENRICO MOLINARI
Facoltà di Psicologia
Università Cattolica di Milano
Istituto Auxologico Italiano
Milano

GIANFRANCO PARATI
Università Milano-Bicocca
Cardiologia II-Ospedale San Luca
Istituto Auxologico Italiano
Milano

ANGELO COMPARE
Facoltà di Psicologia
Università Cattolica di Milano
Istituto Auxologico Italiano
Milano

Tradotto e adattato dall'opera originale:
Clinical Psychology and Heart Disease
a cura di Enrico Molinari, Angelo Compare, Gianfranco Parati
© Springer-Verlag Italia, 2006

Traduzione dall'inglese a cura di: Lara Bellardita e Edward Callus
Maria Consuelo Valentini (Cap. 3)

Springer fa parte di Springer Science+Business Media

springer.com

© Springer-Verlag Italia, 2007

ISBN   978-88-470-0523-5   Springer Milan Berlin Heidelberg New York

Quest'opera è protetta dalla legge sul diritto d'autore. Tutti i diritti, in particolare quelli relativi alla traduzione, alla ristampa, all'utilizzo di illustrazioni e tabelle, alla citazione orale, alla trasmissione radiofonica o televisiva, alla registrazione su microfilm o in database, o alla riproduzione in qualsiasi altra forma (stampata o elettronica) rimangono riservati anche nel caso di utilizzo parziale. La riproduzione di quest'opera, anche se parziale, è ammessa solo ed esclusivamente nei limiti stabiliti dalla legge sul diritto d'autore ed è soggetta all'autorizzazione dell'editore. La violazione delle norme comporta le sanzioni previste dalla legge.

L'utilizzo in questa pubblicazione di denominazioni generiche, nomi commerciali, marchi registrati, ecc. anche se non specificamente identificati, non implica che tali denominazioni o marchi non siano protetti dalle relative leggi e regolamenti.

In copertina: disegno riprodotto con autorizzazione dall'opuscolo
"Lo stress in ambiente di lavoro". ISPESL e Agenzia Europea per la sicurezza e la salute sul lavoro.
Progetto grafico della copertina: Simona Colombo, Milano
Progetto grafico e impaginazione: Graficando snc, Milano

Springer-Verlag Italia S.r.l., Via Decembrio 28, I-20137 Milano

PRESENTAZIONE

Tra i diversi ambiti di ricerca del Laboratorio di Psicologia Clinica della Facoltà di Psicologia dell'Università Cattolica di Milano e del Laboratorio di Psicologia dell'Istituto Auxologico Italiano, lo studio e la cura degli aspetti psicologici associati alle cardiopatie costituiscono una sfida di particolare interesse.

Con la diminuzione delle malattie infettive, dovuta alle grandi scoperte mediche degli ultimi cent'anni, sono diventate più evidenti altre cause di patologia. Oggi in Italia, come pure negli Stati Uniti e in Gran Bretagna, la principale causa di morte è costituita dalle cardiopatie. In Italia le patologie cardiovascolari causano il 27% dei decessi (il dato si può confrontare con il 21% delle morti per tumore). Negli USA, negli ultimi venti anni è rimasta elevata l'incidenza di mortalità per le cardiopatie: i pazienti con patologia cardiaca sono circa 5 milioni e si registrano 400.000 nuovi casi all'anno. In Italia l'incidenza annuale dell'infarto del miocardio è di circa 130.000 nuovi casi di cui 80.000 nuovi episodi e 50.000 recidive.

Il panorama internazionale delle ricerche e i riscontri clinici evidenziano come alla malattia cardiaca sia spesso associato uno stress psicologico che rappresenta un importante fattore di rischio sia nell'insorgenza della malattia sia nel suo decorso.

Tali evidenze hanno reso necessario lo sviluppo di processi di cura e di riabilitazione basati su una concezione bio-psico-sociale, secondo la quale i fattori biologici, sociali e psicologici, individuali e relazionali, interagiscono in modo interdipendente o sistemico nel conservare la salute o causare la malattia.

Come attestato dalle linee guida internazionali sulla riabilitazione cardiaca, il mondo scientifico ha riconosciuto l'importanza dei modelli assistenziali multidisciplinari in ambito clinico in cui le competenze del cardiologo e dello psicologo operano in modo integrato.

È per noi motivo di soddisfazione presentare questo volume a cura di Enrico Molinari, Angelo Compare e Gianfranco Parati, basato sull'edizione inglese "Clinical Psychology and Heart Disease", in quanto lo studio e la cura della malattia cardiaca e della sintomatologia psicologica ad essa connessa possono rappresentare un luogo privilegiato d'integrazione tra competenze mediche e psicologiche all'interno di un approccio bio-psico-sociale alla malattia.

Il volume si propone di affrontare in modo articolato la questione della sofferenza psicologica nei pazienti con malattia cardiaca, ed è frutto della collaborazione tra i più impegnati ricercatori internazionali nel campo della psicologia clinica e della salute applicata alla malattia cardiaca. Viene presentato: a) lo stato dell'arte sul legame tra aspetti psicologici e funzionalità cardiaca, b) le indicazioni cliniche per la diagnosi ed il trattamento dei fattori psicologici connessi al rischio cardiaco, c) le possibili direzioni che potranno essere intraprese dalle ricerche future.

Il libro, oltre ad illustrare gli aspetti teorici e tecnici per la gestione della complessità della condizione psicologica che interviene nel disturbo cardiaco, rappresenta una proposta per dare un *cuore alla cardiologia*, in quanto condividiamo quanto affermato dal cardiologo Bernard Lown (premio Nobel per la pace nel 1985), e riportato in questo stesso volume: "La medicina si basa sia sulla cura che sulla scienza. Se c'è cura senza scienza, ci sono tante buone intenzioni, ma non c'è medicina. D'altra parte, la scienza senza cura svuota la medicina del suo carattere taumaturgico, rendendola non dissimile da altre scienze, come la fisica, l'ingegneria... I due aspetti, cura e scienza, si completano e sono essenziali all'arte medica. Dirò di più: far guarire è diverso dal curare; nel primo caso, si tratta con organi che funzionano male, nel secondo con un essere umano che soffre. Ed è verso l'integrazione tra la cura e la guarigione, io credo, che dovrebbe muoversi la medicina".

Tra i diversi punti di forza del volume vogliamo segnalare nella prima parte la sezione relativa ai fattori di personalità e agli aspetti relazionali associati alla malattia cardiaca, con un particolare approfondimento dei cosiddetti tratti di personalità di Tipo A e Tipo D. Merita una speciale attenzione anche la presentazione delle ricerche che contestualizzano la malattia cardiaca in una prospettiva interpersonale, con particolare riferimento alla relazione di coppia.

Relativamente agli interventi psicologici nella riabilitazione cardiaca, presentati nella seconda parte del libro, viene dato un particolare rilievo alla comprensione, nel colloquio clinico, della sofferenza psicologica del paziente con malattia cardiaca. Altri trattamenti psicologici riguardano: la psicoterapia interpersonale per il trattamento della depressione, il trattamento della sintomatologia ansiosa mediante terapia di coppia e tecniche di rilassamento e l'applicazione delle nuove tecnologie informatiche per il trattamento integrato, cardiologico e psicologico, della sintomatologia psicologica nello scompenso cardiaco.

Riteniamo che questo volume possa essere un utile riferimento per clinici e ricercatori dell'area medica e psicologica e per gli operatori sanitari che vogliono comprendere ed approfondire il legame tra la patologia cardiaca e gli aspetti psicologici.

Eugenia Scabini
Direttore del Laboratorio di Ricerche Psicologiche
Istituto Auxologico Italiano
Preside della Facoltà di Psicologia
Università Cattolica di Milano

Alberto Zanchetti
Direttore Scientifico
Istituto Auxologico Italiano

PREFAZIONE

È un momento propizio per presentare un volume che prenda in considerazione tutte le modalità con cui la psicologia clinica può informare ed influenzare la comprensione dello sviluppo e del trattamento delle disfunzioni cardiache. Nonostante le possibili relazioni fra disfunzioni cardiache e fattori psicologici, come il tipo di personalità, siano da alcuni decenni argomento di discussione, solo recentemente la teoria e la ricerca sono state in grado di iniziare a spiegare in maniera esauriente le influenze bio-psico-sociali sulle disfunzioni cardiache, e come le terapie psicologiche possano migliorare la qualità della vita di quanti ne soffrono, e forse di ridurre addirittura l'incidenza della malattia.

In questo volume magnificamente curato, Enrico Molinari, Angelo Compare e Gianfranco Parati, forniscono una valida guida per lo studio della psicologia clinica in ambito cardiologico, coprendo le aree fondamentali di ricerca e intervento. Vi sono sezioni che descrivono le basi fisiologiche del legame mente-cuore, le relazioni fra le disfunzioni cardiache e la depressione o l'ansia, le connessioni di tali disfunzioni con il tipo di personalità, i metodi statistici che permettono lo studio dei rischi a livello psicologico, e i relativi trattamenti. Buona parte di questo libro è assolutamente all'avanguardia delle ricerche nell'ambito di questi fenomeni; per esempio, i capitoli sulla qualità dei rapporti di coppia come fattori di rischio o di protezione, e di MacIntosh e coll. sull'applicazione di una terapia di coppia focalizzata sulle emozioni, forniscono punti di vista unici relativamente ai processi interpersonali collegati alle disfunzioni cardiache e al modo in cui i sistemi interpersonali possano essere d'aiuto nel trattamento.

Molinari, Compare e Parati forniscono una assolutamente necessaria visione sistematica di questo gruppo di malattie e degli aspetti psicologici di queste disfunzioni. Nel loro capitolo introduttivo, focalizzano l'attenzione sulle complesse interrelazioni che esistono nelle malattie cardiache fra la componente psicologica e quella somatica, sul modo in cui l'una può influenzare l'altra, e sulla necessità di tener conto in sede di trattamento di queste complesse reciproche influenze.

Gli esseri umani sono entità bio-psico-sociali, influenzate da una gamma di sottosistemi interni e sistemi sociali esterni che si influenzano reciprocamente in un interminabile circolo di causalità. Di conseguenza è necessario comprendere pienamente gli effetti di ogni sottosistema o sistema più ampio su sottosistemi e sistemi differenti, e valutare attentamente il modo migliore per utilizzare queste conoscenze per migliorare il benessere dei pazienti.

Questo volume riflette gli sviluppi delle recenti teorie e della ricerca, che ci permettono appunto di comprendere queste influenze reciproche. Questa è un area in cui si possono trovare molte teorie ragionevoli, ma nella quale volumi come questo sono necessari per aiutare a capire la portata delle teorie e in che modo l'evidenza le conforti.

Questa consapevolezza può servire da supporto per quella che potrebbe essere una pratica clinica per il trattamento delle malattie cardiache basata sull'evidenza. Includendo le dimostrazioni esaminate in questo libro, tale pratica deve prendere in considerazione l'aspetto psicologico e sociale dell'intervento così come quello biologico. Col prepotente impatto delle malattie cardiache stesse e gli eroici passi in avanti realizzati in ambito chirurgico, tecnologico, farmaceutico e in altri ambiti ancora, è facile tendere a concentrarsi esclusivamente sui fattori biologici e su altrettanto biologiche soluzioni. Ciononostante, la biologia rimane solo una componente della storia, sebbene una parte importante. L'impegno a promuovere uno stile di vita salutare ha un impatto considerevole sulle disfunzioni cardiache, al pari della presenza di un supporto familiare. Inoltre, alcuni schemi psicologici sembrano chiaramente collegati ad una maggior probabilità di insorgenza delle malattie cardiache. Trattamenti che coinvolgono il supporto della famiglia, che promuovono l'autocontrollo e modificano comportamenti che agevolano l'insorgere delle malattie cardiache hanno un impatto notevole. Ancora, come indicano chiaramente i capitoli nella seconda sezione, anche la cura e la comprensione delle co-patologie psicologiche dell'ansia e della depressione assumono grande importanza nel trattamento di pazienti con tali disturbi.

È auspicabile che questo volume aiuti a richiamare l'attenzione sulle ormai evidenti relazioni fra fattori psicologici e disfunzioni cardiache e sull'importante ruolo della psicologia clinica sia nella comprensione delle suddette disfunzioni sia nel trattamento dei pazienti affetti da questa tipologia di disturbi.

> Jay Lebow, Ph.D.,ABPP
> *Clinical Professor*
> *Family Institute at Northwestern*
> *and Northwestern University*
> *Evanston, IL, USA*

INDICE

Note sui Curatori XII

Elenco degli Autori XIII

Introduzione
La malattia cardiaca e i fattori psicosociali 1
S. Mendis

Capitolo 1
Una psicologia clinica per la malattia cardiaca 5
E. Molinari, L. Bellardita, A. Compare

Parte I
Fattori psicologici di rischio nella malattia cardiaca

Basi fisiologiche della relazione mente-cuore

Capitolo 2
I fattori psicologici di rischio cardiaco: una rassegna 27
A. Compare, L. Gondoni, E. Molinari

Capitolo 3
Psicofisiologia delle malattie cardiache 41
G. Parati, M. Valentini, G. Mancia

Capitolo 4
Stress psicologico e ischemia 77
M.M. Burg

Depressione e ansia

Capitolo 5
Cardiopatia coronarica e depressione: prevalenza,
prognosi, fisiopatologia e trattamento 93
K. Maier, D. Chatkoff, M.M. Burg

Capitolo 6
Ansia e malattia cardiaca 109
*A. Compare, M. Manzoni, E. Molinari,
D. Moser, S. Zipfel, T. Rutledge*

Personalità e aspetti relazionali

Capitolo 7
Personalità di tipo A e di tipo D, rabbia e rischio di recidiva cardiaca ... 135
A. Compare, M. Manzoni, E. Molinari, A. Möller

Capitolo 8
Ostilità e cardiopatia 163
R.S. Jorgensen, R. Thibodeau

Capitolo 9
Contesto interpersonale e qualità della relazione di coppia
come fattore di protezione/rischio in pazienti con malattia cardiaca 181
A. Compare, E. Molinari, J. Ruiz, H. Hamann, J. Coyne

*Applicazioni della statitica avanzata
allo studio dei fattori psicologici di rischio cardiaco*

Capitolo 10
L'influenza dei fattori psicologici sull'esito della riabilitazione
cardiaca: applicazioni diagnostiche e prognostiche dell'intelligenza
artificiale in psicocardiologia 207
E. Grossi, A. Compare, E. Molinari

Capitolo 11
L'analisi di Rasch per la valutazione dell'*outcome* in riabilitazione 247
L. Tesio

Interludio
Il "cuore" della cardiologia: conversazione con Bernard Lown 265
E. Molinari

Parte II
Riabilitazione psicologica del paziente cardiopatico

Capitolo 12
Il vissuto di malattia: contesto, relazioni, significati 275
A. Compare, B. Mason, E. Molinari

Capitolo 13
La terapia interpersonale per il trattamento della depressione 291
D. Koszycki

Capitolo 14
Terapia di coppia *emotionally focused* per il trattamento
dell'ansia in pazienti postinfartuati 317
H.B. MacIntosh, S.M. Johnson, A. Lee

Capitolo 15
Tecniche di rilassamento e ipnosi nella riabilitazione cardiaca 343
L. Bellardita, M. Cigada, E. Molinari

Capitolo 16
Monitoraggio psicologico e cardiologico a distanza
mediante tecnologie wireless in pazienti
con scompenso cardiaco: il progetto *ICAROS* 363
*A. Compare, E. Molinari, L. Bellardita, A. Villani, G. Branzi,
G. Malfatto, S. Boarin, M. Cassi, A. Gnisci, G. Parati*

Capitolo 17
Interventi psicologici per la gestione dello stress 389
A. Compare, E. Molinari, R. McCraty, D. Tomasino

NOTE SUI CURATORI

ENRICO MOLINARI, MS, PsyD in Psicologia Clinica
Professore ordinario di Psicologia Clinica presso la Facoltà di Psicologia dell'Università Cattolica di Milano. È coordinatore del Laboratorio di Psicologia clinica dell'UC e del Dottorato di ricerca in Psicologia clinica dell'Università di Milano Bicocca. Svolge attività clinica e di ricerca presso il Servizio e il Laboratorio di Psicologia dell'Istituto Auxologico Italiano. È didatta della Società Italiana di Ricerca e Terapia Sistemica. Dal 2006 è Presidente dell'Ordine degli Psicologi della Lombardia.

ANGELO COMPARE, PhD, MS, PsyD in Psicologia Clinica
Ricercatore in Psicologia Clinica presso la Facoltà di Psicologia dell'Università Cattolica di Milano, dove ha anche conseguito il Ph.D in Psicologia. Svolge attività clinica e di ricerca con pazienti affetti da patologia cardiaca presso il Servizio e il Laboratorio di Psicologia dell'Istituto Auxologico Italiano. È impegnato in diverse ricerche nazionali ed internazionali nell'ambito della psicologia clinica in cardiologia. È iscritto alla *European Health Psychology Society* e alla *European Family Therapy Association*. Si è specializzato in psicoterapia presso la *European Institute of Systemic-relational Therapies* (EIST) e ha frequentato corsi di perfezionamento presso il *London Institute of Family Therapy* di Londra.

GIANFRANCO PARATI, MD
Professore ordinario di Medicina Interna presso la Facoltà di Medicina e Chirurgia dell'Università Milano-Bicocca. Primario di Riabilitazione Cardiaca II dell'Ospedale S. Luca dell'Istituto Auxologico Italiano.

Elenco degli Autori

Dr. L. Bellardita, PsyD, MS
Università di Bergamo
Università Cattolica di Milano

Dr. S. Boarin, MD
Cardiologo, Cardiologia II
Ospedale San Luca
Istituto Auxologico Italiano
Milano

Dr. G. Branzi, MD
Cardiologo, Cardiologia II
Ospedale San Luca
Istituto Auxologico Italiano
Milano

Prof. M.M. Burg, PhD
Associate Clinical Professor of Medicine
Behavioral Cardiovascular Health and
Hypertension Program Department of Medicine
Columbia University School of Medicine
New York, USA
and Associate Clinical Professor of Medicine
Section of Cardiovascular Medicine
Yale University School of Medicine
New Haven, CT, USA

Ing. M. Cassi
ICAROS FIRB
Project Manager, Senior Partner
Mobile Medical Technologies
Genova

Prof. D. Chatkoff, PhD
Assistant Professor
Department of Behavioral Sciences Psychology
University of Michigan–Dearborn
Dearborn, Michigan, USA

Dr. M. Cigada, MD
European School of Hypnotic Psychotherapy
Milano

Prof. J.C. Coyne, PhD
Co-Director Cancer Control and Outcomes
Amramson Cancer Center
Professor of Psychology, Department of Psychiatry
Professor, Department of Family Practice
and Community Medicine
University of Pennsylvania, Philadelphia, USA

Prof. A. Gnisci, PhD
Professore Associato di Psicometria
II Università di Napoli

Dr. L.A. Gondoni, MD
Unità di Riabilitazione Cardiaca
Ospedale San Giuseppe, IRCCS
Istituto Auxologico Italiano
Verbania

Dr. E. Grossi, MD
Medical Director
Pharma Department, Bracco SpA
Milano

Prof. H.A. Hamann, PhD
Assistant Professor
Department of Psychology
Washington State University
Pullman, WA, USA

Prof. S. Johnson, EdD
Professor of Clinical Psychology
Ottawa University
Director of the Ottawa Couple and Family Institute
and Center for Emotionally Focused Therapy
Ottawa, Canada
Research Professor at Alliant U
San Diego, CA, USA

Prof. R.S. Jorgensen, PhD
Associate Professor
Director of the Psychophysiology Laboratory
Center for Health and Behavior
and Department of Psychology
Syracuse University
New York, NY, USA

Prof. D. Koszycki, PhD, C Psych
Research Director
Stress and Anxiety, Clinical Research Unit
University of Ottawa
Institute of Mental Health Research
Royal Ottawa Hospital
Associate Professor of Psychiatry
University of Ottawa, Canada

Prof. J. Lebow, PhD, ABPP
Clinical Professor
Family Institute at Northwestern
and Northwestern University
Evanston, IL, USA

Dr. A. Lee, PhD
Ottawa Couple & Family Institute
Ottawa, Canada

Prof. K. Maier, PhD
Assistant Professor
Psychology Department, Salisbury University
Salisbury, MD, USA

Dr. G. Malfatto, MD
Cardiologo, Cardiologia II
Ospedale San Luca
Istituto Auxologico Italiano
Milano

Prof. G. Mancia, MD
Professore di Medicina
Past President, European Society of Hypertension
Deputy Editor, Journal of Hypertension
Direttore, Dipartimento di Medicina
Università Milano-Bicocca

Dr. G.M. Manzoni, PsyD Candidate
Servizio e Laboratorio di Psicologia Clinica
Ospedale San Giuseppe, IRCCS
Istituto Auxologico Italiano
Verbania

Prof. H.B. MacIntosh, PhD
Assistant Professor
Faculty of Human Sciences
St. Paul University
Ottawa, Canada

Dr. B. Mason, PhD
Director, The Institute of Family Therapy
London, UK
Chair of the Advanced Training in Supervision
Co-Chair of the Doctoral Programme
Institute of Family Therapy - Birkbeck College
University of London, UK

Dr. R. McCraty, PhD
Director of Research
HeartMath Research Center
Institute of HeartMath
Boulder Creek, California, USA

Dr. S. Mendis, MD, FRCP, FACC
Senior Adviser
Cardiovascular Diseases
World Health Organization
Ginevra, Svizzera

Prof. A.T. Möller, Dphil
Professor of Clinical Psychology
Head, Department of Psychology
Stellenbosch University
Sud Africa

Prof. D.K. Moser, DNSc, RN, FAAN
Professor and Gill Endowed Chair of Nursing
Editor, The Journal of Cardiovascular Nursing
University of Kentucky, College of Nursing
Lexington, KY, USA

Prof. J.M. Ruiz, PhD
Assistant Professor
Department of Psychology
Washington State University
Pullman, WA, USA

Prof. T. Rutledge, PhD
Assistant Professor
Department of Psychiatry
University of California - San Diego
San Diego, USA

Prof. E. Scabini, PsyD, MS
Preside, Facoltà di Psicologia
Professore Ordinario di Psicologia Sociale
della Famiglia
Direttore, Centro Studi e Ricerche sulla Famiglia
Università Cattolica di Milano
Direttore, Laboratorio di Ricerche Psicologiche
Istituto Auxologico Italiano
Milano

Prof. L. Tesio, MD
Cattedra di Medicina Fisica e Riabilitativa
Università di Milano
Direttore, Laboratorio di Ricerche
di Riabilitazione Neuromotoria
Istituto Auxologico Italiano
Milano

Dr. R. Thibodeau, MS
Doctoral Candidate
Department of Psychology
Syracuse University
Syracuse, NY, USA

Dr. D. Tomasino, BA
HeartMath Research Center
Institute of HeartMath
Boulder Creek, CA, USA

Dr. C. Valentini, MD
Università Milano-Bicocca
Cardiologia II, Ospedale San Luca
Istituto Auxologico Italiano
Milano

Dr. A.A. Villani, MD
Cardiologo, Cardiologia II
Ospedale San Luca
Istituto Auxologico Italiano
Milano

Prof. A. Zanchetti, MD
Editor in Chief, Journal of Hypertension
Direttore Scientifico
Istituto Auxologico Italiano
Milano

Prof. S. Zipfel, MD
Prof. of Medicine and Head
Department Internal Medicine VI
Psychosomatic Medicine and Psychotherapy
University Medical Hospital
Tübingen, Germany

INTRODUZIONE

La malattia cardiaca e i fattori psicosociali*

S. MENDIS

Ogni anno si verificano approssimativamente 35 milioni di decessi imputabili a malattie croniche. Circa un terzo di queste morti sono dovute esclusivamente a malattie cardiovascolari. Le malattie cardiovascolari, inoltre, rappresentano il 10% del volume globale delle malattie, l'80% delle quali è sopportato da paesi a reddito basso o medio [1].

Le principali cause delle malattie cardiovascolari sono l'uso di tabacco, le diete non bilanciate e l'inattività fisica. Fattori sociali, economici, culturali, politici e ambientali incentivano e supportano l'adozione di abitudini malsane. L'invecchiamento della popolazione, la globalizzazione e una rapida urbanizzazione sono importanti veicoli di malattie, in particolare nei paesi a basso e medio reddito. Secondo la prima analisi globale dell'impatto dei fattori di rischio sulla salute globale, condotta dalla World Health Organization, i principali fattori di rischio per l'apparato cardiovascolare - consumo di tabacco, elevata pressione sanguigna ed elevato tasso di colesterolo - sono fra i primi 10 fattori di rischio per la salute nel mondo: nel complesso, l'alta pressione sanguigna causa 7 milioni di morti precoci ogni anno, il consumo di tabacco quasi 5 milioni e l'elevato tasso di colesterolo più di 4 milioni.

Molti studi recenti forniscono riscontri epidemiologici dei legami causali fra l'incidenza delle coronaropatie nella popolazione sana e la prognosi nei pazienti affetti da tali disfunzioni da una parte, e i fattori psicosociali dall'altra [3, 4]. I fattori psicosociali per cui è stata riportata tale corrispondenza includono depressione, ansia, alcuni tratti della personalità, isolamento sociale e stress cronico [5]. Inoltre, in un recente studio caso-controllo di infarto del miocardio, condotto in 52 paesi, veniva attribuito allo stress psicosociale circa il 30% del rischio di infarto del miocardio in forma acuta [6].

---

* Disclaimer: questa introduzione rispecchia esclusivamente le opinioni dell'autore e non rappresenta quelle dell'istituzione affiliata.

Vi sono diversi comportamenti plausibili e diversi procedimenti biologici tramite i quali i fattori psicosociali possono essere collegati all'incidenza e alla prognosi delle coronaropatie. Innanzitutto, i fattori psicosociali possono influenzare abitudini strettamente connesse alla salute come il consumo di tabacco, abitudini alimentari scorrette e inattività fisica, che di conseguenza risultano in uno sviluppo di importanti fattori di rischio per l'apparato cardiovascolare: obesità, elevato tasso di pressione sanguigna, glicemia e colesterolo [7]. In secondo luogo, i fattori psicosociali possono produrre cambiamenti fisiopatologici che incrementano il rischio di coronaropatie [8]. Essi includono disturbi del sistema nervoso, squilibri ormonali, anomalie metaboliche, infiammazioni, resistenza all'insulina e disfunzioni dell'endotelio. Questi cambiamenti possono favorire l'aterogenesi o la progressione di malattie subcliniche. Ancora, i fattori psicosociali come la depressione possono essere un ostacolo all'adesione e al riconoscimento della necessità di cure mediche, dando così adito ad un peggioramento della malattia. Per finire, alcuni medicinali utilizzati nel trattamento della depressione, in particolare gli antidepressivi triciclici, possono rivelarsi di per sé fattori di rischio per le coronaropatie [10].

Il test fondamentale per determinare se i fattori psicosociali siano eziologici per le malattie coronariche si basa sulla prova di reversibilità: potrebbero interventi clinici e sociali mirati dalla riduzione di fattori psicosociali come ansia e depressione essere efficaci nel prevenire le coronaropatie e ridurre la frequenza degli attacchi ricorrenti e la mortalità? Trial randomizzati e controllati hanno esaminato gli effetti di diversi interventi fra cui rilassamento, gestione dello stress e counselling in pazienti affetti da coronaropatie. Una meta-analisi che combinava i risultati di 23 trial ha riportato una riduzione nella mortalità complessiva (41%, 95% CI da 8 a 62%) e negli attacchi cardiovascolari non fatali (46%, 95% CI da 11 a 67%) durante i 2 anni di monitoraggio [11]. Tuttavia, i trial su cui queste stime sono basate erano generalmente circoscritti, con tempi di follow-up contenuti, e in alcuni casi basati su assegnazioni sistematiche piuttosto che casuali – e su interventi ampiamente differenti fra di loro. Estesi trial individuali hanno fornito poca evidenza dei benefici in questo contesto. Un vasto studio multicentrico non ha mostrato nessun impatto sulla sopravvivenza senza recidive in coloro che venivano trattati con terapia comportamentale e con inibitori della ricaptazione della serotonina, se i sintomi depressivi erano piuttosto forti [12].

Rimane ancora da chiarire se interventi psicoterapeutici e psicofarmacologici possano prevenire le coronaropatie o modificare il livello di mortalità in pazienti affetti da tale disturbo. È necessario che la ricerca futura si soffermi di meno sulla dimostrazione osservazionale delle associazioni e si concentri maggiormente sull'identificazione delle componenti critiche della depressione e di altre condizioni psicologiche, dei meccanismi tramite i quali queste operano e sulla loro reversibilità.

Comunque, vi sono già in questo momento sufficienti dati per programmare interventi finalizzati a prevenire le coronaropatie. I fattori che incrementano il rischio di coronaropatia sono ben noti, e analoghi in tutto il mondo, sia negli uomini che nelle donne. Di conseguenza, l'approccio delle istituzioni pubbliche alla prevenzione può basarsi su principi simili a livello globale: fondamentalmente, deve avere come target il consumo di tabacco, la mancanza di attività fisica, la dieta sbilanciata, l'obesità, l'elevata pressione sanguigna, il diabete e i fattori psicosociali. A questo scopo è necessaria una combinazione di strategie di sensibilizzazione della popolazione e di strategie mirate a una diagnosi precoce e al trattamento dei pazienti ad alto rischio di malattie cardiovascolari.

Per minimizzare l'impatto dei fattori psicosociali di rischio, può essere inoltre attuato un intervento basato sulle evidenze disponibili ad oggi. È disponibile infatti una serie di domande di valutazione per rilevare con una certa precisione i livelli eccessivi di stress psicosociale. È necessario che i medici ne facciano uso per identificare ed enfatizzare il ruolo dei fattori di rischio psicosociale durante il *counselling* dei propri pazienti. Se i medici coinvolgono così i pazienti nell'identificazione delle istanze psicosociali, una modifica dei fattori di rischio è più probabile. I pazienti possono inoltre essere aiutati a ridurre i livelli di stress da un supporto dei servizi psicosociali, con attività fisica regolare e training mirato alla riduzione dello stress.

In base ai risultati correnti, l'ansia e la depressione devono essere considerati elementi che contribuiscono allo sviluppo e alla gravità delle coronaropatie. Nei pazienti affetti da coronaropatie andrebbero valutati e trattati i sintomi di ansia o depressione, e i programmi veramente completi di riabilitazione cardiaca dovrebbero includere l'educazione dei pazienti, la loro sensibilizzazione, tecniche cognitive di comportamento e supporto familiare e sociale.

References

1. WHO (2003) Preventing chronic diseases a vital investment
2. WHO (2002) The world health report. Reducing risks, promoting healthy life. World Health Organization, Geneva
3. Kuper H, Marmot M, Hemingway H (2002) Systematic review of prospective cohort studies of psychosocial factors in the etiology and prognosis of coronary heart disease. Semin Vasc Med 2:267-314
4. Hemingway H, Whitty CJ, Shipley M et al (2001) Psychosocial risk factors for coronary disease in White, South Asian and Afro-Caribbean civil servants: the Whitehall II study. Ethn Dis 11:391-400
5. Bunker SJ, Colquhoun DM, Esler MD et al (2003) "Stress" and coronary heart disease: psychosocial risk factors. Med J Aust 178:272-276.
6. Rosengren A, Hawken S, Ounpuu S et al; INTERHEART investigators (2004) Association of psychosocial risk factors with risk of acute myocardial infarction in 11119 cases and 13648 controls from 52 countries (the INTERHEART study):case-control study. Lancet 364:953-962
7. Rozanski A, Blumenthal JA, Kaplan J (1999) Impact of psychological factors on the pathogenesis of cardiovascular disease and implications for therapy. Circulation 99:2192-2217

8. Bairey Merz CN, Dwyer J, Nordstrom CK (2002) Psychosocial stress and cardiovascular disease: pathophysiological links. Behav Med 27:141-147
9. Brunner E (1997) Stress and the biology of inequality. Br Med J 314:1472-1476
10. Roose SP, Glassman AH (1994) Antidepressant choice in the patient with cardiac disease: lessons from Cardiac Arrhythmia Suppression Trial (CAST) studies. J Clin Psychiatry 55[Suppl A]:83-100
11. Jones DA, West RR (1996) Psychological rehabilitation after myocardial infarction; multicenter randomized controlled trial. Br Med J 313:1517-1521
12. Berkman LF, Blumenthal J, Burg M et al (2003) Effects of treating depression and low perceived social support on clinical events after myocardial infarction: the Enhancing Recovery in Coronary Heart Disease Patients Randomized trial. JAMA 89:3106-3116
13. Walton KG, Schneider RH, Nidich SI et al (2002) Psychosocial stress and cardiovascular disease Part 2: effectiveness of the Transcendental Meditation program in treatment and prevention. Behav Med 28:106-123
14. Blumenthal JA, Sherwood A, Babyak MA et al (2005) Effects of exercise and stress management training on markers of cardiovascular risk in patients with ischemic heart disease: a randomized controlled trial. JAMA 293:1626-1634
15. WHO (2003) Prevention of recurrent heart attacks and strokes in low and middle income populations. Evidence-based recommendations for policy makers and health professionals. World Health Organization, Geneva

CAPITOLO 1

Una psicologia clinica per la malattia cardiaca

E. Molinari ▪ L. Bellardita ▪ A. Compare

> "Se cerchiamo di isolare un fatto singolo, ci accorgiamo che di solito è agganciato a tutte le altre cose dell'universo".
> J. Muir [1]

La moderna psicologia scientifica si è sin dagli inizi occupata di problematiche riguardanti il legame tra salute/malattia del corpo e salute/malattia della mente. In particolare la psicologia clinica ha cercato, nelle sue diverse applicazioni, di dare una sempre maggiore sistematicità ai concetti psicologici collegati alla malattia organica. La psicologia clinica viene descritta come: "un settore della psicologia i cui obbiettivi sono la spiegazione, la comprensione, l'interpretazione e la riorganizzazione dei processi mentali disfunzionali o patologici, individuali e interpersonali, unitamente ai loro correlati comportamentali e psicobiologici" [2].

La psicologia clinica è caratterizzata da una pluralità di modelli, di metodi e di tecniche, ciascuno con una sua propria ragione storica cui sottende un'attività clinica come comune denominatore, indispensabile e centrale, sia essa rivolta al singolo, ai gruppi o ai collettivi [3]. Tra i campi di applicazione vengono tra le altre annoverate, la psicosomatica, la psicologia della salute e la psicologia ospedaliera; anche in tali ambiti riteniamo che la psicologia clinica possa offrire un quadro rilevante e coerente attraverso un insieme di contributi specifici (scientifici, professionali e formativi) che si riferiscono alla promozione e al mantenimento della salute, alla prevenzione e al trattamento della malattia, all'identificazione dei correlati eziologici diagnostici della salute, della malattia e delle disfunzioni associate e infine all'analisi e al miglioramento del sistema di cura della salute e di elaborazione delle politiche della salute.

Le diverse applicazioni della psicologia clinica all'ambito sanitario (Imbasciati parla di una "psicologia sanitaria" [4]) hanno ovviamente risentito dell'evoluzione storica, epistemologica ed applicativa dei diversi paradigmi della psicologia (comportamentale, cognitivo-comportamentale, psicodinamica, sistemica, fenomenologica, ecc.). Tuttavia, l'elemento comune che sembra unificare le diverse impostazioni è quello della riconsiderazione di un soggetto "contestuale" la cui identità si costruisce all'interno delle relazioni. A partire da questa considerazione il processo di cura non può limitarsi all'organo o al tratto, ma deve estendersi anche a tutto ciò che è collegato e ricollegabile al disturbo. In quest'ottica la malattia viene quindi intesa come il risultato di una complessa interazione tra dinamiche evolutive, individuali, processi biologici geneticamente determinati ed esperienze sociali critiche.

Ci sembra che l'approccio relazionale-sistemico, tra gli altri, si sia fatto portatore di questa visione che spinge ad abbandonare una visione meccanicistico-causale [5]. In tale approccio ogni elemento di un sistema (familiare, sociale, biologico) influenza gli altri e ne è influenzato. Ammettendo che in un circuito sistemico ogni elemento è inserito, ed interagisce, con la sua totalità, allora la dicotomia organico/psichico perde di significato e di valore pragmatico nella cura dell'individuo [6]. Un tentativo di applicare le teorie sistemiche può essere riconosciuto nel modello biopsicosociale proposto da Engel [6], per il quale la malattia è il risultato di un'interazione tra più fattori che possono essere studiati e affrontati su vari piani (dal subcellulare all'ambientale).

Anche il costruttivismo psicologico ha contribuito in maniera notevole al ribaltamento del paradigma meccanicistico [7]. Il contributo di questo approccio è interessante per l'importanza data alla descrizione dei processi di percezione e di significazione da parte del paziente rispetto alla malattia. I teorici del costruttivismo sottolineano che la conoscenza personale, anziché consistere nella rappresentazione di una realtà data, si configura come vera e propria costruzione o specificazione da parte dell'osservatore, al tempo stesso permessa e vincolata dalla sua struttura. Già Piaget [8] riteneva che lo sviluppo cognitivo del bambino avviene attraverso processi di assimilazione e accomodamento: ogni nuovo oggetto o evento è sottoposto al tentativo della persona di attribuirvi un senso sulla base degli schemi percettivi e mentali a disposizione (assimilazione); allo stesso tempo, la nuova esperienza modifica, in una certa misura, l'organizzazione cognitiva in base alle esigenze poste dall'esperienza stessa (accomodamento). Un'analogia per illustrare questo processo ci viene fornita dalla digestione del cibo, il quale subisce dei cambiamenti per poter essere in seguito utilizzato. Sulle orme della psicologia costruttivista, si può intervenire sulla percezione della malattia del paziente e dei suoi familiari attraverso un "modello" di malattia e disabilità co-costruito da clinico e paziente nel momento in cui mettono a confronto il rispettivo punto di vista su un particolare disagio. Un'importante conseguenza di questo approccio consiste nel forte ridimensionamento delle aspettative di onnipotenza terapeutica, da cui, a sua volta, deriva una relazione meno asimmetrica tra medico e paziente [9]. In questo nuovo tipo di relazione il paziente sperimenta una maggiore senso di controllo e di autonomia che contrasta con il forte senso di impotenza derivante dalla malattia. Per quanto riguarda il senso di controllo e di capacità percepito nei confronti della realtà, diversi studi [10-13] hanno dimostrato come, proprio un aumento del senso di auto-efficacia e di locus of control interno (attribuzione causale interna vs attribuzione agli altri o al destino), abbiano un impatto positivo sull'aderenza terapeutica. Nei pazienti cardiopatici, per esempio, questo è un aspetto particolarmente critico, considerando che molte malattie cardiovascolari comportano cronicità e necessità di continui interventi farmacologici complessi.

L'applicazione della psicologia a particolari tipologie di pazienti ha dato luogo a specifici ambiti clinici e di ricerca quali la psicooncologia, la psiconeuroendocrinologia, la dermatologia psicosomatica, la psiconeuroimmunologia, la psicocardiologia, ecc. Il dibattito attuale verte sul fatto se considerare queste applicazioni come sezioni della psicologia clinica o come vere e proprie nuove discipline a sé stanti. Di fatto, ci sembra che le diverse applicazioni della psicologia clinica alle varie forme di patologia medica abbiano assunto nel tempo una loro specifica caratterizzazione teorica, metodologica e applicativa, ma che nel contempo debbano essere costantemente riportate alle tematiche fondanti della psicologia clinica, così come sono state precedentemente presentate.

Nel presente capitolo, più che coniare una definizione per una presunta nuova disciplina, si vuole sottolineare l'importanza della psicocardiologia (o la cardiopsicologia, a seconda delle possibili sottolineature). Riteniamo infatti che vi sia la necessità di individuare il possibile contributo della psicologia clinica nella prevenzione, nel trattamento e nella riabilitazione del paziente con cardiopatia. Quindi, pur utilizzando il termine psicocardiologia per praticità, è doveroso fare alcune precisazioni, tra cui:

1. Il riconoscimento del legame tra fattori psicologici, sociali ed emotivi con la patologia cardiaca appartiene, oltre che al senso comune, anche alla tradizione clinica. Già nel 1628, William Harvey sottolineava che un "turbamento mentale" che induca piacere o determini uno stato affettivo doloroso influisce sull'attività del cuore [14]. Nel 1910, Sir William Osler identificava i pazienti cardiaci come uomini estremamente ambiziosi con la tendenza a spingere i propri meccanismi corporei fino al limite delle proprie possibilità [15]. Alexander [16] postulava che un'alta pressione sanguigna di origine sconosciuta (ipertensione essenziale o primaria) era prevalente tra le persone fortemente orientate al raggiungimento di un elevato status sociale e tendenti all'inibizione difensiva degli aspetti emotivi e cognitivi della rabbia (individui portati all'evitamento di conflitti interpersonali).

2. Nel caso della cosiddetta "psicocardiologia", più che pensare la pratica psicologica e quella cardiologica come un tutt'uno, si preferisce sottolineare la necessità che professionisti con competenze diverse riescano a comunicare sullo stesso piano e ad integrare le proprie differenti e complementari competenze al fine di ottenere un unico risultato: quello del miglioramento della prevenzione, della cura e della riabilitazione dei molti individui portatori di una malattia cardiaca.

3. Per quanto riguarda l'intervento psicologico, è necessaria una riflessione sulle conoscenze e competenze derivanti dalla formazione in psicologia clinica e su come queste debbano diventare uno strumento "su misura" nella pratica con il paziente cardiopatico, sulla base del diverso tipo di domanda, delle caratteristiche peculiari della patologia cardiaca, e delle caratteristiche tipiche riscontrate nei pazienti rispetto alla loro storia esistenziale.

Le attività della psicocardiologia

Le attività della psicocardiologia riguardano la prevenzione, la diagnosi, la cura e la riabilitazione, in ambito sia ospedaliero che extra ospedaliero, di pazienti che presentano una cardiopatia, oppure il rischio dello sviluppo di una patologia cardiaca. Lo psicologo in ambito sanitario si occupa delle difficoltà comportamentali, emotive e relazionali delle persone che vengono curate, in regime di degenza o ambulatoriale, per una patologia cardiaca cronica o acuta. Le attività psicologiche ospedaliere non si rivolgono solo ai pazienti, ma anche ai loro familiari e agli operatori sanitari.

Affinché si possa implementare un intervento mirato, è necessario prendere in considerazione alcuni elementi fondamentali, quali:
a. La conoscenza delle caratteristiche e dei bisogni specifici ed unici del paziente con cardiopatia, così come sono stati descritti dai risultati delle ricerche riportati nella letteratura scientifica.
b. L'atteggiamento del paziente nei confronti della malattia, dello staff medico e paramedico, e dello psicologo stesso. Vanno inoltre considerate le aspettative del paziente nei confronti di se stesso e la loro collocazione nel contesto familiare.
c. Il tipo di relazione che si stabilisce tra paziente e psicologo e le sue caratteristiche nel tempo.

Lo sviluppo della psicocardiologia. Le ricerche che hanno maggiormente dato impulso allo sviluppo della psicocardiologia sono state quelle focalizzate sull'associazione tra fattori di personalità e malattia cardiaca. Tra queste spiccano i classici studi dei due cardiologi di San Francisco Meyer Friedman e Ray Rosenman, iniziati negli anni cinquanta, i quali misero in evidenza l'esistenza di una complessa sequenza di comportamenti e caratteristiche indicate come schema comportamentale di tipo A (type A behavior pattern - TABP) [17]. Il TABP viene definito come un complesso di azioni-emozioni, che può essere osservato in qualsiasi persona aggressivamente coinvolta in un compito, la quale prevede di raggiungere risultati sempre più elevati, solitamente in situazioni di competizione con altre persone. Gli autori sottolineano come questo fenomeno non costituisca una vera e propria psicopatologia, ma piuttosto una forma di conflitto socialmente accettabile. Le persone che tendono ad utilizzare questo pattern sono inclini a mostrare un'ostilità altalenante ma straordinariamente razionalizzata [18]. Friedman tentò di dare una spiegazione dei meccanismi sottostanti al TABP partendo da una prospettiva di tipo psicodinamico: alla base dell'ostilità e del senso di urgenza nello svolgere qualsiasi attività, ritenute le componenti più "tossiche" del TABP, venne postulata l'azione di una forte insicurezza e/o scarsa autostima, che verrebbe contrastata dall'individuo attraverso il continuo raggiungimento di obiettivi sempre più ambiziosi.

Nonostante gli interessanti risultati emersi dalle ricerche, non tutti gli studi condotti sino ad oggi sono riusciti a confermare la relazione tra TABP e malattia coronarica, soprattutto a causa di problemi metodologici legati alla valutazione delle diverse componenti del TABP. Queste indagini hanno però rappresentato una svolta di notevole interesse in ambito scientifico: è ormai pressoché riconosciuto che alcuni tratti di personalità possano influire negativamente sulla salute e in particolar modo sulla salute cardiaca. Gli studi più recenti sull'individuazione di caratteristiche di personalità riconducibili alla cardiopatia sono quelli di Denollet e colleghi [19-22] che hanno rivolto i loro interessi verso la definizione di un nuovo pattern di personalità potenzialmente associato alla malattia cardiaca, la personalità di tipo D, ovvero *distressed personality*. La tassonomia si basa su due tratti, affettività negativa ed inibizione sociale [23]. Nello specifico, l'affettività negativa denota la tendenza a esperire un disagio diffuso ed un pessimismo pervadente. L'inibizione sociale fa riferimento alla difficoltà dei soggetti a manifestare le proprie emozioni ed idee, alla consuetudine di "tenersi tutto dentro", e alla tendenza a trovarsi in difficoltà nelle interazioni sociali. La presenza di atteggiamenti che si riferiscono a questi tratti hanno portato a delineare la cosiddetta personalità di tipo D, che secondo Denollet [19] e altri autori [24], denota la tendenza ad essere impauriti senza una specifica ragione, ad avere un visione pessimistica della vita, a sentirsi spesso depressi, irritati e poco coinvolti nell'esperienza di stati d'umore positivi. Gli studi che appartengono a questa corrente si sono concentrati principalmente, dal 1996 al 2000, sulla correlazione tra fattori di rischio psicologici (stress, depressione, esaurimento vitale) in funzione della presenza di personalità di tipo D e sulla loro incidenza sul funzionamento cardiovascolare.

Nonostante solitamente personalità di tipo A e personalità di tipo D vengano considerate come due poli opposti, essi presentano invece una caratteristica sottostante in comune, vale a dire la "desiderabilità sociale". Questa infatti porta gli individui con personalità di tipo D a non esprimere i loro stati d'animo per paura di essere giudicati negativamente o non accettati socialmente; di contro, porta gli individui che presentano un pattern di personalità di tipo A a ricercare in maniera compulsiva esperienze in grado di fornire una conferma sociale.

Un altro campo di indagine riguarda i fattori di rischio comportamentali; infatti, a partire dai primi anni '60, si è sviluppata una grande quantità di studi sui comportamenti legati alla dipendenza (tra cui spiccano tabagismo ed alcolismo) e sugli stili comportamentali legati alla salute (mancanza di attività fisica e dieta sregolata). I risultati [25] hanno dimostrato come il fumo, pur essendo la causa principale di morte prematura, sia tuttavia anche quella più prevenibile e riducibile [26-28]. Si è quindi diffusa la modalità d'intervento, soprattutto di matrice cognitivo-comportamentale, volta alla modificazione dei comportamenti a rischio.

Un ulteriore filone di ricerca nell'ambito della psicocardiologia si è indirizzato all'individuazione dei legami tra patologie cardiache e psicopatologie. Ansia, depressione, intenso sforzo lavorativo, stress e isolamento sociale sono state le variabili più studiate. L'estensiva meta-analisi condotta da Rozanski [29] ha messo in luce la plausibilità dell'associazione tra questi fattori psicosociali e l'insorgenza e il decorso della cardiopatia.

Comportamento nei confronti della malattia. Uno degli aspetti da considerare con molta attenzione è l'atteggiamento che ognuno assume nei confronti della malattia. La nozione di comportamento di malattia (*illness behaviour*) deriva dal concetto di *sick role* (ruolo di malato) di Parsons [30-33]. L'illness behaviour esprime la modalità attraverso la quale le persone interpretano e reagiscono ai loro sintomi e come quindi ricorrono all'aiuto medico. È stato definito la modalità tramite la quale determinati sintomi possono essere diversamente percepiti e valutati e quale effetto possono determinare in diversi tipi di persone. Mechanic [34] sostiene che l'*illness behaviour* sia caratterizzato e prenda forma in gran parte da fattori sociali e culturali scarsamente collegati con la malattia.

I concetti essenzialmente sociologici di sick role e di illness behaviour sono stati successivamente integrati da Pilowsky [35-39] che ne ha fornito un'applicazione psicologica. Pilowsky [38] ha definito l'illness behaviour come la modalità con cui gli individui reagiscono agli aspetti del proprio funzionamento valutati in termini di salute e malattia. Secondo l'autore si può anche parlare di *abnormal illness behaviour* (AIB - comportamento abnorme nei confronti della malattia), che viene definito come un modo di percepire il proprio stato di salute in maniera inappropriata e/o disadattata. Tale errata percezione persiste anche qualora un medico (o un altro operatore sanitario) abbia offerto una spiegazione ragionevolmente lucida della natura della malattia ed una terapia appropriata e nonostante il paziente sia stato sottoposto ad esami completi e ad una valutazione di tutti i parametri funzionali. L'appropriatezza della percezione va considerata sulla base di alcune caratteristiche del paziente quali età, retroterra educativo e socioculturale [38].

Spesso l'AIB è associato con l'eccessiva adozione del ruolo di malato. È inoltre frequentemente connesso al rifiuto nel paziente dell'idea che fattori psicologici possano influenzare lo stato di salute [35]. Nell'insieme dei comportamenti disfunzionali legati alla malattia non vengono inclusi solo comportamenti manifesti (tra cui lo stare sempre a letto) ma anche eventuali pensieri e sentimenti connessi alla malattia che possono risultare inappropriati. Ad esempio, il soggetto potrebbe credere che il medico non abbia fornito un'adeguata spiegazione dei sintomi riportati e che quindi ci potrebbero essere altre possibili spiegazioni nonché possibili opzioni di trattamenti da esplorare. La manifestazione di AIB è spesso associata a vantaggi secondari derivanti dal ruolo di malato, come la dipendenza dagli altri (medico o familiari) o l'esenzione dalle responsabilità imposte dal proprio ruolo sociale [40]. L'introduzione del concetto di illness behaviour ha rappresentato un significativo passo avanti nel fornire uno strumento atto a comprendere la relazione del paziente cronico con la sua malattia. La valutazione dell'illness behaviour rende possibile il riconoscimento di quei sintomi somatici che non sono riconducibili ad una patologia fisica bensì ad un disturbo psichico: in genere, quando i pazienti lamentano sintomi vaghi e non localizzati e che mancano della normale relazione con il tempo, con l'attività fisica o con l'anatomia, sarebbe opportuno eseguire una valutazione approfondita della condizione psicologica del paziente. Inoltre, è comunque importante raccogliere informazioni sulla sofferenza psicologica del paziente direttamente connessa alla patologia fisica, poiché il disagio psicologico sottostante è spesso poco evidente. Solo approfondendo la conoscenza del malato, i sintomi psicofisici possono essere intesi come espressione di una dolorosa e costante ricerca di aiuto che, in mancanza della risposta attesa, può drammaticamente incrementare la disabilità del paziente o minacciarne la compliance [41].

Rapporto tra paziente e psicologo. Per coinvolgere il paziente cardiopatico in una relazione terapeutica è fondamentale mantenere un dialogo sempre attivo e vivace. Affinché il paziente venga ingaggiato in un lavoro terapeutico, ogni seduta dovrebbe dare il senso che qualcosa di concreto è stato ottenuto (una nuova informazione è stata acquisita, oppure è stato assegnato un compito che può migliorare la qualità della vita del paziente o ridurre il rischio di recidive). Un approccio più passivo spesso non è funzionale con i pazienti cardiopatici, che potrebbero trovare troppo impegnativo aderire ai tempi ed al setting tipici di tale trattamento [14]. Inoltre, anche se molte psicoterapie si muovono nella direzione della promozione della consapevolezza, nell'intervento con il paziente cardiopatico è necessario spingersi oltre, fino ad arrivare ad un concreto cambiamento comportamentale che sia efficace nel ridurre la presenza di fattori di rischio associati alla malattia cardiaca.

Il contesto familiare. Una sempre maggiore attenzione dovrebbe essere posta alle dinamiche familiari. Diversi studi sul supporto sociale [42] hanno evidenziato l'impatto della percezione di poter ricevere aiuto (emotivo e materiale) sulla salute mentale e sull'aderenza al trattamento. I rapporti di coppia e familiari sono proprio caratterizzati dalla relazione con un "altro significativo" che costituisce la fonte principale di soddisfazione dei bisogni materiali ed emotivi, i quali si fanno particolarmente evidenti con l'insorgere di una patologia organica. Ad esempio, i risultati delle ricerche indicano che la conflittualità coniugale aumenta la reattività cardiaca dei pazienti [43].

Molti degli studi di matrice relazionale nell'ambito della psicocardiologia si sono focalizzati:
a. sull'impatto del disturbo cardiaco sulla relazione di coppia;
b. sull'influenza della relazione di coppia sul decorso della patologia cardiaca del paziente;
c. sull'influenza della relazione di coppia sull'adattamento psicosociale alla patologia cardiaca.

È stato dimostrato che nelle coppie in cui un partner soffre di patologia cardiaca si verifica un deterioramento progressivo della qualità della relazione. Come indicatori della qualità della relazione sono stati generalmente considerati la soddisfazione coniugale, la comunicazione delle emozioni, il coinvolgimento emotivo, la conflittualità e i cambiamenti nello stile di vita e nei ruoli coniugali. Tuttavia l'utilizzo di efficaci strategie di coping da parte dalla coppia è risultato particolarmente importante per la gestione della patologia e per il mantenimento di una buona relazione coniugale [44]. In questo volume verranno considerate in maniera approfondita le problematiche relazionali e familiari (in particolare nei capitoli di Coyne, Compare e colleghi e di Johnson e colleghi).

In conclusione, molti dei problemi che insorgono nella cura – a partire dalla noncompliance, che pone in conflitto il paziente con il medico fino a giungere al disadattamento e all'abbandono del trattamento – rappresentano i primi passi che nel tempo allontanano dallo sviluppo di un obiettivo terapeutico comune. Infatti, il paziente, la famiglia ed il medico possono avere priorità diverse, talvolta persino contrapposte, rendendo così il processo di cura un'impresa frustrante e costosa per tutti. Come si può, quindi, facilitare lo sviluppo di un obiettivo comune? Il solo "ascoltare" iniziale rappresenta il principale incoraggiamento all'interazione, anche se l'intervento clinico e terapeutico (inteso in un'ottica sistemica, in cui tutte le componenti organiche, individuali e familiari si influenzano reciprocamente) si struttura successivamente [45].

Linee guida internazionali ed italiane

Lo sviluppo di conoscenze, esperienze e specifiche competenze tecniche e scientifiche ha permesso di delineare una serie di indicazioni ad uso delle figure professionali che lavorano insieme al cardiologo sia nel trattamento che nella riabilitazione del paziente cardiopatico. In alcuni casi sono state redatte vere e proprie linee guida per l'intervento psicologico nell'ambito della cardiologia riabilitativa e preventiva. Secondo l'American Heart Association [46], il termine riabilitazione cardiaca si riferisce all'intervento, multicomponenziale e coordinato, progettato al fine di ottimizzare il funzionamento fisico, psicologico e sociale del paziente con cardiopatia, e per cercare di stabilizzare, rallentare o persino invertire il progresso del processo aterosclerotico sottostante con lo scopo ultimo di ridurre morbilità e mortalità. Gli studi sinora condotti mostrano risultati a volte controversi rispetto all'impatto degli interventi psicosociali sulla prognosi nei pazienti con cardiopatia. Tuttavia, secondo le linee guida dell'American Heart Association, l'intervento psicologico rimane una parte integrante dei programmi di riabilitazione cardiaca utile per migliorare il benessere psicologico e la qualità della vita nei pazienti con cardiopatia.

Nella realtà italiana, il Gruppo Italiano di Cardiologia Riabilitativa e Preventiva (GICR), insieme all'Associazione Nazionale dei Medici Cardiologi Ospedalieri (ANMCO), e alla Società Italiana di Cardiologia (SIC), ha prodotto nel 1999 le linee guida per la cardiologia riabilitativa [47]. Il GICR ha identificato le diverse fasi in cui l'*utente* (paziente, familiare, cardiologo, medico curante) entra in contatto con l'attività dello psicologo e, per ciascuna fase, sono state descritte le attività svolte, con particolare attenzione agli aspetti connessi all'appropriatezza e alla correttezza di esecuzione degli interventi professionali, sia sotto il profilo clinico che organizzativo. In particolare, per quel che riguarda il processo d'interazione tra il soggetto cardiopatico e lo psicologo, sono state individuate le seguenti fasi:
- *Selezione*: è la fase iniziale del processo di cura e si caratterizza per la scelta del servizio da parte dell'utente o dell'inviante. La definizione di alcune strategie da parte dello psicologo permette di guidare poi le richieste dell'utente e dell'inviante soprattutto in termini di appropriatezza all'accesso al processo di cura.
- *Ingresso*: momento in cui l'utente stabilisce il primo contatto con lo psicologo.
- *Valutazione*: consiste nell'individuazione dei bisogni di cura dell'utente.

- *Intervento*: si caratterizza per la messa in atto di una serie di azioni che hanno come fine la soddisfazione dei bisogni identificati nella precedente fase di valutazione.
- *Follow-up*: in quest'ultima fase lo psicologo verifica se i bisogni di cura dell'utente sono stati soddisfatti e, secondo il caso, se ci sono le condizioni per cui l'utente necessiti di un programma di continuità della cura.

Per ognuna di queste fasi il GICR ha individuato adeguati strumenti valutativi e terapeutici, tra cui il colloquio clinico e la somministrazione di questionari standardizzati.

Lo psicologo in "psicocardiologia"

Nella realtà nord-americana, dalla II Guerra Mondiale in poi, la presenza degli psicologi negli ambienti medici è aumentata progressivamente con lo sviluppo della psicologia clinica come professione. Dagli anni '50 agli anni '90 il numero degli psicologi impiegati in ambienti medici è passato da 255 a 3000 [48]. Le richieste nei confronti degli psicologi da parte dei medici riguardano principalmente la gestione delle difficoltà psicologiche connesse a problemi medici e la valutazione dell'andamento psicologico dei pazienti con patologie croniche. In Italia, il numero di psicologi che operano nelle aziende ospedaliere è di circa 136 [48]. Per quanto riguarda la psicocardiologia nello specifico, il GICR ha condotto uno studio volto a definire lo stato dell'arte dell'attività psicologica nell'ambito dei programmi di riabilitazione cardiologia [49]. Lo studio YSIDE-Y (Italian SurveY on CarDiac REhabilitation - Psychology) è stato condotto con lo scopo di implementare l'utilizzo delle linee guida per la psicocardiologia, anche attraverso specifiche attività di formazione per gli operatori. Appare quindi evidente il sempre maggiore interesse e coinvolgimento di professionisti ed istituzioni nella definizione delle attività psicologiche volte a migliorare gli interventi di riabilitazione e prevenzione della malattia cardiaca.

All'interno di un approccio in cui è ampiamente riconosciuto che l'attenzione non deve essere focalizzata solo sui processi patologici di per sé, lo psicologo rappresenta un elemento professionale qualificante della multidisciplinarietà, intesa come principio fondante di una risposta globale al paziente.

Lo psicologo ricopre un ruolo molto importante nell'aiutare il cardiologo [14]:
- Nell'offrire supporto intra ed extra-ospedaliero ai pazienti su temi quali l'aderenza terapeutica, la modificazione dello stile della vita, la rielaborazione del trauma dovuto al fatto di essere stato "vittima" di un'"offesa" (termine spesso utilizzato dai pazienti) quale è un evento cardiaco.
- Nella personalizzazione della terapia: l'ottimizzazione della terapia medica, la comprensione delle pressioni relazionali e professionali con cui si scontra quotidianamente il paziente, e l'anticipazione delle difficoltà emotive e delle conseguenti ripercussioni a livello fisico, sembrano facilitare l'aderenza dei pazienti e diminuire i tassi di ospedalizzazioni dovuti a recidive.

- Nel miglioramento della comunicazione tra medico e paziente: lo psicologo può costituire un'importante risorsa nella gestione dei pazienti che, in seguito agli spesso numerosi ricoveri ospedalieri, tendono ad assumere un recalcitrante ruolo di malato che diventa progressivamente sempre più difficile da gestire. È importante che i medici siano consapevoli di tali atteggiamenti ed usufruiscano della consulenza dello psicologo in modo da gestire possibili conseguenze negative, come ad esempio atteggiamenti autolesionistici.
- Nella conduzione di una diagnosi differenziale. Ad esempio, il disturbo da attacco di panico presenta una sintomatologia somatica rilevante, che si manifesta principalmente come senso di costrizione al torace e difficoltà respiratoria. È quindi necessario imparare a distinguere quando tale sintomatologia è dovuta alla presenza di un disturbo cardiaco e quando invece può essere ricondotta ad un attacco di panico. Una recente meta-analisi condotta su un totale di 1364 soggetti che presentavano dolore al torace, ha evidenziato nel 74% dei pazienti a cui veniva diagnosticato un attacco di panico (vale a dire il 30% del totale, n = 411) non veniva riscontrata alcuna presenza di problematiche cardiache. È tuttavia importante sottolineare anche la comorbilità di malattia cardiaca e disturbo da attacco di panico (rilevata nel 7,7% dei campioni considerati nella meta-analisi). In conclusione, il precoce riconoscimento di un disturbo da attacco di panico nel contesto del pronto soccorso potrebbe evitare l'utilizzo di strumenti di valutazione del funzionamento cardiovascolare invasivi e costosi (quali l'angiografia coronarica) e conseguentemente migliorare la prognosi di pazienti cardiopatici che presentano anche un disturbo da attacco di panico.

Il colloquio clinico. Il colloquio clinico è lo strumento privilegiato per lo psicologo, sia ai fini di una corretta psicodiagnostica e verifica dei dati derivanti dai test di valutazione psicologica [47], sia nell'intervento di consulenza e supporto. In fase psicodiagnostica, il colloquio mira ad indagare le problematiche psicologiche attuali e la loro possibile interferenza con il recupero riabilitativo.

Le linee guida italiane per l'attività psicologica in cardiologia riabilitativa e preventiva individuano le diverse aree, funzionali e non, connesse alla malattia che andrebbero investigate:
1. sintomatologia
2. funzionalità fisica
3. funzionalità psicologica
4. storia di malattia
5. percezione/elaborazione di malattia
6. risorse, coping, autoefficacia
7. supporto familiare e/o sociale
8. motivazione alla terapia e propensione all'aderenza
9. aspettative

Caratterizzazione dell'intervento psicologico. Sempre sulla base delle linee guida italiane [47], lo scopo dell'intervento psicologico viene identificato nell'aiutare i pazienti e i loro familiari a:

- riconoscere ed esprimere le proprie emozioni riguardanti la malattia;
- individuare e attuare strategie per il controllo dei fattori di rischio e per la modificazione dello stile di vita;
- implementare la corretta autogestione dei trattamenti riabilitativi sulla base delle caratteristiche individuali;
- riacquistare una soddisfacente qualità di vita.

La letteratura mostra come gli interventi maggiormente efficaci siano quelli multicomponenziali, mirati al controllo di più fattori di rischio attraverso l'utilizzo di diverse tecniche di intervento, tra cui il rilassamento, interventi psicoeducazionali, terapia cognitiva, counseling, tecniche di rinforzo, ecc.

Formazione dello psicologo per le attività nell'ambito della psicocardiologia. Il sistema soggettivo dello psicologo (emotivo, cognitivo e relazionale) rappresenta lo strumento elettivo d'intervento nell'ambito della psicologia clinica. Tale sistema si costruisce attraverso la formazione specifica e l'attività clinica [50]. Pur non esistendo un percorso formativo specifico ad hoc per lo psicologo che opera nella prevenzione e riabilitazione cardiologia, è possibile tuttavia identificare, tra gli approcci teorici e metodologici tipici della psicologia clinica, alcuni elementi che meglio si adattano alla pratica in questo ambito. In particolare, si vuole prendere in considerazione:
  a. La centralità della terapia rogersiana nell'approccio al paziente. Rogers si dedicò ampiamente alla ricerca e all'esplicazione delle caratteristiche umane del "terapeuta centrato sul cliente" [51]. Questi si contraddistingue per una disposizione ottimistica e per la maggiore centralità che conferisce alla persona verso la quale deve essere diretta la terapia. Il protagonista non è infatti il terapeuta, ma l'utente. Un'altra caratteristica della terapia rogersiana è la non-direttività: il terapeuta esce quasi di scena lasciando al cliente la possibilità di guidare il percorso terapeutico, in cui egli assume il ruolo di facilitatore e guida verso la consapevolezza. Punto centrale è quello di garantire lo sviluppo autonomo dell'individuo, ossia "l'autorealizzazione", per mezzo di un atteggiamento positivo nei confronti dell'utente e delle sue potenzialità, caratterizzato da accettazione benevola e comprensione empatica. Rogers auspicava che, attraverso questa posizione del terapeuta, l'utente si potesse sentire più motivato ad addentrarsi nel processo di conoscenza di sé e ad apprezzarsi, sviluppando così il proprio senso di autostima.
  b. I contributi della psicologia positiva. Nell'ambito delle scienze mediche e sociali l'ultimo decennio è stato caratterizzato da una crescente attenzione allo studio del benessere e della qualità della vita. Inizialmente questi temi erano analizzati a partire da indicatori oggettivi della salute fisica, insieme ad altri indicatori relativi a condizioni abitative, reddito e ruoli sociali. Numerosi studi hanno tuttavia dimostrato che gli indicatori oggettivi non sono sufficienti a fornire una valutazione adeguata del benessere e della soddisfazione di un individuo e che qualità della vita e benessere sono concetti relativi. In ambito psicologico, lo studio del benessere soggettivo ha dato origi-

ne al vasto e sfaccettato movimento della psicologia positiva [52] il quale ha enfatizzato il ruolo fondamentale delle risorse e delle potenzialità dell'individuo. Ciò rappresenta un autentico capovolgimento di prospettiva nella progettazione di interventi di riabilitazione; vengono infatti privilegiate attività volte alla mobilitazione delle risorse della persona, piuttosto che alla riduzione o compensazione delle sue limitazioni [53]. La prospettiva della psicologia positiva può apportare utili contributi alla psicocardiologia, in particolare per quanto riguarda le attività volte a promuovere la qualità della vita del paziente cardiopatico e dei familiari coinvolti nel processo di cura.

c. La psicoterapia cognitivo-comportamentale [54, 55]. All'interno dell'approccio cognitivo-comportamentale l'obiettivo principale è quello di ottenere, hic et nunc, una modificazione del comportamento disfunzionale. Il terapeuta cerca di attivare tutte le risorse del paziente stesso e di suggerire valide strategie volte all'eliminazione del problema. Alcuni elementi fondamentali del percorso terapeutico sono l'individuazione di:
   - come e quando viene agito il comportamento disfunzionale, insieme alle possibili strategie (inefficaci) che vengono utilizzate per far fronte alla situazione;
   - strategie efficaci, centrate sulla risoluzione del problema o sulle emozioni suscitate dalle situazione e che costituiscono fonte di disagio (coping skills) [56].

   La terapia cognitivo-comportamentale è particolarmente indicata per i pazienti cardiopatici, in quanto si tratta di un intervento breve nel quale sia il paziente che il terapeuta giocano un ruolo attivo nell'identificazione delle specifiche modalità di pensiero che possono essere causa dei vari problemi e nell'individuazione degli obiettivi e dei passaggi necessari per giungere ad un cambiamento del comportamento. L'intervento cerca di promuovere un aumento del senso di autostima ed autoefficacia [10] e del senso di attribuzione interna.

   L'approccio cognitivo-comportamentale è particolarmente indicato nella riduzione dei fattori di rischio quali tabagismo e dieta squilibrata. È importante considerare che una mancanza di collaborazione da parte del paziente potrebbe essere dovuta al fatto che il terapeuta cerca di insegnare al paziente ciò che conosce dei suoi problemi e delle possibili soluzioni ad essi, partendo così da una posizione "psicoeducativa". Il terapeuta dovrebbe invece cercare di far propria la prospettiva del paziente, imparando ad utilizzare il suo linguaggio (e non, viceversa, aspettandosi che sia il paziente ad apprendere il linguaggio dello psicoterapeuta) e ad adottare, temporaneamente, la sua visione del mondo con lo scopo ultimo di costruire un imprescindibile rapporto di alleanza terapeutica.

d. La psicoterapia sistemico-familiare [9]: in seguito ad un evento cardiaco (o, più in generale, ad una malattia di qualsiasi natura), si verifica una "crisi" (intesa come rottura di un esistente equilibrio) che coinvolge tutti i membri del sistema familiare e che spesso rende necessaria la rinegoziazione dei ruoli in termini di "chi si prende cura di chi". Se i vari membri della famiglia (incluso il paziente) non riescono a stabilire un'adeguata suddivisione delle responsabilità, possono emergere conflitti e difficoltà emotive che il più delle volte non trovano espressione se non attraverso meccanismi disfunzionali quali chiusura, aggressività, senso di colpa ed ostilità, con ripercussioni (dirette ed indirette) sulla qualità della vita di tutti gli appartenenti al sistema familiare e sulla condizione medica e psicologica del paziente con cardiopatia [57, 58].

È inoltre fondamentale che lo psicologo che opera all'interno delle attività di cardiologia riabilitativa e preventiva, impari il linguaggio della cardiologia; è necessario acquisire una conoscenza di base dell'apparato cardiovascolare, dello sviluppo e della sintomatologia della patologia cardiaca e dei fattori di rischio comportamentali, in modo da poter comunicare adeguatamente non solo con i cardiologi ma anche con i pazienti, i quali sempre più diventano degli "esperti" nella conoscenza della propria patologia. È inoltre importante possedere una buona conoscenza dei meccanismi psicofisiologici sottostanti a condizioni di disagio psichico (depressione, ansia, stress), soprattutto perché questi stessi meccanismi possono contribuire all'insorgenza o all'esacerbazione della patologia cardiaca.

Infine, lo psicologo deve sviluppare la capacità di lavorare all'interno di un'équipe ed in un'ottica di continuità dell'intervento, in accordo con la direzione in cui, sempre più, si stanno muovendo le strutture sanitarie: il "case management". Con questo termine si intende quella metodologia operativa economica ed efficiente che ha come obiettivo un'assistenza individualizzata volta alla mobilitazione di risorse individuali ed ambientali che possano aiutare le persone in una condizione di disagio a fare fronte alla difficoltà.

Conclusioni

È ormai pressoché innegabile che la psicologia clinica possa apportare importanti ed utili contributi nell'ambito della cardiologia preventiva e riabilitatativa. I lavori presentati in questo manuale hanno l'importante ed ambizioso obiettivo di ribadire l'esistenza dei legami tra fattori psicologici e cardiopatia, cercando di fornire ipotesi e spiegazioni sui meccanismi che portano a tali associazioni. Posta l'innegabile plausibilità del modello biopsicosociale [6], rimane la questione di quali soluzioni diagnostiche e psicoterapeutiche possano essere proposte nella pratica clinica partendo da un tale assunto e, quindi, tenendo in considerazione i diversi punti di vista e le complesse relazioni tra fattori somatici, emotivi e psicosociali. Nella seconda parte del libro verranno proposti alcuni esempi di come la pratica clinica psicologica possa essere implementata nel trattamento dei pazienti cardiopatici.

È necessario che gli interventi psicologici nell'ambito della cardiologia preventiva e riabilitativa siano sempre più implementati e sottoposti a verifica, attraverso una valutazione degli esiti e dei processi di intervento. Tutto deve avvenire attraverso la prospettiva dell'*action research* [59], in modo da poter offrire un sostegno sempre più mirato e professionale ai pazienti e alle loro famiglie, contribuendo al miglioramento della loro condizione di salute, intesa sulla base delle ormai ben diffuse e note indicazioni dell'OMS.

Bibliografia

1. Muir J (1911) My first summer in the sierra. Editore, Houshton Mifflin, Boston, USA
2. Collegio dei professori e ricercatori di Psicologia Clinica delle Università italiane (2003) Definizione della Psicologia Clinica. Available from: *http://www.collegiopsiclinicauniv.it/ita_ambiti.htm*
3. Collegio dei professori e ricercatori di Psicologia Clinica delle Università italiane (2003) Statuto del Collegio dei professori e ricercatori di Psicologia Clinica delle Università italiane. Available from: *http://www.collegiopsiclinicauniv.it/eng_statuto.htm*
4. Imbasciati A (2000) Medical psychology through institutions. Psichiatria e Psicoterapia Analitica 19:38-48
5. Ricci C, Selvini-Palazzoli M (1984) Interactional complexity and communication. Fam Process 23:169-176
6. Engel GL (1977) The need for a new medical model. Science 196:129-136
7. Maturana HR, Varela FJ (1987) The tree of knowledge: the biological roots of human understanding. New Science Library/Shambhala Publications, Boston
8. Piaget J, Inhelder R (1987) The construction of reality. In: Oates J, Sheldon S (eds) Cognitive development in infancy. Lawrence Erlbaum Associates, Inc, NJ, England, pp 165-169
9. Boscolo L, Bertrando P, Novick C (1996) Systemic therapy with individuals. Karnac Books, England
10. Bandura A (1992) Self-efficacy mechanism in psychobiologic functioning. In: Schwarzer R (ed) Self-efficacy: thought control of action. Hemisphere Publishing Corp, DC, pp 355-394
11. Bandura A (2005) The primacy of self-regulation in health promotion. Applied Psychology: An International Review 54:245-254
12. Bandura A (2004) Health promotion by social cognitive means. Health Education & Behavior 31:143-164
13. Bandura A (2000) Health promotion from the perspective of social cognitive theory. In: Norman P, Abraham C, Conner M (eds) Understanding and changing health behaviour: from health beliefs to self-regulation. Harwood Academic Publishers, Netherlands, pp 299-339
14. Allan R, Scheidt SS (1996) Heart & mind: the practice of cardiac psychology. American Psychological Association, DC
15. Williams R Jr, Barefoot JC (1988) Coronary-prone behavior: the emerging role of the hostility complex. In: Houston B Kent, Snyder CR (Eds) Type A behavior pattern: research, theory, and intervention. John Wiley & Sons, Oxford, UK
16. Alexander F (1984) Psychological aspects of medicine. Advances 1:53-60
17. Friedman M, Rosenman RH (1959) Association of specific overt behavior pattern with blood and cardiovascular findings: blood cholesterol level, blood clotting time,

incidence of arcus senilis, and clinical coronary artery disease. JAMA 169:1286-1296
18. Friedman M, Rosenman RH (1974) Type A behavior and your heart. Knopf, New York.
19. Denollet J (2000) Type D personality: a potential risk factor refined. J Psychosom Res 49:255-266
20. Denollet J (1997) Personality, emotional distress and coronary heart disease. European Journal of Personality 11:343-357
21. Denollet J (1994) Health complaints and outcome assessment in coronary heart disease. Psychosom Med 56:463-474
22. Denollet J (1991) Negative affectivity and repressive coping: pervasive influence on self-reported mood, health, and coronary-prone behavior. Psychosom Med 53:538-556
23. Denollet J (1998) Personality and risk of cancer in men with coronary heart disease. Psychol Med 28:991-995
24. Lesperance F, Frasure-Smith N, Talajic M (1996) Major depression before and after myocardial infarction: its nature and consequences. Psychosom Med 58:99-110
25. Ezzati M, Lopez AD (2003) Estimates of global mortality attributable to smoking in 2000. Lancet 362:847-852
26. Sebregts E, Falger P, Bar F (2000) Risk factor modification through nonpharmacological interventions in patients with coronary heart disease. J Psychosom Res 48:425-441
27. Fitzgerald TE, Prochaska JO, Pransky GS (2000) Health risk reduction and functional restoration following coronary revascularization: a prospective investigation using dynamic stage typology clustering. International Journal of Rehabilitation & Health 5:99-116
28. Scherwitz L, Ornish D (1994) The impact of major lifestyle changes on coronary stenosis, CHD risk factors, and psychological status: results from the San Francisco Lifestyle Heart Trial. Homeostasis in Health and Disease 35:190-197
29. Rozanski A, Blumenthal JA, Davidson KW et al (2005) The epidemiology, pathophysiology, and management of psychosocial risk factors in cardiac practice: the emerging field of behavioral cardiology. J Am Coll Cardiol 45:637-651
30. Mechanic D (1986) The concept of illness behaviour: culture, situation and personal predisposition. Psychol Med 16:1-7
31. Mechanic D (1995) Sociological dimensions of illness behavior. Soc Sci Med 41:1207-1216
32. Mechanic D (1992) Health and illness behavior and patient-practitioner relationships. Soc Sci Med 34:1345-1350
33. Hansell S, Mechanic D (1986) The socialization of introspection and illness behaviour. In: McHugh S, Vallis TM (eds) Illness behavior: a multidisciplinary model. Plenum Press, NY, pp 253-260
34. Mechanic D (1986) Illness behaviour: an overview. In: McHugh S, Vallis TM (eds) Illness behavior: a multidisciplinary model. Plenum Press, NY, pp 101-109
35. Pilowsky I (1990) The concept of abnormal illness behavior. Psychosomatics: Journal of Consultation Liaison Psychiatry 31:207-213
36. Pilowsky I, Murrell T, Gordon A (1979) The development of a screening method for abnormal illness behaviour. J Psychosom Res 23: 203-207
37. Pilowsky I, Spence N, Waddy J (1989) Illness behaviour and coronary artery by-pass surgery. J Psychosom Res 23:39-44

38. Pilowsky I (1978) A general classification of abnormal illness behaviours. Br J Med Psychol 51:131-137
39. Pilowsky I (1969) Abnormal illness behaviour. Br J Med Psychol 42: 347-351 http://www bps org uk/publications/jHP_1 cfm
40. Winefield HR (1991) Health psychology for medical students. In: Jansen MA, Weinman J (eds) The international development of health psychology. Harwood Academic Publishers, Netherlands, pp 135-143
41. Strepparava MG (2003) La qualità della vita nel malato in dialisi. Giornale di tecniche nefrologiche e dialitiche 14:11-17
42. House JS, Landis KR, Umberson D (2003) Social relationships and health. In: Salovey P, Rothman AJ (eds) Social psychology of health. Psychology Press, NY, pp 218-226
43. Broadwell SD, Light KC (1999) Family support and cardiovascular responses in married couples during conflict and other interactions. Int J Behav Med 6:40-63
44. Bunzel B, [altri autori?]et al (1992) Does changing the heart mean changing personality? A retrospective inquiry on 47 heart transplant patients. Quality of Life Research: An International Journal of Quality of Life Aspects of Treatment, Care & Rehabilitation 1:251-256
45. Molinari E, Valtolina G (1996) L'approccio integrato medico psicologico nel trattamento dell'obesità: un modello di intervento. Ricerche di Psicologia, Franco Angeli, Milano
46. Leon AS, Franklin BA, Costa F et al (2005) Cardiac rehabilitation and secondary prevention of coronary heart disease. An American Heart Association scientific statement from the Council on Clinical Cardiology and the Council on Nutrition, Physical Activity, and Metabolism, in Collaboration with the American Association of Cardiovascular and Pulmonary Rehabilitation. Circulation 111:369-376
47. Task Force per le Attività di Psicologia in Cardiologia Riabilitativa e Preventiva Gruppo Italiano di Cardiologia Riabilitativa e Preventiva - GICR (anno?) Linee guida per le attività di psicologia in cardiologia riabilitativa e preventiva. Monaldi Archives for Chest Disease 60:184-234
48. Speed L (1999) Ruolo degli psicologi nei setting medici. Società Italiana di Psicologia dei Servizi Ospedalieri e Territoriali http://www.sipsot.it/html/ricercafolder/ric_settori.particolari/documenti/serviziautonomi/prinsetmed2.html
49. Sommaruga M, et al (2005) ISYDE- Prima fase dell'implementazione delle linee guida per le attività di psicologia in cardiologia riabilitativa e preventiva. Italian SurveY on carDiac rEhabilitation – Psychology. Monaldi Archives for Chest Disease 64:53-58
50. Collegio dei professori e ricercatori di Psicologia Clinica delle Università italiane (2003) Available from: http://www.collegiopsiclinicauniv.it/ita_ambiti.htm
51. Raskin NJ, Rogers CR (1989) Person-centered therapy. In: Corsini RJ, Wedding D (eds) Current psychotherapies (4th ed) FE Peacock Publishers, Chicago, IL, pp 155-194
52. Seligman ME, Csikszentmihalyi M (2000) Positive psychology: an introduction. Am Psychol 55:5-14
53. Delle Fave A (2004) Editorial: positive psychology and the pursuit of complexity. Ricerche di psicologia. Special Issue on Positive Psychology 27:7-12

54. Emmelkamp PM, Oppen PV (1998) Cognitive interventions in behavioral medicine. In: Fava GA, Freyberger H (eds) Handbook of psychosomatic medicine. International Universities Press, Inc., CT, pp 567-591
55. Hollon SD, Beck AT (1994) Cognitive and cognitive-behavioral therapies. In: Bergin AE, Garfield SL (eds) Handbook of psychotherapy and behavior change (4th ed) John Wiley & Sons, England, pp 428-466
56. Meichenbaum D (1997) The evolution of a cognitive-behavior therapist. In: Zeig JK (ed) The evolution of psychotherapy: the third conference. Brunner/Mazel, Inc., luogo, pp 95-104
57. Invernizzi G et al (1991) Emotional profiles of families with a heart-operated patient: a pilot study. Psychother Psychosom 55:1-8
58. Invernizzi G et al (1990) Emotional and relational state of the family of the cancer patient. Psychologie Medicale 22:208-212
59. Posavac EJ, Carey RG (1997) Program evaluation: methods and case studies. Prentice-Hall, Englewood Cliffs

Parte I
Fattori psicologici di rischio nella malattia cardiaca

Basi fisiologiche della relazione mente-cuore

CAPITOLO 2

I fattori psicologici
di rischio cardiaco: una rassegna

A. Compare ▪ L. Gondoni ▪ E. Molinari

"Mens sana in corpore sano"

Fattori di rischio psicologici per la cardiopatia ischemica: definizione

All'interno del modello bio-psico-sociale[1] da noi preso come quadro di riferimento, la cardiopatia ischemica viene considerata come una classica malattia psicosomatica. Più di qualunque altra condizione patologica, essa riflette le realtà tipicamente legate al vivere nella società moderna come lo stress, la mancanza di tempo, la competitività e l'eccessiva ambizione, le quali concorrono alla cosiddetta dinamica del successo molto presente nelle culture contemporanee.

Tuttora non si ha una conoscenza completa ed incontrovertibile dell'eziologia della cardiopatia ischemica: un fenomeno complesso, dinamico e multifattoriale. Dobbiamo quindi concentrarci sui fattori di rischio piuttosto che sulle cause. La maggior parte del materiale pubblicato prima del 1930 consiste in resoconti empirici redatti da esperti riconosciuti. Negli anni attorno al 1930 si assiste alla comparsa dei primi lavori clinicamente rilevanti riguardanti la psicodinamica del processo patologico [1, 2]. Il 1950 segna invece l'inizio della ricerca scientifica sistematica che si avvale di grandi campioni e gruppi di controllo [3, 4]. Il notevole incremento dell'incidenza della cardiopatia ischemica nella seconda metà del ventesimo secolo ha ulteriormente accelerato lo sforzo della ricerca in tale campo. L'obiettivo era in origine la definizione dei fattori associati alla condizione patologica attraverso l'utilizzo di un metodo epidemiologico. Si sperava che, modificando questi fattori, si sarebbe potuta ottenere una riduzione sia dell'incidenza della cardiopatia ischemica che della mortalità precoce ad essa associata. Quest'approccio è stato utilizzato fin dall'inizio basandosi sul principio del-

---

[1] Il modello concettuale meccanicistico della medicina (il cosiddetto paradigma meccanico) data al diciassettesimo e diciottesimo secolo ed è basato su un dualismo tra anima e corpo. Tale paradigma è responsabile del fatto che gli aspetti psicosociali della malattia siano ampiamente trascurati nella pratica medica corrente. Il modello bio-psico-sociale invece si avvale del pensiero epistemologico moderno, il quale dà maggiore importanza agli aspetti psicosociali.

l'intervento. Il primo e più famoso progetto di ricerca è lo studio Framingham. Fu iniziato nel 1948 nella cittadina americana di Framingham e, già nel 1952, aveva arruolato oltre 5000 persone in buone condizioni di salute. È stato invece in una delle prime pubblicazioni del gruppo di Kannel, nel 1961, che il termine fattori di rischio è stato usato per la prima volta. Seguì una lunga serie di studi prospettici[2] a lungo termine che insieme arrivò alla definizione della lista dei cosiddetti fattori di rischio cardiovascolare classici [5-7].

Il numero reale dei fattori di rischio non può essere definito in modo esaustivo, in quanto i costi e i tempi straordinariamente elevati rendono impossibile per un singolo studio prospettico tenere sotto controllo tutte le variabili conosciute. D'altra parte, non è neppure possibile derivare risultati attraverso un processo additivo che sfrutti studi diversi, in quanto un fattore di rischio, per essere riconosciuto tale ed avere dignità di fattore indipendente (piuttosto che essere solo un marcatore), non deve essere correlato ad altri fattori di rischio noti. L'unico modo per testare rigorosamente un nuovo fattore di rischio sarebbe dunque condurre un singolo studio che considerasse contemporaneamente tutti i fattori di rischio riconosciuti. Inoltre bisogna considerare il fatto che i concetti di variabile predittiva e fattore di rischio sono stati definiti ed utilizzati in modo impreciso fin dai primi studi e questo ha determinato conclusioni non sempre corrette e confrontabili fra loro.

Per essere considerata un fattore di rischio a tutti gli effetti nel senso rigoroso del termine, una variabile, oltre ad essere correlata in modo indipendente all'insorgenza della malattia studiata, deve soddisfare tutta una serie di condizioni [8]:

Relazione dose/effetto	Deve essere dimostrato che un valore crescente della variabile aumenta la probabilità di insorgenza della malattia
Generalizzazione	La relazione dose/effetto deve essere confermata in studi che coinvolgono differenti gruppi di popolazioni in un ambito monoculturale ovvero vari gruppi in diversi paesi
Meccanismo fisiopatologico	Deve essere documentato il meccanismo attraverso cui il fattore di rischio opera sia nella ricerca di base che nella ricerca clinica
Conferma del risultato con studi di intervento	Studi prospettici randomizzati e controllati devono documentare la riduzione dei fenomeni di mortalità e morbilità della popolazione quando il fattore di rischio viene controllato.

Tra i fattori di rischio cardiovascolare accertati si conoscono, oltre all'età crescente, il sesso maschile e la predisposizione genetica (che sono aspetti non modificabili), anche alcune condizioni che possono favorire l'insorgenza della cardiopatia ischemica: diabete e insulino-resistenza, ipertensione arteriosa, dislipidemia (in particolare elevato colesterolo LDL) sono considerati fattori di rischio classici [9]. Inoltre nuovi aspetti sono attualmente in studio: ricordiamo l'omocisteina, il fibrinogeno, i marker di fibrinolisi (come PAI-1, t-PA, D-dimero) e di

---

[2] Gli studi prospettici sono studi di grandi dimensioni condotti su un campione largamente rappresentativo in persone sane che sono rivalutate ad intervalli regolari per un lungo periodo di tempo. Questo consente l'identificazione delle variabili che si associano allo sviluppo della malattia nel tempo

flogosi (come PCR, ICAM-1, IL-6). In questo quadro di ricerca in costante evoluzione e sviluppo, gli aspetti psicologici sono tuttora alla ricerca di un ruolo stabile e definito: tra questi annoveriamo alcune particolari forme di comportamento e di stile di vita, come il fumo di sigaretta (che ha un'azione diretta), la sedentarietà e una dieta scorretta (che agiscono invece favorendo la presenza dei fattori di rischio convenzionali). Anche se considerate condizioni favorenti l'insorgere della malattia cardiovascolare, la depressione, l'esaurimento dell'energia vitale e lo stato socioeconomico non soddisfano i requisiti necessari per poter essere considerati fattori di rischio a tutti gli effetti. Tuttavia le recenti raccomandazioni della Società Europea di Cardiologia comprendono uno screening sistematico dei fattori di rischio psicosociale [10].

Breve revisione dei meccanismi biologici che condizionano la patogenesi della cardiopatia ischemica

Prima di procedere oltre nel nostro percorso, è utile definire una cornice che aiuti a comprendere le complesse interazioni tra corpo e mente nella patogenesi della malattia coronarica.

La cardiopatia ischemica è quasi sempre secondaria all'ostruzione al flusso nelle arterie coronariche dovuta all'arteriosclerosi. Non abbiamo a tutt'oggi una conoscenza soddisfacente degli eventi che si verificano nelle prime fasi di questo processo; tuttavia si ipotizza che queste fasi siano caratterizzate da un accumulo di lipidi nella porzione più interna della parete dell'arteria, chiamata intima. Questa fase sembra essere seguita da un aumento dei processi ossidativi nella zona di accumulo di lipidi, ma questo dato è ancora parzialmente speculativo. Il secondo evento macroscopico nella formazione dell'ateroma è costituita dall'adesione dei linfociti all'endotelio e dalla conseguente diapedesi con penetrazione nell'intima guidata dalle citochine. Queste cellule successivamente si trasformano nelle cosiddette cellule schiumose: cellule ricolme di lipidi. Inoltre la situazione viene ulteriormente peggiorata dalla sintesi di alcune molecole che favorisco l'adesione di altri tipi di cellule (in particolare linfociti T e monociti) all'endotelio. Questa prima fase dell'aterogenesi che porta alla formazione delle cosiddette strie lipidiche sembra essere reversibile. L'evoluzione successiva dell'ateroma coinvolge invece le cellule muscolari collocate nella tunica intermedia della parete vascolare, chiamata media. Si ritiene che, attraverso l'azione di fattori chemiotattici come il PDGF (platelet derived growth factor), le cellule muscolari della tunica media migrino verso l'intima dove troverebbero un ambiente favorevole per moltiplicarsi. Tuttavia è anche probabile che alcune di queste cellule muscolari muoiano per una morte cellulare, per così dire, programmata (apoptosi). Inoltre la matrice extracellulare aumenta di volume sotto l'azione di alcuni fattori prodotti localmente. In sintesi, la somma di tutte queste azioni determina un incremento nelle dimensioni del vaso, soprattutto per ispessimento dell'intima e della media, con conseguente riduzione del lume vasale e quindi stenosi con riduzione del flusso. Per tutti questi meccanismi lo spessore dell'intima-media, misurato a livello della carotide con tecnica ecografica, è considerato un marcatore di eventi cardiovascolari futuri in soggetti sani.

Due altri processi sono fondamentali nello sviluppo della placca aterosclerotica: l'angiogenesi e la mineralizzazione. Il crearsi di nuovi vasellini all'interno della placca (angiogenesi) consente il passaggio di sostanze nutritive e quindi permette la crescita della placca stessa, mentre la mineralizzazione consiste essenzialmente nell'accumulo di calcio come conseguenza di un aumento di produzione di citochine da parte delle cellule muscolari.

Dopo un periodo tempo variabile, che di norma comprende alcuni anni, tende a svilupparsi una stenosi che riduce il passaggio di sangue attraverso il vaso. Il calibro interno deve diminuire di circa il 60% perché si possa verificare ischemia in condizioni di stress come sforzo fisico e/o forti emozioni. L'ischemia è di norma sintomatica e determina angina (forte dolore toracico). La malattia coronarica assume spesso il comportamento di una malattia cronica; tuttavia, in qualunque momento possono verificarsi periodi di instabilità che possono portare all'infarto miocardico o all'angina instabile. L'infarto miocardico può anche costituire l'episodio di esordio della cardiopatia ischemica, senza che si siano verificati precedenti sintomi di angina. È stato infatti documentato che l'infarto è spesso secondario a lesioni coronariche non ostruttive, cioè che, anche se voluminose, riducono il lume di meno del 60%. Il meccanismo più frequente alla base di un infarto è la trombosi di una placca che è andata incontro a rottura. Ma perché una placca si rompe? Questo fenomeno può coinvolgere o la porzione fibrosa esterna dell'ateroma oppure un'erosione della superficie dell'intima e riflette complesse interazioni di varia natura, come lo stress meccanico, il metabolismo del collagene, il catabolismo della matrice extracellulare, lo stato infiammatorio e la perdita di cellule muscolari. La placca cosiddetta vulnerabile è caratterizzata da un accumulo di macrofagi e di una notevole quantità di lipidi che hanno un ruolo nella compressione meccanica che facilita la rottura. La completa occlusione del vaso che precede la necrosi miocardica (cioè l'infarto) è l'evento finale nella cascata di fenomeni ed è secondaria alla formazione di un trombo all'interno del lume.

Come la psiche interagisce con il benessere fisico nella cardiopatia ischemica

Un approccio molto interessante sull'argomento è stato proposto da Rozanski e Kubzansky [11]. Dai loro lavori emerge come il nostro benessere fisico sia mantenuto da una complessa interazione di influenze regolatrici che seguono una dinamica non lineare. Alcuni parametri come la pressione arteriosa devono essere mantenuti in un ambito di variabilità ristretta (vale a dire che meno la pressione varia durante il giorno meglio è per la nostra salute), mentre altri parametri devono assumemere il comportamento opposto: la variabilità della frequenza cardiaca è direttamente correlata alla sopravvivenza in seguito a infarto miocardico e quindi una elevata variabilità di tale parametro è indice di un buono stato fisiologico. Normalmente i meccanismi omeostatici efficienti "controllano" parametri come la pressione arteriosa e "rispondono" a vari stimoli nella regolazione della frequenza cardiaca. Questo meccanismo perde però progressivamente efficienza con l'aumentare dell'età, ma anche a seguito di varie condizioni patologiche. Gli aspetti psicologici condividono con il controllo omeostatico la complessità ed il funzionamento non lineare.

La vitalità (uno stato positivo associato con entusiasmo ed energia) è un serbatoio per la nostra mente: lo stress cronico e le emozioni negative influenzano negativamente la vitalità e danno inizio ad un circolo vizioso. La riduzione dell'energia vitale aumenta infatti a sua volta lo stress, mentre una adeguata competenza emotiva unita a una buona capacità di adattamento determina un circolo virtuoso che aumenta la nostra energia vitale. Quando viene persa la flessibilità psicologica si perde la capacità di affrontare adeguatamente le difficoltà della vita di ogni giorno, in particolare le più gravose. Possiamo definire la ridotta flessibilità come la base delle reazioni patologiche agli eventi stressanti. I meccanismi che sottostanno a questo processo sono ancora in fase di definizione, ma possiamo delineare una cornice generale del percorso fisiopatologico. Varie condizioni sono in grado di determinare una eccessiva stimolazione: pessimismo, stress da lavoro o emotivo, carenza di riposo, preoccupazione da assistenza sanitaria (a partner malati, per esempio) e altre circostanze possono causare, nel contesto di una ridotta flessibilità, una stimolazione continua del sistema nervoso simpatico e dell'asse ipotalamo-ipofisi-surrene: questo, a sua volta, causa una serie di alterate regolazioni che influenzano negativamente lo stato clinico. Gli aspetti più rilevanti di tali regolazioni disfunzionali sembrano essere i livelli alterati di cortisolo, l'aumento della frequenza cardiaca a riposo, la ridotta variabilità della frequenza stessa e del controllo dei barocettori, l'alterata modalità di reazione agli eventi stressanti.

Una dettagliata analisi di tutti i meccanismi che collegano le caratteristiche psicosociali con la cardiopatia ischemica va al di là degli scopi di questa revisione. Su nessun altro aspetto psicosomatico sono stati condotti altrettanti studi di eccellente qualità metodologica in tutto il mondo e sono state pubblicate revisioni e meta-analisi. Comprensibilmente, il cuore è stato sempre considerato un organo altamente emotivo ed è stato ritenuto la sede delle emozioni, del dolore, dell'amore e della generosità. La quantità di conoscenze consolidate è realmente vasta: sull'argomento dei fattori psicologici nella sola condizione di ipertensione arteriosa si contano infatti circa 4000 pubblicazioni, sull'angioplastica e sulla coronarografia circa 145 e circa 200 pubblicazioni sul trapianto cardiaco. Di fronte a tale mole di dati vorremmo riassumere solo gli aspetti più rilevanti.

Modello comportamentale di tipo A

Questo particolare modello comportamentale (definito anche personalità di tipo A), caratterizzato da un comportamento altamente competitivo con una potenziale ostilità, impazienza pronunciata e stile linguistico vigoroso, è correlato all'incidenza di cardiopatia ischemica, che è circa il doppio rispetto ai soggetti di controllo [12]. Lo stress mentale di lunga durata e le emozioni negative come la rabbia, l'ostilità, l'attitudine eccessivamente competitiva, l'ambizione sproporzionata, associate ad una timidezza sociale, peggiorano la sopravvivenza nei soggetti con coronaropatia nota. Tra le caratteristiche principali del modello comportamentale di tipo A, l'ostilità (che è da intendersi come un ampio costrutto psicologico che abbraccia l'orientamento negativo verso le relazioni interpersonali e comprende tratti come la rabbia, la sfiducia e il cinismo) sembra avere un'influenza nefasta sull'apparato cardiocircolatorio sia attraverso uno stile di vita sfavorevole che attraverso azioni biologiche come il danno endoteliale e l'esagerata reazione agli stimoli ambientali stressanti. Tali reazioni, a loro volta, attivano meccanismi omeostatici che portano all'aumento della frequenza cardiaca e della pressione arteriosa. I soggetti con comportamento ostile presentano anche livelli elevati di omocisteina [13]. L'omocisteina è un aminoacido derivato dalla metionina i cui livelli sono regolati attraverso una complessa interazione tra fattori genetici, dietetici e ormonali; essa ha un ruolo nel processo della aterogenesi ed è probabilmente anche un fattore di rischio. La ossidazione delle LDL infatti, attraverso la tossicità endoteliale, comporta la riduzione della vasodilatazione flusso-mediata.

Depressione

Dopo l'insorgenza della cardiopatia ischemica, una depressione clinicamente persistente determina un aumento di mortalità e morbilità, secondario sia ad una serie di comportamenti sfavorevoli direttamente determinati dall'umore negativo, come una dieta inadeguata, abuso di alcolici, scarsa adesione alle prescrizioni mediche, [14] sia a meccanismi biologici messi in atto dalla depressione stessa. È probabile che la presenza del cosiddetto esaurimento vitale (una variante della sintomatologia depressiva, vale a dire una sindrome caratterizzata da faticabilità, esaurimento cronico grave, irritabilità, sentimenti di demoralizzazione associati a vari sintomi di natura somatica) sia una condizione prodromica rispetto alla malattia coronarica e all'infarto miocardio [15-18]. È inoltre presente un'azione biologica diretta della depressione: i pazienti depressi mostrano un aumento nei livelli di cortisolo, nel tono simpatico con una ridotta variabilità della frequenza cardiaca (che potrebbe spiegare l'aumento della mortalità nei soggetti affetti da coronaropatia e depressione) e un aumento degli acidi grassi liberi e dell'aggregazione piastrinica. Al contrario, la depressione sembra essere un fattore di rischio debole per lo sviluppo di coronaropatia.

Ansia

L'ansia è debolmente associata con l'insorgenza di malattia cardiovascolare: i disturbi di panico e la preoccupazione (una sottocategoria del disturbo d'ansia generalizzato) sembrano essere gli aspetti dell'ansia più significativamente correlati alla coronaropatia. L'ansia riduce l'attività vagale ed è stata documentata un'associazione con la morte cardiaca improvvisa: il collegamento tra i due fenomeni è ancora una volta la riduzione della variabilità della frequenza cardiaca. Come la depressione, l'ansia favorisce anche comportamenti non salutari.

Disturbo post-traumatico da stress

Questa condizione (post-traumatic stress disorder – PTSD) è definita come la risposta ad "un evento che va oltre l'ambito delle usuali esperienze umane e che sarebbe marcatamente stressante per chiunque" ed è stata considerata uno dei possibili fattori che influenzano la patogenesi e la progressione della cardiopatia ischemica, ma anche una possibile conseguenza della coronaropatia stessa. Infatti, nell'ultima revisione del DSM, le patologie mediche e la percezione soggettiva dell'evento sono stati aggiunti all'elenco degli eventi che possono determinare PTSD, consentendo quindi che i problemi cardiaci potessero essere considerati eventi stressanti in grado di scatenare PTSD. Una review pubblicata recentemente sull'argomento ha documentato che alcuni pazienti sono a rischio elevato di PTSD dopo un evento cardiologico [19]. L'infarto miocardico, le aritmie potenzialmente fatali, lo scompenso cardiaco, gli interventi cardiochirurgici e il trapianto di cuore sono infatti tutti associati ad un aumento dell'incidenza di PTSD. Questa osservazione sottolinea la necessità di studi prospettici indirizzati al quesito se il PTSD possa essere considerato un elemento causale della malattia cardiaca o sia invece da ritenere solo una sua conseguenza.

Stress mentale

L'aggregazione piastrinica, la coagulazione del sangue e la fibrinolisi sono state studiate come possibili meccanismi del legame tra lo stress psicologico e la cardiopatia ischemica: i riscontri sembrano supportare questa ipotesi [20]. Lo stress da lavoro è da tempo riconosciuto come causa di aumentata coagulazione. Recentemente è anche stato associato ad un aumento del fibrinogeno e ad una ridotta fibrinolisi. Anche un basso status socioeconomico, definito usando un gruppo di indicatori come istruzione, guadagni e ambiente di lavoro, è associato ad elevati livelli di fibrinogeno, mentre la fibrinolisi sembra essere meno interessata.

Nel recente studio INTERHEART [21] i pazienti con infarto miocardico riferivano una maggiore prevalenza di tutti gli agenti stressanti identificati come marcatori di rischio psicosociale rispetto ai controlli: in particolare, lo stress da lavoro permanente e temporaneo, lo stress in ambiente domestico, lo stress per problemi economici e, più in generale, tutti gli eventi stressanti sono stati identificati come fattori di rischio indipendenti per l'incidenza di infarto miocardico. Questo studio era costituito da un'osservazione di tipo epidemiologico e non forniva dettagliate interpretazione dei risultati: è interessante notare comunque che i riscontri erano costanti nelle diverse regioni ed etnie e nei due sessi.

Gli stress acuti possono anche favorire la morte improvvisa: circa il 20% dei soggetti che sopravvive ad un arresto cardiaco ha avuto un'esperienza stressante nel periodo immediatamente precedente all'evento.

La cardiomiopatia da stress è una sindrome che merita particolare attenzione nell'ambito che stiamo esplorando. È stata definita come un profondo stordimento (stunning) del miocardio precipitato da uno stress emotivo acuto. L'esordio dei sintomi segue a breve distanza l'episodio stressante: entro un paio di giorni i pazienti hanno alterazioni dell'elettrocardiogramma (ECG) come un allungamento dell'intervallo QT corretto (cioè del tempo di ripolarizzazione ventricolare) con inversione delle onde T, a volte accompagnate da onde Q patologiche (marker di necrosi del miocardio). Tutte queste alterazioni si risolvono nel giro di pochi giorni, contrariamente alle classiche alterazioni dell'infarto che persistono nel tempo. I pazienti hanno lievi o nessun aumento degli enzimi miocardiospecifici, a differenza dei soggetti con infarto che hanno sempre un significativo rilascio degli enzimi intracellulari. La funzione miocardica è marcatamente depressa. Nel lavoro di Wittstein e colleghi [22], la frazione di eiezione (una misura largamente utilizzata della funzione sistolica) era mediamente 0,20, contro un valore normale superiore a 0,50; in particolare, si evidenziava acinesia o discinesia dell'apice del ventricolo sinistro, con recupero di una normale funzione in meno di un mese. Mentre va nuovamente notato che i pazienti con esiti di infarto miocardico molto raramente recuperano una funzione normale. L'angiografia coronarica non mostrava di norma lesioni e nessun paziente evidenziava placche ulcerate o stenosi significative. Il livello di catecolamine plasmatiche era invece molto elevato sia rispetto ai controlli sani che ai pazienti con infarto miocardico acuto. Anche il peptide natriuretico atriale, che è considerato un marcatore della pressione atriale destra e quindi delle condizioni emodinamiche, era elevato durante la fase acuta della malattia. Anche se il meccanismo patogenetico che determina questa condizione non è del tutto chiarito, l'incremento delle catecolamine plasmatiche è l'aspetto caratteristico di questa sindrome. Lo stordimento del miocardio può, a sua volta, essere secondario ad uno spasmo coronarico o al sovraccarico di calcio e all'aumento dei radicali liberi. È inoltre interessante notare che le donne sono molto più colpite dalla cardiomiopatia da stress, ma la ragione di questa osservazione deve essere ancora chiarita.

Lo stress mentale indotto in laboratorio è un predittore molto importante di eventi maggiori in soggetti affetti da cardiopatia ischemica [23]: i pazienti che hanno un calo della contrattilità (documentato come una riduzione della frazione d'eiezione misurata con tecnica radioisotopica) hanno un rischio tre volte superiore rispetto ai controlli di eventi in quattro anni di visite di controllo. È stata anche dimostrata una correlazione tra lo stress – in particolare lo stress cronico familiare (difficili rapporti con il coniuge, preoccupazione da assistenza sanitaria) o da lavoro – e la cardiopatia ischemica [24].

Isolamento sociale

Anche l'isolamento sociale favorisce la malattia: in pratica, una scadente rete di supporto sociale, la scarsità di amicizie o di attività ricreative, riducono la capacità di compensare del soggetto, ovvero riducono le attività che promuovono la salute come hobby, sport, gioco con i figli, conversazione etc. e quindi aumentano sia la suscettibilità alla malattia che la mortalità in soggetti con coronaropatia nota [25-27]. Alcuni ricercatori hanno sollevato dubbi sull'effetto delle caratteristiche sociali sull'incidenza di cardiopatia ischemica, sostenendo che queste agiscono attraverso covariabili e non direttamente. È interessante notare a questo proposito che alcuni modelli animali hanno confermato queste osservazioni [28]. Il meccanismo biologico non è chiarito in modo definitivo, ma le ipotesi più accreditate sottolineano il ruolo della ipercortisolemia e l'esagerata risposta agli stress, cioè frequenza cardiaca e pressione arteriosa elevate in risposta a stimoli stressanti.

La sindrome X: una cornice concettuale per discutere le interazioni tra cuore e mente

La sindrome X, una condizione patologica caratterizzata da dolore anginoso tipico, segni ECG o scintigrafici di ischemia, ma arterie coronarie epicardiche normali, è una sindrome particolare che rappresenta un utile modello di analisi dell'interazione cuore/mente. Fin dalla prima descrizione di Kemp nel 1973 [29], sono state formulate numerose ipotesi per spiegare i meccanismi fisiopatologici alla base di questa condizione. Dapprima, l'ischemia è stata attribuita ad un flusso ridotto nei rami distali delle coronarie; recentemente tuttavia l'ipotesi non è stata confermata da tecniche raffinate come la tomografia ad emissione di positroni (PET). La reale presenza di ischemia è stata messa in discussione dal momento che non è stata dimostrata nessuna riduzione della contrattilità durante test diagnostici. Un'ipotesi alternativa ha invece individuato come responsabile un alterato equilibrio autonomico; in effetti, alcuni indici di aumentato tono simpatico (come il marcato aumento della frequenza cardiaca e della pressione arteriosa sotto stress, l'accorciamento eccessivo della tempo di diastole durante l'esercizio fisico e la risposta metabolica allo stress) sono presenti in questi pazienti. Tuttavia non è mai stata documentata una vasocostrizione coronarica che avrebbe potuto costituire il legame tra l'aumento del tono simpatico e il dolore toracico. Inoltre, alcuni studi recenti hanno documentato livelli normali di catecolamine nel miocardio. La variabilità della frequenza cardiaca è un altro marcatore dell'equilibrio autonomico: gli studi condotti sia nel dominio del tempo che nel dominio della frequenza hanno dimostrato una riduzione del tono vagale nella maggioranza dei pazienti con sindrome X. Questa osservazione è servita da ponte per un ulteriore riscontro: è molto comune un'alterata percezione del dolore; in particolare, questi soggetti hanno un'elevata sensibilità agli stimoli dolorosi che provengono dal cuore come il cateterismo cardiaco o l'iniezione di un mezzo di contrasto nelle coronarie che sono di norma procedure non dolorose. L'iniezione intracoronarica di adenosina, che può provocare dolore toracico in molti pazienti, è ugualmente dolorosa nei soggetti con sindrome X e nei soggetti con lesioni coronariche; tuttavia il dipiridamolo determina ischemia solo nei soggetti con coronaropatia anatomicamente evidente e non nei soggetti con sindrome X. Queste osservazioni hanno portato ad ipotizzare che il dolore di questi pazienti sia un dolore di origine neurologica, mantenuto dall'ipertono simpatico e secondario ad un'alterata regolazione del sistema nervoso autonomo. In accordo con questa ipotesi è stata inoltre dimostrata un'alterata percezione del dolore viscerale da parte dei pazienti. Lo spostamento ulteriore del modello sempre più lontano dall'ipotesi ischemica ha portato alla formulazione di una nuova interessante ipotesi: studi con la PET hanno dimostrato un'estesa attivazione della corteccia cerebrale durante precordialgia, superiore a quella dei pazienti con patologia coronarica, pur in assenza di danno miocardico. Si può infatti descrivere la sindrome X come una sindrome di dolore corticale in cui lo stimolo parte dalla corteccia e "scende" al cuore invece che originarsi nel cuore e "salire" alla corteccia cerebrale, come avviene invece nei pazienti affetti da coronaropatia. Un supporto indiretto a questa ipotesi è dato dall'osservazione del fatto che i fattori di rischio classici (tranne il fumo) sono meno presenti nei soggetti con sindrome X rispetto ai soggetti con malattia delle coronarie.

La sindrome X rappresenta un modello molto interessante per studiare l'interazione tra cuore e mente. Gli aspetti psicologici che caratterizzano questi pazienti sono stati ampiamente studiati sia in confronto con i soggetti sani che con i soggetti coronaropatici. Il dato più rilevante è una prevalenza di ansia più elevata rispetto ad entrambi i gruppi di controllo. Anche le difficoltà familiari e sociali sono spesso notevoli ed è presente un'inibizione dell'espressione delle emozioni. C'è un'elevata prevalenza di disturbo di attacchi di panico, di depressione e un'elevata tendenza alla somatizzazione dei sintomi. Al contrario, il comportamento di tipo A è raro nei soggetti con sindrome X che hanno di norma bassi livelli di irritabilità e ostilità.

Conclusioni

I fattori di rischio possono essere sistematicamente influenzati dall'intervento psicologico: se la terapia cardiologica standard è associata da un intervento psicologico di sufficiente intensità e durata può verificarsi un miglioramento dello stile di vita e quindi dei fattori di rischio ad esso connessi, così come un miglioramento della qualità della vita e una conseguente riduzione della morbilità e mortalità [25, 30]. Nel 20-30% circa di pazienti reduci da intervento cardiochirurgico il supporto psicologico si è dimostrato rilevante e utile [29-34]. Gli studi di intervento tuttavia hanno a che fare soprattutto con pazienti affetti da depressione e pregresso infarto miocardico; teoricamente, quindi, una riduzione significativa della prevalenza della depressione, a prescindere dal metodo utilizzato per l'intervento, potrebbe determinare una riduzione del 30% nella mortalità e morbilità cardiovascolare attraverso un miglioramento dello stile di vita ed un effetto diretto su pressione arteriosa, colesterolemia ed equilibrio autonomico. Studi sulla terapia farmacologica antidepressiva sono attualmente in corso: la sertralina, uno degli inibitori selettivi del reuptake della serotonina (SSRI), è risultata sicura in pazienti con cardiopatia ischemica, mentre gli antidepressivi triciclici possono peggiorare la funzione cardiaca e causare aritmie. Potenzialmente gli SSRI sono in grado di aumentare la variabilità della frequenza cardiaca e di ridurre l'aggregazione piastrinica. Non abbiamo tuttavia attualmente alcuna evidenza empirica circa l'effetto degli SSRI su mortalità e morbilità in pazienti con cardiopatia ischemica.

Questo complesso scenario, che è peculiare dei fattori di rischio psicosociali, è ulteriormente complicato dall'osservazione che questi ultimi spesso sono associati tra di loro ed hanno differenti effetti in periodi differenti della vita. Anche l'accesso alle cure mediche può essere influenzato dai costrutti psicosociali, sebbene manchi una dimostrazione diretta. Di conseguenza si potrebbe dire che ogni situazione della vita che possa evocare una risposta emotiva negativa di lunga durata può causare una patologia cardiaca.

Anche se molto lavoro è ancora da fare, è possibile trarre alcune conclusioni. Lo stato psicosociale è un aspetto rilevante nello sviluppo delle malattie cardiovascolari così come nella prognosi dei soggetti con cardiopatia già presente: i fattori riconosciuti di rischio comprendono il basso livello socioeconomico, l'isolamento sociale, i conflitti familiari cronici, lo stress da lavoro cronico, lo stress acuto, le emozioni negative (come depressione, ansia, esaurimento vitale, PTSD) e gli stili di comportamento negativi (ostilità). Tutti questi elementi agiscono sia indirettamente, influenzando i comportamenti e favorendo stili malsani di vita (fumo, dieta, consumo di alcolici, attività fisica ridotta), che direttamente, attraverso percorsi biologici che non sono completamente conosciuti e indagati: coagulazione del sangue, equilibrio autonomico, rilascio di catecolamine, infiammazione sembrano essere gli aspetti principali. Studi prospettici controllati di intervento sono quindi necessari per definire l'efficacia della correzione dei problemi psicologici sulla prognosi dei pazienti.

Infine, dobbiamo osservare anche l'esistenza di una potenziale confusione di ruolo tra i cardiologi che non sono inclini a lavorare da professionisti della salute mentale e psicologi che dovrebbero essere contattati quando emerge una problematica di natura psicologica. Questo fatto ha probabilmente determinato un rallentamento della ricerca nel settore, da un lato, e l'approccio terapeutico, dall'altro: è necessario quindi un nuovo modello di cooperazione altamente integrato tra i diversi professionisti della salute che deve essere fortemente perseguito in futuro.

Bibliografia

1. Menninger KA, Menninger WC (1936) Psychoanalytic observations in cardiac disorders. Am Heart J 11:10-22
2. Arlow JA (1945) Identification mechanisms in coronary occlusion. Psychosom Med 7:195-209
3. Dunbar F (1954) Emotions and bodily changes, 4th ed. Columbia University Press, New York
4. Dunbar F (1950) Psychosomatic medicine. In: Lorand S (Ed) Psychoanalysis today, 4th edition. International University Press, New York, pp 23-42
5. Kannel WB, Castelli WP, Gordon T, McNamara PM (1971) Serum cholesterol, lipoproteins, and the risk of coronary heart disease. The Framingham Study. Ann Intern Med 74:1-12
6. Haynes SG, Feinleib M, Kannel WB (1980) The relationship of psychosocial factors to coronary heart disease in the Framingham study: III. Eight-year incidence of coronary heart disease. Am J Epidemiol 111:37-58

7. Kannel WB, Gordon T (1968) The Framingham Study. Washington, DC
8. Stamler J, Epstein FH (1972) Coronary heart disease: risk factors as guides to preventive action. Preventive Med 1:27-48
9. Abholz HH, Borgers D, Karmaus W, Korporal J (1982) Risikofaktorenmedizin Konzept und Kontroverse. de Gruyter, Berlin
10. Albus C, Jordan J, Herrmann-Lingen C (2004) Screening for psychosocial risk factors in patients with coronary heart disease. Recommendations for clinical practice. Eur J Cardiovasc Prev Rehabil 11: 75-79
11. Rozanski A, Kubzansky LD (2005) Psychologic functioning and physical health: a paradigm of flexibility. Psychosom Med 67, Suppl 1: S47-S53
12. Denollet J (2000) Type D personality. A potential risk factor refined. J Psychosom Res 49:255-66
13. Panagiotakos DB, Pitsavos C, Chrysohoou C et al (2004) Increased plasma homocysteine in healthy people with hostile behavior: the ATTICA study. Med Sci Monit 10:CR457-462
14. Herrmann-Lingen C, Buss U (2002) Angst und Depressivität im Verlauf der koronaren Herzerkrankung. VAS, Frankfurt
15. Appels A, Schouten E (1993) Erschoepftes Erwachen als Risikofaktor der koronaren Herzkrankheit. Psychotherapie 43:166-170
16. Appels A (1980) Psychological prodromata of myocardial infarction and sudden death. Psychother Psychosom 34:187-195
17. Kop WJ, Appels A-PWM, Mendes-De-Leon CF, Baer FW (1996) The relationship between severity of coronary artery disease and vital exhaustion. J Psychosom Res 40:397-405
18. Appels A, Siegrist J, De-Vos Y (1997) "Chronic workload," "need for control," and "vital exhaustion" in patients with myocardial infarction and controls: a comparative test of cardiovascular risk profiles. Stress Medicine 13:117-121
19. Spindler H, Pedersen SS (2005) Posttraumatic stress disorder in the wake of heart disease: prevalence, risk factors, and future research directions. Psychosom Med 67:715-723
20. Von Känel R, Mills PJ, Fainman C, Dimsdale JE (2001) Effects of psychological stress and psychiatric disorders on blood coagulation and fibrinolysis: a biobehavioral pathway to coronary artery disease. Psychosom Med 63: 531-544
21. Rosengren A, Hawkin S, Öunpuu S et al (2004) Association of psychosocial risk factors with risk of acute myocardial infarction in 11119 cases and 13648 controls from 52 counties (the INTERHEART study): case-control study. Lancet 364:953-962
22. Wittstein IS, Thiemann DR, Lima JAC et al (2005) Neurohormonal features of myocardial stunning due to sudden emotional stress. N Engl J Med 352: 539-548
23. Jiang W, Babyak M, Krantz SD et al (1996) Mental stress induced myocardial ischemia and cardiac events. JAMA 275: 1651-1656
24. Siegrist J (1996) Soziale Krisen und Gesundheit. Hogrefe, Göttingen
25. Jones DA, West RR (1996) Psychological rehabilitation after myocardial infarction: multicentre randomised controlled trial. Brit Med J 313: 1517-1521
26. Badura B, Kaufhold G, Lehmann H (1988) Soziale Unterstützung und Krankheitsbewältigung - Neue Ergebnisse aus der Oldenburger Longitudinalstudie 4 1/2 Jahre nach Erstinfarkt. Psychotherapie und Medizinische Psychologie 38:48-58

27. Badura B, Schott T (1989) The significance of psychosocial factors for coping with chronic illness. Zeitschrift für Gerontopsychologie und Psychiatrie 2:149-154
28. Lown B, Verrier RL, Corbalan R (1973) Psychologic stress and threshold for repetitive ventricular response. Science 182:834-836
29. Kempt HG Jr (1973) Left ventricular function in patients with the anginal syndrome and normal coronary arteriograms. Am J Cardiol 32:375-376
30. Linden W, Stossel C, Maurice J (1996) Psychosocial interventions for patients with coronary artery disease. A meta-analysis. Arch Intern Med 156:745-752
31. Bunzel B (1995) Heart transplantation: psychosocial correlations in the postoperative period. Schweiz Rundsch Med Prax 84:866-871
32. Riedel-Keil B, Strengeh (1994) Practical experiences in the psychological care of heart transplant patients. Seiten 125:111-125
33. Zipfel S, Lowe B, Paschke T et al (1998) Psychological distress in patients awaiting heart transplantation. J Psychosom Res 45:465-470
34. Zipfel S, Lowe B, Schneider A et al (1999) Quality of life, depression and coping behavior in patients awaiting heart transplant. Psychother Psychosom Med Psychol 49:187-194

CAPITOLO 3

Psicofisiologia delle malattie cardiache

G. Parati ▪ M. Valentini ▪ G. Mancia

Da secoli il legame tra mente e cuore cattura l'interesse dei ricercatori. Questo tema è al tempo stesso estremamente interessante e decisamente impegnativo da approfondire [1]. Un gran numero di studi fisiopatologici, epidemiologici e clinici supporta l'esistenza di complesse interazioni tra il sistema nervoso e l'apparato cardiovascolare, sia in condizioni fisiologiche sia nell'ambito di malattie neurologiche e cardiovascolari [1].

Tra le influenze neurologiche che ripetutamente hanno mostrato di modificare i parametri cardiovascolari, quelle esercitate dal sistema nervoso centrale in risposta allo stress ambientale, sono state ripetutamente considerate tra i principali determinanti sia della funzione sia della struttura dell'apparato cardiovascolare [2].

E infatti, tanto lo stress acuto e/o cronico quanto vari disordini della sfera psicologica hanno dimostrato di esercitare un ruolo nella genesi di un discreto numero di malattie cardiovascolari. In particolare, la ricerca si è concentrata sui meccanismi sottostanti l'associazione tra lo stress, da un lato, e l'ipertensione arteriosa o la malattia coronarica, dall'altro. Tuttavia, su tale associazione, anche a causa di problemi metodologici, la ricerca è giunta a conclusioni discrepanti [3, 4].

In questo capitolo verranno illustrati brevemente e criticamente gli aspetti metodologici e i risultati dei principali studi riguardanti la reattività cardiovascolare (RCV) allo stress. In particolare, saranno trattati alcuni aspetti relativi alla valutazione nell'ambiente di laboratorio delle risposte evocate a carico di pressione arteriosa e frequenza cardiaca da parte di un ampio spettro di stimoli stressanti di natura fisica e psicologica. Inoltre, saranno descritti gli effetti emodinamici di varie forme di stress incontrabili nella vita quotidiana quali un prolungato disagio psicologico o un improvviso disastro naturale. Saranno inoltre trattati i principali meccanismi potenzialmente responsabili degli effetti deleteri dello stress sull'apparato cardiovascolare con particolare riferimento al ruolo chiave giocato dall'attivazione del sistema nervoso simpatico. Infine, sarà discussa la potenziale rilevanza clinica dell'aumentata reattività della pressione arteriosa e della frequenza cardiaca allo stress. Questo verrà fatto considerando le modalità con cui l'interazione tra fattori genetici e varie forme di stress psicosociale predispongono a diverse manifestazioni di malattia cardiovascolare tra cui l'ipertensione arteriosa, l'aterosclerosi coronarica e carotidea, e l'ipertrofia ventricolare sinistra.

Introduzione

Sebbene sulla base di studi epidemiologici, clinici e di laboratorio, diversi fattori comportamentali e psicologici siano stati ripetutamente correlati a svariate manifestazioni cardiovascolari, i meccanismi attraverso i quali le malattie psicologiche e diverse forme di stress possano condurre allo sviluppo di ipertensione arteriosa o di malattia coronarica non sono stati ancora completamente chiariti. Storicamente, Hines and Brown [5, 6] riportarono, all'inizio degli anni '30, le prime osservazioni relative alla RCV. I soggetti caratterizzati da "risposte esagerate di frequenza cardiaca e pressione arteriosa in risposta a stimoli ambientali avvertiti come impegnativi o minacciosi" furono definiti come "iperreattivi" [7]. Misurando le variazioni della pressione arteriosa indotte dall'immersione di una mano in acqua gelida, questi ricercatori cercarono di approntare un test di semplice esecuzione capace di identificare i soggetti predisposti al successivo sviluppo di ipertensione arteriosa. Hines and Brown, infatti, furono i primi ad osservare che gli ipertesi esibivano una risposta pressoria al freddo caratterizzata da un'ampiezza maggiore e da un tempo di recupero più lento, rispetto ai normotesi. In tali circostanze, dunque, conclusero che un'aumentata reattività a uno stress di tipo fisico poteva essere considerata un predittore del successivo sviluppo di ipertensione arteriosa, e suggerirono che soggetti con pressione arteriosa normale e con pronunciata risposta pressoria allo stress sarebbero esposti ad un aumentato rischio di sviluppare ipertensione arteriosa. Sebbene queste osservazioni siano state confermate da un discreto numero di studi [8-11], altrettante indagini meglio controllate [12-17], tra cui quella condotta dal nostro gruppo [18], non sono giunte alle stesse conclusioni.

Quasi due decenni dopo, Wolff e Wolf [19] provarono a studiare la RCV impiegando uno stress di tipo mentale (colloquio stressante) invece di uno stress di tipo fisico. Anche in tale contesto sperimentale la RCV continuava ad essere considerata un semplice marker e non un fattore causale del successivo sviluppo di ipertensione arteriosa. Come in precedenza, emersero risultati discordanti circa l'occorrenza di risposte emodinamiche agli stress mentali più pronunciate negli ipertesi essenziali rispetto ai normotesi. Sebbene in alcuni studi, in soggetti ipertesi rispetto al normolesi, sia stata ripetutamente dimostrata un'aumentata reattività a una vasta gamma di stimoli psicologici (tra cui colloquio impegnativo, calcolo aritmetico mentale, paura o spavento [20-24]), in altri studi, al contrario, non è stata osservata nessuna differenza nelle risposte di pressione arteriosa e frequenza cardiaca agli stimoli mentali tra queste due categorie di soggetti [25-29]. In particolare, nel classico studio di Brod e colleghi [26], il calcolo mentale ha indotto variazioni paragonabili fra ipertesi e normotesi per quanto riguarda l'aumento di gettata cardiaca, la vasocostrizione sistemica, renale e splancnica e la vasodilazione nel distretto muscolare scheletrico. Da allora, con l'obiettivo di chiarire quali meccanismi leghino lo stress di tipo emotivo, cognitivo e fisico alle malattie cardiovascolari, sono state condotte numerose altre indagini meglio controllate. Tali indagini hanno evidenziato che tentare di riprodurre nell'ambiente sperimentale di laboratorio gli effetti dello stress incontrato nella vita di tutti giorni rappresenta una vera e propria sfida metodologica minata da pesanti difficoltà e limitazioni.

Questo capito svilupperà tali aspetti cercando di presentare al lettore sia l'evidenza epidemiologica a favore dell'esistenza di un'associazione fra varie forme di stress psicologico e le malattie cardiovascolari, sia il razionale dei meccanismi che sono stati invocati per spiegare tale associazione.

Valutazione della risposta allo stress nell'ambiente di laboratorio

Con l'obiettivo di valutare la RCV nell'ambiente di laboratorio sono stati sviluppati diversi test. Tali test mirano a definire in maniera qualitativa e quantitativa le risposte di pressione arteriosa e frequenza cardiaca che si avverano in risposta a forme standardizzate di stress. Per questo scopo, sono state sviluppate diverse manovre che tentano di riprodurre, in condizioni sperimentali controllate, gli effetti dello stress psicologico, emotivo e fisico incontrato nella vita di tutti i giorni. Queste manovre possono grossolanamente ricadere in due categorie principali: quella dello stress mentale e quella dello stress fisico [18]. Quelle che tentano di riprodurre varie forme di stress mentale impegnano i soggetti essenzialmente dal punto di vista mentale ed emotivo richiedendo loro di risolvere problemi di natura matematica, tecnica ed organizzativa. Le manovre che tentano di riprodurre uno stress di tipo fisico, invece, sono incentrate o su uno stimolo o su una performance di tipo fisico [18].

Stimoli stressanti di natura mentale

Lo stimolo di natura mentale più conosciuto è quello del calcolo aritmetico. I soggetti sono invitati a compiere mentalmente delle sottrazioni di difficoltà crescente avendo a disposizione una quantità limitata di tempo. Altri stimoli appartenenti a questa categoria sono rappresentati da sforzi mnemonici, da quesiti tratti dal questionario per il calcolo del quoziente intellettivo, o da richieste di eseguire operazioni più complesse coinvolgenti sia le funzioni cognitive che quelle motorie. Fra queste operazioni più complesse, ad esempio, rientrano il test del disegno davanti ad uno specchio (nel quale i soggetti sono invitati a riprodurre un disegno geometrico potendo guardare soltanto l'immagine riflessa della propria mano impegnata nell'operazione Figura 1), lo *Stroop-colour-word-test* (nel quale i soggetti sono invitati a scegliere un oggetto colorato mentre sono sottoposti all'influenza di stimoli visivi ed uditivi contrastanti), giochi elettronici di complessità crescente, e il tenere un discorso in pubblico. Analogamente, ricade nella categoria degli stimoli di natura psicologica anche la fase di anticipazione dell'esercizio fisico. Le risposte cardiovascolari registrabili nella fase di anticipazione dell'esercizio fisico, così come quelle osservabili in risposta ad altri stimoli mentali, dipendono essenzialmente da efferenze nervose corticali discendenti e non da afferenze periferiche segnalanti le aumentate richieste metaboliche indotte dall'esercizio. In maniera del tutto paragonabile ad altri test mentali totalmente privi di componente motoria, l'anticipazione dell'esercizio fisico può innescare aumenti pressori di discreta entità [4].

In studi longitudinali, infine, è stata riscontrata un'associazione significativa fra l'iperreattività pressoria a varie forme di stress mentale, da un lato, e l'ipertrofia ventricolare sinistra [30], l'aterosclerosi carotidea [31] e lo sviluppo di valori pressori stabilmente elevati [32], dall'altro.

In tempi più recenti è stato riconosciuto quale potente stimolo mentale anche quello conseguente al tenere un discorso in pubblico. Quest'attività coinvolge la sfera delle relazioni interpersonali, per questo che lo stress che ne deriva ha pesanti connotazioni sociali. Ciò induce una potente stimolazione β-adrenergica e risposte cardiovascolari di entità superiore a quelle innescate dai più tradizionali e strutturati test mentali comunemente impiegati nell'ambiente di laboratorio [33].

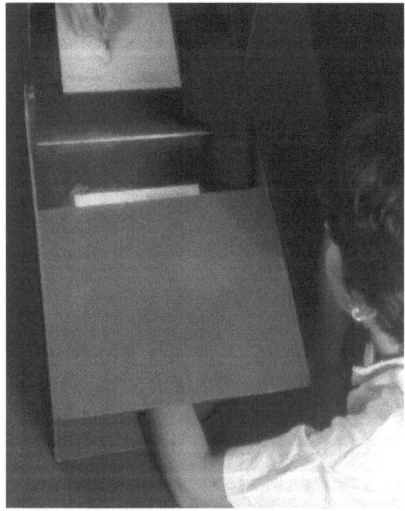

Fig. 1. Test del disegno davanti allo specchio

Stimoli stressanti di natura fisica

Gli stimoli di natura fisica più comunemente impiegati nell'ambiente di laboratorio comprendono il "cold-pressure test" [5] (abitualmente immersione della mano in acqua gelida per 60 secondi), l'"hand-grip-test" [9] (esercizio isometrico effettuato abitualmente da una mano per 90 secondi al 30% dello sforzo massimale) (Fig. 2). Occasionalmente, anche l'esercizio fisico eseguibile sul treadmill o sul cicloergometro può essere impiegato con la stessa finalità.

Nel "cold-pressure test", l'immersione di una mano o di un piede in acqua a 0° C innesca un brusco aumento pressorio che si ritiene dipenda essenzialmente dalla vasocostrizione periferica conseguente alla stimolazione di terminazioni afferenti di tipo termo-dolorifico [34]. Nel caso lo stesso stimolo termico venga applicato alla fronte, alla vasocostrizione si accompagna bradicardia, esattamente come è possibile osservare nel "diving reflex" (nel quale alla stimolazione dei recettori cutanei si abbina l'attivazione chemioriflessa conseguente all'apnea) [4]. Nel caso dell'esercizio aerobico, il principale determinante delle risposte cardiovascolari osservate è rappresentato dall'aumento della domanda metabolica periferica. Questa rappresenta una delle potenziali spiegazioni della scarsa corrispondenza osservata tra le risposte indotte dall'esercizio aerobico e da altri test mentali [4].

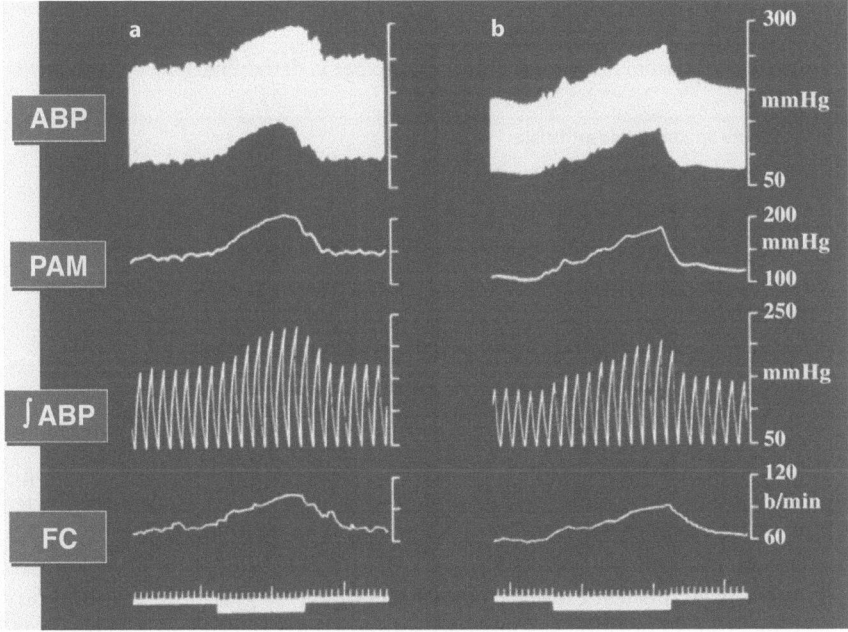

Fig. 2. Misurazione intra-arteriosa delle risposte di pressione arteriosa e frequenza cardiaca all'esercizio isometrico in due pazienti (da [40]). ABP, pressione ambulatoria; PAM, pressione arteriosa media; FC, frequenza cardiaca

Complessivamente, le principali risposte a stimoli fisici valutate nell'ambito degli studi sulla RCV sono state quelle a carico di pressione arteriosa e frequenza cardiaca. Si ritiene che queste traggano origine dall'attivazione centrale del sistema nervoso simpatico conseguente alla stimolazione noci-, termo- ed ergocettiva [18]. Negli studi sulla RCV, meno frequentemente, sono state valutate anche le variazioni di parametri quali gettata cardiaca, resistenze periferiche totali e regionali, adrenalina e noradrenalina plasmatiche.

Limitazioni della valutazione in ambulatorio dello stress

La valutazione della RCV nell'ambiente di laboratorio ha il vantaggio di consentire all'investigatore di controllare sia le caratteristiche dello stimolo impiegato (qualità, durata, intensità), sia quelle delle condizioni dell'ambiente circostante (temperatura, umidità, rumore, ecc.). Ciò avviene contestualmente all'acquisizione di informazioni relative alle variazioni emodinamiche e neuroormonali che si verificano nel periodo precedente, concomitante e seguente l'applicazione dello stimolo stressante. A fronte di tali vantaggi, tuttavia, la valutazione della RCV condotta nell'ambiente di laboratorio non è esente da limiti [3, 35] (Tabella 1). Tra le principali difficoltà, infatti, vanno annoverate quelle relative allo stimolo stressante applicato (che deve raggiungere una soglia sufficiente a indurre una risposta quantificabile in tutti i soggetti), e quelle relative alla necessità di seguire protocolli standardizzati per garantire un accurato confronto fra diversi laboratori.

Tabella 1. Limitazioni dei metodi di laboratorio per la determinazione della reattività allo stress

- Ambiente sperimentale artificiale
- Limitata riproducibilità delle risposte
- Quantificazione parziale delle risposte allo stress
- Mancanza di informazioni sulla reattività cardiovascolare propria dell'ambiente di vita abituale
- Natura degli stimoli di laboratorio diversa da quella degli stimoli incontrati nell'ambiente di vita abituale
- Eterogeneità nelle modalità di risposta ai vari test nello stesso soggetto
- Diversi meccanismi di reattività allo stress esplorati dai vari test

Anche quando viene prestata parecchia attenzione agli aspetti metodologici della valutazione della RCV, la riproducibilità delle risposte di pressione arteriosa e frequenza cardiaca all'interno dello stesso soggetto resta piuttosto deludente, con un coefficiente di variazione nell'ordine del 15-33% [36]. Nel nostro laboratorio, 20 ipertesi essenziali (studiati dopo 7-10 giorni di wash-out farmacologico) e 19 normotesi sono stati sottoposti a 6 ripetizioni, con un intervallo di 15 minuti l'una dall'altra, del "cold-pressure test" e dell'"hand-grip test". L'intervallo R-R è stato derivato dall'analisi del segnale elettrocardiografico convenzionale e la pressione arteriosa è stata misurata con modalità invasiva battito a battito a livello dell'arteria radiale. Le risposte medie di pressione arteriosa e di frequenza cardiaca differivano significativamente tra i soggetti, come dimostra la Figura 3. Inoltre, le risposte erano caratterizzate anche da un'ampia variabilità nelle successive ripetizioni all'interno dello stesso soggetto. Nell'intera popolazione, i coefficienti di variazione (SD x 100/risposta media) della risposta pressoria all'"hand grip test" e al "cold-pressure test" sono risultati rispettivamente del 22,2% (12,8-32,3%) e del 17,2% (8,2-34,7%), mentre quelli della risposta cronotropa sono risultati del 24,6% (11,9-49,1%) e del 44,2% (18,1-158,1%). Sia la risposta pressoria che quella cronotropa sono risultate indipendenti dai corrispondenti valori basali e dall'ordine di esecuzione dei test. Il quesito concernente la riproducibilità della RCV nel tempo (all'interno dello stesso soggetto o tra soggetti) è stato oggetto di diversi studi oltre a quello condotto nel nostro laboratorio [37-39] e, complessivamente, l'evidenza a favore di una costanza nel tempo delle risposte indagate è risultata lontana dall'essere sufficiente.

L'ampia variabilità delle risposte emodinamiche all'interno dello stesso soggetto in risposta a stimoli specifici non è, tuttavia, l'unico ostacolo incontrato nel corso della valutazione della RCV nell'ambiente sperimentale. Infatti, un problema aggiuntivo risiede nella scarsa corrispondenza fra le risposte evocate da test di natura diversa [35]. Nel nostro laboratorio [40], le risposte di pressione arte-

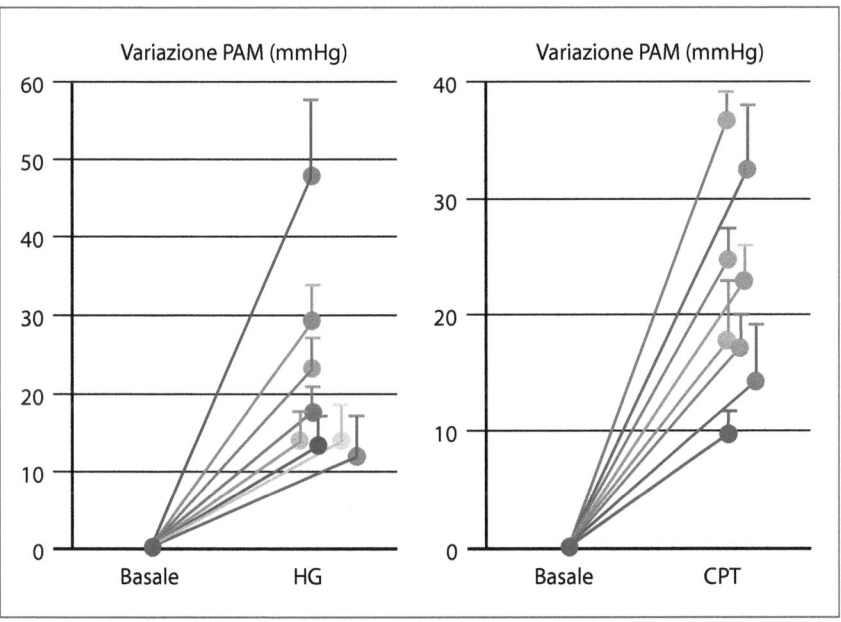

Fig. 3. Variabilità inter- e intra-soggetti delle risposte della pressione arteriosa media (misurazione intra-arteriosa) all'hand-grip test e al cold-pressure test. PAM, pressione arteriosa media; HG, hand-grip test; CPT, cold-pressure test (da [36])

riosa e frequenza cardiaca indotte da stimoli mentali (complesse operazioni matematiche e disegno davanti ad uno specchio) e da stimoli fisici ("hand-grip test" e "cold-pressure test") sono state valutate in 22 ipertesi lievi non trattati. Come esemplificato nella Tabella 2, gli aumenti di pressione arteriosa rispettivamente in risposta al calcolo mentale e al disegno davanti allo specchio sono risultati significativamente, anche se non strettamente, intercorrelati; lo stesso fenomeno è stato osservato a carico delle risposte pressorie indotte dall'"hand-grip test" e dal "cold-pressure test". Da sottolineare, inoltre, il fatto che la risposta pressoria agli stimoli mentali mostrava una correlazione piuttosto debole con la risposta pressoria agli stimoli fisici. Le risposte di frequenza cardiaca al test del calcolo matematico mentale correlavano significativamente con quelle osservate nel test del disegno davanti ad uno specchio. Al contrario, non vi era nessuna correlazione né fra le risposte della frequenza cardiaca ai diversi stimoli fisici né fra le risposte di frequenza agli stimoli fisici e quelle agli stimoli mentali. In altre parole, i soggetti classificati come ipo-, iper- o normoreattivi secondo un test venivano classificati diversamente secondo i risultati di un altro test (Fig. 4). Ulteriori esperienze concernenti la riproducibilità delle risposte cardiovascolari ai vari test sperimentali [25, 38, 41-44] raccolte in altri laboratori sono giunte complessivamente alla stessa conclusione: sebbene sia presente una certa correlazione fra le risposte ai test (più per la pressione arteriosa che per la frequenza cardiaca, più fra i test di natura mentale che fra quelli di natura fisica), l'evidenza a favore di una concordanza delle risposte cardiovascolari ai tradizionali test di laboratorio basati su stimoli mentali e fisici non è molto solida.

Tabella 2. Coefficienti di correlazione fra la media delle risposte pressorie agli stress di laboratorio e la variabilità pressoria nelle 24 ore (da [40])

CM	DS	HG	CPT
(n = 14)	(n = 15)	(n = 43)	(n = 31)
0,46	0,59*	0,28	0,01
0,10	0,14	0,10	0,07

*p<0,05; CM, calcolo mentale; DS, disegno davanti allo specchio; HG, hand-grip test; CPT, cold-pressure test

Un'ulteriore limitazione gravante la valutazione della RCV a stimoli discreti somministrati in ambiente sperimentale è rappresentata dal fatto che, nei test più usati, le misurazioni di pressione arteriosa e frequenza cardiaca vengono effettuate al picco delle risposte, trascurando sia la fase di anticipazione sia quella di recupero. Le risposte al picco, tuttavia, potrebbero non riflettere adeguatamente l'effettivo coinvolgimento dell'apparato cardiovascolare, sia in termini quantitativi sia in termini qualitativi. A causa di queste carenze, tale approccio rischia di sottostimare in misura consistente il carico emodinamico complessivo esercitato nella vita reale proprio dal tipo di risposte complesse ed articolate che maggiormente la contraddistinguono. E infatti, dopo le osservazioni originarie di Hines e Brown [22], diversi studi hanno confermato che i pazien-

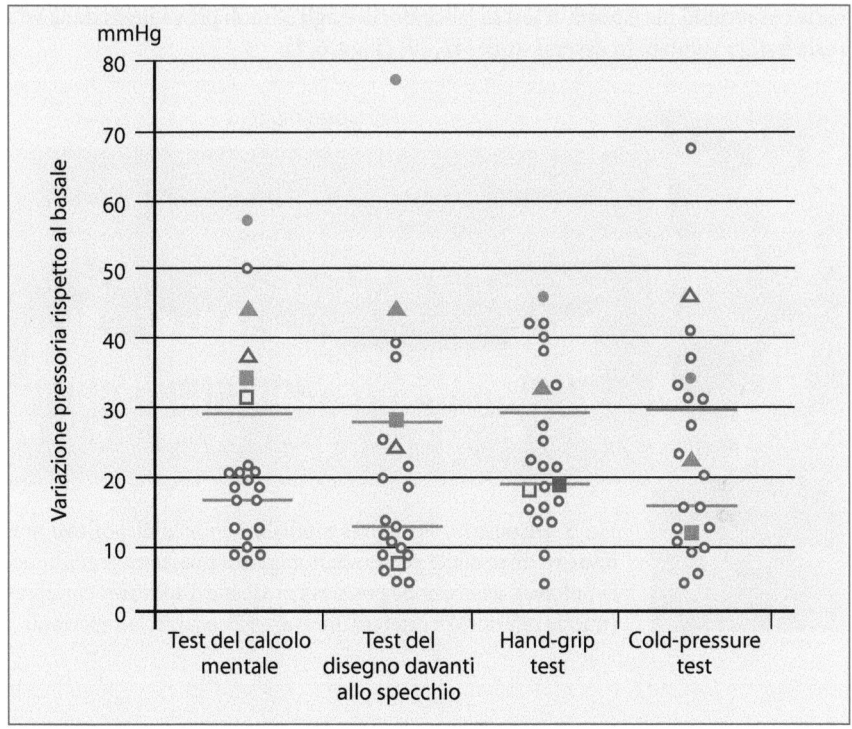

Fig. 4. Diversa classificazione della reattività cardiovascolare individuale allo stress in funzione del tipo di stimolo stressante impiegato (da [40])

ti ipertesi, rispetto ai controlli normotesi, sono caratterizzati non solo da una maggiore RCV ma anche da un recupero più lento [45].

La possibilità di meglio definire sia l'entità complessiva della risposta cardiovascolare allo stress sia il suo andamento è stata offerta dal recente progresso della tecnologia che ha condotto allo sviluppo di diversi sistemi per il monitoraggio continuo, non invasivo, battito a battito, della pressione arteriosa. Questi sistemi, che comprendo il Finapres (Ohmeda), il Finometer o il Portapres (Finapres Medical Systems, Arnhem, the Netherlands), e il Task Force Monitor (CNSystems, Graz, Austria) (Fig. 5), possono essere efficacemente impiegati per il monitoraggio emodinamico durante l'esecuzione dei test di reattività [46-47] grazie al fatto che consentono di registrare la pressione arteriosa e la frequenza cardiaca con modalità battito a battito per periodi di tempo prolungati senza la necessità di cateterismo intraarterioso. Questi apparecchi offrono l'ovvio vantaggio di misurare le risposte di pressione arteriosa e di frequenza cardiaca anche a stimoli di breve durata in contrasto con quanto consentito dai monitor automatici convenzionali capaci solo di misurazioni discontinue (Fig. 5) [48]. Questi presidi sono basati sull'impiego di manicotti da applicare alle dita e la loro accuratezza nel misurare le variazioni pressorie osservabili in risposta ai test di laboratorio e agli stimoli provenienti dalla vita reale è stata valutata in diversi studi [47, 49] (Figg. 6, 7).

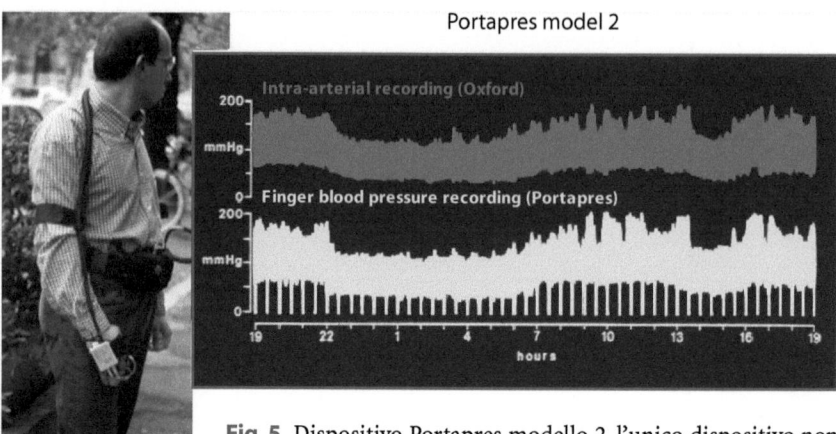

Fig. 5. Dispositivo Portapres modello 2, l'unico dispositivo non invasivo disponibile per il monitoraggio ambulatoriale continuo. Simultanea acquisizione pressoria mediante dispositivo Portapres (traccia inferiore) e catetere intra-arterioso (traccia superiore)

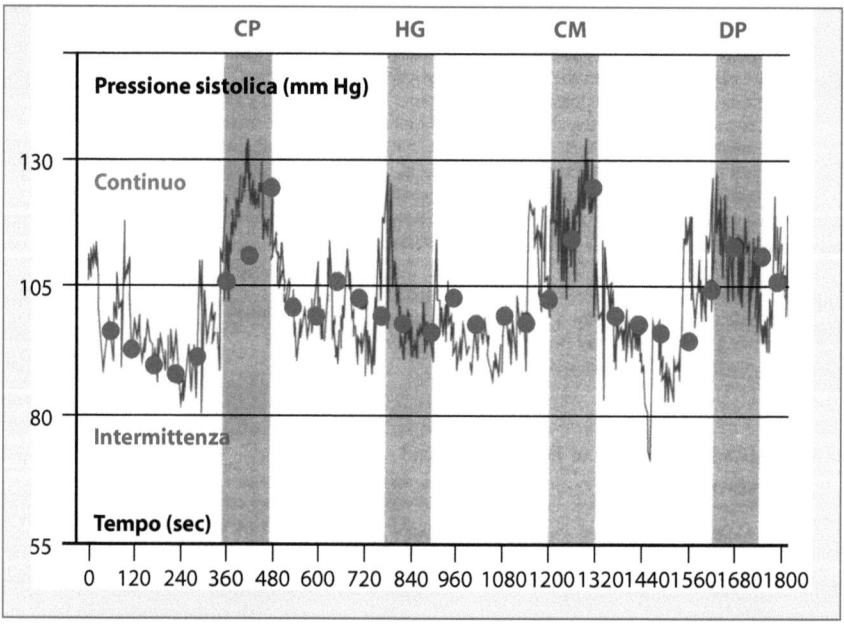

Fig. 6. Differenze nella capacità di individuare il picco della risposta pressoria sistolica a quattro stimoli stressanti di laboratorio da parte di monitoraggio pressorio continuo (linea) o discontinuo anche se frequente (punti) (Da [49a]). CP, cold-pressure test; HG, hand-grip test; CM, calcolo mentale; DP, tenere un discorso in pubblico

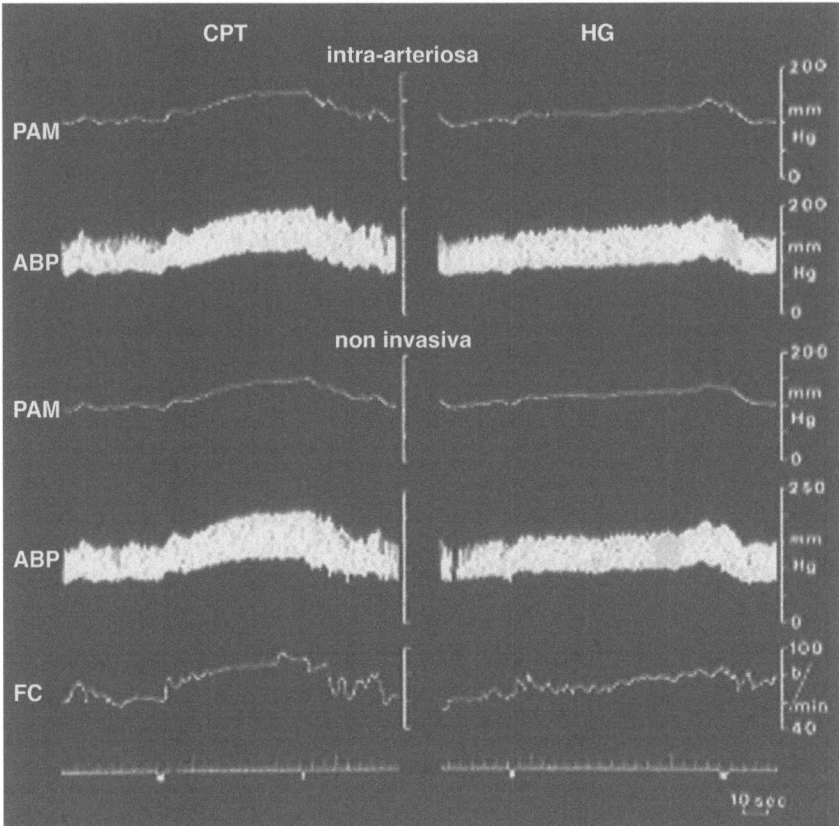

Fig. 7. Acquisizioni pressorie intra-arteriosa (parte superiore) e non invasiva (Finapres, parte inferiore) ottenute simultaneamente durante cold-pressure test (CPT) e hand-grip test (HG) nello stesso soggetto (Da [47]). PAM, pressione arteriosa media; ABP, pressione ambulatoria; FC, frequenza cardiaca

Un ultimo problema connesso con la valutazione laboratoristica delle risposte allo stress riguarda la capacità di queste ultime di riflettere realmente le risposte di pressione arteriosa e di frequenza cardiaca evocate nella vita reale da varie forme di stress fisico ed emotivo. Questa limitazione è stata messa ulteriormente in evidenza dall'introduzione delle tecniche di monitoraggio pressorio ambulatoriale. Tali tecniche consentono la misurazione diretta delle risposte di pressione arteriosa e frequenza cardiaca che si verificano in relazione a stimoli che impegnano i soggetti nel corso della loro vita di tutti i giorni quali guidare un'automobile, essere sottoposti ad un colloquio o ad un esame. Inoltre, queste offrono la possibilità di raccogliere informazioni sugli effetti cardiovascolari di situazioni occasionalmente ma altamente stressanti quali pilotare un aereo o essere vittima di un terremoto.

Un esempio disponibile in letteratura di tale possibilità è rappresentato dalla registrazione ambulatoria della pressione arteriosa effettuata in un soggetto durante la forte scossa di terremoto che ha colpito l'Italia centrale alcuni anni fa [50]. In linea con le osservazioni precedentemente disponibili, tuttavia raccolte soltanto o prima o dopo una scossa di terremoto, l'esposizione a tale evento ha innescato un aumento acuto simpatico-mediato sia della frequenza cardiaca che della pressione arteriosa, con acme situato in corrispondenza della scossa di maggiore intensità [50]. Successivamente alla scossa, la frequenza cardiaca è tornata immediatamente ai valori basali, mentre la pressione arteriosa è rimasta elevata per oltre un'ora per poi mostrare un'ampia variabilità per un periodo di tempo prolungato. Le modificazioni emodinamiche descritte potrebbero aiutare a chiarire i meccanismi fisiopatologici responsabili del cospicuo aumento dell'incidenza di infarti miocardici e morti improvvise osservato in occasione di terremoti di grande intensità quali quelli che si sono verificati negli Stati Uniti e in Giappone [50] (Fig. 8). Altri esempi di risposte (innescate da stimoli stressanti quotidiani) che è stato possibile caratterizzare grazie alle tecniche di monitoraggio pressorio ambulatoriale sono rappresentati dagli effetti pressori di un esame universitario (Fig. 9) [51] o di una coinvolgente partita a carte (poker) (Fig. 10) [51] e da un impegnativo turno di guida di un mezzo pubblico nel traffico dell'orario di punta (Fig. 11).

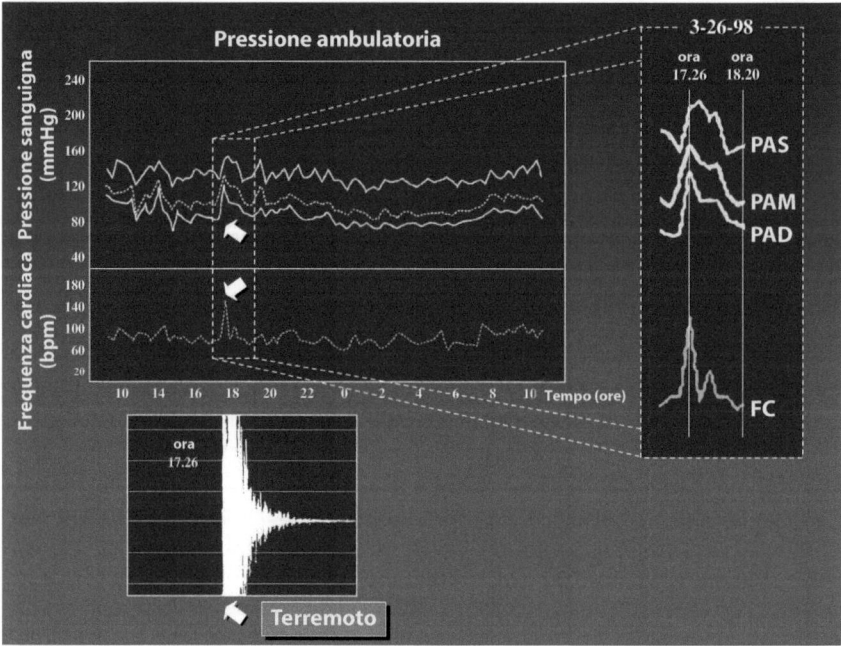

Fig. 8. Variazioni della pressione arteriosa ambulatoriale e della frequenza cardiaca durante e dopo un terremoto (da [50]). PAM, pressione arteriosa media; FC, frequenza cardiaca; PAS, pressione arteriosa sistolica; PAD, pressione arteriosa diastolica

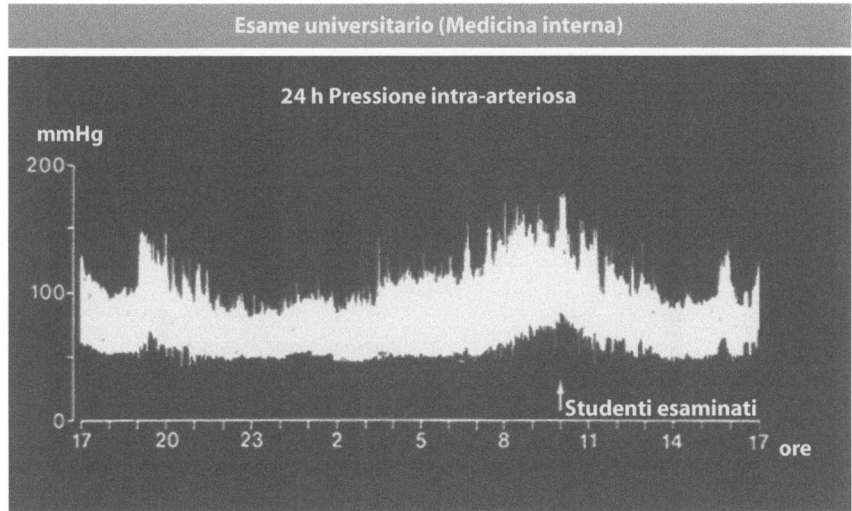

Fig. 9. Monitoraggio pressorio continuo intra-arterioso durante un impegnativo esame universitario (da [51])

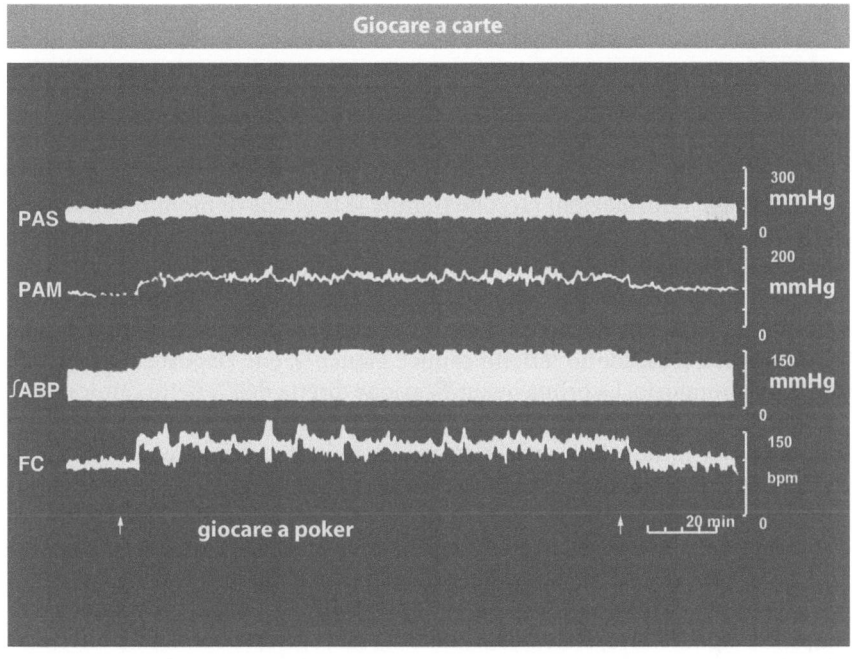

Fig. 10. Monitoraggio pressorio continuo intra-arterioso durante una partita a poker (da [51]). PAS, pressione arteriosa sistolica; PAM, pressione arteriosa media; ABP, pressione ambulatoria; FC, frequenza cardiaca

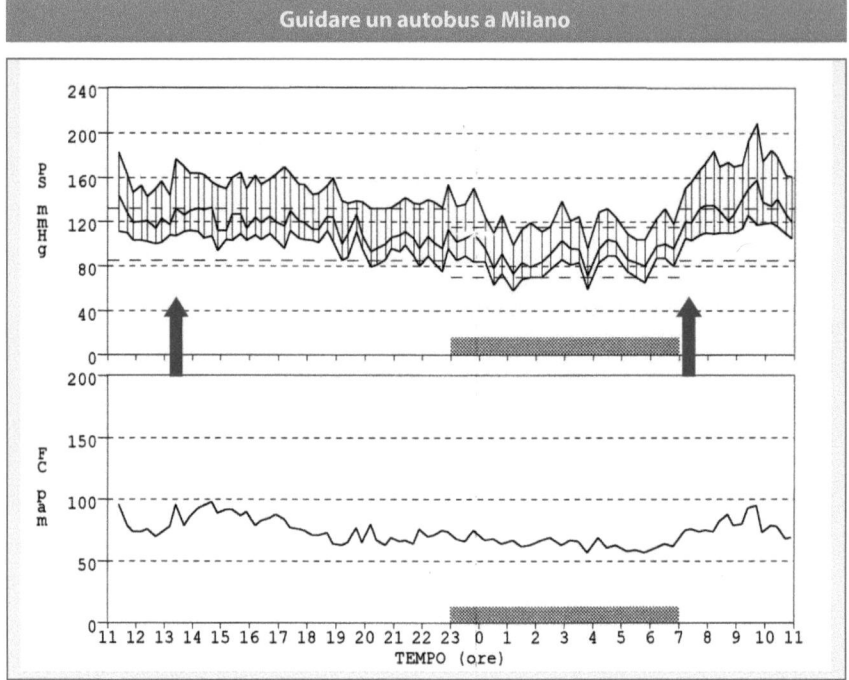

Fig. 11. Monitoraggio non invasivo discontinuo della pressione arteriosa e della frequenza cardiaca di un autista di autobus (in servizio dalle 7 alle 13)

Grazie alle informazioni raccolte tramite le tecniche di monitoraggio pressorio continuo o discontinuo è stato possibile dimostrare chiaramente che vi è una scarsa relazione fra le risposte emodinamiche innescate dallo stress in laboratorio e quelle evocate nella vita di tutti i giorni. Questo è tipicamente esemplificato dall'assenza di correlazione fra la reazione d'allarme indotta da una visita medica (cosiddetto "effetto camice bianco"), e le risposte ai principali stress di laboratorio. La prima quantificazione diretta dell'"effetto camice bianco" è stata ottenuta mediante l'uso di tecniche per la misurazione pressoria ambulatoriale intra-arteriosa delle 24 ore. Essendo stata fissata una visita medica durante il periodo di registrazione, è stato possibile misurare a livello intra-arterioso il conseguente aumento di pressione. Come risulta dalla Figura 12, l'aumento della pressione arteriosa e della frequenza cardiaca è stato osservato entro il secondo ed il quarto minuto dall'inizio della visita ed è stato seguito da un lento ritorno ai valori basali [52]. Questo fenomeno, mediamente di ampiezza significativa, era caratterizzato da una spiccata variabilità interindividuale, come appare nella Figura 13, suggerendo la presenza di un'ampia difformità tra i soggetti nella modalità di reazione a questa comune situazione stressante [53]. Data l'invasività di questa procedura, tuttavia, nella pratica cli-

Capitolo 3 - Psicofisiologia delle malattie cardiache

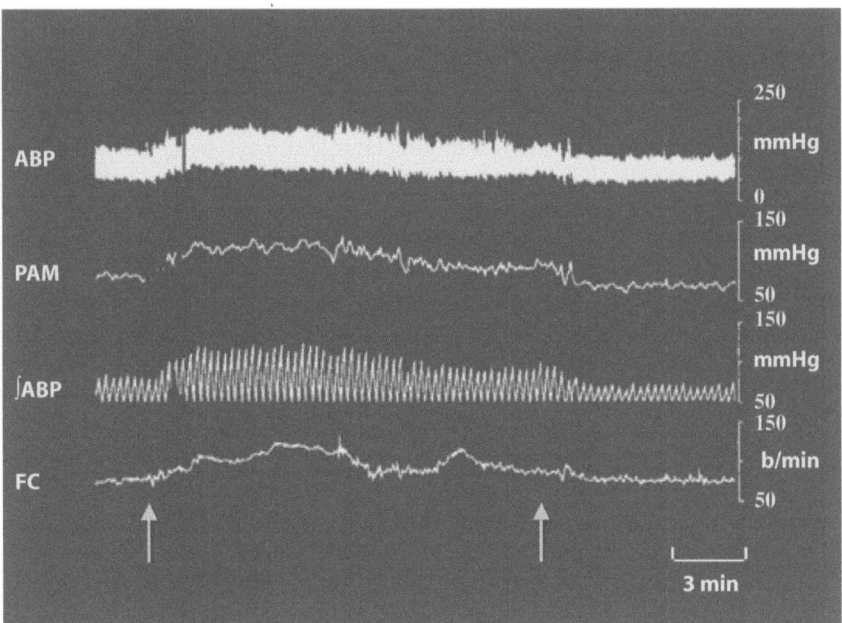

Fig. 12. Effetti sulla pressione arteriosa e sulla frequenza cardiaca di una visita medica (da [52])

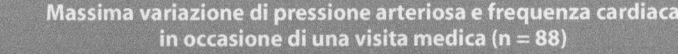

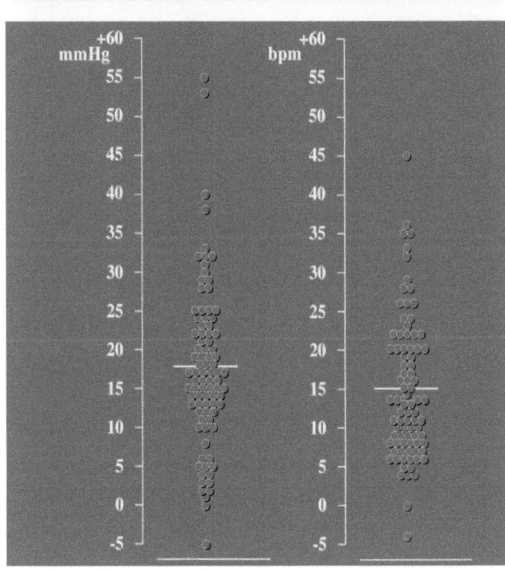

Fig. 13. Risposte medie ed individuali di PAM (pressione arteriosa media, sinistra) e di FC (frequenza cardiaca, destra) durante una visita medica. I dati si riferiscono agli effetti acuti (primi minuti) della visita (modificata da [54])

nica l'effetto da camice bianco è comunemente ed indirettamente quantificato come la differenza fra i valori pressori misurati nell'ambulatorio medico e la media dei valori diurni ottenuti con il monitoraggio pressorio. Recentemente, grazie all'impiego per la misurazione pressoria durante la visita medica del monitoraggio continuo non invasivo [54], la quantificazione dell'effetto camice bianco basata sulla differenza fra la pressione ambulatoriale e la media delle misurazioni diurne è stata dimostrata priva di correlazione con l'effettiva risposta pressoria indotta dalla visita [54] (Fig. 14). Infatti, l'aumento di pressione provocato dall'incontro con un medico non conosciuto era largamente superiore alla differenza fra la pressione misurata in ambulatorio e la media delle pressione diurne. La mancanza di una correlazione significativa tra queste due misure di effetto da camice bianco è stata confermata anche da altri studi [33, 55]. Oltre alla limitata concordanza fra le diverse misure dell'effetto da camice bianco, le risposte di pressione arteriosa e frequenza cardiaca a questa forma di stress hanno mostrato una correlazione minima o assente con un discreto numero di stimoli stressanti somministrati in laboratorio. In particolare, la risposta pressoria esibita in occasione della visita medica si associava a una risposta sostenuta ad un'altra forma di stress incontrato nella vita quotidiana quale quello derivante dal tenere un discorso in pubblico (Fig. 15) [33]. Al contrario, mentre

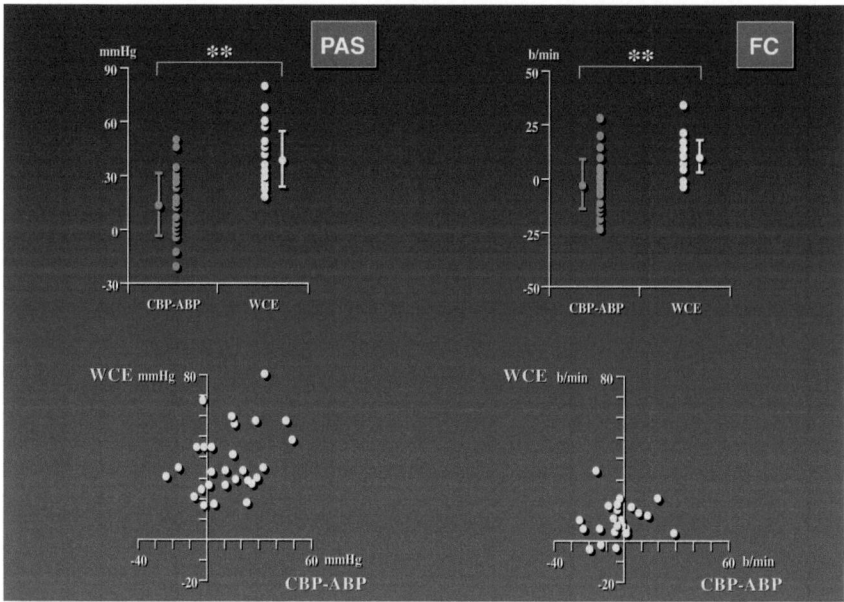

Fig. 14. Confronto fra una misura surrogata di effetto da camice bianco (differenza fra pressione clinica e ambulatoriale diurna, CBP-ABP) e una misura diretta dell'effettiva reazione pressoria (WCE) innescata dalla visita di un medico. Sono illustrati i dati individuali e medi di 88 soggetti (da [55a])

è stata identificata una certa correlazione fra la risposta esibita nel test del disegno davanti allo specchio e la variabilità pressoria nelle 24 ore (Fig. 16), non è stata osservata alcuna correlazione significativa tra la variabilità pressoria delle 24 ore e le risposte ad altri stress di laboratorio (Tabella 2), a sottolineare la discrepanza esistente fra le condizioni sperimentali del laboratorio e le situazioni della vita reale.

Gli stress incontrati nella vita reale e quelli ricreati nell'ambiente di laboratorio non differiscono solo per l'entità delle risposte indotte a carico di pressione arteriosa e frequenza cardiaca, ma anche per le loro caratteristiche temporali. Infatti, gli stress di laboratorio agiscono quasi esclusivamente con modalità acuta. Fatta eccezione per i disastri naturali, le forme di stress incontrate nella vita reale agiscono sostanzialmente con andamento cronico e/o intermittente. L'effetto perdurante degli stress cronici cui siamo sottoposti nella vita quotidiana è, di fatto, una delle ragioni plausibili invocate per spiegare le conseguenze avverse di queste stesse forme di stress sull'apparato cardiovascolare. Questo è esemplificato da alcuni fattori di rischio di recente riconoscimento quali quelli psicosociali tra cui figurano la depressione, l'ansia, il basso livello socioeconomico, la mancanza di supporto sociale, lo stress lavorativo, i dissidi familiari e il prendersi cura di un soggetto gravemente ammalato [1, 7, 56-58].

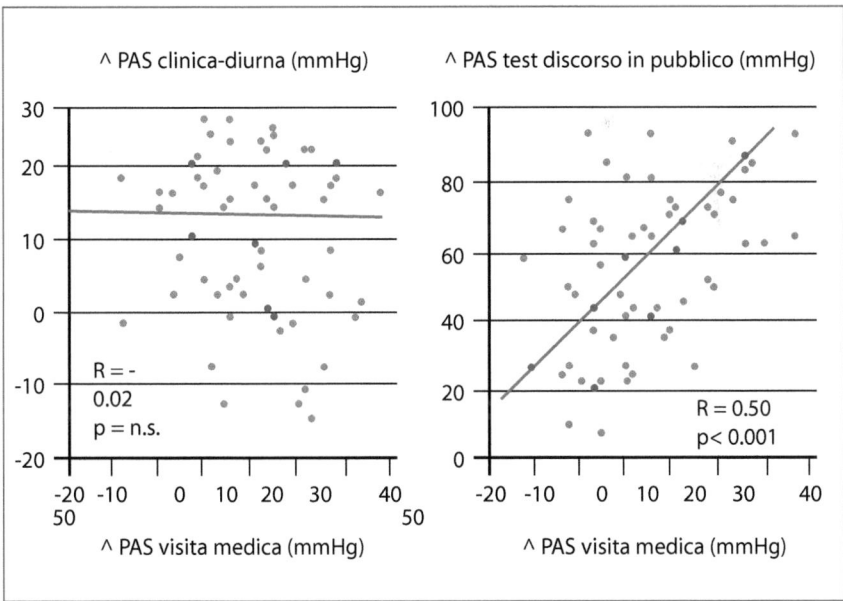

Fig. 15. Relazione fra la risposta della pressione arteriosa sistolica (PAS) alla visita medica con entrambe le risposte della PAS al test del discorso in pubblico e la differenza fra PAS clinica ambulatoriale diurna (da [33])

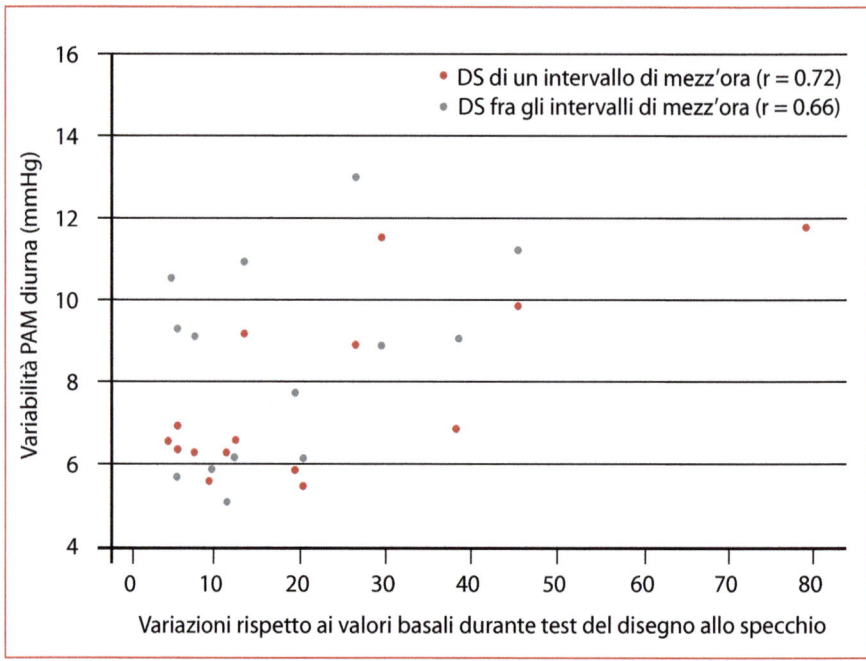

Fig. 16. Relazione fra l'aumento della pressione arteriosa media (PAM) indotto dal test del disegno allo specchio e la variabilità a breve e a lungo termine della PAM diurna (da [40]). DS, deviazione standard

Meccanismi

Si ritiene che le forme di stress acuto e cronico, come pure i disordini della sfera psicologica, promuovano effetti avversi sull'apparato cardiovascolare quali l'ipertensione arteriosa e l'aterosclerosi coronarica attraverso vari meccanismi fisiopatologici.

Studi condotti in casistiche umane selezionate hanno prodotto interessanti approfondimenti circa il legame intercorrente fra lo stress e l'ipertensione arteriosa. Il follow-up longitudinale di un gruppo di suore di clausura italiane, residenti pertanto in un ambiente isolato e tranquillo, non ha dimostrato l'atteso aumento di pressione arteriosa connesso con l'avanzare dell'età, aumento che invece è stato osservato in gruppo di donne di età paragonabile provenienti dalla stessa area geografica. Il diverso andamento non era giustificabile in base a differenze fra i due gruppi di donne nella storia familiare di ipertensione, nel livello di attività fisica, nei valori basali di pressione arteriosa, nel tipo di alimentazione e nell'indice di massa corporea, suggerendo che la scarsa o assente esposizione allo stress e ai conflitti sociali era in grado di neutralizzare gli effetti della naturale predisposizione allo sviluppo di ipertensione [2, 10]. In accordo con questa osservazione, in più di uno studio epidemiologico riguardante popolazioni migrate da zone rurali a urbane, sono stati dimostrati immediatamente dopo la migrazione sia un aumento cospicuo della pressione arteriosa sia un aumento di nuovi casi di ipertensione [59-61]. L'esposizione ad elevati livelli di stress psicosociale e/o a nuove abitudini alimentari sono i fattori che sono stati considerati responsabili di tale fenomeno, anche se ciò non è stato universalmente osservato in soggetti migrati verso aree a rischio [2]. Complessivamente, si ritiene che importanti risposte cardiovascolari allo stress conducano allo sviluppo delle malattie cardiovascolari solo dopo un'esposizione prolungata allo stress stesso in soggetti geneticamente o psicologicamente predisposti [2, 34]. Questo concetto è ben esemplificato da uno studio condotto in un gruppo di studenti di sesso maschile [62] sottoposto al cold-pressure test e al test della reattività misurata in risposta alla minaccia di una scarica elettrica. La capacità della RCV studiata in laboratorio di predire i valori pressori dieci anni dopo è stata confermata solo in soggetti che avevano riferito livelli elevati quotidiani di stress o che avevano un'anamnesi familiare positiva per ipertensione, suggerendo che le risposte cardiovascolari allo stress nel determinare l'insorgenza di ipertensione interagiscono sia con l'esposizione allo stress sia con la predisposizione genetica. Un paio di altri studi condotti su un campione di maschi finlandesi sono giunti alla stessa conclusione [31, 63]. Nei soggetti con le risposte cardiovascolari più spiccate nella fase di anticipazione dell'esercizio, associate a loro volta a maggiori pressioni lavorative o a un peggior stato socioeconomico, era possibile effettuare la previsione più accurata dell'evoluzione a 4 anni dell'aterosclerosi carotidea.

L'importanza del ruolo dello stress lavorativo nel favorire l'insorgenza delle malattie cardiovascolari è stato suggerito da un discreto numero di studi. In uno studio prospettico condotto su una popolazione di 162 insegnanti londinesi, lo stress lavorativo era associato ad un aumento della risposta pressoria a compiti controllabili e non a quelli incontrollabili [64]. La pressione arteriosa (sistolica, media e diastolica) diminuiva nelle ore serali nel gruppo a basso carico lavorativo e non nel gruppo ad alto carico. Il ruolo prognostico di queste osservazioni è stato confermato dal riscontro di un aumento pari a tre volte del rischio di malattia coronarica nei soggetti che hanno riferito di non riuscire a rilassarsi dopo la giornata lavorativa [65]. In un altro studio condotto in un campione di vigili del fuoco, i valori di pressione ambulatoria delle 24 ore risultavano elevati solo durante le giornate lavorative e non durante le giornate di riposo (Fig. 17) [66]. Nelle donne, la relazione fra la pressione ambulatoria e lo stress lavorativo è più controversa. Analogamente, nelle donne sono disponibili dati contrastanti anche nei confronti dell'associazione fra lo stress lavorativo e l'ipertensione arteriosa [67]. Inoltre, la relazione fra la fase del ciclo mestruale e la pressione arteriosa in donne impegnate in un'attività lavorativa non è stata ancora completamente chiarita: alcuni studi suggeriscono la presenza di un aumento di pressione durante la fase luteinica, verosimilmente attribuibile ad un aumento dell'attività nervosa simpatica [68]. Nelle donne lavoratrici sposate (ancora di più se con figli) la pressione ambulatoria era più elevata durante l'orario di lavoro, con persistenza dei valori elevati anche nelle ore serali [68]. Infine, è stata raccolta l'evidenza che un

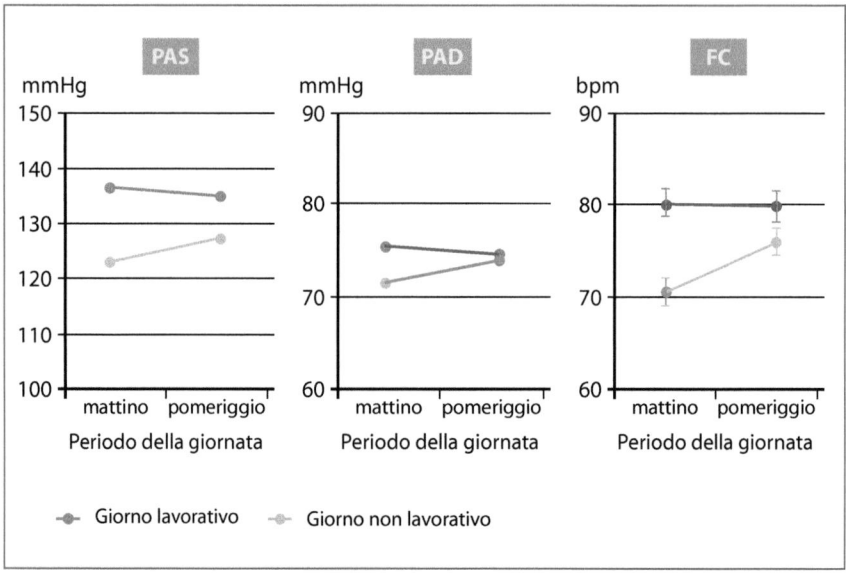

Fig. 17. Pressione arteriosa sistolica (PAS), pressione arteriosa diastolica (PAD) e frequenza cardiaca (FC) durante il mattino ed il pomeriggio sia di una giornata lavorativa sia di una giornata non lavorativa (da [66])

carico di lavoro eccessivo, quale quello derivante da un elevato numero di ore straordinarie, può essere particolarmente pericoloso in termini di complicanze cardiovascolari. Il monitoraggio pressorio ambulatoriale ha chiaramente dimostrato che, nel corso di una giornata trascorsa dopo una notte di riposo insufficiente e con un impegno lavorativo particolarmente gravoso, la pressione nelle 24 ore è più alta che durante una giornata lavorativa abituale [69].

Pathways
L'attivazione del sistema nervoso simpatico sembra giocare un ruolo cruciale nel mediare la relazione fra lo stress, da un lato, e l'ipertensione e la malattia coronarica, dall'altro. Infatti, sembra che lo stress mentale eserciti un forte impatto sul sistema nervoso centrale con conseguente aumento della scarica nervosa simpatica [1]. L'esposizione improvvisa a qualunque forma di stress promuove un aumento simpatico-mediato delle catecolamine circolanti, della frequenza cardiaca e della pressione arteriosa [2]. Ciò si verifica sia nell'ambiente sperimentale che in quello reale o anche quando nessuna forma di stress è operante ma è tuttavia in atto uno sforzo cognitivo [2, 70].

Mentre le risposte acute di frequenza cardiaca e pressione arteriosa allo stress sono chiaramente attribuibili ad un aumento dell'attività nervosa simpatica, i meccanismi attraverso cui le forme di stress operanti cronicamente conducono ad un aumento prolungato della pressione arteriosa e/o ad una vera e propria ipertensione non sono ancora stati completamente chiariti. Molte linee di evidenza suggeriscono che l'ipertensione arteriosa è comunemente di natura neurogena, giocando il sistema nervoso simpatico, in parte sotto l'influenza dello stress, un ruolo cruciale [71]. Quest'affermazione è supportata da un certo numero di osservazioni: 1) in pazienti con ipertensione essenziale, l'attività del sistema nervoso simpatico è spesso persistentemente elevata, come è documentato da un aumento dello spillover della noradrenalina a livello cardiaco e renale [71, 72]; 2) come nei modelli sperimentali di stress, le proiezioni sovrabulbari dei neuroni noradrenergici collocati nel midollo allungato sono attivati nell'ipertensione [73-75]; 3) come può essere visto nei modelli clinici di forme prolungate di stress quali gli attacchi di panico, nei soggetti con ipertensione, l'adrenalina viene rilasciata dalle terminazioni nervose simpatiche come cotrasmettitore insieme alla noradrenalina. In circostanze fisiologiche, l'adrenalina, principale ormone della midollare surrenale, può essere riscontrata in piccole quantità anche nelle terminazioni nervose simpatiche. Secondo "l'ipotesi adrenalinica" sul contributo dello stress alla patogenesi dell'ipertensione [76] l'esposizione a situazioni stressanti può aumentare i livelli circolanti di adrenalina e noradrenalina. Di conseguenza, anche il quantitativo di adrenalina contenuto nelle terminazioni nervose simpatiche aumenta e viene rilasciato in maggiori quantità insieme alla noradrenalina. Quindi, l'adrenalina attiva i recettori β-adrenergici presinaptici localizzati sulle terminazioni simpatiche facilitando l'ulteriore rilascio di noradrenalina, contribuendo così alle variazioni emodinamiche. Di fatto, in supporto all'ipotesi adrenalinica sulla patogenesi dell'ipertensione arteriosa, la cotrasmissione dell'adrenalina è stata dimostrata nelle terminazioni simpatiche cardiache [77] e renali [78] di pazienti con ipertensione, sebbene resti da verificare se essa contribuisca sostanzialmente in questi soggetti all'aumento del rilascio di noradrenalina a livello cardiaco e renale [71]. In breve, sebbene l'ipotetico ruolo causale dello stress nell'ipotesi adrenalinica sia intrigante, a tutt'oggi rimane ancora presuntivo e la cotrasmissione adrenalinica può probabilmente essere considerata semplicemente un marker di stress cronico. Infatti, sebbene durante un attacco di panico vi sia evidenza di un aumento stress-dipendente della frequenza cardiaca e della pressione arteriosa, del contenuto di adrenalina nelle terminazioni simpatiche cardiache e di cotrasmissione di adrenalina, una volta che l'attacco di panico si è concluso, la pressione arteriosa non rimane persistentemente elevata.

L'attivazione del sistema nervoso simpatico ad opera dello stress psicosociale è ritenuta responsabile anche di effetti aggiuntivi oltre all'aumento della frequenza cardiaca e della pressione arteriosa. Questi effetti, che comprendono l'induzione di aritmie, di ischemia miocardia, di un'aumentata attività procoagulante e di disfunzione endoteliale, contribuiscono a creare condizioni predisponesti alla morte cardiaca improvvisa e a varie presentazioni cliniche dell'aterosclerosi coronarica. L'esposizione acuta allo stress è in grado di promuovere aritmie potenzialmente letali, particolarmente in pazienti con cardiopatia ischemica, attraverso un aumento dell'instabilità elettrica miocardica [7, 57, 79]. Questo è stato chiaramente dimostrato in studi condotti sia in animali che in esseri umani. La soglia per la fibrillazione ventricolare, definita dall'entità della stimolazione elettrica necessaria ad indurre delle extrasistoli ventricolari ripetitive, diminuiva di oltre il 40% in cani che avevano appena trascorso tre giorni in un ambiente stressante e ostile [80]. Il trattamento con antagonisti β-adrenergici in parte neutralizzava l'effetto proaritmico dello stress acuto confermando il coinvolgimento dell'attivazione del sistema nervoso simpatico nella determinazione del rischio aritmico [81]. Negli esseri umani con occlusione coronarica, è stato dimostrato che lo stress mentale è in grado di indurre una tachicardia ventricolare difficile da terminare e, di conseguenza, di diminuire la soglia per la fibrillazione ventricolare [82]. La variazione battito a battito della morfologia dell'onda T indotta dall'esercizio (T-wave alternants = TWA) è un marcatore di instabilità elettrica miocardica di recente riconoscimento ed è un potenziale predittore di aritmie maggiori in soggetti suscettibili [58]. Recentemente, gli effetti di stress mentali, quali rivivere ricordi dai contenuti negativi e il calcolo aritmetico, sul TWA sono stati paragonati a quelli dell'esercizio fisico in pazienti con aterosclerosi coronarica nota e propensione ad aritmie maligne [83]. È interessante notare che, rispetto all'esercizio, lo stress mentale causava un aumento cospicuo dell'instabilità elettrica, misurata dal TWA, a fronte di un aumento relativamente contenuto della frequenza cardiaca (< 15 battiti/min). Inoltre, il blocco dei recettori β-adrenergici attenuava l'aumento del TWA indotto dall'esercizio mentre non aveva alcun effetto sull'aumento del TWA indotto dallo stress mentale, suggerendo che l'attività mentale sia dotata di una potente attività proaritmogena in coronaropatici suscettibili e che agisca attraverso vie centrali ed autonome diverse da quelle impiegate dall'esercizio fisico. In sintesi, il ruolo dello stress nell'innescare aritmie maligne nell'ambito della malattia coronarica è certo, sebbene alcune evidenze raccolte in sopravvissuti di arresti cardiaci secondari a fibrillazione ventricolare [84] suggeriscano che lo stress psicologico possa giocare un analogo ruolo causale anche in pazienti con cuori apparentemente sani.

È stato dimostrato che l'esposizione acuta allo stress è in grado di precipitare episodi di ischemia miocardica in pazienti coronaropatici [7, 57]. Nell'ambiente di laboratorio, pazienti con coronaropatia nota impegnati nel calcolo mentale e nel tenere un discorso in pubblico hanno ripetutamente manifestato segni di ischemia miocardica dimostrabili con ventricolografia [85, 86], ecocardiografia [87], tomografia ad emissione di positroni (PET) [88] e con tomografia computerizzata ad emissione di fotone singolo ^{99m}Tc-sestamibi (SPECT) [89]. Si ritiene che questo dipenda, almeno in parte, da un aumento simpatico-mediato della frequenza cardiaca, della pressione arteriosa e della domanda d'ossigeno. Nonostante gli aumenti di frequenza cardiaca osservabili in risposta allo stress di laboratorio siano relativamente contenuti, gli incrementi a carico della pressione arteriosa possono essere di entità paragonabile a quelli osservati durante l'esercizio fisico. Ciononostante, la soglia del doppio prodotto per l'ischemia miocardica durante stress mentale risulta di molto inferiore a quella osservabile durante test ergometrico [7], suggerendo che altri meccanismi, quali la vasocostrizione coronarica stress-indotta endotelio-dipendente, vengano chiamati in causa [90]. Di nota, gli episodi di ischemia miocardica stress-indotti sono spesso silenti sia nell'ambiente di laboratorio [7] sia nella vita reale [91], come è stato dimostrato in corso di monitoraggio Holter ECG nelle 24 ore. Inoltre, l'ischemia indotta dallo stress nell'ambiente sperimentale mantiene la capacità di predire gli eventi cardiaci dopo aver corretto per la frazione di eiezione, per la storia di infarto miocardico e per l'età [86, 92].

In risposta allo stress sono comunemente osservabili effetti procoagulanti ed emoconcentrazione e si ritiene che anche questi conseguano all'attivazione del sistema nervoso simpatico, sebbene non possa essere escluso un ruolo causale anche dell'aumento di pressione [7, 57]. Sia nell'ambiente di laboratorio [93] che nella vita reale [94], l'esposizione acuta e prolungata allo stress [95] induce svariate anomalie, tra cui un aumento dell'aggregabilità piastrinica, della concentrazione di sostanze procoagulanti come la β-tromboglobulina e il fattore piastrinico 4, e un'emoconcentrazione. Di nota, le anomalie della coagulazione sono state riscontrate in campioni di sangue umano prelevato sia entro due settimane dal terremoto di Hanshin-Awaji [94] sia alcuni mesi dopo tale catastrofe naturale, suggerendo che queste possano protrarsi ben oltre il periodo immediatamente seguente l'esposizione allo stress.

Recentemente, è stato dimostrato che i disturbi psicologici possano interagire con l'esposizione allo stress nell'alterare la variabilità della frequenza cardiaca (VFC), riconosciuta misura di controllo autonomico cardiaco dotata di potere prognostico nel contesto di selezionate cardiopatie. Una bassa VFC, che riflette una ridotta stimolazione parasimpatica e/o un'aumentata stimolazione simpatica, in studi di popolazione ha dimostrato di possedere un ruolo predittivo nei confronti di eventi cardiovascolari [96] e di mortalità per causa cardiaca e non cardiaca [97]. Inoltre, una bassa VFC è un fattore predittivo indipendente nei confronti della mortalità dopo infarto miocardico acuto [98], in parte per l'aumento della predisposizione alle aritmie. La depressione, l'ansia e l'ostilità sono state tutte associate ad una ridotta VFC. Inoltre, la VFC è significativamente inferiore nei coronaropatici depressi rispetto ai coronaropatici non depressi, e qualche evidenza preliminare suggerisce che i soggetti con i punteggi maggiormente alterati nei test specifici per questi disturbi mostrano una riduzione della VFC significativamente inferiore in risposta allo stress mentale.

Nel loro insieme, questi dati forniscono un'ulteriore evidenza a favore di un coinvolgimento del sistema nervoso autonomo nel mediare la relazione fra stress e malattia cardiovascolare.

Baroriflesso
Una compromissione della sensibilità del baroriflesso (SBR), cioè un'attenuazione della risposta riflessa della frequenza cardiaca secondaria a variazioni spontanee o farmaco-indotte della pressione sistolica, è stata associata a una prognosi cardiovascolare avversa [99]. I tentativi effettuati per definire gli effetti dello stress psicologico sulla variazione della SBR e per stabilire una relazione fra la SBR e le risposte emodinamiche manifestate sotto pressione psicologica hanno portato a risultati contrastanti [100-102]. In una sperimentazione condotta su studenti della Facoltà di Medicina sono state studiate le variazioni della SBR sia in corso di stress psicologico che fisico. Un esame orale, considerato una forma

di carico psicologico moderato, era in grado di indurre una riduzione significativa della SBR. Di nota, quest'effetto era di entità paragonabile a quello indotto da un esercizio fisico leggero anche se non mostrava alcuna relazione con le risposte di pressione arteriosa e frequenza cardiaca indotte dallo stress. Analogamente, in un altro studio, la SBR basale non correlava con le variazioni della pressione sistolica osservate durante Stroop Colour Word test [101].

In conclusione, sebbene si ritenga che una modulazione centrale della SBR per effetto dello stress mentale contribuisca allo sviluppo di ipertensione arteriosa, una relazione fra la SBR e la pressione arteriosa allo stress non è mai stata dimostrata, dal momento che è stata quasi sempre riscontrata una scarsa corrispondenza fra le misure di funzionamento barorecettoriale e la RCV.

Disfunzione endoteliale

L'endotelio controlla il tono vascolare e inibisce la proliferazione della muscolatura liscia, l'aggregazione piastrinica e l'adesione leucocitaria. Tutti questi processi giocano un ruolo rilevante nella patogenesi dell'aterosclerosi ed è risaputo che diversi fattori di rischio cardiovascolare esercitano il loro effetto lesivo a livello vascolare causando una disfunzione endoteliale. Una considerevole mole di evidenza suggerisce che, accanto ai tradizionali fattori di rischio, anche lo stress acuto e sub-acuto possano essere responsabili di una disfunzione a carico dell'endotelio tanto negli animali quanto negli esseri umani. In ratti con ipertensione borderline esposti ad uno stress rappresentato da un getto d'aria sul muso (due ore al giorno per dieci giorni) è stata osservata una compromissione della vasodilatazione indotta da un vasodilatatore endotelio-dipendente quale l'acetilcolina [103]. Scimmie *Cynomolgus* esposte ad uno stress cronico di tipo sociale hanno sviluppato delle alterazioni a carico della cellule dell'endotelio con conseguenti disfunzione endoteliale e riduzione della disponibilità di ossido nitrico in arterie affette da aterosclerosi [104]. Inoltre, in soggetti sani reclutati da una coorte di obiettori civili, privi di fattori rischio e con un'anamnesi negativa per malattia cardiovascolare, un breve episodio di stress mentale, di entità simile a quanto comunemente incontrato nella vita di tutti i giorni, attenuava la dilatazione endotelio-dipendente a livello dell'arteria brachiale. La compromissione coinvolgente quest'arteria di grande calibro si manteneva fino a quattro ore dopo la risoluzione della risposta emodinamica acuta [105]. Dal momento che nel sottogruppo di soggetti con diabete mellito, in seguito ad esposizione transitoria allo stress non è stata riscontrata una compromissione endoteliale significativamente superiore a quella attesa in base alla presenza del solo diabete, gli Autori conclusero che il sistema nervoso simpatico giochi un ruolo nel determinare tale effetto soltanto nei soggetti sani. Infine, un'osservazione simile è stata raccolta in una coorte di giovani depressi altrimenti sani [106].

In conclusione, l'evidenza presentata fino a questo punto conferma che lo stress (ambientale e psicologico), subito sia in forma occasionale sia in forma ripetuta, possa iniziare o accelerare i processi aterosclerotici anche attraverso una compromissione delle proprietà endoteliali.

Infiammazione

Un altro meccanismo biologico sottostante l'associazione fra disordini psicologici (quali la depressione) e la morbilità e/o la mortalità cardiovascolare è rappresentato dall'infiammazione. È stato recentemente dimostrato che sia in soggetti privi di malattia cardiovascolare [107, 108] sia in soggetti con malattia nota [109, 110] i sintomi depressivi mostrano una relazione lineare con marcatori dell'infiammazione sistemica quali la proteina C-reattiva, l'interleuchina-6, il fattore di necrosi tumorale-β. E infatti, vi è una discreta mole di evidenza a favore di un'associazione fra depressione e aumento di mortalità per causa cardiaca [7, 57].

Fattori endocrinologici e metabolici

Si ritiene che i disturbi psicologici e lo stress di tipo acuto e cronico agiscano a livello del sistema nervoso centrale non solo mediante l'attivazione del sistema nervoso simpatico, ma anche attraverso un coinvolgimento dell'asse ipotalamo-ipofisi. Sia l'ipercortisolemia sia un'attenuazione del controllo del feed-back conducono ad una stimolazione cronica dell'asse ipotalamo-ipofisi. In questo contesto, la somministrazione di desametasone, non promuove l'attesa soppressione della secrezione di cortisolo. Inoltre, è stato dimostrato che l'ipercortisolemia sopprime la produzione degli ormoni sessuali e della crescita [57].

Gli effetti metabolici dello stress sono stati approfonditamente studiati nei soggetti affetti da depressione. Una mole crescente di evidenza suggerisce che in questi soggetti vi sia un'aumentata prevalenza di obesità centrale, insulino-resistenza, e diabete mellito [111]. Infine, nel tentativo di spiegare come gli aumenti acuti di pressione che si avverano in risposta a tutte le forme di stress possano condurre ad un'elevazione stabile della pressione stessa, è stata chiamata in causa una combinazione fra disfunzione endoteliale e rimodellamento vascolare [2]. In questo contesto, l'aumento delle resistenze vascolari osservato nell'ipertensione arteriosa conseguirebbe ad una combinazione fra la variazione della concentrazione di sostanze vasoattive e la modificazione dell'architettura vascolare (riduzione del lume e rarefazione vascolare). Queste variazioni potrebbero essere responsabili della transizione fra la fase ad alta gettata e l'ipertensione arteriosa stabile caratterizzata da aumentate resistenze vascolari totali.

Rilevanza clinica

Dal momento che i tradizionali fattori di rischio cardiovascolare tra cui fumo, storia familiare, obesità, diabete mellito e ipercolesterolemia predicono non più del 50% dei nuovi casi di malattia cardiovascolare, l'identificazione di ulteriori potenziali fattori di rischio, tra cui quelli psicosociali, ha guadagnato una crescente attenzione in anni recenti soprattutto nella speranza di ampliare le opportunità di intervento. La gran mole di evidenza disponibile fino a questo punto consente di mettere in relazione le misure di RCV con diversi marcatori di malattia cardiovascolare conclamata o preclinica.

Previsione dell'aumento dei valori pressori

In accordo con l'ipotesi sulla RCV, i soggetti normali che reagiscono allo stress psicologico con più ampi incrementi di pressione, sono quelli maggiormente predisposti allo sviluppo di ipertensione arteriosa. In ogni caso, la RCV, sia che rappresenti semplicemente un marcatore dello sviluppo di ipertensione, sia che si colleghi causalmente a tale patologia, può aiutare ad identificare i soggetti a rischio di sviluppo di malattia cardiovascolare. Diversi studi prospettici hanno investigato l'ipotetico legame fra stress e malattia cardiovascolare attraverso il cold-pressure test nell'intento di riprodurre nell'ambiente di laboratorio lo stress incontrato nella vita reale. Sfortunatamente, il cold-pressure test ha mostrato di non essere il test ideale per questo scopo, dal momento che coinvolge i nocicettori e che non innesca la risposta β-adrenorecettore mediata a livello miocardico, essenziale nelle fasi iniziali neurogeniche dell'ipertensione arteriosa [86, 112]. Questa potrebbe essere la ragione per la quale, tra i principali studi prospettici che hanno impiegato il cold-pressure test, quattro hanno fornito risultati a favore dell'ipotesi [113-116] mentre tre hanno fornito risultati contrari [117-119].

Gli studi che hanno impiegato test diversi dal cold-pressure test (ad es. il calcolo aritmetico mentale, i giochi elettronici, l'anticipazione dell'esercizio fisico), hanno fornito risultati meno discordanti circa l'abilità della RCV nel predire i futuri livelli pressori in soggetti normotesi o in soggetti ipertesi borderline di giovane o mezza età. Infatti, i numerosi studi che hanno impiegato stimoli psicologici e psicomotori (giochi elettronici, disegno davanti allo specchio, calcolo mentale, tempi di reazione) in bambini e adolescenti normotesi hanno riportato la presenza di un'associazione fra la reattività pressoria ed il futuro stato pressorio [114, 120, 121]. In questi studi, la reattività dimostrata ai giochi elettronici rappresentava il predittore più potente del successivo comportamento pressorio. Oltre tremila soggetti di sesso maschile e femminile arruolati nello studio CARDIA (Coronary Artery Risk Development in Young Adults) [122], di età compresa fra i 19 e 1 31 anni, sono stati sottoposti ad un'approfondita valutazione della reattività mediante il cold-pressure test, i giochi elettronici e il test del disegno di una stella di fronte ad uno specchio. La reattività della pressione sistolica ai giochi elettronici era dotata di potere predittivo nei confronti della pressione sistolica a 5 anni di distanza, diversamente da quella mostrata in risposta al cold-pressure test e al test del disegno allo specchio; tale predittività, tuttavia, ad un'analisi successiva, è stata confermata soltanto nei soggetti di sesso maschile. In una fase successiva dello studio CARDIA [112] condotta su oltre 4100 soggetti normotesi di sesso maschile e femminile, è stato dimostrato con l'analisi della sopravvivenza che una più ampia risposta pressoria a uno o più degli stessi tre test di laboratorio era associata ad una più precoce occorrenza di ipertensione arteriosa ad un follow-up di 13 anni. Questo sembrerebbe suggerire che la reattività pressoria allo stress psicologico identifica efficacemente giovani adulti a rischio di sviluppare ipertensione. Inoltre, in una coorte di uomini finlandesi di mezza età, la risposta pressoria esibita nella fase di anticipazione di un test ergometrico era dotata di un ruolo predittivo indipendente nei confronti dello sviluppo di ipertensione (definita per valori > 165/95 mmHg) a distanza di quattro anni, anche dopo aver controllato per i tradizionali fattori di rischio [32].

Tra gli ipertesi borderline, quelli caratterizzati da un'esagerata risposta diastolica al test del calcolo mentale e da prolungati tempi di recupero mostravano un aumento del rischio di sviluppare ipertensione a distanza di cinque anni [123]. In un discreto numero di studi le risposte indotte dal test del calcolo mentale sono apparse le migliori ai fini della previsione dello sviluppo di ipertensione in soggetti con ipertensione borderline [124, 125]. Riassumendo, vi è una discreta evidenza a favore della capacità della RCV a varie forme di stress sperimentale di predire l'incidenza di nuovi casi di ipertensione in giovani e in adulti o normotesi o con ipertensione borderline. Se la RCV sia causalmente implicata nell'eziologia dell'ipertensione arteriosa o se rappresenti semplicemente un marcatore del futuro rischio di ipertensione, rimane una questione tuttora aperta. Ciononostante, la valutazione della RCV conserva una certa utilità clinica in quanto può contribuire alla comprensione di tali processi patologici.

Previsione della massa ventricolare sinistra

Sebbene sia noto che la massa ventricolare sinistra sia dotata di valore predittivo nei confronti della morbilità e della mortalità cardiovascolare, pochi studi hanno esplorato l'associazione fra le misure di reattività e quelle di volume e struttura cardiaca. L'evidenza disponibile suggerisce in via preliminare che la RCV possa effettivamente rientrare tra i determinanti della massa ventricolare sinistra nel genere umano. In uno studio [126] condotto in un gruppo di adolescenti, la media della risposta pressoria ad una batteria di test di laboratorio (giochi elettronici, discussione genitore-figlio, colloquio pressante, variazione posturale), era dotata di potere predittivo (indipendentemente dai determinanti noti) nei confronti del rapporto massa ventricolare sinistra/altezza (2.7) e dell'ipertrofia ventricolare sinistra. Un altro studio ha dimostrato, nella stessa fascia d'età, che la reattività della pressione sistolica alla simulazione della guida di un autoveicolo (e non al cold-pressure test o ai video giochi), era in grado di predire il valore del rapporto massa ventricolare sinistra/superficie corporea al termine di un follow-up di 2-3 anni [127]. Una simile osservazione è stata effettuata in un ristretto campione di 66 uomini di mezza età con ipertensione borderline: la reattività pressoria al calcolo mentale e al test isometrico era in grado di spiegare il 15% della varianza della variazione della massa ventricolare sinistra [128]. In conclusione, è stata dimostrata una certa associazione fra le misure di RCV e la massa ventricolare sinistra, specie nei bambini e negli adolescenti. Sebbene quest'associazione sia stata rintracciata anche in soggetti adulti con elevati livelli pressori [30], in questa categoria di soggetti tale osservazione necessita di verifica. Così, in generale, viste l'esiguità e la contraddittorietà dei dati disponibili, l'associazione fra la RCV a varie forme di stress e la progressione della massa ventricolare sinistra rimane a tutt'oggi un argomento di studio.

Previsione dell'aterosclerosi carotidea

Cresce l'evidenza anche a favore di una relazione fra le misure di RCV e l'aterosclerosi carotidea persistendo tuttavia qualche discrepanza fra i risultati dei principali studi sul tema. In uno studio prospettico, 136 adulti non sottoposti ad alcun trattamento medico (volontari sani o soggetti afferenti ad un ambulatorio per la prevenzione della malattia aterosclerotica) sono stati sottoposti allo Stroop Colour Word Test e ad ultrasonografia B-mode carotidea [129]. Al follow-up di due anni, indipendentemente dai tradizionali fattori di rischio, la reattività della pressione sistolica era in grado di spiegare una quota aggiuntiva pari al 7% della progressione della placca carotidea. Al contrario, la reattività a carico della pressione diastolica e della frequenza cardiaca non deteneva alcun potere predittivo.

La reattività a due stimoli stressanti di natura psicologica quali il tenere un discorso in pubblico e il disegnare davanti ad uno specchio è stata valutata in un campione di 238 donne di mezza età [130]. In questi soggetti, né la risposta della pressione sistolica né quella della diastolica correlavano con lo spessore intima/media e con il numero di placche carotidee al termine di un follow-up della durata di due anni. D'altro canto, l'aumento della pressione differenziale indotto dai test era associato con l'incidenza di nuova malattia carotidea, indipendentemente dal valore basale della pressione differenziale e dai noti fattori di rischio cardiovascolare.

Nello studio "Kuopio Ischemic Heart Disease Risk Factor", condotto in due grossi campioni di uomini finlandesi, l'aumento della pressione sistolica registrabile nella fase di anticipazione di un test ergometrico al cicloergometro, abbinato a forte stress lavorativo [31] o a basso livello socioeconomico [63], ha mostrato un significativo valore predittivo nei confronti dell'aterosclerosi carotidea.

In conclusione, secondo quanto risulta da alcuni studi longitudinali, la reattività pressoria predice lo sviluppo e la progressione dell'aterosclerosi carotidea sebbene la forza di quest'associazione nei soggetti ad alto rischio possa essere indebolita dalla presenza di malattia subclinica e dal concomitante effetto di fattori psicosociali [121].

Previsione di nuovi casi di malattia coronarica e della sua progressione

Complessivamente, l'evidenza a favore di una relazione fra la reattività allo stress e la previsione di nuovi casi di malattia coronarica è scarsa e piuttosto contraddittoria. Diversamente, un discreto numero di studi ha chiaramente dimostrato la presenza di un'associazione fra la RCV e gli eventi clinici in pazienti con preesistenti ipertensione e/o malattia coronarica. In oltre 1700 soggetti ipertesi la reattività pressoria è stata quantificata come la differenza fra la pressione diastolica misurata dal personale medico e la pressione diastolica misurata dal personale infermieristico, assumendo (in base ad osservazioni precedenti ottenute mediante il monitoraggio continuo intra-arterioso [53]) che l'incontro col medico fosse più stressante di quello col personale infermieristico. Al termine di un follow-up di 14 anni, i soggetti appartenenti al terzile superiore per questa differenza hanno mostrato una probabilità doppia di sviluppare infarto del miocardio rispetto a quelli appartenenti ai due terzili inferiori [131]. Analogamente, in un gruppo di 340 soggetti con recente infarto miocardico, la reattività della frequenza cardiaca esibiva una correlazione inversa con la mortalità per causa cardiaca.

In conclusione, la mole di evidenza a favore dell'esistenza di una relazione fra la RCV e l'insorgenza delle malattie cardiovascolari è crescente nonostante l'ampia variabilità metodologica connessa con la valutazione laboratoristica della reattività. Alcuni studi [31, 62, 63] suggeriscono che fattori genetici e sociodemografici contribuiscano all'effetto che la RCV esercita nel determinismo delle malattie cardiovascolari. In altre parole, i soggetti caratterizzati da una più spiccata RCV sarebbero tra quelli maggiormente proni allo sviluppo di ipertensione e/o di malattia coronarica, specie se geneticamente predisposti e/o sottoposti all'influenza di stress psicosociale cronico [121]. Dati il profondo interesse per questo argomento ed i recenti progressi dello sviluppo tecnologico nel campo del monitoraggio pressorio ambulatoriale nelle 24 ore, è auspicabile che in futuro vengano condotti altri studi con l'obiettivo di chiarire ulteriormente sia la relazione esistente fra le risposte emodinamiche allo stress riprodotto nell'ambiente di laboratorio e a quello incontrato nell'ambiente di vita abituale, sia l'effettivo valore della RCV nel predire lo sviluppo di nuovi casi di malattia cardiovascolare e/o delle sue complicanze.

Bibliografia

1. Ramachandruni S, Handberg E, Sheps DS et al (2004) Acute and chronic psychological stress in coronary disease. Curr Opin Cardiol 19:494-499
2. Schwartz AR, Gerin W, Davidson KW et al (2003) Toward a causal model of cardiovascular responses to stress and the development of cardiovascular disease. Psychosom Med 65:22-35
3. Parati G, Pomidossi G, Casadei R (1986) Limitations of laboratory stress testing in the assessment of subjects' cardiovascular reactivity to stress. J Hypertens (Suppl 6):S51-S53
4. Kamarck TW, Lovallo WR, Kamarck TW et al (2003) Cardiovascular reactivity to psychological challenge: conceptual and measurement considerations. Psychosom Med 65:9-21
5. Hines EA, Brown GF (2006) The cold-pressure test for measuring the reactability of the blood pressure: data concerning 571 normal and hypertensive subjects. Am Heart J 11:1-9
6. Hines EA, Brown GF (1932) A standard stimulus for measuring vasomotor reactions: its applications in the study of hypertension. Proc Staff Meet Mayo Clin 7:332-335
7. Rozanski A, Blumenthal JA, Kaplan J et al (1999) Impact of psychological factors on the pathogenesis of cardiovascular disease and implications for therapy. Circulation 99:2192-2217
8. Ayman D, Goldshine AD (1938) Cold as standard stimulus of blood pressure: a study of normal and hypertensive subjects. N Engl J Med 219:650-658

9. Lind AR, Taylor SH, Humphrey PW et al (1964) The circulatory effects of sustained voluntary muscle contraction. Clin Sci 27:229-244
10. Thacker EA (1940) A comparative study of normal and abnormal blood pressures among university students, including the cold-pressure test. Am Heart J 20:89-95
11. Shapiro AP, Moutsos SE, Krifcher E (1963) Patterns of pressor response to noxious stimuli in normal, hypertensive and diabetic subjects. J Clin Invest 42:1890-1898
12. Pickering GW, Kissing M (1935) The effects of adrenaline and cold on the blood pressure in human hypertension. Clin Sci 2:201-208
13. Boyer JT, Fraser JRE, Doyle AE (1960) The haemodynamic effects of cold immersion. Clin Sci 19:539-545
14. Remington RD, Lambarth B, Moser M et al (1960) Circulatory reactions of normotensive and hypertensive subjects and of the children of normal and hypertensive parents. Am Heart J 59:58-70
15. Greene MA, Boltax AJ, Lustig GA et al (1965) Circulatory dynamics during the cold pressor test. Am J Cardiol 16:54-60
16. Cuddy RP, Smulyan H, Keighley JF et al (1966) Hemodynamic and catecholamine changes during a standard cold pressor test. Am Heart J 71:446-454
17. Murakami E, Hiwada K, Kokubu T et al (1980) Pathophysiological characteristics of labile hypertensive patients determined by the cold pressor test. Jpn Circ J 44:438-442
18. Mancia G, Parati G (1987) Reactivity to physical and behavioural stress and blood pressure variability in hypertension. In: Julius S, Basset DR (eds) Handbook of hypertension (Vol 9), Elsevier, Amsterdam
19. Wolff S, Wolf HG (1951) A summary of experimental evidence relating life stress to the pathogenesis of essential hypertension in men. In: Bell ET (ed) Hypertension: a symposium. University of Minnesota Press, Minneapolis, Minnesota
20. Schachter H (1957) Pain, fear, and anger in hypertensives and normotensives: a psychophysiological study. Psychosom Med 19:17-29
21. Engel BT, Bickford AF (1961) Response specificity. Stimulus-response and individual-response specificity in essential hypertensives. Arch Gen Psychiatry 5:478-489
22. Hollenberg NK, Williams GH, Adams DF et al (1981) Essential hypertension: abnormal renal vascular and endocrine responses to a mild psychological stimulus. Hypertension 3:11-17
23. Schulte W, Neus H (1983) Hemodynamics during emotional stress in borderline and mild hypertension. Eur Heart J 4:803-809
24. Richter-Heinrich E, Knust U, Muller W et al (1975) Psychophysiological investigations in essential hypertensives. J Psychosom Res 19:251-258
25. Fredrikson M, Dimberg U, Frisk-Holmberg M et al (1985) Arterial blood pressure and general sympathetic activation in essential hypertension during stimulation. Acta Med Scandinavica 217:309-317
26. Brod J, Fencl V, Hejl Z et al (1959) Circulatory changes underlying blood pressure elevation during acute emotional stress (mental arithmetic) in normotensive and hypertensive subjects. Clin Sci 18:269-279
27. Esler MD, Nestel PJ, Esler MD et al (1973) Renin and sympathetic nervous system responsiveness to adrenergic stimuli in essential hypertension. Am J Cardiol 32:643-649
28. Drummond PD (1983) Cardiovascular reactivity in mild hypertension. J Psychosom Res 27:291-297

29. Fredrikson M, Dimberg U, Frisk-Holmberg M et al (1982) Haemodynamic and electrodermal correlates of psychogenic stimuli in hypertensive and normotensive subjects. Biol Psychology 15:63-73
30. Kamarcktw, Eranen J, Jennings JR et al (2000) Anticipatory blood pressure responses to exercise are associated with left ventricular mass in Finnish men: Kopi Ischemic Heart Disease Risk Factor Study. Circulation 102:1394-1399
31. Everson SA, Lynch JW, Chesney MA et al (1997) Interaction of workplace demands and cardiovascular reactivity in progression of carotid atherosclerosis: population based study. Brit Med J 314:553-558
32. Everson SA, Kaplan GA, Goldberg DE et al (1996) Anticipatory blood pressure response to exercise predicts future high blood pressure in middle-aged men. Hypertension 27:1059-1064
33. Palatini P, Palomba D, Bertolo O et al (2003) The white-coat effect is unrelated to the difference between clinic and daytime blood pressure and is associated with greater reactivity to public speaking. J Hyperten 21:545-553
34. Light KC, Light KC (2001) Hypertension and the reactivity hypothesis: the next generation. Psychosom Med 63:744-746
35. Parati G, Trazzi S, Ravogli A et al (1991) Methodological problems in evaluation of cardiovascular effects of stress in humans. Hypertension 17:III50-III55
36. Parati G, Pomidossi G, Ramirez A et al (1985) Variability of the haemodynamic responses to laboratory tests employed in assessment of neural cardiovascular regulation in man. Clin Sci 69:533-540
37. Manuck SB, Kamarck TW, Kasprowicz AS et al (1993) Stability and patterning of behaviorally-evoked cardiovascular reactivity. In: Blascovich J, Katkin ES (eds) Cardiovascular reactivity to psychological stress and disease. American Psychological Association, Washington, DC
38. Kamarck TW, Jennings JR, Debski TT et al (1992) Reliable measures of behaviorally-evoked cardiovascular reactivity from a PC-based test battery: results from student and community samples. Psychophysiology 29:17-28
39. Gerin W, Pickering TG, Glynn L et al (2000) An historical context for behavioral models of hypertension. J Psychosom Res 48:369-377
40. Parati G, Pomidossi G, Casadei R et al (1988) Comparison of the cardiovascular effects of different laboratory stressors and their relationship with blood pressure variability. J Hypertens 6:481-488
41. Mckinney ME, Miner MH, Ruddel H et al (1985) The standardized mental stress test protocol: test-retest reliability and comparison with ambulatory blood pressure monitoring. Psychophysiology 22:453-463
42. Turner JR, Sherwood A, Light KC et al (1991) Generalization of cardiovascular response: supportive evidence for the reactivity hypothesis. Int J Psychophysiol 11:207-212
43. Turner JR, Sherwood A, Light KC et al (1994) Inter-task consistency of hemodynamic responses to laboratory stressors in a biracial sample of men and women. Int J Psychophysiol 17:159-164
44. Allen MT, Crowell MD, Allen MT et al (1989) Patterns of autonomic response during laboratory stressors. Psychophysiology 26:603-614
45. Schuler JL, O'brien WH, Schuler JL et al (1997) Cardiovascular recovery from stress and hypertension risk factors: a meta-analytic review. Psychophysiology 34:649-659

46. Parati G, Bilo G, Mancia G (2004) Blood pressure measurement in research and clinical practice: recent evidence. Curr Opin Nephr Hypertens 13:343-357
47. Parati G, Casadei R, Groppelli A et al (1989) Comparison of finger and intra-arterial blood pressure monitoring at rest and during laboratory testing. Hypertension 13:647-655
48. Pickering TG (1991) Ambulatory monitoring and blood pressure variability. London: Science Press
49. Imholz BPM, Langewouters GJ, Van Montfrans GA (1993) Feasibility of ambulatory continuous 24-hour finger arterial pressure recording. Hypertension 21:65-73
49a. Pickering TG (1991) Ambulatory monitoring and blood pressure variability. Science Press, London
50. Parati G, Antonicelli R, Guazzarotti F et al (2001) Cardiovascular effects of an earthquake: direct evidence by ambulatory blood pressure monitoring. Hypertension 39:e22-e24
51. Mancia G, Parati G, Di Rienzo M et al (1997) Blood pressure variability. In: Zanchetti A, Mancia G (eds) Blood pressure variability. Elsevier Science, Amsterdam
52. Mancia G, Bertinieri G, Grassi G et al (1983) Effects of blood pressure measurement by the doctor on patient's blood pressure and heart rate. Lancet 2:695-698
53. Mancia G, Parati G, Pomidossi G et al (1987) Alerting reaction and rise in blood pressure during measurement by physician and nurse. Hypertension 209-215
54. Mancia G, Di Rienzo M, Parati G (1993) Ambulatory blood pressure monitoring use in hypertension research and clinical practice. Hypertension 21:510-524
55. Lantelme P, Milon H, Vernet M et al (2000) Difference between office and ambulatory blood pressure or real white coat effect: does it mater in terms of prognosis? J Hypertens 18:379-382
55a. Parati G, Ulian L, Santucciu C et al (1998) Difference between clinic and daytime blood pressure is not a measure of the white coat effect. Hypertension 31:1185-1189
56. Kaplan GA, Keil JE (1993) Socioeconomic factors and cardiovascular disease: a review of the literature. Circulation 88:1973-1998
57. Rozanski A, Blumenthal JA, Davidson KW et al (2005) The epidemiology, pathophysiology, and management of psychosocial risk factors in cardiac practice: the emerging field of behavioral cardiology. J Am Coll Cardiol 45:637-651
58. Rosenbaum DS, Jackson LE, Smith JM et al (1994) Electrical alternans and vulnerability to ventricular arrhythmias. N Engl J Med 330:235-241
59. Poulter NR, Khaw KT, Hopwood BE et al (1990) The Kenyan Luo migration study: observations on the initiation of a rise in blood pressure. Brit Med J 300:967-972
60. Pauletto P, Caroli M, Pessina AC et al (1994) Hypertension prevalence and agerelated changes of blood-pressure in semi-nomadic and urban Oromos of Ethiopia. Eur J Epidemiol 10:159-164
61. Nadim A, Amini H, Malek-Afzali H et al (1978) Blood pressure and rural-urban migration in Iran. Int J Epidemiol 7:131-138
62. Light KC, Girdler SS, Sherwood A et al (1999) High stress responsivity predicts later blood pressure only in combination with positive family history and high life stress. Hypertension 33:1458-1464
63. Lynch JW, Everson SA, Kaplan GA et al (1998) Does low socioeconomic status poten-

tiate the effects of heightened cardiovascular responses to stress on the progression of carotid atherosclerosis? Am J Public Health 88:389-394
64. Steptoe A, Cropley M, Johansson M (1999) Job strain, blood pressure and response to uncontrollable stress. J Hypertens 17:193-200
65. Suadicani P, Hein HO, Gyntelberg F (1993) Are social inequalities as associated with the risk of ischaemic heart disease a result of psychosocial working conditions? Atherosclerosis 101:165-175
66. Steptoe A, Roy MP, Evans O et al (1995) Cardiovascular stress reactivity and job strain as determinants of ambulatory blood pressure at work. J Hypertens 13:201-210
67. Kario K, Schwartz JE, Davidson KW et al (2001) Gender differences in associations of diurnal blood pressure variation, awake physical activity, and sleep quality with negative affect. Hypertension 38:997-1002
68. Goldstein IB, Shapiro D, Chicz-Demet A et al (1999) Ambulatory blood pressure, heart rate, and neuroendocrine responses in women nurses during work and off work days. Psychosom Med 61:387-396
69. Tochikubo O, Ikeda A, Miyajima E et al (1996) Effects of insufficient sleep on blood pressure monitored by a new multibiomedical recorder. Hypertension 27:1318-1324
70. Schwartz AR, Gerin W, Davidson KW (1991) Effects of anger-recall task on post-stress rumination and blood pressure recovery in men and women. Psychophysiology 2000:S12-S13
71. Esler M, Rumantir M, Kaye D et al (2001) The sympathetic neurobiology of essential hypertension: disparate influences of obesity, stress, and noradrenaline transporter dysfunction? Am J Hypertens14:139S-146S
72. Esler M, Jennings G, Lambert G et al (1990) Overflow of catecholamine neurotransmitters to the circulation: source, fate, and functions. Physiological Reviews 70:963-985
73. Esler M, Parati G (2004) Is essential hypertension sometimes a psychosomatic disorder? J Hypertens 22:873-876
74. Eide I, Kolloch R, De Q V et al (1979) Raised cerebrospinal fluid norepinephrine in some patients with primary hypertension. Hypertension 1:255-260
75. Ferrier C, Jennings GL, Eisenhofer G et al (1993) Evidence for increased noradrenaline release from subcortical brain regions in essential hypertension. J Hypertens 11:1217-1227
76. Floras JS (1992) Epinephrine and the genesis of hypertension. Hypertension 19:1-18
77. Rumantir MS, Jennings GL, Lambert GW et al (2000) The 'adrenaline hypothesis' of hypertension revisited: evidence for adrenaline release from the heart of patients with essential hypertension. J Hypertens 18:717-723
78. Johansson M, Rundqvist B, Eisenhofer G et al (1997) Cardiorenal epinephrine kinetics: evidence for neuronal release in the human heart. Am J Physiol 273:H2178-H2185
79. Lampert R, Joska T, Burg MM et al (2002) Emotional and physical precipitants of ventricular arrhythmia. Circulation 106:1800-1805
80. Lown B, Verrier R, Corbalan R et al (1973) Psychologic stress and threshold for repetitive ventricular response. Science 182:834-836
81. Verrier RL, Lown B (1984) Behavioural stress and cardiac arrhythmias. Annu Rev Physiol 46:155-176

82. Lampert R, Jain D, Burg MM (2000) Destabilizing effects of mental stress on ventricular arrhythmias in patients with implantable cardioverter-defibrillators. Circulation 101:158-164
83. Kop WJ, Krantz DS, Nearing BD et al (2004) Effects of acute mental stress and exercise on T-wave alternans in patients with implantable cardioverter defibrillators and controls. Circulation 109:1864-1869
84. Lane RD, Laukes C, Marcus FI et al (2005) Psychological stress preceding idiopathic ventricular fibrillation. Psychosom Med 67:359-365
85. Rozanski A, Bairey CN, Krantz DS et al (1988) Mental stress and the induction of silent myocardial ischemia in patients with coronary artery disease. N Engl J Med 318:1005-1012
86. Jiang W, Babyak M, Krantz DS et al (1996) Mental stress-induced myocardial ischemia and cardiac events. JAMA 275:1651-1656
87. Gottdiener JS, Krantz DS, Howell RH et al (1994) Induction of silent myocardial ischemia with mental stress testing: relation to the triggers of ischemia during daily life activities and to ischemic functional severity. J Am Coll Cardiol 24:1645-1651
88. Deanfield JE, Shea M, Kensett M et al (1984) Silent myocardial ischaemia due to mental stress. Lancet 2:1001-1005
89. Giubbini R, Galli M, Campini R et al (1991) Effects of mental stress on myocardial perfusion in patients with ischemic heart disease. Circulation 83:II100-II107
90. Yeung AC, Vekshtein VI, Krantz DS (1991) The effects of atherosclerosis on the vasomotor response of the coronary arteries to mental stress. N Engl J Med 325:1551-1556
91. Gullette EC, Blumenthal JA, Babyak M et al (1997) Effects of mental stress on myocardial ischemia during daily life. JAMA 277:1521-1526
92. Jain D, Burg M, Soufer R et al (1995) Prognostic implications of mental stressinduced silent left ventricular dysfunction in patients with stable angina pectoris. Am J Cardiol 76:31-35
93. Grignani G, Soffiantino F, Zucchella M et al (1991) Platelet activation by emotional stress in patients with coronary artery disease. Circulation 83:II128-II136
94. Levine SP, Towell BL, Suarez AM et al (1985) Platelet activation and secretion associated with emotional stress. Circulation 71:1129-1134
95. Frimerman A, Miller HI, Laniado S et al (1997) Changes in hemostatic function at times of cyclic variation in occupational stress. Am J Cardiol 79:72-75
96. Tsuji H, Larson MG, Venditti FJJ (1999) Impact of reduced heart rate variability on risk for cardiac events; The Framingham Heart Study. Circulation 94:2850-2855
97. Dekker JM, Crow RS, Folsom AR et al (2000) Low heart rate variability in a 2-minute rhythm strip predicts risk of coronary heart disease and mortality from several causes: the ARIC Study. Atherosclerosis risk in communities. Circulation 102:1239-1244
98. Bigger JTJ, Fleiss JL, Steinman RC et al (1992) Frequency domain measures of heart rate period variability and mortality after myocardial infarction. Am J Cardiol 69:891-898
99. Mortara A, La Rovere MT, Pinna GD et al (1997) Arterial modulation of the heart in chronic heart failure: clinical and hemodynamic correlates and prognostic implications. Circulation 96:3450-3458

100. Al-Kubati MA, Fiser B, Siegelova J (1997) Baroreflex sensitivity during psychological stress. Physiological Reviews 46:27-33
101. Conway J, Boon N, Jones JV et al (1983) Involvement of the baroreceptor reflexes in the changes in the blood pressure with sleep and mental arousal. Hypertension 5:746-748
102. Fauvel JP, Cerutti C, Quelin P et al (2000) Mental stress-induced increase in blood pressure is not related to baroreflex sensitivity in middle-aged healthy men. Hypertension 35: 887-891
103. Fuchs LC, Landas SK, Johnson AK (1997) Behavioural stress alters coronary vascular reactivity in borderline hypertensive rats. J Hypertens 15:301-307
104. Strawn WB, Bondjers G, Kaplan JR et al (1991) Endothelial dysfunction in response to psychosocial stress in monkeys. Circ Res 68:1270-1279
105. Ghiadoni L, Donald AE, Cropley M et al (2000) Mental stress induces transient endothelial dysfunction in humans. Circulation 102:2473-2478
106. Rajagopalan S, Brook R, Rubenfire M et al (2001) Abnormal brachial artery flow-mediated vasodilation in young adults with major depression. Am J Cardiol 88:196-198
107. Miller GE, Stetler CA, Carney RM et al (2002) Clinical depression and inflammatory risk markers for coronary heart disease. Am J Cardiol 90:1279-1283
108. Kop WJ, Gottdiener JS, Tangen CM et al (2002) Inflammation and coagulation factors in persons older than 65 years of age with symptoms of depression but without evidence of myocardial ischemia. Am J Cardiol 89:419-424
109. Lesperance F, Frasure-Smith N, Theroux P et al (2004) The association between major depression and levels of soluble intercellular adhesion molecule 1, interleukin-6, and C-reactive protein in patients with recent acute coronary syndromes. Am J Psychiatry 161:271-277
110. Miller GE, Freedland KE, Duntley S et al (2005) Relation of depressive symptoms to C-reactive protein and pathogen burden (cytomegalovirus, herpes simplex virus, Epstein-Barr virus) in patients with earlier acute coronary syndromes. Am J Cardiol 95:317-321
111. Weber-Hamann B, Hentschel F, Kniest A (2003) Hypercortisolemic depression is associated with increased intra-abdominal fat. Psychosom Med 63:619-630
112. Matthews KA, Katholi CR, McCreath H et al (2004) Blood pressure reactivity to psychological stress predicts hypertension in the CARDIA study. Circulation 110:74-78
113. Menkes MS, Matthews KA, Krantz DS et al (1989) Cardiovascular reactivity to the cold pressor test as a predictor of hypertension. Hypertension 14:524-530
114. Wood DL, Sheps SG, Elveback LR et al (1984) cold-pressure test as a predictor of hypertension. Hypertension 6:301-306
115. Kasagi F, Akahoshi M, Shimaoka K (1995) Relation between cold-pressure test and development of hypertension based on 28-year follow-up. Hypertension 25: 71-76
116. Carrol D, Davey Smith G, Sheffield D et al (1996) Blood pressure reactions to the cold-pressure test and the prediction of future blood pressure status: data from the Caerphilly study. J Hum Hypertension 10:777-780
117. Harlan WRJR, Osborne RK (1964) Prognostic value of the cold-pressure test and the basal blood pressure based on an eighteen-year follow-up. Am J Cardiol 13:832-837

118. Armstrong HR, Rafferty JA (1950) Cold-pressure-test follow-up study and for seven years on 166 officers. Am Heart J 39:484-490
119. Eich RH, Jacobsen EC (2006) Vascular reactivity in medical students followed for 10 yr. J Chronic Dis 20:583-592
120. Matthews KA, Woodall KL, Allen MT (1993) Cardiovascular reactivity to stress predicts future blood pressure status. Hypertension 22:479-485
121. Treiber FA, Kamarck TW, Schneiderman N (2003) Cardiovascular reactivity and development of preclinical and clinical disease states. Psychosom Med 65:46-62
122. Markovitz JH, Raczynski JM, Wallace D et al (1998) Cardiovascular reactivity to video game predicts subsequent blood pressure increases in young men: The CARDIA study. Psychosom Med 60:186-191
123. Borghi C, Costa FV, Boschi S et al (1986) Predictors of stable hypertension in young borderline subjects: a five-year follow-up study. J Cardiovasc Pharmacol 8 (Suppl 5): S138-S141
124. Borghi C, Costa FV, Boschi S et al (1996) Factors associated with the development of stable hypertension in young borderlines. J Hypertens 14:509-517
125. Falkner B, Kushner H, Onesti G et al (1981) Cardiovascular characteristics in adolescents who develop essential hypertension. Hypertension 3:521-527
126. Murdison KA, Treiber FA, Mensah G et al (1998) Prediction of left ventricular mass in youth with family histories of essential hypertension. Am J Med Sci 315:118-123
127. Kapuku GK, Treiber FA, Davis HC et al (1999) Hemodynamic function at rest, during acute stress, and in the field: predictors of cardiac structure and function 2 years later in youth. Hypertension 34:1026-1031
128. Georgiades A, Lemne C, De Faire U et al (1997) Stress-induced blood pressure measurement predict left ventricular mass over three years among borderline hypertensive men. Eur J Clin Invest 27:733-739
129. Barnett PA, Spence JD, Manuck SB et al (1997) Psychological stress and the progression of carotid artery disease. J Hypertens 15:49-55
130. Matthews KA, Owens JF, Kuller LH et al (1998) Stress-induced pulse pressure change predicts women's carotid atherosclerosis. Stroke 29:1525-1530
131. Alderman MH, Ooi WL, Madhavan S, Cohen H (1990) Blood pressure reactivity predicts myocardial infarction among treated hypertensive patients. J Clin Epidemiol 43:859-866

CAPITOLO 4

Stress psicologico e ischemia

M.M. Burg

L'ischemia da stress mentale (mental stress ischemia - MSI), fenomeno identificato recentemente in ambito cardiologico, è caratterizzata dal verificarsi di ischemia durante l'esperienza di episodi mentalmente o emotivamente stressanti. La ricerca si è rivolta principalmente ad una migliore conoscenza della fisiopatologia del fenomeno, al fine di poter individuare strategie terapeutiche specifiche in grado di garantire una prognosi migliore. Importanza è stata inoltre data al raggiungimento di risultati indipendenti dai fattori legati alla sottostante arteriopatia coronarica (coronary artery disease - CAD) di tipo cronico. In questo capitolo viene presentata una rassegna bibliografica di studi osservazionali e di laboratorio che hanno descritto il fenomeno. Viene successivamente presentata la ricerca condotta sulla fisiopatologia che si presume possa sottostare alla MSI, seguita da una revisione della bibliografia relativa alla prognosi e al trattamento. Il capitolo termina con una discussione riguardo alla direzione futura della ricerca su questo tema. Il presente lavoro non riporta una revisione esauriente della bibliografia, in quanto lo scopo è stato piuttosto quello di fornire una selezione della letteratura esistente che avesse un alto contenuto informativo per il lettore.

Riconoscimento di un fenomeno

La tecnologia di monitoraggio ambulatoriale con l'elettrocardiogramma (ECG) venne sviluppata nei primi anni Sessanta da Holter [1]. Quest'innovazione fu decisiva poiché forniva un esame del fenomeno ischemico per lunghi periodi di tempo, anche mentre i pazienti continuavano a condurre le loro normali attività quotidiane. In effetti, Holter affermava che la tecnologia per il monitoraggio ambulatoriale fosse stata originariamente sviluppata per l'individuazione di livelli subclinici di angina pectoris o di altre condizioni ischemiche transitorie [1]. Quello di Bellet e colleghi [2] fu uno dei primi studi ad utilizzare il monitoraggio dell'ECG sviluppato da Holter per pazienti con CAD stabile. In questo studio, l'ECG di 66 pazienti venne monitorato mentre essi erano impegnati alla guida di un'automobile. Dei 66 pazienti, sei presentarono, durante la guida, episodi di temporaneo sottolivellamento del segmento ST; tra questi, due pazienti non riferirono la presenza di alcun sintomo. Questo fu il primo resoconto di "ischemia silente" durante un'attività quotidiana. Successivamente, Stern e Tsivoni [3] esaminarono il rapporto dell'ECG di 140 pazienti con CAD registrandolo, in maniera continuativa, per un arco di 24 ore e trovarono alterazioni asintomatiche nel segmento ST e nelle onde T durante fasi di sonno non disturbato e di attività quotidiane. In due studi di Shang e Pepine [4, 5] venne condotta un'esauriente indagine del fenomeno ischemico durante il monitoraggio ambulatoriale di 27 pazienti con CAD. Gli autori, i cui risultati vennero successivamente confermati in altri studi [6], rilevarono che oltre il 75% degli episodi ischemici in questi pazienti si presentavano durante attività quotidiane di routine e senza la manifestazione di sintomi evidenti; essi evidenziarono inoltre che l'insorgere di questi episodi "silenziosi" si verificava in concomitanza di una frequenza cardiaca significativamente minore rispetto a quella osservata negli episodi di ischemia durante la valutazione in condizioni di sforzo fisico.

Mentre venivano condotti questi primi studi osservazionali, altri autori iniziarono ad affrontare la questione attraverso indagini svolte in laboratorio. In due di questi primi studi, i pazienti vennero sottoposti ad una condizione di stress emotivo creata attraverso la somministrazione di brevi "quiz" che somigliavano al test per calcolare il quoziente intellettivo; mentre i soggetti completavano la prova, vennero rilevate la frequenza cardiaca, la pressione sanguigna e l'ECG. I risultati mostrarono che, durante lo svolgimento della prova, 10 dei 14 pazienti presentavano all'ECG alterazioni asintomatiche di significato ischemico [7]. L'ischemia osservata era caratterizzata da un doppio prodotto (frequenza cardiaca per pressione arteriosa sistolica) minore rispetto a quello osservato, per gli stessi pazienti, in episodi ischemici connessi ad attività fisica. Sulla base di queste evidenze, i ricercatori giunsero alla conclusione che si trattava di spasmo coronarico innescato da uno stato emotivo [8]. Deanfield e colleghi [9] adottarono un approccio più sensibile studiando la perfusione miocardica (rilevata attraverso la tomografia ad emissione di positroni) durante lo svolgimento di esercizi mentali di aritmetica e durante l'attività fisica. Tale approccio fornisce, in condizioni di laboratorio, un esame diretto dei cambiamenti nel flusso sanguigno attraverso le arterie coronarie. In questo studio, 12 dei 16 pazienti presi in esame (8 dei quali peraltro rimasti asintomatici) presentarono un'anomalia nella perfusione durante lo svolgimento del compito di aritmetica, anomalia paragonabile per misura e localizzazione a quella osservata durante l'attività fisica.

In conclusione, questi primi studi trassero vantaggio dalle tecnologie emergenti per indagare le sindromi ischemiche durante lo svolgimento di attività quotidiane e in circostanze di stress emotivo create in setting di laboratorio. La fotografia della malattia cardiaca ischemica che risultò da queste indagini si rivelò molto diversa rispetto a quelle ottenute precedentemente. Questa nuova descrizione metteva in rilievo una frequenza ed una durata dell'ischemia significativamente maggiori rispetto a quanto fosse comunemente accettato. Venne inoltre sottolineato che gli episodi ischemici erano prevalentemente "silenti". Proseguendo nell'analisi di questo nuovo fenomeno, venne evidenziata la potenza degli stimoli emotivi nel determinare gli episodi ischemici. Gli studi citati divennero il trampolino di lancio per un'esaustiva linea di ricerca che iniziò ad essere condotta in diversi laboratori dislocati in varie nazioni del mondo. Gli sforzi e i tentativi congiunti volti a definire in maniera più precisa i fenomeni rilevati portarono ad una più chiara definizione di alcune questioni fondamentali e, lentamente, al passaggio dall'utilizzo di termini quali ischemia miocardica "transitoria" o "silente" alla definizione del fenomeno come "ischemia da stress mentale". Le problematiche più salienti erano quelle relative alla fisiopatologia del fenomeno (con una particolare attenzione alle peculiari caratteristiche di vulnerabilità del soggetto), agli stimoli scatenanti, ai meccanismi fisiologici e all'attendibilità dei risultati. Di particolare rilevanza erano anche il significato prognostico del fenomeno e l'individuazione degli interventi di trattamento più efficaci.

Metodi di indagine

Un vasto numero di metodologie d'indagine è stato sviluppato per studiare le caratteristiche della MSI. Negli studi osservazionali, i pazienti sono posti in situazioni che richiedono lo svolgimento di attività quotidiane e il loro ECG viene sottoposto al sistema di monitoraggio Holter. Inoltre, al paziente viene assegnato il compito di compilare un diario, sul quale registrare diversi dati, tra cui il tipo di attività, il livello di attivazione fisica e mentale sperimentata, e il tipo e intensità delle relative emozioni. Negli studi di laboratorio sono stati utilizzati una varietà di stimoli mentali ed emotivi, tra cui esercizi mentali di aritmetica, ricordi di sensazioni di rabbia e il compito di parlare in pubblico su temi rilevanti per l'individuo stesso. Mentre i pazienti svolgono questi compiti, vengono monitorati la frequenza cardiaca, la pressione sanguigna, l'ECG, la prestazione ventricolare e/o la perfusione al muscolo cardiaco. Inoltre, spesso vengono anche inserite nell'indagine le valutazioni di tratti psicologici (Fig. 1).

- Pazienti con documentata CAD
- Monitoraggio dell'ECG secondo Holter con diario dettagliato
- Performance di attività mentali impegnative/compiti emotivamente coinvolgenti:
  - Esercizi mentali di aritmetica
  - Rievocazione di esperienze connotate da sensazioni di rabbia/parlare in pubblico
  - Test del conflitto sensoriale di Stroop
  - Tracciato dello specchio
- Contemporanea misurazione di indici miocardici/cardiovascolari:
  - Frequenza cardiaca/pressione sanguigna
  - Prestazione del ventricolo sinistro
  - ECG
  - Flusso sanguigno miocardico/perfusione
- Valutazione di tratti e stato psicologici

Fig. 1. Ischemia da stress mentale - Metodi

Caratteristiche

Vulnerabilità psicosociale

A partire dalle conoscenze delle condizioni emotive e mentali che sono in grado di determinare fenomeni ischemici, alcuni autori si sono interessati ai fattori psicologici che possono mettere i pazienti con CAD a rischio di MSI. In questo studio sono stati esaminati, in condizioni sperimentali di laboratorio, 30 pazienti con CAD sottoposti ad un compito mentale di aritmetica (7 sottrazioni in serie) e ad un breve esercizio fisico. Durante lo svolgimento degli esercizi sono stati rilevati la frazione di eiezione del ventricolo sinistro, la frequenza cardiaca e la pressione arteriosa. Per questo studio è stato utilizzato come indice di disfunzione del ventricolo sinistro, o ischemia, una riduzione maggiore del 5% nella frazione di eiezione. I pazienti hanno inoltre completato una batteria di test di valutazione che includeva diversi strumenti per la misurazione della rabbia di tratto e l'ostilità, tra cui la Videotaped Structured Interview for Type A Behavior Pattern (intervista strutturata videoregistrata per la rilevazione del modello comportamentale di tipo A - VSI). Dei 30 pazienti presi in considerazione, 15 hanno sperimentato un episodio ischemico asintomatico del ventricolo sinistro nella fase di svolgimento del compito di aritmetica. In questi pazienti si è evidenziato un aumento della frequenza cardiaca e della pressione sanguigna simile a quello dei pazienti senza ischemia; i due gruppi risultavano equiparabili anche per altri indici clinici, tra i quali la gravità della CAD e il regime farmacologico a cui erano sottoposti. Un confronto delle caratteristiche psicologiche dei due gruppi ha messo in evidenza che i soggetti che presentavano una disfunzione ventricolare sinistra durante lo svolgimento del compito di aritmetica avevano ottenuto punteggi significativamente più alti alle misure di rabbia e ostilità, mentre i loro punteggi risultavano più bassi nelle misure di controllo della rabbia. Altri autori hanno confermato che un profilo psicologico caratterizzato da questi elementi distintivi sembra essere predominante nei pazienti con ischemia (evidenziata dal monitoraggio ambulatoriale dell'ECG durante lo svolgimento di attività quotidiane). Nel complesso, questi studi descrivono il paziente a rischio di MSI come un individuo sottoposto quotidianamente ad eventi stressanti di natura emozionale, ai quali egli risponde prontamente con emozioni di rabbia. Inoltre, tali pazienti sono propensi ad esprimere la loro rabbia in maniera aggressiva e a legittimare la pertinenza di tale comportamento aggressivo nelle ordinarie interazioni sociali [10]. È da sottolineare che, in questo studio, 18 dei 30 pazienti hanno presentato una disfunzione del ventricolo sinistro durante la VSI. Oltre a ciò, è stata trovata una correlazione molto alta tra i punteggi ottenuti alla VSI e la percentuale di tempo di intervista in cui il paziente presentava la disfunzione ventricolare sinistra. Tutto questo diviene particolarmente interessante alla luce del fatto che la VSI, sotto diversi aspetti, costituisce una forma di stimolo per la provocazione della rabbia, e che il punteggio alla VSI è in larga misura una funzione del grado di attivazione della rabbia presentata dal soggetto. Di conseguenza, il grado di attivazione della rabbia e la sua durata sono direttamente proporzionali al tempo in cui il ventricolo sinistro viene compromesso.

Stimoli scatenanti
Lo studio delle circostanze e delle situazioni che possono "innescare" l'inizio della MSI è stato condotto sia in condizioni naturali, sia in situazioni sperimentali di laboratorio. Nelle situazioni di laboratorio è stata utilizzata una vasta gamma di compiti mentalmente stressanti; una caratteristica comune a questi stimoli è quella di costituire una sfida significativa per il paziente dal punto di vista cognitivo e/o emotivo. In alcune situazioni i pazienti vengono anche disturbati durante lo svolgimento del compito. È di particolare interesse l'uso di una provocazione emotiva diretta; per esempio, i risultati dello studio già citato hanno mostrato che la discussione di episodi in cui erano emerse sensazioni di rabbia – un elemento della VSI – determinava il presentarsi dell'ischemia in oltre metà dei pazienti con CAD cronica in fase di stabilità. Alcuni autori hanno inoltre riscontrato che la rabbia può costituire un elemento importante nella sollecitazione dell'ischemia in condizioni di laboratorio. I risultati di uno studio su 27 pazienti con CAD mostrarono che il ricordo di eventi che avevano suscitato rabbia aveva un impatto maggiore nel provocare una disfunzione ventricolare sinistra rispetto ad altri stimoli, tra cui i compiti mentali di aritmetica o le situazioni in cui i soggetti dovevano parlare in pubblico di argomenti per loro rilevanti [11]. In un altro studio, condotto durante un cateterismo cardiaco, il livello di rabbia riportato durante la rievocazione di sensazioni di rabbia risultò significativamente correlato con la media della diminuzione nel diametro dei segmenti delle arterie affette [12]. Quindi, è possibile affermare che risperimentare le sensazioni di rabbia relative ad una precedente e reale esperienza possa causare una vasocostrizione o spasmo nei segmenti compromessi delle arterie coronarie di pazienti cardiopatici. Le indagini descritte sinora evidenziano che, in condizioni di laboratorio, le sensazioni di rabbia sono in grado di innescare episodi di MSI.

Tra gli studi che hanno utilizzato gli stimoli scatenanti della MSI in condizioni naturali, tre hanno unito al monitoraggio dell'ECG Holter, utilizzato per un arco di tempo compreso tra le 24 e le 48 ore, la stesura di un diario dettagliato. I pazienti dovevano compilare un diario ogniqualvolta le loro attività cambiavano (per es., rispondere al telefono, spostarsi da casa alla macchina, arrivare al lavoro) e/o tutte le volte che percepivano l'angina. Nel diario venivano registrate una serie di informazioni, tra cui il tipo di attività, l'orario di inizio e fine dell'attività, il luogo, l'umore e lo stato psicologico sperimentati in quel preciso momento, episodi di angina e l'assunzione di nitroglicerina.

Nel primo studio [13], Gabbay e colleghi sottoposero 63 pazienti con CAD (di cui 60 avevano sospeso le prescrizioni farmacologiche) al monitoraggio dell'ECG Holter, per un arco di 24-48 ore, e alla compilazione di un diario. Quando le registrazioni dell'ECG vennero esaminate, gli autori riscontrarono una relazione tra la durata totale della condizione ischemica ed il livello di attività mentale, con la peculiarità che i livelli più elevati di ischemia venivano raggiunti in concomitanza con livelli medi di attività mentale. Tuttavia, dopo aver corretto per la durata ad ogni livello di attività mentale, i risultati mostrarono una relazione distinta in gradi tra livello di attività mentale e durata della condizione ischemica: con l'innalzarsi del livello di attività mentale, aumentava proporzionalmente la durata dell'ischemia. Questi risultati sono stati confermati anche da altri autori [14]. I ricercatori hanno in seguito esaminato la relazione tra intensità della rabbia ed episodi ischemici, riscontrando che, in presenza di alti livelli di intensità della rabbia, gli episodi ischemici si ripetevano con il doppio della frequenza rispetto a quando i livelli di rabbia erano bassi.

Anche Gullette e colleghi [15] utilizzarono il sistema di monitoraggio Holter per 48 ore, associandolo alla compilazione di un diario. Il campione (n = 132) era costituito da pazienti con CAD che avevano sospeso la terapia farmacologica. Questo studio esaminò in maniera specifica l'importanza di emozioni negative cruciali nell'ora precedente l'insorgere dell'episodio ischemico. Analizzando i dati considerando tutte le variabili prese in esame, venne riscontrato che livelli elevati di tristezza, frustrazione e tensione erano associati alla durata percentuale dell'ischemia rispetto alla durata totale del monitoraggio. Dopo aver corretto per ora del giorno e livello di attività, solo la tensione e la frustrazione rimanevano significative. Risultati simili sono stati riportati anche da altri autori [16]. In una successiva analisi [17], questa stessa coorte venne suddivisa in base alla maggiore o minore diversificazione nelle risposte emotive che i pazienti avevano registrato sul loro diario, con la creazione di due gruppi distinti in base al numero di valutazioni emotive relative alla tensione. I 37 pazienti appartenenti al gruppo ad elevata sensibilità emotiva erano maggiormente soggetti al verificarsi di episodi ischemici, come rilevato durante il monitoraggio Holter, rispetto ai 99 pazienti del gruppo a bassa sensibilità emotiva (odds ratio – OR = 2,50, $p < 0,05$). È inoltre importante sottolineare che i pazienti ad alta sensibilità emotiva erano più esposti al rischio di episodi ischemici durante lo svolgimento del compito mentale impegnativo in setting di laboratorio (OR = 3,21, $p < 0,02$). Questi studi dimostrano l'importanza dell'attivazione mentale, del range della sensibilità emotiva e delle specifiche emozioni di rabbia e frustrazione come stimoli scatenanti l'ischemia durante le attività di routine quotidiane e durante lo svolgimento di compiti mentalmente impegnativi. Questi studi, inoltre, fanno emergere questioni importanti riguardo ai meccanismi fisiopatologici che permettono a emozioni forti in generale, e in particolare a rabbia e frustrazione, di tradursi in sindromi ischemiche.

Rirpoducibilità degli studi sull'ischemia da stress

Perché gli studi sulla MSI possano progredire fino ad avere un impatto sulla pratica clinica, è essenziale che i ricercatori riescano a dimostrare che i risultati sono attendibili e riproducibili. Tre studi si sono dimostrati particolarmente importanti sotto questo punto di vista. In uno [18], un campione di pazienti con CAD venne sottoposto ad alcune prove per la valutazione dello sforzo mentale utilizzando una procedura test-retest con un intervallo di due settimane tra la prima e la seconda prova. I ricercatori utilizzarono tre diversi compiti – la risoluzione mentale di operazioni aritmetiche, lo Stroop Color-Word Conflict e la rievocazione di una particolare esperienza di rabbia – ed evidenziarono un'alta correlazione tra i punteggi ottenuti alla prima prova e quelli ottenuti alla seconda; in particolare, la rievocazione della rabbia presentò il più elevato grado di riproducibilità (90%). Questi risultati sono stati replicati anche dallo studio PIMI [19], nel quale, tuttavia, il test di Stroop risultava il compito maggiormente ripetibile, mentre la riproducibilità generale non risultava particolarmente alta (60-68%). Tutti questi studi hanno utilizzato la frazione di eiezione del ventricolo sinistro come indice di ischemia. Uno studio più recente [20], nel quale l'indicatore della condizione ischemica era il flusso sanguigno, ha riportato una riproducibilità del 75% utilizzando come compito il racconto in pubblico di un evento di vita reale che fosse connotato da senso di frustrazione e disturbo.

Fisiopatologia

Gli studi sulla fisiopatologia della MSI si concentrarono inizialmente sull'equilibrio domanda-riserva nella condizione ischemica. Il meccanismo di regolazione tra domanda e riserva veniva considerato come risultato di aumenti significativi nella richiesta di ossigeno da parte del cuore, oppure di riduzioni significative del flusso sanguigno al muscolo cardiaco in condizioni di stress (sia in ambiente naturale che in condizioni di laboratorio). Lo sforzo mentale risultava effettivamente associato ad aumenti significativi della frequenza cardiaca e della pressione arteriosa, le quali sono indici di un aumento di lavoro del cuore e, di conseguenza, portano ad un aumento della richiesta di ossigeno da parte del muscolo cardiaco; tuttavia, l'aumento di questi indici cardiovascolari era minore rispetto a quello associato con l'ischemia in condizioni di sforzo fisico. Di conseguenza, nei primi studi sulla MSI, i ricercatori diressero la loro attenzione principalmente verso i meccanismi complementari di distribuzione del circolo coronarico [21].

Chierchia e colleghi [22] esaminarono gli effetti dei farmaci β-bloccanti sulla condizione di ischemia ambulatoriale: trovarono che questi agenti riducevano la generale frequenza di episodi ischemici e che molti episodi erano asintomatici e caratterizzati da un minore rapporto frequenza cardiaca/pressione sanguigna di quanto era stato riscontrato con l'ischemia sotto sforzo. Gli autori conclusero che questi eventi potevano essere associati ad una temporanea compromissione della perfusione alla regione miocardica.

In uno studio antesignano, Yeung e colleghi [23] hanno preso in esame un campione di pazienti con CAD (n = 26), monitorando la risposta vasomotoria di distinti segmenti di arterie coronarie in condizioni di sforzo mentale e in seguito all'iniezione di acetilcolina (Ach), un agente vasodilatatore che agisce sull'endotelio. Gli autori rilevarono che i segmenti arteriosi caratterizzati dalla presenza di chiara stenosi rispondevano con una vasocostrizione paradossa sia durante il compito di sforzo mentale che durante l'iniezione dell'Ach, dimostrando in questo modo l'esistenza di una disfunzione dell'endotelio nei vasi coronarici maggiori in condizioni di sforzo mentale (dal momento che la normale risposta da parte dei segmenti arteriosi all'iniezione di Ach è la vasodilatazione). L'approccio tecnico adottato da questi ricercatori ha fornito anche una valutazione simultanea indiretta del flusso sanguigno attraverso i vasi. Il flusso sanguigno diminuiva anche nella distribuzione a valle dei vasi coronarici stenotici, tuttavia i ricercatori non furono in grado di accertare se questa diminuzione del flusso sanguigno fosse da attribuirsi solamente alla vasocostrizione osservata nelle arterie coronarie, o se fosse da attribuirsi almeno parzialmente al deterioramento della risposta vasodilatatoria del letto di capillari associato con il segmento di arteria coronaria compromesso. Anche un successivo studio condotto da un altro gruppo di ricerca rilevò una vasocostrizione paradossa in condizioni di sforzo mentale in un segmento di arteria coronaria non compromesso [24]. Nello stesso periodo, altri autori [25, 26] riscontravano che, in pazienti con CAD, lo sforzo mentale era associato ad un aumento della pressione arteriosa periferica (indicatore di una più generale vasocostrizione), segnalando quindi una sistemica (e non focale) disfunzione vasomotoria dell'endotelio. Questo risultato ha avuto delle implicazioni metodologiche importanti nello studio della MSI, in quanto un aumento della pressione arteriosa periferica potrebbe determinare uno stato di aumentato *afterload* (la pressione contro la quale il ventricolo sinistro del cuore deve lavorare per pompare sangue al corpo). Un aumento dell'afterload potrebbe successivamente causare una riduzione nella frazione di eiezione del ventricolo sinistro, non rappresentando tuttavia un indicatore di condizione ischemica. Di conseguenza, a metà degli anni '90, divenne evidente come la frazione di eiezione non fosse un indicatore sufficiente per la diagnosi di MSI e gli studi sul flusso sanguigno coronarico che utilizzavano le variazioni della perfusione al muscolo cardiaco (indicativo di flusso sanguigno miocardico) divennero il metodo privilegiato per le indagini sulla MSI in condizioni di laboratorio.

Lo studio di Yeung e colleghi [23] ha sottolineato il ruolo della vasocostrizione nei grandi vasi coronari, accennando allo stesso tempo ad un contributo del microcircolo – il letto capillare. In uno studio sulla riserva di flusso coronarico – la capacità del letto microvascolare di dilatarsi in risposta alla stimolazione e quindi all'aumento del flusso sanguigno coronarico – Arrighi e colleghi [27] sottoposero un campione di pazienti con CAD a condizioni di stress mentale durante le quali i cambiamenti regionali assoluti nel flusso sanguigno coronarico venivano osservati con l'uso della tomografia ad emissione di positroni. Gli autori misero a confronto la risposta della riserva del flusso coronarico ottenuta in condizioni di sforzo con quella ottenuta a seguito dell'iniezione di dipiridamolo, un agente farmacologico utilizzato per valutare la gravità funzionale della CAD. Come previsto, durante l'infusione del dipiridamolo, il flusso di sangue miocardico era minore nelle regioni con blocchi significativi nelle coronarie, rispetto alle aree dove non si riscontravano tali blocchi. Inoltre, durante l'infusione del dipiridamolo, la diminuzione della risposta di flusso nelle aree in cui le coronarie erano significativamente compromesse era associata a una diminuzione delle resistenze del microcircolo (come previsto dagli autori); il letto capillare si dilatava per compensare la riduzione del flusso attraverso le arterie coronarie ostruite. I risultati ottenuti durante gli esercizi mentali di aritmetica rivelarono risultati opposti di notevole importanza. Prima di tutto, le regioni con flusso coronarico ridotto/ischemiche durante gli esercizi di aritmetica non corrispondevano alle regioni danneggiate durante lo sforzo fisico. Invece, durante lo sforzo mentale, il flusso di sangue miocardico era minore nelle regioni senza ragguardevoli ostruzioni. Secondariamente, le regioni del miocardio con minore apporto ematico durante le condizioni di sforzo mentale mostrarono un aumento della resistenza coronarica microvascolare. Quindi, l'aumento previsto nel flusso miocardico nelle regioni senza ostruzioni significative durante lo sforzo mentale era annullato e si poteva riscontrare un aumento paradosso nella resistenza microvascolare del relativo letto coronarico. Questi dati suggeriscono che disfunzioni microvascolari giochino un ruolo prominente nell'ischemia da stress mentale.

In uno studio focalizzato in maniera specifica sulla funzione endoteliale in condizioni di sforzo mentale, Sherwood e colleghi [28] valutarono diversi parametri della prestazione cardiovascolare in soggetti sani durante prove di attività mentale. Gli autori valutarono la funzione endoteliale dei soggetti attraverso la visualizzazione ad ultrasuoni dell'arteria brachiale durante iperemia reattiva. I soggetti con un'elevata risposta di flusso iperemico e quelli che invece presentavano una risposta bassa vennero confrontati rispetto alla resistenza vascolare sistemica, rilevata in condizioni di sforzo fisico e utilizzando come indici l'output cardiaco e la pressione arteriosa media; i risultati mostrarono che, in condizioni di sforzo mentale, coloro che presentavano una risposta di flusso iperemico basso erano anche caratterizzati da una resistenza vascolare sistemica maggiore. Questi risultati suggeriscono che le riduzioni nel flusso sanguigno durante lo svolgimento di attività mentali impegnative, riscontrate da numerosi autori, possano indicare una sottostante disfunzione endoteliale sistemica.

Riassumendo, svariati studi condotti in diverse condizioni di laboratorio hanno evidenziato il ruolo importante che i meccanismi complementari di distribuzione giocano nell'ischemia da stress mentale. Inoltre, questi studi dimostrano che gli effetti non si verificano solo nelle arterie coronarie maggiori, ma anche nei letti coronarici microvascolari. L'importanza della funzione dell'endotelio come componente della fisiopatologia della MSI è evidenziata anche nella presente indagine. Un'importante questione che necessita ancora di attenzione è definire se la causa della risposta paradossa osservata nella vascolarizzazione di interesse si trovi a livello dell'epicardio, a livello microvascolare, o più in generale nell'endotelio periferico sistemico.

Prognosi e trattamento

Diversi autori si sono interessati al valore prognostico della MSI. I primi rapporti pubblicati [29] rappresentavano il risultato di un'indagine di follow-up a due anni su 30 pazienti che erano stati precedentemente sottoposti a test di sforzo mentale in condizioni di laboratorio [10]. Gli endpoint includevano l'infarto miocardico e ricoveri ospedalieri per episodi di angina instabile e/o rivascolarizzazione. All'interno del gruppo di 15 pazienti che avevano presentato segni di MSI venne riscontrato un numero di episodi (9, di cui 4 di infato miocardico e 5 di angina instabile) significativamente più alto (p < 0,025) rispetto a quello del gruppo di 15 pazienti che non avevano presentato segni di MSI (3 episodi, tutti di angina instabile).

In uno studio successivo, anche Jiang e colleghi [30] fornirono un resoconto del valore prognostico della MSI, utilizzando come campione la stessa coorte di soggetti descritti da Gullette e colleghi [15]. I risultati confermarono che la disfunzione del ventricolo sinistro verificatasi durante lo sforzo mentale aveva un effetto significativo sulla prognosi dei soggetti presi in considerazione (RR = 2,40); tali risultati si mantennero stabili anche dopo aver corretto per alcune variabili tra cui età, precedente situazione clinica rispetto ad episodi di infarto e frazione di eiezione al baseline. Nonostante questi rapporti abbiano suscitato l'interesse dei cardiologi, un loro limite consisteva nel fatto che le prove di prognosi peggiore erano basate su endpoint sia gravi (es., il verificarsi di nuovi episodi di infarto) che moderati (es., angina instabile) e non includevano nessun caso di morte. Krantz e colleghi [31] esaminarono il valore prognostico dell'ischemia da sforzo mentale in una coorte più numerosa (n = 96). Gli autori riportarono il verificarsi di 28 episodi ad un periodo di follow-up di oltre 4,4 anni (mediana = 3,5 anni). Quasi il 45% dei pazienti nei quali era stata riscontrata MSI in condizioni di laboratorio era stato vittima di un episodio durante il periodo di follow-up, mentre meno del 25% dei pazienti che non avevano presentato indicatori di MSI riportò il verificarsi di un episodio di cardiopatia al follow-up. Come negli studi precedenti, gli episodi includevano infarto miocardico ed angina instabile, ma in questo particolare studio vennero riscontrati anche 5 casi di morte (di cui 3 all'interno del gruppo di pazienti con precedenti di MSI).

Più recentemente, i ricercatori dello studio PIMI [19] hanno fornito un resoconto sul valore prognostico della MSI sulla base di uno studio condotto in diversi centri [32]. I pazienti (n = 196) che erano stati sottoposti a compiti mentalmente impegnativi in condizioni di laboratorio vennero in seguito monitorati per una media di 5,2 anni. Durante il periodo di follow-up si verificarono 17 casi di morte e nel 40% di questi pazienti vennero riscontrati segni di MSI, rappresentati da discinesia delle pareti ventricolari. Tale reperto venne accertato solo nel 17% dei soggetti sopravvissuti (RR = 3,0; p < 0,04). Un'importante implicazione per la ricerca futura è il fatto che altri indicatori di ischemia durante il test di stress mentale, tra cui anche la frazione di eiezione del ventricolo sinistro e/o cambiamenti nell'ECG, non risultarono fattori predittivi della mortalità. Il PIMI rappresenta l'unico studio controllato che dimostri un effetto dello sforzo mentale sulla mortalità.

Un notevole impegno è stato indirizzato all'accrescimento delle conoscenze relative alla fisiopatologia della MSI, e tutti i principali centri di ricerca coinvolti in questo lavoro hanno condotto indagini volte a determinarne il valore prognostico; tuttavia, uno sforzo minore è stato rivolto alla questione del trattamento, fatta eccezione per lo studio di Blumenthal e colleghi [33], i quali utilizzarono un campione di 136 pazienti per confrontare gli effetti sulla MSI di un programma di esercizio aerobico (3 volte alla settimana per 16 settimane) rispetto a quelli di un intervento di tipo cognitivo-comportamentale volto alla gestione dello stress (16 sessioni di terapia con cadenza settimanale della durata di un'ora e mezza) e ad un programma di terapia convenzionale. Mentre per i pazienti assegnati alle due condizioni di trattamento venne utilizzata una procedura randomizzata, alla condizione di terapia convenzionale vennero assegnati per convenienza quei soggetti che risiedevano troppo lontano per partecipare a uno dei due interventi. Il monitoraggio ambulatoriale dell'ECG e i cambiamenti nel movimento delle pareti del ventricolo sinistro vennero utilizzati per misurare l'ischemia in condizioni di stress mentale. I soggetti sottoposti ad intervento di gestione dello stress rispetto a quelli sottoposti ad allenamento fisico ed a terapia convenzionale, mostrarono un significativo miglioramento sia nelle anormalità del movimento delle pareti del ventricolo sinistro durante l'attività mentale in laboratorio ($p < 0,001$), sia nel numero di episodi ischemici durante il monitoraggio ambulatoriale ($p < 0,003$). Blumenthal e colleghi condussero delle valutazioni di follow-up per un periodo totale di 5 anni con lo scopo di verificare l'impatto dell'intervento sulla prognosi [34]. I risultati mostrarono un effetto significativo entro un anno dall'intervento ($p < 0,02$); durante tutto l'arco del periodo di follow-up i pazienti che avevano partecipato al programma di gestione dello stress presentarono esiti più favorevoli rispetto ai soggetti che erano stati assegnati agli atri due gruppi ($p < 0,04$ a 5 anni, rispetto alla terapia convenzionale). È interessante notare che una valutazione parallela dell'impatto economico ha dimostrato, nell'insieme, un utilizzo (e relativa spesa) significativamente minore dei servizi sanitari per il gruppo che aveva partecipato all'intervento di gestione dello stress; questi risultati vennero riscontrati ad un anno di follow-up ($p < 0,001$ rispetto alla terapia convenzionale), dopo due anni ($p < 0,003$ rispetto alla terapia convenzionale, $p < 0,08$ rispetto all'attività fisica) e dopo 5 anni ($p < 0,009$ rispetto alla terapia convenzionale). Questi risultati dimostrano la potenziale efficacia di un approccio di tipo cognitivo-comportamentale per la gestione dello stress nel trattamento della MSI ed uno spiccato impatto sulla prognosi e sull'utilizzo dei servizi sanitari. Essi, inoltre, sollevano alcune importanti questioni relative ai meccanismi fisiopatologici, in particolare al ruolo dello sforzo mentale nell'insorgere dell'ischemia e alla modalità di funzionamento degli approcci finalizzati alla riduzione dello stress.

Direzioni future

Negli ultimi 30 anni sono state condotte molte indagini sulla MSI e lo scopo di questo capitolo è quello di fornire una revisione specifica della letteratura sinora raccolta in questo campo. L'insieme cumulativo delle conoscenze derivanti dai vari studi ha permesso di comprendere molti aspetti importanti della MSI: il ruolo della rabbia, dei costrutti emotivi e delle circostanze associate all'insorgenza di questo tipo di ischemia; i processi sottostanti che portano suddette emozioni e circostanze a determinare la condizione ischemica; il valore prognostico della MSI e i tipi di trattamento atti al miglioramento delle prognosi, sia rispetto a variabili mediche che a considerazioni di tipo economico. Tuttavia, numerose questioni rimangono ancora insolute. Per esempio, molti studi sulla MSI in condizioni di laboratorio hanno utilizzato indicatori dell'ischemia diversi, tra cui le diminuzioni nella frazione di eiezione, la discinesia parietale del ventricolo sinistro e le riduzioni nel flusso ematico miocardico. In aggiunta, i compiti specifici utilizzati per provocare la condizione di ischemia hanno incluso lo svolgimento di esercizi mentali di aritmetica (es., sottrazioni in serie), la rievocazione di un evento che aveva provocato rabbia, parlare davanti ad un pubblico di argomenti di rilevanza personale per il paziente (es., una caratteristica personale che il paziente considerava discutibile) e lo Stroop test. Nonostante ciascuno di questi approcci sia risultato almeno parzialmente efficace, sarà necessaria la standardizzazione e validazione di un protocollo di valutazione per far sì che la comunità cardiologica possa accettare la MSI e riconoscere il vantaggio dell'inclusione di una valutazione clinica dello stress mentale per scopi prognostici. Alla luce dell'importanza di rabbia e frustrazione nell'insorgere dell'ischemia in condizioni di sforzo mentale e dell'apparente importanza del valore soggettivamente attribuito al compito perché questo possa provocare l'ischemia, è possibile che per ottenere un adeguato livello di coinvolgimento da parte dei pazienti sia necessario trovare dei compiti ben definiti a seconda delle caratteristiche degli individui, ipotesi questa che dovrebbe essere sicuramente convalidata negli studi futuri sulla MSI.

A differenza del protocollo del test sotto sforzo fisico per l'ischemia, il quale utilizza un gradiente progressivamente più intenso e quindi permette di determinare gli effetti di soglia, il test dello sforzo mentale non utilizza un simile gradiente: l'attività stressante ha inizio al livello più alto di difficoltà e l'ischemia è provocata entro 60 secondi dall'inizio dello sforzo, oppure non si verifica affatto. Questo approccio non permette di effettuare un'analisi accurata delle soglie di stress che sarebbe invece auspicabile in studi futuri in vista di trattamenti innovativi. Di conseguenza, è necessario che vengano esplorati differenti protocolli per la somministrazione di stimoli stressanti che tengano conto degli specifici effetti sull'insorgere dell'ischemia.

Nonostante le promesse della letteratura esistente sul valore prognostico della MSI e sull'impatto del trattamento, per accrescere le conoscenze in questo settore è comunque imprenscindibile un considerevole lavoro ulteriore, in particolar modo alla luce del fatto che le recenti scoperte sulla malattia ischemica del miocardio (es., la terapia a base di statina per l'iperlipidemia) possano avere un impatto sui processi vascolari che sembrano sottesi alla MSI. Sulla base di ciò si stabilisce il bisogno di replicare gli studi prognostici sinora condotti e di esplorare una gamma più vasta di possibili trattamenti. Questi studi potrebbero essere condotti anche al fine di indagare ulteriori meccanismi fisiopatologici che hanno mostrato una certa rilevanza [35].

Bibliografia

1. Holter NJ (1961) A new method for heart studies. Science 134:1214-1220
2. Bellet S, Roman L, Kostis J, Slater A (1968) Continuous electrocardiographic monitoring during automobile driving: studies in normal subjects and patients with coronary disease. Am J Cardiol 22:856-862
3. Stern S, Tsivoni D (1973) Dynamic changes in the ST-T segment during sleep in ischemic heart disease. Am J Cardiol 32:17-20
4. Pepine CJ, Schang SJ (1975) Antianginal response of coronary heart disease patients on long-term perhexiline maleate. Am J Cardiol 35:168
5. Schang SJ, Pepine CJ (1977) Transient asymptomatic S-T segment depression during daily activity. Am J Cardiol 39:396-402
6. Imperi GA, Pepine CJ (1986) Silent myocardial ischemia during daily activities: studies in asymptomatic patients and those with various forms of angina. Cardiol Clin 4:635-642
7. Schiffer F, Hartley LH, Schulman CL, Abelmann WH (1976) The quiz electrocardiogram: a new diagnostic and research technique for evaluating the relation between emotional stress and ischemic heart disease. Am J Cardiol 37:41-47
8. Schiffer F, Hartley LH, Schulman CL, Abelmann WH (1980) Evidence for emotionally induced coronary arterial spasm in patients with angina pectoris. Br Heart J40:62-66
9. Deanfield JE, Shea M, Kensett M et al (1984) Silent myocardial ischemia due to mental stress. Lancet 2:1001-1004
10. Burg MM, Jain D, Soufer R et al (1993) Role of behavioral and psychological factors in mental stress induced silent left ventricular dysfunction in coronary artery disease. J Am Coll Cardiol 22:440-448
11. Ironson G, Taylor CB, Boltwood M et al (1992) Effects of anger on left ventricular ejection fraction in coronary artery disease. Am J Cardiol 70:281-285
12. Boltwood MD, Taylor CB, Burke MB et al (1993) Anger report predicts coronary artery vasomotor response to mental stress in atherosclerotic segments. Am J Cardiol 72:1361-1365
13. Gabbay FH, Krantz DS, Kop WJ et al (1996) Triggers of myocardial ischemia during daily life in patients with coronary artery disease: physical and mental activities, anger and smoking. J Am Coll Cardiol 27:585-592
14. Barry J, Selwyn AP, Nabel EG et al (1988) Frequency of ST-segment depression produced by mental stress in stable angnina pectoris from coronary artery disease. Am J Cardiol 61:989-993
15. Gullette ECD, Blumenthal JA, Babyak M et al (1997) Effects of mental stress on myocardial ischemia during daily life. JAMA 277:1521-1526
16. Freeman LJ, Nixon PGF, Sllabank P, Reaveley D (1987) Psychological stress and silent myocardial ischemia. Am Heart J 114:477-482
17. Carels RA, Sherwood A, Babyak M et al (1999) Emotional responsivity and transient myocardial ischemia. J Consult Clin Psychol 67:605-610
18. Jain D, Joska T, Lee FA et al (2001) Day-to-day reproducibility of mental stress induced abnormal left ventricular function response in patients with coronary artery disease and its relationship to autonomic activation. J Nucl Cardiol 8:347-355

19. Carney RM, McMahon RP, Freedland KE et al (1998) Reproducibility of mental stress-induced myocardial ischemia in the pathophysiological investigations of myocardial ischemia (PIMI). Psychosom Med 60:64-70
20. Kim CK, Bartholomew BA, Mastin ST et al (2003) Detection and reproducibility of mental stress induced ischemia with Tc-99m sestamibi SPECT in normal and coronary artery disease populations. J Nucl Cardiol 10:56-62
21. Maseri A (1987) Role of coronary artery spasm in symptomatic and silent myocardial ischemia. J Am Coll Cardiol 9:249-262
22. Chierchia S, Muiesan L, Davies A et al (1980) Role of the sympathetic nervous system in the pathogenesis of chronic stable angina: implications for the mechanism of action of β-blockers. Circulation 82(suppl II):71-81
23. Yeung AC, Vekshtein VI, Krantz DS et al (1991) The effect of atherosclerosis on the vasomotor response of coronary arteries to mental stress. N Engl J Med 325:1551-1556
24. Lacy CR, Contrada RJ, Robbins ML et al (1995) Coronary vasoconstriction induced by mental stress (simulated public speaking). Am J Cardiol 75:503-505
25. Goldberg AD, Becker LC, Bonsall R et al (1996) Ischemic, hemodynamic, and neurohormonal response to mental and exercise stress. Circulation 94:2402-2409
26. Jain D, Shakir S, Burg MM et al (1998) Effect of mental stress on left ventricular and periphral vascular performance in patients with coronary artery disease. J Am Coll Cardiol 31:1314-1322
27. Arrighi JA, Burg M, Cohen IS et al (2000) Myocardial blood flow response during mental stress in patients with coronary artery disease. Lancet 356:310-311
28. Sherwood A, Johnson K, Blumenthal JA, Hinderliter AL (1999) Enothelial function and hemodynamic responses during mental stress. Psychosom Med 61:365-370
29. Jain D, Burg MM, Soufer R, Zaret BL (1995) Prognostic implications of mental stress induced silent left ventricular dysfunction in patients with stable angina pectoris. Am J Cardiol 76:31-35
30. Jiang W, Babyak M, Krantz DS et al (1996) Mental stress-induced myocardial ischemia and cardiac events. JAMA 275:1651-1656
31. Krantz DS, Santiago HT, Kop WJ et al (1999) Prognostic value of mental stress testing in coronary artery disease. Am J Cardiol 84:1292-1297
32. Sheps DS, McMahon RP, Becker L et al (2002) Mental stress induced ischemia and all-cause mortality in patients with coronary artery disease. Circulation 105:1780-1784
33. Blumenthal JA, Jiang W, Babyak MA et al (1997) Stress management and exercise training in cardiac patients with myocardial ischemia. Arch Intern Med 157:2213-2223
34. Blumenthal JA, Babyak M, Jiang W et al (2002) Usefulness of psychosocial treatment of mental stress induced ischemia in men. Am J Cardiol 89:164-168
35. Kop WJ, Verdino RJ, Gottdeiner JS et al (2001) Chanes in heart rate and heart rate variability before ischemic events. J Am Coll Cardiol 38:742-749

Depressione e ansia

CAPITOLO 5

Cardiopatia coronarica e depressione: prevalenza, prognosi, fisiopatologia e trattamento

K. MAIER ▪ D. CHATKOFF ▪ M.M. BURG

Introduzione

La comorbilità di depressione e cardiopatia coronarica (coronary heart disease, CHD) è stata dimostrata da un vasto numero di pubblicazioni edite nel corso degli ultimi due decenni. In questa sede riassumiamo lo stato della letteratura, ponendo particolare attenzione alla diffusione della CHD e della depressione, alla relazione tra la depressione e lo sviluppo e la prognosi della CHD ed ai meccanismi fisiopatologici attraverso i quali questi due fenomeni clinici potrebbero essere legati. Vengono anche discusse le questioni chiave rilevanti per la valutazione e il trattamento sia nella pratica clinica sia nella ricerca.

Classificazione e diffusione della cardiopatia coronarica e della depressione

Cardiopatia coronarica

La cardiopatia coronarica è causata dall'arteriosclerosi, o arteriopatia coronarica, vale a dire dalla stenosi delle arterie coronarie dovuta alla formazione di placche lipidiche che possono determinare angina pectoris o infarto miocardico (MI) [1, 2], fenomeni ai quali ci si riferisce in maniera globale come alla sindrome coronaria acuta (acute coronary syndrome, ACS). Negli Stati Uniti, oltre 13 milioni di persone hanno una storia di ACS. Nel 2001, ci sono stati 502.189 casi di morte riconducibili alla CHD, che in questo modo è risultata la principale causa di morte. Nell'anno 2000, l'incidenza annuale dell'MI in Europa è stata stimata dall'Organizzazione Mondiale della Salute (WHO) attorno ai due milioni di casi [3], con una prevalenza di quasi 10 milioni di persone per quanto riguarda l'angina [4]. Nonostante i livelli di mortalità legati all'MI siano in generale diminuiti nel corso delle ultime decadi, la CHD è ancora tra le principali cause di morte negli Stati Uniti ed in molti paesi europei [5, 6].

La CHD è una malattia di tipo infiammatorio, nella quale ciascuna delle tre fasi di sviluppo delle placche costituisce una risposta alla lesione, e nelle quali i processi infiammatori possono condurre a complicate lesioni con catastrofiche conseguenze cardiache [7]. La fase iniziale dello sviluppo della placca – la lesione di "Tipo I" – è caratterizzata da una disfunzione endoteliale, che si presenta come risposta ad una gamma di "fattori irritanti" (ad es., fumo, ipertensione, colesterolo LDL, stress emotivo). Ne conseguono un'aumentata permeabilità endoteliale, la formazione di molecole vasoattive ed una generale alterazione delle proprietà endoteliali da anticoaugulanti a procoaugulanti. L'endotelio attrae ed assorbe i monociti ed attiva le cellule T nel tentativo di rispondere al danno in maniera localizzata. Il colesterolo LDL rende permeabile lo strato endoteliale e si forma così uno strato di grasso, che provoca ulteriore attivazione delle cellule T, fagocitosi da parte dei macrofagi (formazione di cellule schiumose), adesione/infiltrazione dei leucociti nell'endotelio e proliferazione di cellule muscolari lisce – un tentativo di risposta infiammatoria messo in atto dall'endotelio per liberarsi da questi agenti pericolosi. Ne consegue un ciclo di infiammazione, modificazione lipidica e di ulteriore infiammazione mantenuta dalla presenza di lipidi "irritanti". La lesione cresce di dimensioni in maniera graduale per arrivare a coinvolgere sia l'endotelio che le parti più profonde, ed è possibile che si formi una calotta di fibre nella parte di segmento arterioso danneggiato. Questa calotta isola la lesione dall'arteria, coprendo l'insieme di leucociti, lipidi e frammenti che compromettono il nucleo necrotico. Più la CHD progredisce verso il suo stadio più avanzato, più le richieste fisiche e/o lo stress emotivo si possono combinare con i processi infiammatori in corso nel precipitare gli eventi coronarici catastrofici. Le rotture della placca conducono ad emorragia e danno luogo ad un'ACS [8].

Depressione

La depressione è una sindrome clinica episodica definita dalla presenza di almeno 5, su un totale di 9, sintomi per un periodo di due settimane. Questi sintomi comprendono: 1) umore depresso; 2) diminuzione dell'interesse e del piacere nello svolgimento delle attività quotidiane; 3) significativo cambiamento di peso non voluto; 4) disturbi del sonno; 5) ritardo psicomotorio o agitazione; 6) fatica o perdita di energie; 7) sentimenti di inutilità o di colpa eccessivi ed inappropriati; 8) diminuita capacità di concentrazione; 9) pensieri di morte o di suicidio. Questi sintomi devono essere presenti quasi ogni giorno per la maggior parte della giornata; per una diagnosi di depressione maggiore devono essere presenti umore depresso e un ridotto interesse per le attività quotidiane normalmente considerate piacevoli. I sintomi della depressione di solito si sviluppano per giorni o per settimane ed un episodio di depressione maggiore trascurato può durare fino a sei mesi [9, 10]. Si può anche avere una presentazione clinica meno grave, in particolar modo in quei pazienti con una concomitante CHD e, dato che queste manifestazioni meno gravi non soddisfano i criteri diagnostici di depressione, sono stati legati ad una prognosi peggiore in seguito ad ACS.

La prevalenza massima della depressione è stata stimata in oltre 148 milioni di soggetti in tutto in mondo ed oltre 23 milioni in Europa [4]. In un recente campione costituito da oltre 9000 soggetti adulti statunitensi (> 17 anni), il National Comorbidity Survey Replication (NCS-R) ha riscontrato che la prevalenza della depressione maggiore era del 16,2% nell'arco di tutta la vita e del 6,6% se ci si riferiva agli ultimi 12 mesi [11]. Secondo il DSM-IV [9], i livelli di diffusione della depressione maggiore sono doppi nelle donne rispetto agli uomini. Sia per gli uomini che per le donne, i livelli di depressione sono più elevati tra i 25 ed i 44 anni, mentre gli individui al di sopra dei 65 anni manifestano i gradi più bassi [9]. L'impatto socioeconomico della depressione è sottovalutato dai risultati ottenuti dall'NCS-R, in base ai quali gli individui che hanno sofferto di depressione maggiore negli ultimi 12 mesi riferiscono di non essere stati in grado di svolgere le proprie attività quotidiane (ad es., il lavoro) per una media di 35 giorni nel periodo di tempo considerato [11].

Depressione e cardiopatia coronarica

Comorbilità

Numerose prove epidemiologiche ora dimostrano un'associazione abbastanza affidabile tra depressione e CHD. Le ricerche hanno generalmente riscontrato che la prevalenza della depressione maggiore tra i pazienti con CHD variava dal 16 al 23% [12], con un numero di indagini che dimostravano gradi più elevati di sintomi depressivi significativi dal punto di vista clinico. Per esempio, Lane e colleghi [13] riscontrarono che il 31% dei partecipanti ricoverati per MI in due ospedali inglesi ottennero un punteggio di 10 o superiore al Beck Depression Inventory (BDI) [14], punteggio che indica un livello di sintomi clinicamente rilevante. Altri hanno riportato che più del 65% dei pazienti manifestavano qualche sintomo di depressione in seguito all'MI. Schleifer e colleghi [15] riportarono che, tra i 171 pazienti ricoverati per MI, il 45% soddisfaceva i criteri per la depressione maggiore o minore (avvalendosi dei Criteri di Ricerca Diagnostica) nel periodo da 8 a 10 giorni successivi all'episodio di MI, ed il 33% soddisfaceva questi criteri 3 o 4 mesi dopo. Elevati livelli di depressione, che variano dal 27% al 47%, sono stati osservati anche tra i pazienti in attesa di intervento di bypass aortocoronarico (coronary artery bypass graft, CABG) [16, 17].

Lo studio dei casi dei pazienti affetti da MI suggerisce che ci si devono aspettare sintomi depressivi, dato che i pazienti spesso riferiscono di sentirsi colpevoli per il possibile contributo fornito dal loro stile di vita allo sviluppo della malattia e sperimentano difficoltà ad adattarsi alle limitazioni fisiche acute [18]. L'umore negativo può essere un fenomeno transitorio per alcuni pazienti in seguito all'ACS; ci sono, infatti, studi che riportano miglioramenti nelle misure di self-report dell'umore positivo e negativo dopo 3 mesi dalla riabilitazione cardiaca [19]. È degno di nota, tuttavia, il fatto che quasi un terzo dei pazienti sviluppi livelli clinicamente significativi di sintomi depressivi nel corso dell'anno successivo all'MI [20]. Oltre a sviluppare la depressione nei mesi successivi all'MI, i pazienti che sono inizialmente stressati possono mostrare un limitato miglioramento. Per esempio, Mayou e colleghi [21] hanno rilevato che i pazienti che presentavano livelli significativi di ansia e di depressione al momento del ricovero mostravano miglioramenti nel corso dei 3 mesi successivi all'MI, ma non un miglioramento continuo nel corso dei 12 mesi successivi. Insieme, questi risultati suggerirono che la depressione tra i pazienti MI sia un fenomeno reattivo e transitorio per alcuni, mentre per altri è più persistente.

Prognosi

Un crescente corpo di ricerche indica che la depressione può essere legata prospetticamente allo sviluppo della CHD, piuttosto che essere considerata una mera conseguenza di un episodio di ACS. Una recente meta-analisi di 11 studi prospettici, i cui campioni erano costituiti da soggetti inizialmente sani, ha riportato una relazione dose-risposta tra la gravità della depressione ed il rischio di CHD, con una diagnosi clinica di depressione per tutta la vita associata ad un maggiore rischio (RR = 2,69) rispetto all'umore depresso rilevato tramite il self-report (RR = 1,49) [22]. Tale relazione dose-risposta è anche sostenuta da recenti scoperte secondo le quali i sintomi di depressione tra i Veterani del Vietnam sono associati ad un maggiore rischio di ACS e/o di avere bisogno di una rivascolarizzazione coronarica. È interessante notare che tra il 60 e l'80% dei partecipanti a questo studio ha descritto l'insorgenza della depressione come precedente allo lo sviluppo di ACS [23]. Altri studi hanno riportato associazioni simili tra la depressione nel corso della vita e successivi episodi di ACS, sia per gli uomini che per le donne [24, 25].

Oltre a conferire un maggiore rischio di sviluppo di ACS, è anche stato riscontrato che la depressione aumenta il rischio di morbilità e mortalità cardiovascolare nei pazienti con esistente CHD, oppure in seguito ad un episodio di ACS. Questo rischio è diverso da quelli associati con gli indicatori prognostici standard quali la funzionalità cardiaca post-ACS o la gravità della CHD. Per esempio, Frasure-Smith e colleghi [26] riscontrarono che una diagnosi di depressione clinica nei giorni successivi all'MI era associata ad una aumentata mortalità nei sei mesi successivi, mentre la mera presenza di sintomi depressivi clinicamente significativi (ma che non soddisfacevano i criteri diagnostici di depressione maggiore) predicevano la morbilità e la mortalità sia nel periodo di 18 mesi che in quello di 5 anni [27, 28]. Risultati simili sono stati riportati da Ferketich e colleghi [24] per gli uomini, mentre Bush e colleghi [29] rilevarono una relazione dose-risposta tra la depressione e tutte le cause di mortalità nei pazienti MI, con anche i livelli subclinici di sintomi depressivi associati ad un aumentato rischio di morte.

Nei pazienti sottoposti a CABG, i sintomi depressivi sono stati associati a prognosi sfavorevole. Per esempio, Burg e colleghi riscontrarono che un livello clinicamente significativo di sintomi depressivi nella settimana precedente al

CABG era legato a morbilità cardiovascolare nei sei mesi successivi [30] ed alla mortalità cardiovascolare nei 2 anni successivi [31]. Analogamente, Connerney e colleghi [32] riscontrarono che la depressione maggiore valutata in seguito al CABG era associata ad una morbilità nell'arco di un anno, mentre Blumenthal e colleghi [33] riscontrarono una depressione da moderata a grave e sintomi depressivi che persistevano per 6 mesi, inoltre l'intervento chirurgico predisse la mortalità fino a 5 anni.

Meccanismi

Un accurato esame della fisiopatologia dell'arteriosclerosi e della depressione suggerisce la presenza di diverse caratteristiche comuni che possono essere d'aiuto quando si considera la forte associazione prospettica tra depressione e CHD. Per esempio, sia la depressione che la CHD sono associate ad alterazioni della funzionalità immunitaria rilevanti nei processi proinfiammatori. In particolare, la depressione è stata associata ad un aumento di interleuchina-6 (IL-6), una citochina proinfiammatoria [34, 35]. Inoltre, un'iniezione sperimentale di IL-6 in animali di laboratorio ha provocato comportamenti rassomiglianti alla depressione negli esseri umani, quali una minore assunzione di cibo, rallentamento psicomotorio ed alterazioni della memoria, dell'apprendimento e del sonno [36]. A loro volta, l'IL-6 e l'infiammazione in generale, sono state chiaramente implicate nella patogenesi dell'arteriosclerosi. Oltre all'IL-6, altri processi immunitari sono stati identificati come potenziali modulatori di entrambi i disturbi. Questi comprendono aumentati livelli nella fase acuta di proteine quali aptoglobina e α-1 antitripsina, aumentati livelli di altre citochine proinfiammatorie quali la IL-1, l'attivazione di alcuni aspetti dell'immunità cellulo-mediata e la soppressione di altri [34].

Nonostante le diete ricche di grassi siano problematiche per l'arteriosclerosi, sono state condotte delle ricerche sugli acidi grassi omega-3 per il loro ruolo potenziale nel mitigare diversi processi infiammatori che potrebbero essere associati alla depressione e alla CHD. Alcuni hanno suggerito che carenze di acidi grassi omega-3 potrebbero base del legame tra depressione e CHD [37]. Altri hanno presentato prove che suggeriscono che la depressione possa influenzare l'accumulo di tessuto adiposo, che a sua volta è associato ad aumentati livelli di fattori infiammatori che sono implicati nella CHD, quali l'IL-6 [38, 39]. Sebbene nell'eziologia dell'obesità sembrino implicati fattori biologici e genetici, oltre alla dieta ed all'attività fisica, è degno di nota il fatto che la depressione abbia mostrato una significativa associazione prospettica con l'obesità negli adolescenti [40].

Oltre ai meccanismi immunitari, sia le malattie cardiovascolari che la depressione sono state associate ad una aumentata attivazione dell'asse corticoadrenoipotalamico (hypophyseal-pituitary-adrenal, HPA) e ad un concomitante aumento dei livelli di catecolamine e di cortisolo nella circolazione. È noto che le catecolamine influiscono sulla progressione della malattia cardiovascolare attraverso le alterazioni della pressione sanguigna, tramite l'attivazione delle piastrine [12] ed attraverso un danno diretto del tessuto vascolare endoteliale dell'arteria coronaria [41]. Nei pazienti depressi è stata rilevata un'aumentata attivazione ed aggregazione delle piastrine, forse dovuta alla perdita di regolazione del recettore 5-HT_{2A} [42]. La perdita di regolazione dell'asse corticoadrenoipotalamico è anche associata ad elevati livelli di cortisolo, che provoca iperlidemia, ipertensione e danno endolteliale [12].

È importante sottolineare che questi processi corticoadrenoipotalamici non sono indipendenti dal legame immunitario descritto sopra. Per esempio, è stato suggerito che un aumento delle citochine proinfiammatorie, e dell'IL-6 in particolare, provoca l'attivazione dell'asse corticoadrenoipotalamico ed un concomitante aumento dei livelli di cortisolo e di catecolamine circolanti [35]. In effetti, una delle azioni svolte dal cortisolo è quella di regolare verso il basso i processi infiammatori tramite un circuito di feed-back [38, 39]. Tuttavia l'ipercolesterolemia riscontrata nella depressione può avere un effetto negativo su questo circuito di feed-back. Per esempio, Wirtz e colleghi [43] hanno osservato che uomini sani con esaurimento vitale mostravano una minore azione soppressiva dei glucocorticoidi sul rilascio dell'IL-6. Allo stesso modo della depressione, l'esaurimento vitale predice l'episodio di MI ed è caratterizzato da una perdita di energia, fatica e altri sintomi depressivi [44].

Depressione e CHD potrebbero essere collegati anche tramite l'alterata regolazione del sistema nervoso autonomo, come indicato dalla variabilità dei livelli di battito cardiaco (heart rate variability, HRV). Un aspetto dell'HRV è la deviazione standard degli intervalli tra due battiti simili (SDNN) [12]. Si ritiene che una diminuzione dell'HRV sia legata ad una diminuzione del contributo parasimpatico al generale controllo autonomo del ritmo cardiaco. Una diminuzione dell'HRV è stata inoltre associata ad un'aumentata morbilità e mortalità cardiovascolare e alla depressione [12, 45]. La possibilità che gli stati d'animo depressi possano influenzare l'HRV è suggerita da un nuovo studio che mostra una diminuzione dell'HRV in associazione ai sentimenti di disperazione e di ansia tra i campioni di scacchi [46]. Risultati simili ottenuti da Hughes e Stoney [47] hanno dimostrato anche che i partecipanti con umore depresso evidenziavano un funzionamento più scarso dell'HRV nel corso di due compiti stressanti in laboratorio.

La depressione può influire sulla CHD e sulla successiva prognosi dell'ACS anche in funzione della sua relazione con altri fattori di rischio. Per esempio, in un vasto gruppo di soggetti americani anziani inizialmente in salute arruolati nel Cardiovascular Health Study, tra le donne la depressione era significativamente legata alla condizione di fumatrici all'inizio dello studio [48]. Le fumatrici manifestavano i maggiori livelli di sintomi depressivi, seguite dalle ex-fumatrici ed infine da quelle che non avevano mai fumato. Analogamente, è stato rilevato che i pazienti psichiatrici depressi fumavano di più ed avevano maggiori difficoltà a smettere rispetto ai pazienti non depressi [49].

Il Cardiovascular Health Study riscontrò che la depressione era inversamente correlata al numero di isolati percorsi a piedi nella settimana precedente il reclutamento per lo studio [48]. Tra gli individui più giovani (età 15 - 54) arruolati nel National Comorbidity Survey, la prevalenza della depressione maggiore era inferiore in coloro che praticavano regolare attività fisica [50]; mentre Rosal e colleghi [51] rilevarono che la depressione era associata ad un maggior numero di fattori di rischio comportamentali tra i quali il fumo, lo stile di vita sedentario ed una dieta ricca di grassi.

Infine, l'adesione ai consigli medici costituisce un fattore comportamentale che può contribuire all'impatto della depressione sulla prognosi della CHD. Per esempio, in uno studio con un follow-up di 4 mesi sui pazienti con ACS, coloro che riportavano al BDI un livello di depressione da lieve a moderato erano meno propensi a mettere in atto i cambiamenti prescritti nelle abitudini alimentari e di esercizio fisico [52]. I pazienti di questo campione con una diagnosi di depressione maggiore e/o di distimia erano coloro che aderivano meno ai cambiamenti loro raccomandati nella dieta e nell'esercizio fisico e non assumevano i medicinali come prescritto. Altre ricerche hanno documentato risultati simili in associazione alla depressione in pazienti con ACS [53]. Gli studi che hanno riscontrato un'associazione significativa tra la depressione e questi fattori di rischio hanno anche rilevato che la depressione predice in maniera indipendente morbilità e mortalità legate alla CHD [54] e può potenziare gli effetti di questi fattori di rischio sulla mortalità e morbilità legate alla CHD [55].

Depressione e cardiopatia coronarica: implicazioni cliniche

La valutazione della depressione

Porre una diagnosi di depressione in soggetti con CHD presenta peculiari problematiche, in parte dovute al fatto che la maggior parte dei pazienti con ACS sono troppo malati per tollerare interviste troppo lunghe, in parte perché hanno poco tempo libero durante i loro brevi soggiorni in ospedale. Molti non sono neanche abituati a discutere i loro problemi emotivi e sperimentano sintomi che sono difficili da valutare in un contesto ospedaliero. Infine, è spesso difficile determinare se un sintomo fisico associato alla depressione sia dovuto alla depressione stessa o a qualche aspetto della CHD. I colloqui clinici devono dunque essere flessibili e condotti in maniera da incoraggiare alla fiducia e all'apertura, invece di essere portati avanti in modo asettico e rigidamente strutturato come prevede la logica dell'intervista di tipo epidemiologico. A questo scopo, è stata creata la Diagnostic Interview and Structured Hamilton (DISH) [56] nell'ambito dello studio ENRICHD (Enhancing Recovery in Coronary Heart Disease), una sperimentazione clinica controllata e randomizzata, completata di recente, volta al trattamento della depressione nei pazienti post-ACS (vedi oltre) [57, 58]. La DISH incorpora elementi di altri strumenti diagnostici, misura la gravità della depressione e ben si adatta ad essere utilizzata con questa popolazione. Essa provvede inizialmente a stabilire una relazione permettendo al paziente di discutere in primo luogo le sue esperienze legate all'ACS; inoltre fornisce all'intervistatore una struttura flessibile per indagare la presenza di sintomi compatibili con la depressione, utilizzando il modo personale dei pazienti per descrivere questi sintomi. Il punteggio fornisce una valutazione della gravità del sintomo e della sua durata, così da facilitare la valutazione clinica. Infine, essa fornisce una breve valutazione della storia della depressione lungo tutto l'arco di vita del paziente. La DISH è di facile somministrazione e costituisce un utile strumento diagnostico sia per scopi clinici che di ricerca [56].

I clinici ed i ricercatori spesso valutano la presenza di sintomi depressivi attraverso questionari di tipo self-report. Forse il questionario più diffusamente usato per questo proposito è stato il Beck Depression Inventory [14]. Questo strumento self-report è costituito da 21 item raggruppati in base ai sintomi diagnostici (per es., sentimenti di colpa, tristezza, fiducia in se stessi e sconforto, perdita di interesse, pianto, cambiamenti nell'appetito, disturbi del sonno, idee suicidarie), per ciascun item al paziente viene chiesto di scegliere una risposta che indica il livello di gravità. I punteggi ottenuti con questo strumento, sebbene non sufficienti alla diagnosi di depressione, hanno stretti legami con la gravità della stessa.

Le ricerche sulla depressione e sulla CHD hanno comunemente dicotomizzato i campioni, utilizzando un punteggio al BDI di 10 o più per identificare la presenza di depressione. La ricerca ha anche riscontrato che i punteggi di 10 o superiori sono associati ad una prognosi più sfavorevole, che si tratti del progredire della CHD [59] o di esiti quali la morte o il MI [26, 27]. La natura predittiva dei punteggi ottenuti al BDI è indipendente da importanti indicatori medici prognostici, quali la funzionalità ventricolare sinistra o la gravità della CHD, e si estende per un periodo di 5 anni [53].

Un altro strumento, basato sui sintomi, comunemente utilizzato per misurare la depressione è la Center for Epidemiologic Studies Depression Scale (CES-D) [60]. Nella ricerca clinica, i punteggi di cutoff utilizzati per la dicotomizzazione del CES-D per indicare la presenza o meno di depressione variavano da un punteggio di 16 o maggiore ad uno di 21 o maggiore [22].

Trattamento della depressione

Psicoterapia
La psicoterapia è stata a lungo raccomandata per i pazienti in seguito ad ACS, sia per quelli affetti da depressione che per quelli che esperivano difficoltà nel processo di riadattamento. Tuttavia, fino a tempi recenti non ci sono state sperimentazioni cliniche controllate volte a determinare l'efficacia della psicoterapia in questa popolazione, né sperimentazioni volte ad esaminare l'impatto della psicoterapia sulla prognosi medica (per es., reinfarto, mortalità). Precedenti ricerche hanno esaminato l'aggiunta di una terapia di gruppo, dell'insegnamento delle tecniche di rilassamento, o di altre componenti psicosociali alla riabilitazione cardiaca in corso; questi trattamenti avevano come obiettivi la riduzione e la gestione dello stress e il cambiamento di comportamenti potenzialmente rischiosi per la salute, inclusa la riduzione del comportamento di Tipo A. I risultati derivanti da questi tentativi sono stati promettenti per quel che

riguarda le conseguenze sulla qualità della vita, il cambiamento del comportamento e la riduzione del rischio in generale [61].

Due sperimentazioni cliniche randomizzate più recenti hanno studiato il trattamento dello stress e/o della depressione nei pazienti post-MI e l'impatto che ne risulta sulla morte e sul reinfarto. Nel M-HART [62], i pazienti che avevano avuto un MI acuto sono stati regolarmente valutati riguardo ai loro livelli di stress. Nel momento in cui lo stress raggiungeva almeno livelli moderati sono state fornite visite a domicilio focalizzate sui problemi a tutti i soggetti che erano stati randomizzati per il trattamento. Non è stato dimostrato nessun complessivo beneficio legato alla sopravvivenza, tuttavia è stata rilevata una aumentata mortalità nelle donne anziane appartenenti alla condizione di trattamento. Inoltre, qualche paziente ha evidenziato un maggiore punteggio relativo allo stress in seguito alla visita di un'infermiera. Successive analisi [63] rilevarono un aumentato effetto di sopravvivenza per quegli individui per i quali le visite delle infermiere riducevano lo stress. Queste scoperte sottolineano l'importanza di offrire trattamenti di sicura efficacia per la cura della depressione/stress quando ci si trova a lavorare con pazienti cardiaci.

Lo studio ENRICHD [57, 58] era uno studio clinico controllato, randomizzato e multicentrico condotto dal National Heart, Lung and Blood Institute (NHLBI). Era stato disegnato per determinare l'effetto del trattamento sulla prognosi medica (morte, ulteriori episodi di infarto) in pazienti con MI acuto ed affetti da depressione e/o con uno scarso sostegno sociale. I pazienti erano stati assegnati casualmente al gruppo usuale di cura cardiologica o alla condizione di intervento, dove l'intervento consisteva in una psicoterapia individuale che poteva durare fino a 6 mesi (con un periodo massimo di 3 mesi di psicoterapia di gruppo laddove era attuabile) e fino a 12 mesi di farmacoterapia aggiuntiva per quei pazienti con depressione grave o persistente. La terapia cognitiva [64] era il trattamento selezionato per l'ENRICHD, in combinazione con i più generali approcci di apprendimento comportamentale e sociale [57]. Questo trattamento è definito da una collaborazione attiva tra il paziente ed il terapeuta e si avvale di una sessione terapeutica relativamente strutturata e programmata. Altri elementi che definiscono questo approccio sono la concettualizzazione del caso, che è basata su una formulazione di tipo cognitivo, l'utilizzo di compiti strutturati da svolgere a casa ed il focus posto sull'attivazione comportamentale, sull'attiva risoluzione dei problemi e sulla modificazione dei pensieri automatici fonte di stress [64].

L'ENRICHD ha dimostrato un modesto effetto del trattamento sulla depressione. Coloro che erano stati assegnati alla condizione di intervento dimostrarono una riduzione statisticamente significativa dei sintomi depressivi (riduzione del 49% contro il 33% nel punteggio al BDI) e nell'incidenza della depressione diagnostica. Questi miglioramenti non si sono tradotti in un'inferiore incidenza di ulteriori episodi di infarto o della morte in generale, tuttavia coloro che erano affetti da una depressione più grave mostrarono i maggiori benefici derivanti dall'intervento sui sintomi depressivi e anche un beneficio riguardo alla ripresentazione di episodi di infarto e/o alla morte [58]. È anche importante notare che anche i soggetti assegnati alla terapia standard dimostrarono miglioramenti riguardo ai sintomi depressivi, e ad un follow-up di 30 mesi non è stata riscontrata alcuna differenza tra i due gruppi considerati relativamente a questi sintomi. Nel discutere questi risultati, i ricercatori dell'ENRICHD suggerirono la necessità di ulteriori ricerche per determinare la soglia degli effetti sulla depressione prima che il miglioramento possa essere visto nella prognosi correlata al post-ACS. Queste ricerche dovranno inoltre indicare la dose di trattamento necessaria per agire sul meccanismo(i) che lega la depressione alla prognosi post-ACS. Inoltre, bisogna considerare che l'impegno nell'identificare la depressione e nell'iniziare il trattamento nei giorni immediatamente seguenti l'MI possono aver condotto i ricercatori al reclutamento di pazienti con sintomi acuti di adattamento piuttosto che una vera depressione. Così, molti di questi individui (appartenenti sia alla condizione di trattamento usuale che a quella di intervento) possono aver esperito una remissione spontanea. Quindi, una ricerca di questo tipo dovrebbe necessitare di un periodo di osservazione prima dell'intervento per identificare una popolazione a rischio di vera depressione [58].

Farmaci antidepressivi
Il trattamento farmacologico della depressione nei pazienti con CHD è complesso e implica limitazioni e controindicazioni. Per esempio, i farmaci triciclici e gli inibitori delle mono-amine ossidasi sono problematici per questi pazienti [65, 66], dati i loro effetti sulla conduzione, sulla contrattilità e sul ritmo cardiaci, e considerata la loro associazione con l'ipotensione ortostatica. Questi spiacevoli effetti collaterali sono più evidenti nelle persone anziane ed in quelle affette da disturbo coronarico instabile, da una scarsa funzionalità cardiaca, o da persistente aritmia. Il profilo più favorevole degli effetti collaterali provocati dai nuovi inibitori selettivi del reauptake della serotonina (SSRI) rende questi farmaci la terapia d'elezione per i pazienti cardiaci. Gli SSRI si sono dimostrati efficaci nel trattare la depressione in questa popolazione e lo studio SADHART ultimato recentemente ha dimostrato anche la loro sicurezza [67]. Da notare che i risultati del SADHART indicano anche che i farmaci SSRI possono conferire alcuni benefici prognostici per i pazienti cardiaci, indipendentemente dai loro effetti sui sintomi della depressione. Ciò è probabilmente dovuto all'effetto di questi farmaci sulla funzionalità piastrinica attraverso l'azione dei recettori della serotonina sulle piastrine.

Conclusioni

La prevalenza della depressione nei pazienti con CHD e in seguito ad ACS è più elevata rispetto a quella nella popolazione in generale. Se in precedenza la depressione poteva essere vista come una risposta al trauma dell'MI, sostanziali evidenze prospettiche suggeriscono che la depressione precede il CHD e può giocare un ruolo causale nella sua insorgenza. Nonostante molte domande circa i legami tra depressione e CHD siano ancora senza risposta, le ricerche suggeriscono la presenza di processi biologici diretti coinvolti sia nella depressione che nella CHD e legami indiretti dovuti ai comportamenti inerenti la salute. I meccanismi biologici possono comprendere processi infiammatori ed immunitari, alterazioni nell'attivazione dell'HPA con concomitanti aumenti nei livelli di cortisolo e catecolamine, alterazioni dell'attività del sistema nervoso autonomo e processi ossidanti. Dal punto di vista comportamentale, la mancata adesione ai regimi medici ed i comportamenti a rischio quali il fumo, la dieta aterogenica ed uno stile di vita sedentario sono importanti fattori che possono anche contribuire all'osservata relazione tra la depressione e la CHD.

Nonostante questi siano i meccanismi plausibili, gli interventi per migliorare gli esiti della CHD individuando la depressione rimangono elusivi [68]. Il trattamento standard della depressione tramite i più nuovi farmaci antidepressivi, quali gli SSRI, sembra promettente sia nella gestione della depressione che per l'effetto derivante dalla riduzione dell'attività delle piastrine. La terapia cognitiva, come utilizzata dai ricercatori dell'ENRICHD [58], dimostra modesti miglioramenti nella depressione tra i pazienti post-MI, tuttavia questi effetti non possono essere di beneficio universale nel ridurre gli ulteriori episodi di infarto o la mortalità. Il trattamento della depressione nei pazienti con CHD, tuttavia, continua ad essere un'area di indagine attiva. I risultati della ricerca ENRICHD suggeriscono il bisogno di future ricerche per meglio identificare il grado di miglioramento della depressione necessario per avere un impatto sull'esito della CHD. Inoltre, differenziare i pazienti con difficoltà di adattamento da quelli con disturbi depressivi può ulteriormente chiarire il beneficio della terapia cognitiva sulla depressione e sulle conseguenze legate alla CHD.

Infine, è probabile che capire i molti ipotizzati legami biologici e comportamentali che connettono depressione e CHD faciliterà lo sviluppo di interventi efficaci. Nella ricerca di base, interessanti prospettive riguardano i processi infiammatori ed ossidativi, così come il funzionamento HPA e la regolazione autonoma associata alla depressione.

Bibliografia

1. Smith TW, Leon AS (1992) Coronary heart disease: a behavioral perspective. Research Press, Champaign, ILL
2. Katzel LI, Waldstein SR (2001) Classification of cardiovascular disease. In: Waldstein SR, Elias MF (eds) Neuropsychology of cardiovascular disease. Erlbaum, Mahwah, NJ, pp 3-14
3. World Health Organization (2000) Annual incidence for selected causes: by sex, age and WHO subregion: 2000 version 2. Retrieved December 5, 2003, from the World Health Organization Statistical Information System
4. World Health Organization (2000) Point prevalence for selected causes: by sex, age and WHO subregion: 2000 version 2. Retrieved December 5, 2003, from the World Health Organization Statistical Information System

5. American Heart Association (2003) Heart disease and stroke statistics – 2004 update. American Heart Association, Dallas, TX
6. American Heart Association (2004) Heart attack and angina statistics. Available from the American Heart Association Web site, http://www.americanheart.org
7. Ross R (1991) Atherosclerosis - an inflammatory disease. N Eng J Med 340:115-126
8. Entman ML, Ballantyne CM (1993) Inflammation in acute coronary syndromes. Circulation 88:800-803
9. American Psychiatric Association (1994) Diagnostic and statistical manual of mental disorders (4th ed). Author, Washington, DC
10. American Psychiatric Association (2000) Diagnostic and statistical manual of mental disorders (4th ed, text revision). Author, Washington, DC
11. Kessler RC, Berglund P, Demler O et al (2003) The epidemiology of major depressive disorder. JAMA 289:3095-3105
12. Musselman DL, Evans DL, Nemeroff CB (1998) The relationship of depression to cardiovascular disease. Arch Gen Psych 55:580-592
13. Lane D, Carroll D, Ring C et al (2002) The prevalence and persistence of depression and anxiety following myocardial infarction. Brit J Health Psychol 7:11-21
14. Beck AT, Rush AJ, Shaw BF, Emery G (1979) Cognitive therapy of depression. Guilford Press, New York
15. Schleifer SJ, Macari-Hinson MM, Coyle DA et al (1989) The nature and course of depression following myocardial infarction. Arch Intern Med 149:1785-1789
16. Langeluddecke P, Fulcher G, Baird D et al (1989) A prospective evaluation of the psychosocial effects of coronary artery bypass surgery. J Psychosom Res 33:37-45
17. McKhann GM, Borowicz LM, Goldsborough MA et al (1997) Depression and cognitive decline after coronary artery bypass grafting. Lancet 349:1282-1284
18. Ziegelstein RC (2001) Depression in patients recovering from a myocardial infarction. JAMA 286:1621-1627
19. Denollet J (1993) Emotional distress and fatigue in coronary heart disease: the Global Mood Scale (GMS). Psychol Med 23:111-121
20. Lesperance F, Frasure-Smith N, Talajic M (1996) Major depression before and after myocardial infarction: its nature and consequences. Psychosom Med 58:99-110
21. Mayou RA, Gill D, Thompson DR et al (2000) Depression and anxiety as predictors of outcome after myocardial infarction. Psychosom Med 62:212-219
22. Rugulies R (2002) Depression as a predictor for a coronary heart disease: a review and meta-analysis. Am J Prev Med 23:51-61
23. Scherrer JF, Xian H, Bucholz KK et al (2003) A twin study of depression symptoms, hypertension, and heart disease in middle-aged men. Psychosom Med 65:548-557
24. Ferketich AK, Schwartzbaum JA, Frid DJ, Moeschberger ML (2000) Depression as an antecedent to heart disease among women and men in the NHANES I study. National Health and Nutrition Examination Survey. Arch Intern Med 160:1261-1268
25. Cohen HW, Madhavan S, Alderman MH (2001) History of treatment for depression: risk factor for myocardial infarction in hypertensive patients. Psychosom Med 63:203-209
26. Frasure-Smith N, Lesperance F, Talajic M (1993) Depression following myocardial infarction: impact on 6-month survival. JAMA 270:1819-1825

27. Frasure-Smith N, Lesperance F (1995). Depression and 18-month prognosis after myocardial infarction. Circulation 91:999-1005
28. Frasure-Smith N, Lesperance F (2003) Depression and other psychological risks following myocardial infarction. Arch Gen Psychiatry 60:627-636
29. Bush DE, Ziegelstein RC, Tayback M et al (2001) Even minimal symptoms of depression increase mortality risk after acute myocardial infarction. Am J Cardiol 88:337-341
30. Burg MM, Benedetto MC, Rosenberg R, Soufer R (2003) Presurgical depression predicts medical morbidity 6 months after coronary artery bypass graft surgery. Psychosom Med 65:111-118
31. Burg MM, Benedetto MC, Soufer R (2003) Depressive symptoms and mortality two years after coronary artery bypass graft surgery (CABG) in men. Psychosom Med 65:508-510
32. Connerney I, Shapiro PA, McLaughlin JS et al (2000) In-hospital depression after CABG surgery predicts 12-month outcome. Lancet 358:1766-1771
33. Blumenthal JA, Lett HS, Babyak MA et al (2003) Depression as a risk factor for mortality after coronary artery bypass surgery. Lancet 362:604-609
34. Maes M, Bosmans E, De Jongh et al (1997) Increased serum IL-6 and IL-1 receptor antagonist concentrations in major depression and treatment resistant depression. Cytokine 9:853-858
35. Kiecolt-Glaser JK, Glaser R (2002) Depression and immune function: central pathways to morbidity and mortality. J Psychosom Res 53:873-876
36. Dantzer R, Wollman EE, Vitkovic L, Yirmiya R (1999) Cytokines, stress, and depression. Conclusions and perspectives. Adv Exp Med Biol 461:317-329
37. Severus WE, Littman AB, Stoll AL (2001) Omega-3 fatty acids, homocysteine, and the increased risk of cardiovascular mortality in major depressive disorder. Harv Rev Psychiatry 9:280-293
38. Miller GE, Stetler CA, Carney RM (2002) Clinical depression and inflammatory risk markers for coronary heart disease. Am J Cardiol 90:1279-1283
39. Miller GE, Freedland KE, Carney RM et al (2003) Pathways linking depression, adiposity, and inflammatory markers in healthy young adults. Brain Behav Immun 17:276-285
40. Goodman E, Whitaker RC (2002) A prospective study of the role of depression in the development and persistence of adolescent obesity. Pediatrics 109:497-504
41. Krantz DS, Manuck SB (1984) Acute psychophysiologic reactivity and risk of cardiovascular disease: a review and methodological critique. Psychol Bull 96:435-464
42. Schins A, Honig A, Crijns H et al (2003) Increased coronary events in depressed cardiovascular patients: 5-HT$_{2A}$ receptor as missing link? Psychosom Med 65:729-737
43. Wirtz PH, von Kanel R, Schnorpfeil P et al (2003) Reduced glucocorticoid sensitivity of monocyte interleukin-6 production in male industrial employees who are vitally exhausted. Psychosom Med 65:672-678
44. Appels A, Kop WJ, Schouten E (2000) The nature of the depressive symptomatology preceding myocardial infarction. Behav Med 26:86-89
45. Stein PK, Carney RM, Freedland KE et al (2000) Severe depression is associated with markedly reduced heart rate variability in patients with stable coronary heart disease. J Psychosom Res 48:493-500

46. Schwarz AM, Schachinger H, Adler RH, Goetz SM (2003) Hopelessness is associated with decreased heart rate variablility during championship chess games. Psychosom Med 65:658-661
47. Hughes JW, Stoney CM (2000) Depressed mood is related to high-frequency heart rate variability during stressors. Psychosom Med 62:796-803
48. Ariyo AA, Haan M, Tangen CM et al (2000) Depressive symptoms and risks of coronary heart disease and mortality in elderly Americans. Circulation 102:1773-1779
49. Glassman AH, Helzer JE, Covey LS et al (1990) Smoking, smoking cessation, and major depression. JAMA 264:1546-1549
50. Goodwin RD (2003) Association between physical activity and mental disorders among adults in the United States. Prevent Med 36:698-703
51. Rosal MC, Ockene JK, Ma Y et al (2001) Behavioral risk factors among members of a health maintenance organization. Prevent Med 33:586-594
52. Ziegelstein RC, Fauerbach JA, Stevens SS et al (2000) Patients with depression are less likely to follow recommendations to reduce cardiac risk during recovery from a myocardial infarction. Arch Intern Med 160:1818-1823
53. Carney RM, Freedland KE, Miller GE, Jaffe AS (2002) Depression as a risk factor for cardiac mortality and morbidity: a review of potential mechanisms. J Psychosom Res 53:897-902
54. Hippisley-Cox J, Fielding K, Pringle M (1998) Depression as a risk factor for ischemic heart disease in men: population based case-control study. Brit Med J 316:1714-1719
55. Anda R, Williamson D, Jones D et al (1993) Depressed affect, hopelessness, and risk of ischemic heart disease in a cohort of US adults. Epidemiology 4:285-294
56. Freedland KE, Skala JA, Carney RM et al (2002) The Depression Interview and Structured Hamilton (DISH): rationale, development, characteristics, and clinical validity. Psychosom Med 64:897-905
57. ENRICHD Investigators (2001) Enhancing Recovery in Coronary Heart Disease (ENRICHD) study intervention: rationale and design. Psychosom Med 63:747-755
58. ENRICHD Investigators (2003) Effects of treating depression and low perceived social support on clinical events after myocardial infarction: the Enhancing Recovery in Coronary Heart Disease Patients (ENRICHD) Randomized Trial. JAMA 289:3106-3116
59. Carney RM, Rich MW, Freedland KE et al (1988) Major depressive disorder predicts cardiac events in patients with coronary artery disease. Psychosom Med 50:627-633
60. Radloff LS (1977) The CES-D Scale: a self-report depression scale for research in the general population. Applied Psychological Measurement 1:385-401
61. Linden W, Stossel C, Maurice J (1996) Psychosocial interventions for patients with coronary artery disease: a meta-analysis. Arch Intern Med 156:745-752
62. Frasure-Smith N, Lesperance F, Prince RH et al (1997) Randomised trial of home-based psychosocial nursing intervention for patients recovering from myocardial infarction. Lancet 350:473-479
63. Cossette S, Frasure-Smith N, Lesperance F (1999) Impact of improving psychological distress in post-MI patients. Psychosom Med 61:93
64. Beck JS (1995) Cognitive therapy: basics and beyond. Guilford Press, New York

65. Glassman AH, Roose SP, Bigger JT Jr (1993) The safety of tricyclic antidepressants in cardiac patients. Risk-benefit reconsidered. JAMA 269:2673-2675
66. Cohen HW, Gibson G, Aldermann MH (2000) Excess risk of myocardial infarction in patients treated with antidepressant medications: association with use of tricyclic agents. Am J Me 108:2-8
67. Glassman AH, O'Connor CM, Califf RM et al (2002) Sertraline treatment of major depression in patients with acute MI or unstable angina. JAMA 288:701-709
68. Frasure-Smith N, Lesperance F (2003) Depression: a cardiac risk factor in search of a treatment. JAMA 289:3171-3173

CAPITOLO 6

Ansia e malattia cardiaca

A. Compare ▪ M. Manzoni ▪ E. Molinari ▪ D. Moser ▪ S. Zipfel ▪ T. Rutledge

Introduzione

Nonostante gli impressionanti progressi fatti nella cura della cardiopatia coronarica (CHD), questa continua ad avere il più alto tasso di mortalità ed a costituire la causa di disabilità più diffusa sia negli uomini che nelle donne. È stato previsto che entro l'anno 2020 la CHD sarà la causa principale di mortalità in tutto il mondo [1-3].

Particolare attenzione è stata posta allo studio dell'effetto delle diverse caratteristiche demografiche (ad esempio, età e genere) e cliniche (quali la presenza di comorbilità) sullo sviluppo di un episodio cardiaco e sul processo di guarigione [4]. Molta meno attenzione è stata posta all'impatto esercitato dai fattori di rischio psicologici, nonostante esistano prove convincenti che questi incidano sulla cardiopatia in misura pari, e talvolta anche superiore, rispetto ai fattori di rischio demografici o clinici [5-7]. L'incapacità di comprendere e considerare i fattori di rischio psicologici legati agli episodi di CHD potrebbe costituire una delle ragioni per cui la morbilità e la mortalità legate a questa patologia rimangono così elevate.

L'ansia è comune tra gli individui affetti da CHD cronica e tra coloro in fase di riabilitazione a seguito di un evento cardiaco acuto [6, 8-13]. L'ansia è più comune della depressione [9] e i disturbi d'ansia sono tra i disturbi psichiatrici maggiormente diffusi [6]. Il tasso di prevalenza dell'ansia è approssimativamente del 70-80% tra i pazienti che soffrono di un episodio cardiaco acuto e persiste in maniera cronica in circa il 20-25% degli individui con CHD [8, 11, 12]. Anche tra gli individui con CHD che non hanno mai sperimentato un episodio cardiaco acuto, la prevalenza dell'ansia è del 20-25% [9].

Sebbene l'ansia sia una reazione prevedibile e persino normale ad un evento cardiaco acuto o al senso di minaccia legato al vivere con una malattia cronica, se l'ansia persiste o se raggiunge livelli estremi, gli effetti che ne conseguono possono risultare dannosi [5-7, 9, 10, 14-18]. L'ansia può costituire un ostacolo sia per l'adattamento psicosociale alla CHD che per la guarigione fisica in seguito ad un episodio acuto. Inoltre, gli stati ansiosi determinano una peggiore qualità della vita nei pazienti affetti da CHD sia nel breve che nel lungo termine [19-22] ed intralciano l'adattamento psicosociale interferendo con l'abilità del paziente di prendersi cura di sé [10, 23]. I pazienti troppo ansiosi, di frequente, non sono in grado di apprendere nuove informazioni riguardanti i necessari cambiamenti legati allo stile di vita, oppure non riescono a tradurle in effettivi cambiamenti [24]. Questi pazienti hanno difficoltà a far fronte alle richieste relative alla riabilitazione e alla compliance, e l'ansia influenza in modo negativo i tentativi di adattamento a tali richieste [23-25]. Nei pazienti con cardiopatia coronarica, la presenza di ansia persistente è una variabile predittiva di forme di disabilità particolarmente critiche, di un numero più elevato di sintomi fisici e di uno scarso status funzionale [26, 27]. I pazienti affetti da CHD che manifestano anche un disturbo d'ansia riprendono la loro attività lavorativa meno frequentemente, o con tempi di assenza più lunghi, rispetto ai pazienti non ansiosi [28]; presentano inoltre maggiori problemi nel riprendere l'attività sessuale in seguito ad un episodio acuto [29]. I pazienti con una condizione di ansia prolungata possono soffrire di "invalidità cardiaca", un vecchio termine che tuttora viene utilizzato per descrivere un sottoinsieme di pazienti con CHD il cui grado di debilitazione o di disabilità in seguito alla diagnosi, o a un episodio acuto, non riesce ad essere spiegato dalla gravità delle loro condizioni fisiche [26, 27, 30].

L'ansia

L'ansia è uno stato emotivo negativo derivante dalla percezione da parte dell'individuo di una situazione di pericolo o di minaccia ed è caratterizzata da specifiche convinzioni relative all'inabilità di predire, controllare o raggiungere i risultati desiderati in determinate situazioni [31]. L'ansia è un'esperienza emotiva distinta che ha componenti cognitive, neurobiologiche e comportamentali e che insorge dall'interazione dell'individuo con l'ambiente [6]. L'ansia è considerata un processo adattativo fino a quando assume una grandezza o una persistenza tale da trasformarla in una risposta disfunzionale che può determinare conseguenze negative.

Le diverse manifestazioni dell'ansia si sviluppano lungo un continuum, ai cui poli opposti si collocano l'ansia normale e quella patologica. Ciononostante, le ricerche condotte fino ad oggi suggeriscono che le diverse manifestazioni d'ansia abbiano equiparabili componenti cognitive, neurobiologiche e comportamentali e che l'ansia clinica e quella sub-clinica non siano fenomeni fondamentalmente differenti [6, 31-33]. Quindi, il potenziale legame tra ansia e malattia cardiaca si estende ad un vasto numero di individui ai quali normalmente non verrebbe diagnosticata un'ansia clinica [6, 14, 33].

Meccanismi di relazione tra ansia e malattia cardiaca

Sebbene i meccanismi attraverso i quali l'ansia potrebbe essere associata alla cardiopatia coronarica e ad una prognosi negativa non siano completamente chiari [9, 34], alcune prove suggeriscono l'esistenza di due catene di associazione: una di tipo comportamentale e l'altra di natura fisiologica [5-7, 9, 13, 33, 35-38].

Meccanismi fisiologici

Anormalità del sistema nervoso autonomo
La funzione cardiaca è regolata dalle due branche del sistema nervoso autonomo, il sistema nervoso simpatico (SNS) ed il sistema nervoso parasimpatico (PNS). Le due divisioni dell'SNS si differenziano dal punto di vista anatomico, per la loro organizzazione, per i neurotrasmettitori utilizzati e per gli effetti fisiologici. Agenti fisiologici di stress, quali l'ischemia miocardica, e agenti psicologici di stress, tra cui l'ansia, attivano l'SNS, provocando il rilascio di due principali catecolamine, l'epinefrina e la norepinefrina. Il cuore è il primo, ed il più importante, organo a ricevere input dal sistema simpatico [39, 40]; inoltre, il miocardio stesso può sintetizzare norepinefrina [41]. Il fenomeno definito "risposta di attacco o fuga" rende gli individui in grado di attivare le risorse interne e di contrastare le situazioni che possono mettere in pericolo la sopravvivenza o il benessere. L'ansia e lo stress mentale, associati alla situazione di pericolo e alla risposta di attacco o fuga, contribuiscono ad una eccessiva attivazione dell'SNS e ad un eccessivo rilascio di catecolamine [42]. Nella letteratura scientifica, sono state riportate numerose evidenze riguardo al fatto che l'ansia e lo stress mentale attivano l'SNS sia nelle persone in salute che in individui che invece godono di scarsa salute. Per esempio, una maggiore frequenza cardiaca e livelli più elevati di epinefrina e norepinefrina sono stati rilevati in soggetti sani sottoposti a compiti di risoluzione di calcoli aritmetici e ad agenti stressanti di tipo auditivo [43]. Risultati simili sono stati riscontrati in un altro studio in cui soggetti di sesso maschile presentavano livelli elevati di frequenza cardiaca e pressione sanguigna quando erano sottoposti ad un compito nel quale veniva loro richiesto di parlare in pubblico [44]. Lo studio di Madden e Savard [45] riporta risultati congruenti con quanto esposto sopra, mostrando che individui sani sottoposti a stress mentale presentano un'attività del sistema simpatico più elevata, rilevabile dal significativo cambiamento nella frequenza cardiaca e nelle misure di variabilità di questa. In pazienti affetti da CHD sottoposti a stress mentale è stata riscontrata una positiva correlazione tra i livelli di epinefrina nel plasma ed i cambiamenti della frequenza cardiaca, della pressione sanguigna sistolica e della gittata cardiaca [46]. Tra pazienti affetti da un disturbo cardiaco, coloro che presentavano livelli di ansia elevati o segni di condizioni prolungate di stress e con una storia di infarto miocardico acuto mostravano livelli più elevati di norepinefrina nel plasma rispetto ai volontari sani; tale dato è coerente con le conoscenze relative ai meccanismi di attivazione dell'SNS

[47]. Analogamente, i pazienti sottoposti ad una cateterizzazione cardiaca manifestavano livelli più elevati di norepinefrina, ma non di epinefrina, nel corso di un test per la valutazione dello stress mentale [48].

A differenza dell'SNS, il ruolo del PNS è quello di conservare e di ripristinare l'energia. È stato dimostrato che sia i volontari sani con elevati livelli d'ansia che i pazienti con un disturbo d'ansia generalizzato avevano un tono vagale più basso rispetto a coloro con livelli d'ansia più bassi [49, 50]. La conseguenza di tale tono vagale debole è che l'attività del sistema simpatico riesce a predominare su quella del sistema parasimpatico. I barorecettori rilevano i cambiamenti nella pressione e nel volume del flusso sanguigno ed inibiscono o stimolano SNS e PNS. Per esempio, se i barorecettori rilevano ipotensione, viene stimolata l'attività dell'SNS ed il conseguente rilascio di norepinefrina, la quale, a sua volta, determina una condizione caratterizzata da tachicardia, vasocostrizione e contrattilità. Solo di recente l'ansia è stata associata ad una ridotta sensibilità baroriflessiva nei pazienti cardiaci. Watkins e colleghi hanno riportato che il controllo baroriflessivo nei pazienti con infarto miocardico acuto che presentavano elevati livelli di ansia era inferiore di circa il 20% rispetto a quello dei pazienti infartuati i cui livelli d'ansia erano più bassi [51].

La reattività cardiovascolare (CVR) indica una "generalizzata propensione a rispondere a stimoli comportamentali con reazioni cardiovascolari di una certa grandezza" [52]. Per esempio, i pazienti con CVR eccessiva sperimentano frequentemente alterazioni pronunciate e prolungate nei livelli di pressione sanguigna, frequenza cardiaca, volume della gittata cardiaca e resistenza periferica totale. Un'aumentata CVR può contribuire allo sviluppo di disturbi cardiaci [33] ed essere utile nell'identificare i pazienti postinfartuati a rischio di un successivo infarto o ictus [53].

I modelli proposti riguardo alla relazione tra le condizioni psicologiche e la malattia cardiaca generalmente pongono enfasi sul ruolo svolto dal sistema nervoso autonomo [54-56]. Kop [55] utilizza un modello fisiopatologico che spiega la relazione tra i fattori psicologici acuti, episodici e cronici e l'arteriopatia coronarica. Secondo questo modello, i fattori psicologici acuti, quali la rabbia e l'attività mentale, stimolano l'attività del sistema nervoso autonomo che, a sua volta, stimola la produzione di catecolamine, aumenta la frequenza cardiaca e la pressione sanguigna, diminuisce il volume del plasma, restringe le arterie coronariche ed aumenta la richiesta cardiaca, l'attività delle piastrine, la coagulazione e l'infiammazione. Di conseguenza, i pazienti sono più predisposti a sviluppare trombogenesi e aritmogenesi e presentano una variabilità del battito cardiaco alterata, un aumento della domanda di ossigeno da parte del miocardio, ischemia miocardica e una ridotta funzione ventricolare.

Trombogenesi
Elevati livelli d'ansia possono contribuire all'aggregazione delle piastrine ed alla ricorrente formazione di trombi [36, 57]. Alcuni elementi suggeriscono che sia l'epinefrina che la norepinefrina funzionano come agenti agonisti delle piastrine [36, 58] e che l'epinefrina accelera l'omeostasi e la fibrinolisi [59]. In situa-

zioni di stress mentale, i volontari sani presentavano livelli più alti di norepinefrina e di epinefrina, un'aumentata attivazione delle piastrine, un aumento nei livelli di ematocrito ed un minore volume plasmatico [60]. In un altro studio su soggetti sani, è stato anche evidenziato che lo stress mentale aumentava la coagulazione e stimolava il sistema fibrinolitico [61].

Risultati simili sono stati riportati per pazienti affetti da patologie cardiache. Quando sottoposti a stress mentale, i pazienti con infarto miocardico acuto sperimentavano un aumento nell'aggregazione delle piastrine e sviluppavano livelli più elevati di plasma e di siero thromboxane B_2 rispetto ai soggetti sani [62]. I pazienti con angina sottoposti alla rilevazione dello stress mentale mostravano una maggior tendenza all'attivazione delle piastrine rispetto ai soggetti sani del gruppo di controllo [63]. In seguito ad un lavoro di review, von Kanel [59] ha concluso che i pazienti con arteriosclerosi che sperimentano stress mentale potrebbero tendere ad una ipercoagulazione dovuta ad una disfunzione endoteliale e ad una ridotta fibrinolisi.

Aritmogenesi
L'aumento della stimolazione simpatica è una delle cause di aritmia cardiaca nei pazienti con disturbi cardiaci [64-66]. Inoltre, episodi psicologici acuti sono in grado di causare aritmie ventricolari fatali [65, 67, 68]. Nelle ricerche condotte nel periodo precedente all'uso convenzionale di β-bloccanti per l'infarto miocardico acuto, i pazienti infartuati con concomitanti aritmie ventricolari o tachicardia sistolica presentavano un aumento nel livello di catecolamine in circolo [69]. I pazienti con frequente ectopia ventricolare, ma senza alcun precedente di infarto miocardico acuto, erano più ansiosi rispetto ai pazienti medico-chirurgici della stessa età e sesso [70]. È stata riportata un'associazione tra ansia elevata e prolungati intervalli QTc, la quale potrebbe costituire un elevato rischio per l'insorgere di aritmie cardiache letali [71].

Diversi ricercatori hanno condotto studi in cui pazienti cardiopatici venivano sottoposti a condizioni di stress mentale. I pazienti con aritmia ventricolare esperivano una maggiore ectopia nel corso di colloqui moderatamente stressanti rispetto a quella rilevabile nelle condizioni di controllo [72]. In un altro studio, i pazienti presentavano una aritmia ventricolare significativamente maggiore nel corso della valutazione dello stress psicologico che durante il periodo di controllo [68]. Per i pazienti con infarto miocardico acuto, lo stress mentale contribuiva alla determinazione di un periodo refrattario ventricolare medio più breve e all'insorgenza di una tachicardia ventricolare non prolungata [73].

Aumento della richiesta miocardica di ossigeno
Lo stress mentale aumenta la frequenza cardiaca e altera l'equilibrio tra la quantità di ossigeno richiesta dal miocardio e quella fornita dal sistema circolatorio [18, 74]. Molti ricercatori hanno rilevato che lo stress mentale aumenta la frequenza cardiaca [43, 48, 75-79]; tuttavia, rimane da accertare il fatto se questi aumenti siano clinicamente rilevabili o significativi. Altri autori hanno rilevato che la resistenza vascolare aumentava quando i pazienti con disturbo car-

diaco erano sottoposti a stress mentale, ma diminuiva nelle normali situazioni di controllo [80]. È importante sottolineare che i pazienti con malattia cardiaca mostravano un maggiore aumento della resistenza vascolare sistemica durante il periodo di stress mentale che durante lo svolgimento di esercizio fisico [46]. In una review, Rozanski e colleghi hanno messo a confronto le condizioni di ischemia indotta dallo stress mentale con quelle determinate dall'esercizio fisico, mettendo in evidenza che nel primo dei casi l'ischemia è spesso associata ad una insorgenza improvvisa, un minore aumento della frequenza cardiaca, una maggiore pressione sanguigna e un minore doppio prodotto (frequenza cardiaca per pressione sanguigna sistolica) [7, 18].

Ischemia miocardica
Lo stress mentale è un potente fattore di innesco dell'ischemia miocardica [56, 81]. Infatti, esso può indurre ischemia anche a livelli più bassi di richiesta cardiaca rispetto all'esercizio fisico [7, 55, 82] e può persino arrivare a causare una completa occlusione delle arterie coronarie [83], così come casi di infarto miocardico acuto [84]. È degno di nota il fatto che i pazienti spesso riportino situazioni di stress che hanno determinato il verificarsi dell'episodio di infarto miocardico acuto [85, 86]. Nei pazienti con arteriosclerosi, un aumento del livello di catecolamine può causare ischemia miocardica in seguito all'aumento della richiesta di ossigeno da parte del miocardio [56]. I pazienti con infarto miocardico acuto erano più ansiosi immediatamente prima del verificarsi dell'episodio (fino a due ore prima) rispetto a quanto lo erano nelle 24-26 ore precedenti [81]. In un articolo di revisione, Kubzansky ed associati hanno sostenuto che l'ansia può causare rapidi cambiamenti della pressione sanguigna ed una conseguente rottura delle placche arteriosclerotiche [6].

Lo stress mentale dovrebbe innescare una vasodilatazione coronarica dovuta ad un aumento della richiesta di ossigeno; tuttavia, questo meccanismo compensatorio è assente nei pazienti con cardiopatia coronarica [87]. In effetti, è stato dimostrato come lo stress mentale abbia un effetto vasocostrittore sulle coronarie ed inoltre diminuisca la velocità del flusso coronarico nei pazienti con CHD [75]. Yeung e colleghi hanno riportato che i segmenti coronarici caratterizzati da stenosi o irregolarità presentavano un significativo restringimento in risposta a situazioni di stress mentale, mentre i segmenti regolari rimanevano uguali oppure si dilatavano [48]. Legault e colleghi hanno rilevato che il 49% dei pazienti sperimentava un'ischemia indotta dallo stress ed hanno concluso che questa ha maggiori probabilità di verificarsi in pazienti affetti da una più grave stenosi coronarica [88]. Inoltre, è stato dimostrato che lo stress mentale può causare una vasocostrizione delle arterie coronarie persino in segmenti intatti, sia in pazienti con CHD che in soggetti sani [76]. Al contrario, altri autori hanno riscontrato che né i segmenti arteriosi normali né quelli stenotici cambiavano diametro in risposta ad uno stress mentale [82].

Sebbene il meccanismo non sia completamente chiaro, gli esperti hanno ipotizzato che la disfunzione endoteliale renda le arterie coronarie più sensibili agli effetti costrittori delle catecolamine [89]. Lo stress mentale aumenta i livelli di catecolamine e così, nel contesto delle disfunzioni endoteliali, può causare costrizione coronarica [83]. È interessante notare che altri ricercatori hanno documentato il fatto che durante lo stress mentale il rifornimento della riserva di flusso coronarico era inferiore nelle regioni del miocardio che non presentavano una significativa stenosi epicardica rispetto a quelle caratterizzate da significativa stenosi; un dato che potrebbe riflettere la disfunzione microvascolare [90].

Episodi ischemici indotti da situazioni stressanti possono presentarsi a frequenze cardiache relativamente basse e non completamente al di fuori della routine; per questo motivo, c'è la possibilità che passino inosservati per i pazienti stessi [78]. In un'indagine di Freeman e colleghi [91], alcuni pazienti sottoposti ad angiografia coronarica venivano esposti a due periodi di stress – un periodo più stressante nel corso del quale erano in attesa dei risultati dell'esame ed un periodo meno stressante durante il quale avevano il tempo per abituarsi alla loro diagnosi ed al piano di trattamento. È stato rilevato un maggior numero di episodi di ischemia silenziosa durante il periodo più stressante. Inoltre, i pazienti con un livello di norepinefrina più elevato sperimentavano periodi totali di ischemia più lunghi. I pazienti con ischemia riportavano una maggiore disfunzione sociale, ansia, disforia e grave depressione nel corso del periodo stressante rispetto ai pazienti non affetti da ischemia silenziosa.

Infine, i pazienti possono andare incontro a episodi di iperventilazione in risposta ad uno stato acuto di ansia. Rasmussen e colleghi hanno riportato che l'iperventilazione può indurre lo spasmo coronarico, una condizione che compromette il flusso sanguigno coronarico [92].

Nel loro articolo di revisione, Strike e Steptoe [93] hanno enfatizzato cinque considerazioni: 1) è più probabile che i pazienti con disturbo cardiaco sperimentino una ischemia miocardica indotta da condizioni di stress mentale (MSI), 2) i pazienti con MSI sono di solito asintomatici, 3) la maggior parte dei pazienti con MSI sperimentano anche una ischemia indotta dall'esercizio fisico, 4) i gradi di MSI sono ampiamente variabili e 5) la maggior parte delle ricerche sono state condotte con pazienti uomini. L'ischemia indotta da stress mentale è un fattore predittivo importante di prognosi negativa [93].

Riduzione della funzione ventricolare
In uno studio di Rozanski e colleghi [17], pazienti affetti da CHD e da alterazioni del movimento delle pareti dei vasi sanguigni indotte dall'esercizio fisico vennero esposti ad un fattore di stress mentale; venne rilevato che questo causava nel 72% dei pazienti un'alterazione nel movimento delle pareti dei vasi circolatori simile a quella indotta dall'esercizio fisico [17]. Inoltre, il 36% di questi pazienti esperiva un abbassamento pari o maggiore al 5% nella frazione di emissione cardiaca. Tuttavia, l'83% di questi pazienti ischemici erano asintomatici e quindi non consapevoli del peggioramento della loro condizione. In un altro studio, il 53% dei pazienti con CHD esposti ad una situazione di stress svilupparono una nuova alterazione nel movimento delle pareti circolatorie [94]. La Veau e colle-

ghi rilevarono che i pazienti con disturbo cardiaco la cui frazione di eiezione non aumentava di almeno il 5% nel corso dell'esercizio fisico presentavano una frazione di eiezione inferiore in condizioni di stress mentale [77]. In seguito all'esposizione a stress mentale, i pazienti con infarto miocardico acuto svilupparono una ridotta funzione ventricolare, come evidenziato da un rilevante aumento della pressione capillarica polmonare e dalla diminuzione del volume del colpo apoplettico [95]. Analogamente, altri studi hanno riportato anormalità nel movimento delle pareti dei vasi sanguigni o una diminuzione della frazione di emissione in coincidenza con lo stress mentale [46, 77, 78, 80, 88, 96-98].

Lo stress mentale incide non solo sulla funzione sistolica, ma anche su quella diastolica. I pazienti con CHD sottoposti a stress mentale sperimentano una disfunzione diastolica ed un aumento dei livelli della pressione sanguigna, della frequenza cardiaca e dei livelli elevati di pressione durante un periodo di stress rispetto ai controlli [79]. È rilevante che questa disfunzione diastolica non sia accompagnata né da una disfunzione sistolica né da cambiamenti dell'ECG nel segmento ST. In un altro studio, i pazienti con scompenso cardiaco mostrarono un aumento della rigidità ventricolare e un'elevata pressione di riempimento del ventricolo sinistro in condizioni di stress mentale [99].

Gli effetti dello stress mentale si estendono al di là dei contesti di ricerca. I pazienti affetti da disturbi cardiaci sono quotidianamente soggetti a situazioni che causano stress. Secondo Blumenthal e colleghi, i soggetti che sviluppano ischemia e alterazioni nel movimento delle pareti circolatorie in risposta ad uno stress mentale in un setting di laboratorio hanno una maggiore tendenza a sperimentare un'ischemia in situazioni ambulatoriali [100].

In uno studio di Rozanski, pazienti affetti da cardiopatia coronarica sono stati esposti ad una serie di fattori di stress mentale seguiti da altrettanti agenti stressanti fisici. Nel corso della situazione di stress mentale, 21 dei 29 (72%) pazienti in cui era stata indotta un'anormalità nel movimento delle pareti circolatorie attraverso l'esercizio fisico, presentarono anche alcune alterazioni della stessa tipologia a seguito dell'esposizione a condizioni di stress. Inoltre, il 36% dei partecipanti presentava un abbassamento pari o maggiore al 5% nella frazione di eiezione [18]. La maggioranza (65%) dei pazienti affetti da alterazioni del movimento delle pareti dei vasi circolatori indotti dall'esercizio sviluppò alterazioni simili anche a seguito dell'esposizione a stimoli mentali stressanti.

Meccanismi comportamentali

Gli esperti hanno ipotizzato che i meccanismi comportamentali costituiscano un altro legame tra l'ansia e la malattia cardiaca. Rispetto agli individui non ansiosi, quelli con un livello elevato di ansia possono seguire una dieta meno salutare [13, 101, 102], fumare [6, 13, 101, 102], fare uso di droghe o di alcol [13, 101], non aderire alla terapia [36], dormire male [13, 101] e non praticare esercizio fisico [13, 101, 102]. Questi comportamenti pericolosi sono associati all'incidenza ed alla progressione della malattia cardiaca [101].

Ansia e infarto miocardico

Alcuni ricercatori del Nord America hanno riportato che tra il 10% e il 26% dei pazienti affetti da infarto miocardico acuto manifestano livelli di ansia più elevati rispetto a pazienti con diagnosi di disturbo psichiatrico [8, 11]. Diversi tipi di condizioni ansiose possono costituire un significativo fattore di rischio per pazienti che hanno avuto episodi di infarto miocardico acuto. Questo rischio può risultare dall'attivazione dell'SNS e dell'asse ipotalamo-ipofisi-surrene [13]. Alcuni ricercatori hanno mostrato che l'ansia, in seguito all'episodio di infarto, è associata ad un maggior numero di complicanze durante il periodo di ricovero in ospedale quali aritmia letale, ischemia permanente e recidiva dell'infarto [11]. Inoltre, è stato dimostrato che l'ansia è un fattore predittivo di episodi coronarici futuri e dei tempi di sopravvivenza in seguito all'infarto miocardico acuto [36, 103, 104]. I pazienti con i livelli d'ansia più elevati immediatamente dopo un episodio di infarto miocardico acuto, rispetto ai pazienti con livelli di ansia più bassi, corrono il rischio di trascorrere periodi più lunghi nell'unità di riabilitazione cardiaca e, in generale, in ospedale [21, 105], riportano ansia e stress per tempi prolungati, soffrono di un maggior numero di sintomi a prescindere dalla gravità della loro condizione fisica [15], si avvalgono di un maggior numero di risorse volte alla cura della salute [15] e riferiscono una più bassa qualità della vita [15, 21, 106]. L'ansia è diffusa al di là della presentazione clinica, della presenza di comorbilità o della gravità dell'infarto e non può essere predetta dalle tipiche caratteristiche cliniche o sociodemografiche [107]. Le donne risultano comunque più ansiose in seguito ad un episodio di infarto miocardico acuto rispetto agli uomini e questo risultato è comune in una varietà di gruppi culturali, sia del mondo occidentale che asiatico [107].

Gli studi inerenti la relazione tra ansia e cardiopatia coronarica possono essere approssimativamente divisi in due categorie: 1) studi che includono soggetti inizialmente sani seguiti per indagare l'insorgenza della CHD; e 2) studi su pazienti affetti da CHD seguiti per indagare il presentarsi o la ricorrenza di un episodio della malattia. La maggior parte degli studi effettuati su individui inizialmente sani [108-111], con l'eccezione di alcuni esempi [112], ha dimostrato che una varietà di disturbi d'ansia (ad es., attacchi di panico, ansia fobica e sintomi d'ansia) predicevano, nel corso di un lungo periodo di follow-up, casi di mortalità dovuti alla CHD o ad episodi di infarto miocardico acuto. Questa relazione era indipendente dall'impatto di altri importanti fattori di rischio cardiovascolare [108-111].

Alcune delle ricerche riguardanti l'associazione tra l'ansia ed il rischio di successivi episodi di CHD nei pazienti già diagnosticati con questa patologia hanno dimostrato che un aumentato livello di ansia prediceva successivi episodi di CHD (ad es., un altro infarto, angina instabile, mortalità legata alla CHD) [11, 36, 103, 113]. Altre, invece, appartenenti allo stesso filone, non hanno riportato alcuna associazione tra l'ansia e le conseguenze legate alla CHD [19, 20, 22, 114], mentre uno studio ha rilevato che l'ansia era associata a maggiori probabilità di sopravvivenza [115]. In tutti gli studi citati, l'ansia è stata rilevata tramite l'utilizzo di strumenti self-report, in cui veniva chiesto ai pazienti di rispondere a domande inerenti ai loro sintomi. Gli strumenti utilizzati sono stati vari, ma comunque tutti standardizzati e statisticamente attendibili. Una serie di variabili sono state controllate in modo da poter determinare il contributo indipendente dell'ansia sugli esiti della CHD. Nonostante il rigore scientifico, però, questi studi hanno ottenuto risultati differenti, lasciando ancora considerevoli lacune sul modo di interpretare l'evidenza di un legame tra l'ansia e le conseguenze della CHD negli individui con una preesistente patologia [116]. È quindi necessario che ulteriori ricerche vengano condotte in quest'area.

Ansia e trapianto cardiaco

Per i pazienti che soffrono di infarto terminale, il trapianto cardiaco è riconosciuto come lo strumento di trattamento d'elezione. È stato dimostrato che il grado di sopravvivenza ad un anno dall'intervento è di oltre l'80% ed il periodo medio di sopravvivenza per i pazienti sottoposti a trapianto ha quasi raggiunto i 10 anni con un grado di mortalità annua del 4% [117]. Ne consegue che un numero sempre maggiore di pazienti sta raggiungendo un periodo di sopravvivenza superiore ai 10 anni [118, 119].

Dato che i problemi chirurgici ed immunologici acuti legati alla procedura del trapianto sono stati in gran parte risolti, si è intensificato l'interesse riguardante le implicazioni psicosociali per il paziente e per il suo stretto contesto di vita. Un certo numero di studi ha mostrato un considerevole miglioramento nella qualità della vita a seguito del trapianto di cuore [120].

Negli oltre trent'anni dalle prime esperienze di trapianto cardiaco, la ricerca psicosociale in questo ambito è molto cambiata. Agli inizi si focalizzava sul problema dell'accettazione dell'organo trapiantato da parte del paziente [121]; in seguito, le ricerche più importanti si sono concentrate sull'identificazione di particolari fattori di stress e delle strategie di coping presenti nelle diverse fasi del trapianto.

Periodo d'attesa

Gli studi volti ad indagare gli aspetti psicosociali della fase preoperatoria hanno dimostrato la presenza di elevati livelli di stress nel paziente e nel suo contesto di vita prima dell'operazione. Durante il periodo d'attesa, la maggior parte dei pazienti sperimenta un marcato peggioramento delle condizioni fisiche ed il 30% di essi muore. La situazione già stressante per i pazienti posti in lista d'attesa è andata peggiorando, negli ultimi anni, a causa dell'aumento della richiesta di organi e della conseguente diminuita disponibilità. Ne sono risultati un prolungamento del periodo di attesa e una diminuzione del grado di sopravvivenza dei pazienti.

Kuhn e colleghi [122] descrissero questo particolare periodo come "danza con il morto". Nel caso in cui i pazienti si siano ristabiliti e stabilizzati dal punto di vista fisico, essi cominciano a sentirsi insicuri della loro decisione sul trapianto, che ritengono abbia luogo troppo presto; nel caso, invece, di un rapido peggioramento delle condizioni fisiche, i pazienti sono preoccupati del fatto di non trovare in tempo un donatore compatibile. Questa particolare ambivalenza riguardo alla decisione presa si traduce in un fortissimo stress psicologico sia per il paziente che per la sua famiglia. Nel loro studio trasversale sui pazienti in attesa di trapianto posti in lista d'attesa, Magni e Bogherini [123] riscontrarono disturbi d'ansia nel 35% dei pazienti e sintomi depressivi in più del 20%. Trumper e Appleby [124] rilevarono sintomi psichiatrici significativi dal punto di vista clinico in base al DSM-IV [125] nel 39% dei pazienti in lista d'attesa. Gli episodi di depressione maggiore erano i più frequenti, seguiti dai disturbi d'ansia generalizzata.

Fase peri- e postoperatoria

Nel caso di un trapianto cardiaco avvenuto con successo e ad un decorso privo di complicanze, i pazienti trapiantati descrivono questo periodo come "volare alto" oppure "una seconda luna di miele" [122, 126].

Il passaggio da una fase di trattamento altamente controllato in un centro specializzato per i trapianti a quella del rientro a casa, oppure del trasferimento in un centro di riabilitazione meno controllato, denota però un periodo critico. Da un lato, è presente un forte desiderio di tornare a casa dopo un lungo periodo di ricovero in ospedale, dall'altro, vi sono comunque alcune preoccupazioni legate al fatto di doversi assumere maggiori responsabilità nella vita quotidiana.

Kuhn e colleghi [122] sottolineano il fatto che, durante questo periodo di adattamento, i pazienti trapiantati devono imparare a sentirsi principalmente come degli individui e solo secondariamente come pazienti sottoposti ad un trapianto. Inoltre, il processo di adattamento che porta a raggiungere nuovamente una immagine corporea stabile richiede tempo ed è reso più complesso dall'aumento ponderale nella fase postoperatoria, principalmente dovuto all'assunzione di dosi elevate di farmaci immunosoppressori.

Complessivamente, gli studi volti ad indagare gli aspetti legati alla qualità della vita mostrano un significativo miglioramento, in particolar modo nel settore delle condizioni funzionali e della qualità della vita in generale [127].

Dew e colleghi [128] utilizzarono interviste cliniche standardizzate (SCID) per indagare la diffusione dei disturbi psichiatrici nel periodo postoperatorio. Essi rilevarono almeno un disturbo psichiatrico nel 20,2% dei pazienti trapiantati, con una predominanza del 17,3% costituita da episodi di depressione maggiore, seguita da un disturbo post-traumatico da stress legato al trapianto (13,7%) e da disturbi di adattamento (10,0%). È interessante notare che nessun paziente soddisfaceva i criteri per un disturbo d'ansia generalizzato.

Decorso a lungo termine

Fino ad ora, pochi studi hanno indagato l'impatto della situazione psicosociale dei pazienti sulla loro sopravvivenza a lungo termine in seguito ad un intervento di trapianto cardiaco. Gli studi sulla qualità della vita complessiva non hanno mostrato differenze significative tra i pazienti trapiantati e i controlli sani [118]. Tuttavia, i pazienti che avevano subito un trapianto cardiaco, nel lungo termine, mostrarono una riduzione significativa della funzionalità somatica, nel compimento delle loro attività abituali, nel dolore e nella salute fisica nel complesso. È degno di nota il fatto che il 79% dei pazienti trapiantati giudicava il proprio stato di salute nel complesso da buono ad eccellente. Paragonati alla popolazione generale, i pazienti trapiantati non mostrarono particolari differenze riguardo al livello di sintomi ansiosi. Tuttavia, coloro che riescono a sopravvivere per molto tempo valutano se stessi come significativamente più depressi rispetto ai controlli sani.

In un altro studio [129], è stato indagato il grado e l'impatto dello stress psicologico in due gruppi distinti di pazienti, affetti rispettivamente da ischemia allo stadio terminale e da cardiomiopatia diffusa. Questi due gruppi di cardiomiopatici comprendono le più importanti categorie di pazienti affetti da insufficienza cardiaca terminale in attesa di trapianto di cuore [117]. Entrambi i sottogruppi di cardiomiopatici hanno mostrato un significativo aumento dei livelli di stress psicologico rispetto ai controlli sani; mentre il paragone diretto tra i due sottogruppi diagnostici ha indicato un significativo aumento dei livelli di depressione e di ansia tra i pazienti affetti da cardiomiopatia ischemica.

Ansia e ipertensione

L'ipertensione è un fenomeno di natura complessa ed eterogenea al quale contribuiscono fattori sia genetici che ambientali. Anche senza considerare le implicazioni della recente decisione del Joint National Committee (JNC) di creare una nuova categoria definita "pre-ipertensiva" [130] nella quale collocare individui con pressione sanguigna sistolica tra 120 e 139 mm Hg e con pressione diastolica tra 80 e 89 mm Hg, i tassi di ipertensione nei paesi modernizzati sono pericolosamente alti.

Gli studi epidemiologici riportano che l'ipertensione rappresenta la causa di più di 10 milioni di visite ospedaliere solo negli Stati Uniti e coinvolge più del 40% degli adulti nei paesi europei [131]. Le diagnosi più comuni sono quelle di ipertensione essenziale oppure primaria e in entrambi i casi non è possibile stabilire una causa biologica specifica. I trattamenti, di tipo farmacologico e non, continuano ad evolvere con il progressivo avanzamento in campo medico, ma in molti casi rimangono comunque di limitata efficacia e sono spesso accompagnati da effetti collaterali che possono danneggiare significativamente la qualità della vita del paziente [132]. Inoltre, i programmi di trattamento per l'ipertensione sono necessariamente a lungo termine. Nonostante le conseguenze per la salute siano solitamente asintomatiche, rimangono comunque estremamente serie ed esistono prove virtualmente inattaccabili che suggeriscono l'esistenza di una associazione direttamente proporzionale tra l'ipertensione e l'incidenza di malattia coronarica ed infarto. Grazie anche alle linee guida del JNC pubblicate di recente, è stato riconosciuto che il rischio cardiovascolare può emergere già ad un livello di pressione sanguigna sistolica pari a 115 mm Hg.

È stato dimostrato che i fattori psicosociali possono influenzare la regolazione della pressione sanguigna in maniera indipendente [133-135]. Secondo una recente review quantitativa su studi prospettici [136], i risultati raccolti confermano decisamente un'associazione tra emotività negativa e sviluppo dell'ipertensione. Questa asserzione è particolarmente veritiera nel caso di ansia, rabbia e depressione, le quali, secondo un maggior numero di studi prospettici, risultano significativamente collegate all'ipertensione anche dopo aver controllato statisticamente l'effetto di variabili di tipo biomedico.

Le variabili psicologiche, sulla base di quanto affermato dalla teoria biopsicosociale [137], possono agire direttamente o indirettamente sui livelli di pressione sanguigna attraverso un vasto numero di meccanismi comportamentali e fisiopatologici; queste stesse relazioni possono essere moderate da altri fattori quali età, genere, storia familiare ed appartenenza etnica, così come da peculiari proprietà del fattore psicologico stesso.

Sulla base delle conoscenze biologiche disponibili relativamente al processo dell'ipertensione, è altamente improbabile che emozioni negative infrequenti o transitorie possano contribuire in maniera significativa a condizioni ipertensive di lungo termine. Sembra piuttosto che episodi cronici o ricorrenti abbiano maggiori possibilità di contribuire all'ipertensione.

Meccanismi di relazione tra ansia e ipertensione

I meccanismi psicologici in grado di infuenzare il rischio di ipertensione possono essere classificati in due modi: comportamentali o fisiopatologici. Nella prima categoria, variabili quali l'obesità, l'esercizio fisico, e il fumo rappresentano dei fattori di rischio riconosciuti sia per l'ipertensione che per la malattia cardiovascolare. La maggior parte dei meccanismi fisiopatologici proposti come mediatori della relazione psicologica con l'ipertensione sono normalmente citati come meccanismi che portano anche all'insorgenza della malattia cardiovascolare, compresi un innalzamento dell'attività del sistema simpatico, il rimodellamento vascolare, la vasocostrizione e alterazioni nella regolazione neuroendocrina.

I meccanismi maggiormente supportati includono i fattori di rischio comportamentali e la reattività cardiovascolare.

Fattori di rischio comportamentali

Il ruolo di emotività negativa e fattori di rischio comportamentali rispetto allo sviluppo di ipertensione e malattia cardiovascolare è concordemente riconosciuto. Studi indipendenti caratterizzati da consistente variabilità rispetto a fattori quali genere, età e composizione etnica suggeriscono che il rischio derivante da fumo, obesità, abuso di droghe e mancanza di attività fisica è sostanzialmente più alto tra gli individui che riportano livelli più elevati di stress psicologico [138-140]. In molti casi, le relazioni tra salute mentale e rischi comportamentali sono bidirezionali e caratterizzate da una causalità di tipo circolare. Dal momento che questi comportamenti sono tra i fattori di rischio più accettati per l'ipertensione, la dimostrazione che i comportamenti relativi alla salute sono collegati in maniera causale a fattori psicologici e che il trattamento di tali fattori psicologici può effettivamente migliorare i comportamenti legati alla salute è un mezzo indiretto ma efficace per accentuare l'associazione di variabili psicologiche con l'ipertensione.

I comportamenti di compliance, particolarmente alla luce delle nuove linee guida del JNC che sostengono la necessità di intervento a livelli di pressione sanguigna al di sotto dei tradizionali livelli diagnostici, rappresentano un ulteriore percorso comportamentale attraverso il quale variabili psicologiche possono aumentare il rischio di ipertensione e intralciare il trattamento [141]. Nonostante siano noti gli effetti dei farmaci anti-ipertensivi sulla qualità della vita – effetti da cui derivano apprezzabili implicazioni per la compliance – esistono prove consistenti del fatto che livelli elevati di emotività negativa pregiudichino i tentativi volti a modificare i fattori comportamentali di rischio e a continuare il trattamento anti-ipertensivo [142, 143]. Nella prospettiva dello sviluppo dell'ipertensione, la relazione tra fattori psicologici e compliance può manifestarsi in diversi modi: 1) diminuendo la motivazione verso la modificazione dei fattori di rischio per l'ipertensione, quali ad esempio il fumare; 2) predisponendo a scarsi risultati del trattamento e aumentando le percentuali di abbandono, permettendo aumenti nella pressione sanguigna o un insufficiente controllo dell'ipertensione già esistente.

Molti dei migliori studi prospettici degli ultimi anni includono nei loro protocolli fattori di rischio comportamentali e biomedici come variabili di controllo [136]. Nella maggior parte dei casi, i risultati di questi studi suggeriscono un legame tra ansia, depressione, ostilità e altri fattori psicologici che non possono essere spiegati sulla base delle tradizionali variabili di rischio.

Infine, l'importanza delle relazioni tra caratteristiche psicologiche e fattori comportamentali di rischio per l'ipertensione è rafforzata dall'evidenza fornita dalla letteratura sulla malattia cardiovascolare, nella quale i maggiori fattori di rischio di CHD, quali il fumo e l'obesità, vengono ritenuti variabili critiche all'interno del legame tra emotività negativa e stress psicosociale, da una parte, e incidenza ed esiti della CHD, dall'altra [7, 36, 54].

Reattività cardiovascolare
La reattività cardiovascolare in periodi di stress mentale o emotivo è senza dubbio la misura fisiopatologica di maggiore interesse per i ricercatori che studiano la pressione sanguigna [144]. La reattività è definita come l'ampiezza della risposta fisiologica – misurata solitamente in termini di cambiamenti della pressione sanguigna e della frequenza cardiaca rispetto al livello di riposo – durante lo svolgimento di un compito stressante di breve durata. Le risposte di reattività sono solitamente, ma non sempre, raccolte durante un esercizio di laboratorio e il più delle volte in relazione a prove standardizzate di tipo principalmente psicologico, quali esercizi mentali di aritmetica o parlare in pubblico [145]. Un'aumentata reattività allo stress suggerisce la presenza di una consi-

stente riposta da parte dell'SNS. I teorici sostengono che a lungo andare l'eccessiva attivazione dell'SNS alle richieste della vita quotidiana provochi un aumento di carico sul sistema cardiovascolare, causando cambiamenti funzionali e infine persino strutturali che portano ad un aumento della pressione sanguigna anche in condizioni di riposo.

Restano numerose controversie e domande riguardo al ruolo della reattività come fattore di rischio indipendente per l'ipertensione alle quali è ancora necessario rispondere e quest'area di ricerca è una di quelle che stanno crescendo più velocemente nel campo della medicina comportamentale.

Il continuo focus sulla reattività cardiovascolare come fattore di rischio per l'ipertensione e la malattia cardiovascolare trova il supporto più consistente da una serie di studi sui primati condotti negli anni '80 [146]. Questi ricercatori mostrarono che le scimmie sottoposte ad alti livelli di stress mostravano, in seguito all'autopsia, le prove più evidenti di arteriosclerosi. Questi risultati fornirono un convincente supporto all'ipotesi degli effetti dello stress psicosociale sul rischio di sviluppo della malattia cardiovascolare.

Un recente studio longitudinale che prendeva in considerazione un campione di studenti universitari [147] ha mostrato che la risposta reattiva allo stress mentale, misurata in setting di laboratorio, mediava statisticamente, lungo l'arco di tre anni, gli aumenti della pressione sanguigna sul punteggio alla dimensione di attitudine di difesa.

Nel complesso, la premessa che le risposte di reattività funzionino come meccanismo attraverso il quale le caratteristiche psicosociali potrebbero aumentare il rischio di ipertensione è più fortemente supportata rispetto a quanto lo fosse alcuni decenni fa. Tuttavia, associazioni negative tra schemi di reattività e rischio di ipertensione continuano ad apparire, lasciando aperti importanti interrogativi che necessitano tuttora di un chiarimento [148].

Conclusioni

L'ansia è una condizione comune tra i pazienti cardiopatici e dovrebbe essere presa in debita considerazione per migliorare il processo di guarigione e diminuire il rischio che il paziente sia soggetto ad un altro evento cardiaco. La ricerca in questo settore è importante per aiutare i clinici ad individuare efficaci forme di intervento per trattare i pazienti con malattia cardiaca, al fine di ridurre l'impatto negativo dell'ansia. Tuttavia, è necessario approfondire la comprensione dei meccanismi sottostanti, senza la quale risulta difficile stabilire se il trattamento elettivo dovrebbe essere volto a diminuire le risposte dell'SNS all'ansia (ad esempio con l'utilizzo di una terapia farmacologica β-bloccante), o se si dovrebbe focalizzare più direttamente sulla terapia farmacologica anti-ansia. È inoltre cruciale che venga indagato anche il ruolo delle strategie non farmacologiche che possono diminuire l'attivazione psicofisiologica.

Bibliografia

1. American Heart Association (2002) Heart disease and stroke statistics-2003 update. American Heart Association, Dallas
2. Chockalingam A, Balaguer-Vintro I, Achutti A et al (2000) The World Heart Federation's white book: impending global pandemic of cardiovascular diseases: challenges and opportunities for the prevention and control of cardiovascular diseases in developing countries and economies in transition. Can J Cardiol 16:227-229
3. Reddy KS, Yusuf S (1998) Emerging epidemic of cardiovascular disease in developing countries. Circulation 97:596-601
4. Breithardt G, Borggrefe M, Fetsch T et al (1995) Prognosis and risk stratification after myocardial infarction. Eur Heart J 16 Suppl G:10-19
5. Kubzansky LD, Kawachi I (2000) Going to the heart of the matter: do negative emotions cause coronary heart disease? J Psychosom Res 48:323-337
6. Kubzansky LD, Kawachi I, Weiss ST, Sparrow D (1998) Anxiety and coronary heart disease: a synthesis of epidemiological, psychological, and experimental evidence. Ann Behav Med 20:47-58
7. Rozanski A, Blumenthal JA, Kaplan J (1999) Impact of psychological factors on the pathogenesis of cardiovascular disease and implications for therapy. Circulation 99:2192-2217
8. Crowe JM, Runions J, Ebbesen LS et al (1996) Anxiety and depression after acute myocardial infarction. Heart Lung 25:98-107
9. Januzzi JL Jr, Stern TA, Pasternak RC, DeSanctis RW (2000) The influence of anxiety and depression on outcomes of patients with coronary artery disease. Arch Intern Med 160:1913-1921
10. Malan SS (1992) Psychosocial adjustment following MI: current views and nursing implications. J Cardiovasc Nurs 6:57-70
11. Moser DK, Dracup K (1996) Is anxiety early after myocardial infarction associated with subsequent ischemic and arrhythmic events? Psychosom Med 58:395-401
12. Moser DK, McKinley S, Riegel B, Doering L, Garvin B (2002) Perceived control reduces in-hospital complications associated with anxiety in acute myocardial infarction (abstract). Circulation 106:II-369
13. Sirois BC, Burg MM (2003) Negative emotion and coronary heart disease. A review. Behav Modif 27:83-102
14. Kubzansky LD, Kawachi I, Spiro A 3rd et al (1997) Is worrying bad for your heart? A prospective study of worry and coronary heart disease in the Normative Aging Study. Circulation 95:818-824
15. Mayou R (2000) Research as a basis for clinical care. J Psychosom Res 48:321-322
16. Moser DK, Dracup K (1995) Psychosocial recovery from a cardiac event: the influence of perceived control. Heart Lung 24:273-280
17. Rozanski A, Bairey CN, Krantz DS et al (1988) Mental stress and the induction of silent myocardial ischemia in patients with coronary artery disease. N Engl J Med 318:1005-1012
18. Rozanski A, Krantz DS, Bairey CN (1991) Ventricular responses to mental stress testing in patients with coronary artery disease. Pathophysiological implications. Circulation 83(4 Suppl):II137-144

19. Lane D, Carroll D, Ring C et al (2000) Do depression and anxiety predict recurrent coronary events 12 months after myocardial infarction? QJM 93:739-744
20. Lane D, Carroll D, Ring C et al (2000) Effects of depression and anxiety on mortality and quality-of-life 4 months after myocardial infarction. J Psychosom Res 49:229-238
21. Lane D, Carroll D, Ring C et al (2001) Mortality and quality of life 12 months after myocardial infarction: effects of depression and anxiety. Psychosom Med 63:221-230
22. Mayou RA, Gill D, Thompson DR et al (2000) Depression and anxiety as predictors of outcome after myocardial infarction. Psychosom Med 62:212-219
23. Maeland JG, Havik OE (1989) After the myocardial infarction. A medical and psychological study with special emphasis on perceived illness. Scand J Rehabil Med Suppl 22:1-87
24. Rose SK, Conn VS, Rodeman BJ (1994) Anxiety and self-care following myocardial infarction. Issues Ment Health Nurs 15:433-444
25. Lane D, Carroll D, Ring C et al (2001) Predictors of attendance at cardiac rehabilitation after myocardial infarction. J Psychosom Res 51:497-501
26. Sullivan MD, LaCroix AZ, Baum C et al (1997) Functional status in coronary artery disease: a one-year prospective study of the role of anxiety and depression. Am J Med 103:348-356
27. Sullivan MD, LaCroix AZ, Spertus JA, Hecht J (2000) Five-year prospective study of the effects of anxiety and depression in patients with coronary artery disease. Am J Cardiol 86:1135-1138, A1136, A1139
28. Havik OE, Maeland JG (1990) Patterns of emotional reactions after a myocardial infarction. J Psychosom Res 34:271-285
29. Rosal MC, Downing J, Littman AB, Ahern DK (1994) Sexual functioning post-myocardial infarction: effects of beta-blockers, psychological status and safety information. J Psychosom Res 38:655-667
30. Sykes DH, Evans AE, Boyle DM et al (1989) Discharge from a coronary care unit: psychological factors. J Psychosom Res 33:477-488
31. Barlow DH (1988) Anxiety and its disorders. Guilford Press, New York
32. Lewis MA, Haviland JM (Eds) (1993) Fear and anxiety as emotional phenomena: Clinical phenomenology, evolutionary perspectives, and information-processing mechanisms. Guilford Press, New York
33. Smith TW, Ruiz JM (2002) Psychosocial influences on the development and course of coronary heart disease: current status and implications for research and practice. J Consult Clin Psychol 70:548-568
34. Hachamovitch R, Chang JD, Kuntz RE et al (1995) Recurrent reversible cardiogenic shock triggered by emotional distress with no obstructive coronary disease. Am Heart J 129:1026-1028
35. Carney RM, Freedland KE, Stein PK (2000) Anxiety, depression, and heart rate variability. Psychosom Med 62:84-87
36. Frasure-Smith N, Lesperance F, Talajic M (1995) The impact of negative emotions on prognosis following myocardial infarction: is it more than depression? Health Psychol 14:388-398
37. Lesperance F, Frasure-Smith N (1996) Negative emotions and coronary heart disease: getting to the heart of the matter. Lancet 347:414-415

38. Sheps DS, Sheffield D (2001) Depression, anxiety, and the cardiovascular system: the cardiologist's perspective. J Clin Psychiatry 62 Suppl 8:12-16; discussion 17-18
39. Middlekauff HR (1997) Mechanisms and implications of autonomic nervous system dysfunction in heart failure. Curr Opin Cardiol 12:265-275
40. Rundqvist B, Elam M, Bergmann-Sverrisdottir et al (1997) Increased cardiac adrenergic drive precedes generalized sympathetic activation in human heart failure. Circulation 95:169-175
41. Mann DL (1999) Mechanisms and models in heart failure: a combinatorial approach. Circulation 100:999-1008
42. Fehder WP (1999) Alterations in immune response associated with anxiety in surgical patients. CRNA 10:124-129
43. Sgoutas-Emch SA, Cacioppo JT, Uchino BN et al (1994) The effects of an acute psychological stressor on cardiovascular, endocrine, and cellular immune response: a prospective study of individuals high and low in heart rate reactivity. Psychophysiology 31:264-271
44. Baggett HL, Saab PG, Carver CS (1996) Appraisal, coping, task performance, and cardiovascular responses during the evaluated speaking task. Personality & Social Psychology Bulletin 22 483-494
45. Madden K, Savard GK (1995) Effects of mental state on heart rate and blood pressure variability in men and women. Clinical Physiology 15:557-569
46. Goldberg AD, Becker LC, Bonsall R et al (1996) Ischemic, hemodynamic, and neurohormonal responses to mental and exercise stress: experience from the Psychophysiological Investigations of Myocardial Ischemia Study (PIMI). Circulation 94:2402-2409
47. Kohn LM, Sleet DA, Carson JC, Gray RT (1983) Life changes and urinary norepinephrine in myocardial infarction. Journal of Human Stress 9:38-45
48. Yeung AC, Vekshtein VI, Krantz DS et al (1991) The effect of atherosclerosis on the vasomotor response of coronary arteries to mental stress. N Engl J Med 325:1551-1556
49. Thayer JF, Friedman BH, Borkovec TD (1996) Autonomic characteristics of generalized anxiety disorder and worry. Biol Psychiatry 39:255-266
50. Watkins LL, Grossman P, Krishnan R, Sherwood A (1998) Anxiety and vagal control of heart rate. Psychosom Med 60 498-502
51. Watkins LL, Blumenthal JA, Carney RM (2002) Association of anxiety with reduced baroreflex cardiac control in patients after acute myocardial infarction. Am Heart J 143:460-466
52. Manuck SB (1994) Cardiovascular reactivity in cardiovascular disease: "Once more unto the breach". Int J Behav Med 1:4-31
53. Manuck SB, Olsson G, Hjemdahl P, Rehnqvist N (1992) Does cardiovascular reactivity to mental stress have prognostic value in postinfarction patients? A pilot study. Psychosom Med 54:102-108
54. Kamarck T, Jennings JR (1991) Biobehavioral factors in sudden cardiac death. Psychol Bull 109:42-75
55. Kop WJ (1999) Chronic and acute psychological risk factors for clinical manifestations of coronary artery disease. Psychosom Med 61:476-487
56. Krantz DS, Kop WJ, Santiago HT, Gottdiener JS (1996) Mental stress as a trigger of myocardial ischemia and infarction. Cardiol Clin 14:271-287

57. Hjemdahl P, Larsson PT, Wallen NH (1991) Effects of stress and beta-blockade on platelet function. Circulation 84(6 Suppl):VI-44-VI-61
58. Markovitz JH, Matthews KA (1991) Platelets and coronary heart disease: potential psychophysiologic mechanisms. Psychosom Med 53:643-668
59. von Kanel R, Mills PJ, Fainman C, Dimsdale JE (2001) Effects of psychological stress and psychiatric disorders on blood coagulation and fibrinolysis: a biobehavioral pathway to coronary artery disease? Psychosom Med 63:531-544
60. Patterson SM, Krantz DS, Gottdiener JS et al (1995) Prothrombotic effects of environmental stress: changes in platelet function, hematocrit, and total plasma protein. Psychosom Med 57:592-599
61. Jern C, Eriksson E, Tengborn L et al (1989) Changes of plasma coagulation and fibrinolysis in response to mental stress. Thromb Haemost 62:767-771
62. Grignani G, Soffiantino F, Zucchella M et al (1991) Platelet activation by emotional stress in patients with coronary artery disease. Circulation 83(4 Suppl):II-128-II-136
63. Wallen NH, Held C, Rehnqvist N, Hjemdahl P (1997) Effects of mental and physical stress on platelet function in patients with stable angina pectoris and healthy controls. Eur Heart J 18:807-815
64. Lown B, Verrier RL (1976) Neural activity and ventricular fibrillation. N Eng J Med 294:1165-1170
65. Lown B, Verrier RL, Rabinowitz SH (1977) Neural and psychologic mechanisms and the problem of sudden cardiac death. Am J Cardiol 39:890-902
66. Middlekauff HR, Mark AL (1998) The treatment of heart failure: the role of neurohumoral activation. Intern Med 37:112-122
67. Brodsky MA, Sato DA, Iseri LT et al (1987) Ventricular tachyarrhythmia associated with psychological stress: the role of the sympathetic nervous system. JAMA 257:2064-2067
68. Lown B (1987) Sudden cardiac death: biobehavioral perspective. Circulation 76:I-186-I-196
69. Nadeau RA, de Champlain J (1979) Plasma catecholamines in acute myocardial infarction. Am Heart J 98:548-554
70. Katz C, Martin RD, Landa B, Chadda KD (1985) Relationship of psychologic factors to frequent symptomatic ventricular arrhythmia. Am J Med 78:589-594
71. Fava M, Abraham M, Pava J et al (1996) Cardiovascular risk factors in depression: the role of anxiety and anger. Psychosomatics 37:31-37
72. Lown B, DeSilva RA, Reich P, Murawski BJ (1980) Psychophysiologic factors in sudden cardiac death. Am J Psychiatry 137:1325-1335
73. Tavazzi L, Zotti AM, Rondanelli R (1986) The role of psychologic stress in the genesis of lethal arrhythmias in patients with coronary artery disease. Eur Heart J 7(Suppl A):99-106
74. Cordero DL, Cagin NA, Natelson BH (1995) Neurocardiology update: role of the nervous system in coronary vasomotion. Cardiovasc Res 29:319-328
75. Kop WJ, Krantz DS, Howell RH et al (2001) Effects of mental stress on coronary epicardial vasomotion and flow velocity in coronary artery disease: relationship with hemodynamic stress responses. J Am Coll Cardiol 37:1359-1366
76. Lacy CR, Contrada RJ, Robbins ML et al (1995) Coronary vasoconstriction induced by mental stress (simulated public speaking). Am J Cardiol 75:503-505

77. LaVeau PJ, Rozanski A, Krantz DS et al (1989) Transient left ventricular dysfunction during provocative mental stress in patients with coronary artery disease. Am Heart J 118:1-8
78. Mazzuero G, Guagliumi G, Bosimini E et al (1989) Effects of psychophysiological activation on coronary flow, cardiac electrophysiology and central hemodynamics in patients with ischemic heart disease. Bibliotheca Cardiologica 44 47-58
79. Okano Y, Utsunomiya T, Yano K (1998) Effect of mental stress on hemodynamics and left ventricular diastolic function in patients with ischemic heart disease. Japanese Circulation Journal 62:173-177
80. Jain D, Shaker SM, Burg M et al (1998) Effects of mental stress on left ventricular and peripheral vascular performance in patients with coronary artery disease. J Am Coll Cardiol 31:1314-1322
81. Mittleman MA, Maclure M, Sherwood JB et al (1995) Triggering of acute myocardial infarction onset by episodes of anger. Circulation 92:1720-1725
82. L'Abbate A, Simonetti I, Carpeggiani C, Michelassi C (1991) Coronary dynamics and mental arithmetic stress in humans. Circulation 83(4 Suppl) II-94-II-99
83. Papademetriou V, Gottdiener JS, Kop WJ et al (1996) Transient coronary occlusion with mental stress. Am Heart J 132:1299-1301
84. Gelernt MD, Hochman JS (1992) Acute myocardial infarction triggered by emotional stress. Am J Cardiol 69:1512-1513
85. Marmot MG (1986) Does stress cause heart attacks? Postgrad Med J 62:683-686
86. Wielgosz AT, Nolan RP (2000) Biobehavioral factors in the context of ischemic cardiovascular diseases. J Psychosom Res 48:339-345
87. Dakak N, Quyyumi AA, Eisenhofer G et al (1995) Sympathetically mediated effects of mental stress on the cardiac microcirculation of patients with coronary artery disease. Am J Cardiol 76:125-130
88. Legault SE, Freeman MR, Langer A, Armstrong PW (1995) Pathophysiology and time course of silent myocardial ischaemia during mental stress: clinical, anatomical, and physiological correlates. Brit Heart J 73:242-249
89. Vita JA, Treasure CB, Yeung AC et al (1992) Patients with evidence of coronary endothelial dysfunction as assessed by acetylcholine infusion demonstrate marked increase in sensitivity to constrictor effects of catecholamines. Circulation 85:1390-1397
90. Arrighi JA, Burg M, Cohen IS et al (2000) Myocardial blood-flow response during mental stress in patients with coronary artery disease. Lancet 356:310-311
91. Freeman LJ, Nixon PG, Sallabank P, Reaveley D (1987) Psychological stress and silent myocardial ischemia. Am Heart J 114:477-482
92. Rasmussen K, Ravnsbaek J, Funch-Jensen P, Bagger JP (1986) Oesophageal spasm in patients with coronary artery spasm. Lancet 1:174-176
93. Strike PC, Steptoe A (2003) Systematic review of mental stress-induced myocardial ischaemia. Eur Heart J 24:690-703
94. Gottdiener JS, Krantz DS, Howell RH et al (1994) Induction of silent myocardial ischemia with mental stress testing: relation to the triggers of ischemia during daily life activities and to ischemic functional severity. J Am Coll Cardiol 24:1645-1651

95. Mazzuero G, Temporelli PL, Tavazzi L (1991) Influence of mental stress on ventricular pump function in postinfarction patients: an invasive hemodynamic investigation. Circulation 83(4 Suppl):II-145-II-154
96. Bairey CN, Krantz DS, Rozanski A (1990) Mental stress as an acute trigger of ischemic left ventricular dysfunction and blood pressure elevation in coronary artery disease. Am J Cardiol 66:28G-31G
97. Burg MM, Jain D, Soufer R et al (1993) Role of behavioral and psychological factors in mental stress-induced silent left ventricular dysfunction in coronary artery disease. J Am Coll Cardiol 22:440-448
98. Kuroda T, Kuwabara Y, Watanabe S et al (2000) Effect of mental stress on left ventricular ejection fraction and its relationship to the severity of coronary artery disease. Eur J Nucl Med 27:1760-1767
99. Giannuzzi P, Shabetai R, Imparato A et al (1991) Effects of mental exercise in patients with dilated cardiomyopathy and congestive heart failure: an echocardiographic doppler study. Circulation 83(4 Suppl):II-155-II-165
100. Blumenthal JA, Jiang W, Waugh RA et al (1995) Mental stress-induced ischemia in the laboratory and ambulatory ischemia during daily life: association and hemodynamic features. Circulation 92:2102-2108
101. Buselli EF, Stuart EM (1999) Influence of psychosocial factors and biopsychosocial interventions on outcomes after myocardial infarction. J Cardiovasc Nurs 13:60-72
102. Hayward C (1995) Psychiatric illness and cardiovascular disease risk. Epidemiol Rev 17:129-138
103. Denollet J, Brutsaert DL (1998) Personality, disease severity, and the risk of long-term cardiac events in patients with a decreased ejection fraction after myocardial infarction. Circulation 97:167-173
104. Thomas SA, Friedmann E, Wimbush F, Schron E (1997) Psychological factors and survival in the cardiac arrhythmia suppression trial (CAST): a reexamination. Am J Crit Care 6:116-126
105. Legault SE, Joffe RT, Armstrong PW (1992) Psychiatric morbidity during the early phase of coronary care for myocardial infarction: association with cardiac diagnosis and outcome. Can J Psychiatry 37:316-325
106. Brown N, Melville M, Gray D et al (1999) Quality of life four years after acute myocardial infarction: short form 36 scores compared with a normal population. Heart 81:352-358
107. Moser DK, Dracup K, Doering LV et al (2003) Sex difference in anxiety early after acute myocardial infarction: an international perspective. Psychosom Med 65:511-516
108. Eaker ED, Pinsky J, Castelli WP (1992) Myocardial infarction and coronary death among women: psychosocial predictors from a 20-year follow-up of women in the Framingham Study. Am J Epidemiol 135:854-864
109. Haines AP, Imeson JD, Meade TW (1987) Phobic anxiety and ischaemic heart disease. Br Med J (Clin Res Ed) 295:297-299
110. Kawachi I, Colditz GA, Ascherio A et al (1994) Prospective study of phobic anxiety and risk of coronary heart disease in men. Circulation 89:1992-1997
111. Kawachi I, Sparrow D, Vokonas PS, Weiss ST (1994) Symptoms of anxiety and risk of coronary heart disease. The Normative Aging Study. Circulation 90:2225-2229

112. Martin RL, Cloninger CR, Guze SB, Clayton PJ (1985) Mortality in a follow-up of 500 psychiatric outpatients. I. Total mortality. Arch Gen Psychiatry 42:47-54
113. Herrmann C, Brand-Driehorst S, Kaminsky B et al (1998) Diagnostic groups and depressed mood as predictors of 22-month mortality in medical inpatients. Psychosom Med 60:570-577
114. Welin C, Lappas G, Wilhelmsen L (2000) Independent importance of psychosocial factors for prognosis after myocardial infarction. J Intern Med 247:629-639
115. Herrmann C, Brand-Driehorst S, Buss U, Ruger U (2000) Effects of anxiety and depression on 5-year mortality in 5,057 patients referred for exercise testing. J Psychosom Res 48:455-462
116. Bunker SJ, Colquhoun DM, Esler MD et al (2003) "Stress" and coronary heart disease: psychosocial risk factors. Med J Aust 178:272-276
117. Hosenpud JD, Bennett LE, Keck BM et al (2000) The registry of the international society for heart and lung transplantation: seventeenth official report-2000. J Heart Lung Transplant 19:909-931
118. Hetzer R, Albert W, Hummel M et al (1997) Status of patients presently living 9 to 13 years after orthotopic heart transplantation. Ann Thorac Surg 64:1661-1668
119. Pethig K, Besser K, Heublein B et al (1999) Koronare Vaskulopathie nach Herztransplantation-Einfluss von zeitlichem Auftreten, Schweregrad und Progredienz auf die Prognose im Langzeitverlauf. Z Kardiol 88:498-506
120. Grady KL, Jalowiec A, White WC et al (1996) Predictors of quality of life in patients with advanced heart failure awaiting transplantation. J Heart Lung Transplant 14:2-10
121. Castelnuovo-Tedesco P (1973) Organ transplant, body image, psychosis. Psychoanal Quart 42:349-363
122. Kuhn WF, Myers B, Brennan AF et al (1988) Psychopathology in heart transplant candidates. J Heart Transplant 7:223-226
123. Magni G, Bogherini G (1992) Psychosocial outcome after heart transplantation. In: Walter PJ (ed) Quality of life after open heart surgery. Kluwer Academic Press, Dordrecht
124. Trumper A, Appleby L (2001) Psychiatric morbidity in patients undergoing heart, heart and lung, or lung transplantation. J Psychosom Res 50:103-105
125. American Psychiatric Association (1994) Diagnostical and statistical manual of mental disorders, 4th ed. APA, Washington, DC
126. Christopherson LK (1987) Cardiac transplantation: a psychological perspective. Circulation 75:57-62
127. Dew MA (1998) Quality-of-life studies: organ transplantation research as an exemplar of past progress and future directions. J Psychosom Res 44:189-195
128. Dew MA, Roth LH, Schulberg HC et al (1996) Prevalence and predictors of depression and anxiety-related disorders during the year after heart transplantation. Gen Hosp Psychiatry 18(6 Suppl):48-61
129. Zipfel S, Schneider A, Wild B et al (2002) Effect of depressive symptoms on survival after heart transplantation. Psychosom Med 64:740-747
130. Chobanian AV, Bakris GL, Black HR et al (2003) The Seventh Report of the Joint

National Committee on Prevention, Detection, Evaluation, and Treatment of High Blood Pressure. The JNC 7 report. JAMA 289:3560-3572
131. Wolf-Maier K, Cooper RS, Banegas JR et al (2003) Hypertension prevalence and blood pressure levels in 6 European countries, Canada, and the United States. JAMA 289:2363-2369
132. Cote I, Gregoire JP, Moisan J (2000) Health-related quality-of-life measurement in hypertension. A review of randomised controlled drug trials. Pharmacoeconomics, 18:435-450
133. Davidson K, Jonas BS, Dixon KE, Markovitz JH (2000) Do depression symptoms predict early hypertension incidence in young adults in the CARDIA study? Arch Intern Med 160:1495-1500
134. Everson SA, Kaplan GA, Goldberg DE, Salonen JT (2000) Hypertension incidence is predicted by high levels of hopelessness in Finnish men. Hypertension 35: 561-567
135. Jonas BS, Franks P, Ingram DD (1997) Are symptoms of anxiety and depression risk factors for hypertension? Longitudinal evidence from the National Health and Nutrition Examination Survey I epidemiologic follow-up study. Arch Family Med 6:43-49
136. Rutledge T, Hogan BE (2002) A quantitative review of prospective evidence linking psychological factors with hypertension development. Psychosom Med 64:758-766
137. Brownley KA, Hurwitz BE, Schneiderman N (1999) Ethnic variations in the pharmacological and nonpharmacological treatment of hypertension: biopsychosocial perspective. Hum Biol 71:607-639
138. Everson S, Kauhanen J, Kaplan G et al (1997) Hostility and risk of mortality and acute myocardial infarction:the mediating role of behavioral risk factors. Am J Epidemiol 146:142-152
139. Rutledge T, Reis SE, Olson M et al (2001) Psychosocial variables are associated with atherosclerosis risk factors among women with chest pain: the WISE study. Psychosom Med 63:282-288
140. Sielger IC, Peterson BL, Barefoot JC, Williams RB (1992) Hostility during late adolescence predicts coronary risk factors at mid-life. Am J Epidemiol 136:146-154
141. McDermott MM, Schmitt B, Wallner E (1997) Impact of medication nonadherence on coronary heart disease outcomes. Arch Intern Med 157:1921-1929
142. Glassman AH, Covey LS, Stetner F, Rivelli S (2001) Smoking cessation and the course of major depression: a follow-up study. Lancet 16:1929-1932
143. Wang PS, Bohn RL, Knight E et al (2002) Noncompliance with antihypertensive medications: the impact of depressive symptoms and psychosocial factors. Gen Intern Med 17:504-511
144. Lovallo WR, Gerin W (2003) Psychophysiological reactivity: mechanisms and pathways to cardiovascular disease. Psychosom Med 65:36-45
145. Schwartz AR, Gerin W, Davidson KW et al (2003) Toward a casual model of cardiovascular responses to stress and the development of cardiovascular disease. Psychosom Med 65:22-35
146. Kaplan JR, Manuck SS, Clarkson TB et al (1983) Social stress and atherosclerosis in normocholesterolemic monkeys. Science 220:733-735

147. Rutledge T, Linden W (2003) Defensiveness and prospective blood pressure increases: the mediating effect of cardiovascular reactivity. Ann Behav Med 25:34-40
148. Fauvel JP, M'Pio I, Quelin P et al (2003) Neither perceived job stress nor individual cardiovascular reactivity predict high blood pressure. Hypertension 42:1112-1116

*Personalità
e aspetti relazionali*

CAPITOLO 7

Personalità di Tipo A e di Tipo D, rabbia e rischio di recidiva cardiaca

A. COMPARE ▪ M. MANZONI ▪ E. MOLINARI ▪ A. MÖLLER

Introduzione

L'associazione tra personalità e malattia fisica è oggi sostenuta in molti e differenti studi empirici [1, 3-5].

Tra le patologie maggiormente studiate in relazione alla personalità e allo stress psicoemotivo c'è la malattia cardiovascolare (CHD, coronary heart disease). Il legame eziologico e prognostico indipendente tra personalità, stress (acuto e cronico) e vari outcome clinici di tipo cardiovascolare (tra cui l'insorgenza della malattia cardiaca (CHD), l'infarto (fatale e non) e la malattia coronarica (CAD), divisa a sua volta in differenti categorie di gravità, è riconosciuto largamente sia in ambito medico che in ambito psicologico [6-8].

La letteratura prodotta sui rapporti che intercorrono tra stress psicologico e malattia cardiaca nell'ambito della ricerca epidemiologica, della medicina comportamentale, della scienza psicosomatica e, più recentemente, della psicologia della salute, è molto vasta. Come affermano Pedersen e Denollet in un articolo apparso nel 2003, "poche ricerche sull'interfaccia tra cardiologia e psicologia hanno incluso i tratti della personalità" [9]. Tuttavia, questa constatazione è valida solamente all'interno del paradigma meccanomorfico, per il quale la personalità è costituita da tratti, disposizioni, temperamenti. Perde senso invece alla luce del paradigma antropomorfico, per il quale la personalità non è più una realtà naturalmente ed oggettivamente data, ma un insieme di processi psicologici (stati mentali, costrutti auto-percettivi, schemi interattivi) prodotti dalle persone in interazione con l'ambiente, all'interno di contesti simbolici, normativi e storico-culturali [2].

Il contributo teorico di Thorensen e Powell [10] a proposito del modello comportamentale di tipo A è molto chiaro a tal proposito. Gli autori, infatti, affermano che si tende ad assegnare lo status di profilo di personalità ad un costrutto che ha ricevuto negli anni moltissima attenzione e sul quale è stata condotta una vasta ricerca, ma che non corrisponde a stabili e globali tratti della personalità meccanomorfica, e che invece è un modello di processi psico-emotivo-comportamentali prodotti attivamente dalla persona in risposta a specifici eventi ambientali da essa stessa costruiti, assimilabile quindi ad un visione della personalità di tipo antropomorfico o, secondo i termini utilizzati dagli autori, transazionale [10].

Il modello comportamentale di tipo A (type A behavior pattern – TABP) venne introdotto verso la metà degli anni '50, in pieno spirito comportamentista, quando un gruppo di cardiologi americani, tra cui Jenkins, Rosenman e Friedman, avanzarono l'ipotesi che uno dei fattori eziologici indipendenti della malattia coronarica fosse una specifica modalità comportamentale ed emotiva di rispondere a certe sollecitazioni ambientali [11]. A questa conclusione li condusse primariamente l'osservazione che i tradizionali fattori di rischio coronarico (età, ipertensione, diabete, fumo, ipercolesterolemia) non erano in grado da soli di spiegare il preoccupante aumento delle maggiori malattie cardiache a cui si assisteva in quegli anni. La contemporanea scoperta di particolari associazioni tra specifici comportamenti e alcune variabili fisiologiche, tra cui un incremento del livello di colesterolo e di coagulazione del sangue in reazione ad un acuto senso di urgenza, li esortò a proseguire con la ricerca, fino a che giunsero alla definizione di uno specifico modello emotivo-comportamentale a rischio di coronaropatia che essi chiamarono modello comportamentale di tipo A (TABP). Ad esso contrapposero il modello comportamentale di tipo B, definito semplicemente dall'assenza delle caratteristiche estreme del tipo A [12].

Pedersen e Denollet [9] fanno notare che il TABP fu appositamente definito in modo da evitare qualsiasi associazione con i tratti della personalità, anche se in pratica finì per aderire al paradigma dominante meccanomorfico e ad assumere in molti casi l'etichetta di personalità di tipo A. Come sostiene Friedman [13], il TABP divenne subito l'incarnazione di ciò che negli anni '30 fu idealmente chiamato "coronary-prone behavior", dopo che alcuni studiosi di derivazione psicoanalitica, tra cui Menninger [14], osservarono in pazienti affetti da cardiopatia alcuni comportamenti che si associavano a specifiche variazioni fisiologiche. Ad esempio, venne notata un'associazione tra una elevata pressione sanguigna ed una forte motivazione al raggiungimento di un elevato status sociale, insieme alla tendenza ad inibire in modo difensivo emozioni e pensieri di rabbia [15].

Il TABP fu accolto con molto entusiasmo dalla comunità scientifica. L'entusiasmo fu tale che, secondo Chesney [16], esso è da considerare la pietra miliare della medicina comportamentale, essendo stato il primo costrutto veramente in grado di associare il comportamento ad una grave malattia fisica. I primi studi prospettici americani e inglesi dimostrarono, infatti, che le persone caratterizzate dal TABP avevano un'incidenza di malattia cardiovascolare significativamente molto più elevata delle persone caratterizzate dal modello comportamentale di tipo B [17].

Gran parte delle ricerche che seguirono ottennero risultati simili e l'evidenza fu tale che, nel 1981, un gruppo di lavoro incaricato appositamente dal "National Heart, Lung and Blood Institute", parte dell'Istituto Nazionale Americano della Sanità, di compiere una revisione di tutti i lavori prodotti sui fattori eziologici della malattia cardiaca, concluse che il TABP costituiva un fattore di rischio indipendente, al pari di fumo, ipercolesterolemia e ipertensione [17]. Quattro anni più tardi, però, l'entusiasmo cominciò a svanire dopo che alcuni importanti studi fallirono nel dimostrare una relazione tra il TABP e la malattia cardiovascolare [11]. Tuttavia, alcune successive meta-analisi riuscirono a mostrare un'associazione significativa, anche se di modesta entità [18].

Nel tentativo di scoprire quali soggetti di tipo A fossero a rischio di sviluppare una malattia cardiaca, i ricercatori intrapresero due strade di ricerca diverse. La prima, in base alla distinzione effettuata tra componenti tossiche e non tossiche del TABP, si focalizzò sull'esame di quelle componenti che, negli studi sul TABP con risultati negativi, avevano comunque dimostrato di associarsi significativamente allo sviluppo della malattia cardiaca. Tra queste, quella che ricevette più attenzione fu la dimensione ostilità/rabbia, seguita dalla competitività e dalla velocità espressiva. La seconda direzione di ricerca, invece, si concentrò sull'individuazione delle situazioni ambientali maggiormente implicate nell'elicitazione del TABP e delle relative risposte fisiologiche a rischio [19].

Secondo Fred e Hariharan [17], il culmine della controversia venne raggiunto quando Lachar affermò che il "coronary-prone behavior" e il TABP non erano sinonimi. Il "coronary-prone behavior" non doveva essere più visto come caratterizzato da una estrema motivazione al raggiungimento degli obiettivi e da un estremo coinvolgimento nel lavoro; sembrava piuttosto consistere in una reattività fisiologica ed emotiva verso situazioni difficili, in particolare quelle in grado di elicitare rabbia, cinismo, sfiducia e ostilità [12].

Nel 1995, infine, sulla scia della confusione che ancora oggi circonda il TABP rispetto al suo potere predittivo sulla malattia cardiaca e, soprattutto, alla sua natura di tratto o di stato, venne introdotto sulla scena della ricerca psicosomatica un nuovo fattore psicosociale di rischio cardiaco, la personalità di tipo D, dove "D" sta per "distressed personality", letteralmente, personalità angosciata [20]. Diversamente dal TABP, il costrutto relativo alla personalità di tipo D è stato esplicitato dall'inizio come un globale insieme di tratti, all'interno del paradigma meccanomorfico. Secondo gli autori, caratterizzerebbe le persone con la tendenza a vivere emozioni negative e ad inibire la loro espressione ed è stato dimostrato che i pazienti affetti da cardiopatia e con una personalità di tipo D hanno un rischio di morte quattro volte superiore rispetto ai pazienti non di tipo D [21].

Gli aspetti della personalità associati alla patologia cardiaca (Fig. 1) verranno specificatamente approfonditi nei successivi paragrafi.

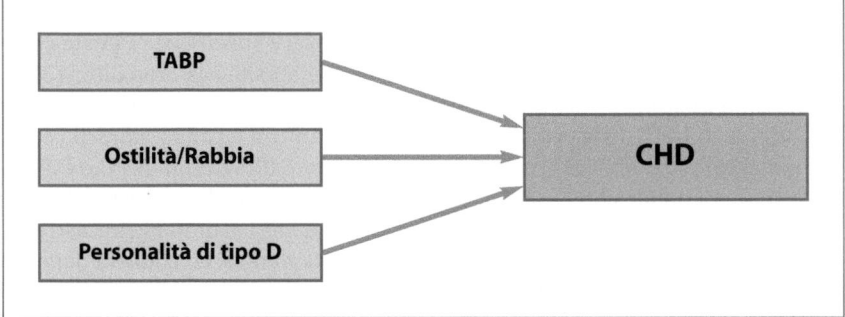

Fig. 1. Modelli di personalità parzialmente riconosciuti quali fattori di rischio. TABP, modello comportamentale di tipo A; CHD, cardiopatia coronarica

Il modello comportamentale di tipo A

Friedman e Rosenman hanno definito il TABP come un modello emotivo-comportamentale elicitato da certi eventi ambientali e promosso dalla cultura occidentale che premia le persone che pensano, agiscono, comunicano e, in generale, vivono più rapidamente e più aggressivamente [12] (Fig. 2). Può essere osservato in ogni persona aggressivamente coinvolta in un'incessante lotta per raggiungere sempre di più in sempre meno tempo, anche contro gli ostacoli posti da altre cose o persone [22].

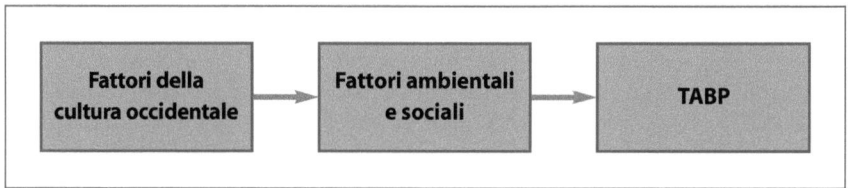

Fig. 2. Concettualizzazione del TABP

Le caratteristiche del TABP sono: impazienza, aggressività, intensa motivazione al raggiungimento di obiettivi sempre più elevati, senso di urgenza del tempo, desiderio di riconoscimento e avanzamento. La controparte del tipo A è il tipo B caratterizzato, al contrario, da pazienza e tranquillità, moderato senso di urgenza del tempo e scarsa aggressività e competitività [12]. Come affermano Ray e Bozek, l'etichetta "Tipo A" e "Tipo B" sono deliberatamente prive di significato [22].

Pedersen e Denollet affermano che il TABP non fu concepito come uno stabile profilo di personalità [9]. Friedman e colleghi [23] lo definirono esplicitamente un comportamento di reazione alle situazioni, valutate come difficili, che si incontrano nel corso della vita quotidiana, un comportamento caratterizzato da rabbia, ostilità, linguaggio esplosivo, urgenza e specifiche caratteristiche motorie. Questo assunto è ben evidente nel modo stesso con cui il TABP è stato e viene tutt'ora valutato, attraverso un'intervista strutturata appositamente formulata per ricreare situazioni in grado di provocare specifiche risposte comportamentali, di cui si registrano la frequenza, l'intensità e la modalità [12].

Ad ogni modo, secondo Thorensen e Powell [10], il TABP è stato inteso come un insieme di tratti della personalità, così che, accanto al termine "modello comportamentale di tipo A", è apparso quello di "personalità di tipo A". Ciò è avvenuto coerentemente con lo spirito scientifico positivista ed empirista all'interno del quale il TABP è nato, il cui obiettivo è stato quello di individuare, astraendola dal singolo individuo, una tipologia comportamentale ed emotiva in grado di spiegare ciò che dell'eziologia della malattia cardiaca rimaneva ancora oscuro. Dal punto di vista teorico, infatti, nonostante le differenti terminologie che sono state utilizzate e che si utilizzano ancora oggi, il costrutto a cui tutti gli autori fanno riferimento è il medesimo, perché nato dal medesimo spirito di ricerca. Sono differenti solamente gli aspetti ai quali ogni autore si riferisce. Chiamandolo TABP, si mettono in luce le componenti comportamentali reattive che emergono nel "qui ed ora" durante l'intervista strutturata, mentre chiamandolo personalità di tipo A si evidenziano le componenti disposizionali e la ricorsività dei comportamenti nel tempo.

In linea con questa impostazione, attualmente esistono due concettualizzazioni del costrutto che per semplicità chiamiamo unicamente TABP. La prima si riferisce a ciò che viene misurato dai questionari autosomministrati, maggiormente diretti alla valutazione dei tratti di personalità. Le caratteristiche della personalità di tipo A sono soprattutto estrema competizione ed estrema ambizione di carriera, eccessivo coinvolgimento nel lavoro e forte senso di impazienza e di urgenza nelle attività. La seconda versione, invece, quella associata all'utilizzo dell'intervista strutturata (SI), fa riferimento a specifici comportamenti situazionali, come aggressività sociale, rabbia (intensità e velocità di insorgenza), attivazione motoria, espressione linguistica esplosiva e pensieri e sentimenti di ostilità e di sospettosità [10, 12]. Come affermano Thorensen e Powell [10], entrambe le facce raffigurano persone simili, anche se rappresentano due differenti aspetti.

In molti studi, le due versioni non hanno dimostrato di associarsi tra di loro e sono state associate ad esiti clinici diversi [10, 13, 18]. Queste differenze sono da imputare principalmente alle due diverse modalità di misurazione. I questionari autosomministrati, infatti, sono soggetti a problemi di distorsione e ad errori di risposta, in quanto assumono che i soggetti possano accuratamente osservare e ricordare il loro comportamento [12].

La confusione di definizioni, di valutazioni e di risultati ha spinto molti autori ad abbandonare lo studio del costrutto e a metterne in dubbio la validità [14]. Questa incertezza è ben esemplificata dalla definizione del TABP che ha dato Dimsdale: un "eterogeneo miscuglio" (*hodgepodge*) [24].

Una sintesi teorica è stata compiuta da Thorensen e Powell [10], secondo i quali la confusione che ha circondato il TABP per così tanto tempo è stata determinata anche da un'insufficiente elaborazione teorica del costrutto, in parte legata all'influenza dominante della ricerca epidemiologica. Essi hanno avanzato una concettualizzazione del TABP di tipo transazionale e proposto una lettura del costrutto nei termini di come le percezioni, i pensieri, le emozioni, i comportamenti e i processi fisiologici di una persona si sviluppino e funzionino interattivamente in relazione circolare alle situazioni ambientali (Fig. 3). Nel modello teorico che i due autori hanno proposto, i fattori psicologici, biologici e sociali sono interdipendenti. Per esempio, certi stimoli ambientali possono elicitare il TABP e i suoi correlati fisiologici in una persona dopo che la stessa, comportandosi anticipatamente in un certo modo, per esempio utilizzando un particolare linguaggio e una particolare espressione facciale, ha contribuito a crearli. Alla base vi sarebbero particolari schemi di sé e degli altri, credenze con le quali le persone con modello di tipo A costruiscono la propria realtà personale e sociale. Sarebbe l'incertezza sulle proprie capacità di avere successo in

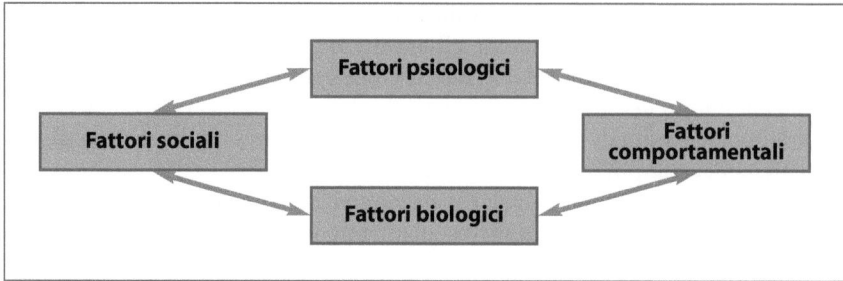

Fig. 3. Modello multifattoriale del TABP

situazioni percepite come importanti e soprattutto ambigue e incontrollabili a stimolare il TABP [25].

Le credenze di base con le quali i soggetti con modello di tipo A costruirebbero la realtà che li circonda sarebbero tre: 1) devo costantemente provare a me stesso di valere attraverso il raggiungimento di traguardi importanti e socialmente riconosciuti; 2) non credo nell'esistenza di principi morali universali garanti di onestà, giustizia e bontà; 3) credo che le mie risorse necessarie per avere successo siano scarse ed insufficienti. Questi schemi cognitivi preparerebbero il terreno per l'insorgenza dei comportamenti tipici del TABP (comportamento estremamente competitivo, impazienza, ostilità e rabbia) e influenzerebbero anche le risposte fisiologiche [10].

Dal punto di vista psicologico, le persone che dimostrano un TABP sarebbero intimamente caratterizzate da un profondo senso di insicurezza e di inadeguatezza. L'incessante corsa al successo servirebbe quindi ad evitare o a ridurre i giudizi negativi provenienti dagli altri e da se stesse. Questi processi cognitivi di autovalutazione sembrerebbero infatti essere al cuore del TABP [26]. La maggior parte di questi processi cognitivi di auto ed eterovalutazione, però, non avverrebbe coscientemente, ma in modo automatico e inconsapevolmente [10]. Per questa ragione, secondo Thoresen e Powell i questionari autosomministrati di misurazione del TABP sarebbero inaffidabili, mentre sarebbero validi i metodi di valutazione della performance non verbale, come l'SI [10].

Strumenti di valutazione

Come già accennato precedentemente, la valutazione del TABP può essere eseguita attraverso due principali modalità: l'SI e il questionario autosomministrato.

L'SI è stata ideata da Friedman e Rosenman nel 1959 [11]. È costituita da domande formulate per indagare le reazioni comportamentali che la persona sperimenta nella vita quotidiana in risposta a situazioni difficili, comprese frequenza, intensità e modalità espressiva della rabbia e dell'ostilità. Gli intervistatori, appositamente addestrati allo scopo, contemporaneamente provocano la

persona e osservano le risposte comportamentali prodotte, soprattutto il linguaggio (es. linguaggio esplosivo), il senso del tempo (urgenza ed impazienza) ed i segni psicomotori, registrandone le caratteristiche. Il cuore della SI si trova, quindi, nei comportamenti, piuttosto che nei contenuti delle risposte. La classificazione finale consiste in una scala a quattro punti:
- completo sviluppo di A (A extreme),
- incompleto sviluppo di A,
- incompleto sviluppo di B,
- completo sviluppo di B (B extreme).

Vent'anni dopo la definizione dell'SI, è stata sviluppata da Friedman e colleghi l'intervista strutturata videoregistrata (VSI). L'aggiunta della videoregistrazione ha permesso ulteriori indagini diagnostiche, consentendo di ottenere una documentazione permanente, così da comprovare i possibili cambiamenti futuri nell'intensità del comportamento di tipo A.

Attualmente, per diagnosticare il TABP si usa l'esame clinico videoregistrato (VCE), con il quale si indaga la presenza di sintomi, tratti e segni psicomotori relativi alle sue due componenti principali: senso di urgenza del tempo e ostilità fluttuante.

Questo nuovo strumento diagnostico è stato sviluppato da Friedman e colleghi [27] quale esito dei tentativi di migliorare la sensibilità, la specificità e l'efficienza dei precedenti mezzi d'indagine del TABP. Il VCE è costituito da un insieme di domande non eccessivamente rigide, che l'esaminatore alla necessità può variare. L'aspetto più importante è lo sforzo di indagare i segni psicomotori del TABP con la stessa accuratezza che si presta agli altri comportamenti. Rispetto alla VSI sono stati aggiunti per la diagnosi sei ulteriori sintomi e quattro nuovi segni psicomotori, osservati in soggetti di tipo A. Questo esame permette di individuare 3 livelli di comportamento di tipo A:
- molto grave (punteggio da 100 a 400),
- grave (punteggio da 100 a 149),
- da moderato a nullo (punteggio da 0 a 99).

Esame clinico videoregistrato:	
Manifestazioni di senso di urgenza del tempo	**Manifestazioni di ostilità fluttuante**
sintomi e tratti	*sintomi e tratti*
- consapevolezza della propria fretta - ammonimento degli altri di rallentare - premura nel camminare, nel mangiare e lasciare la tavola - intensa avversione per il dover aspettare in fila - puntualità estrema - raro richiamo di ricordi, osservazione di fenomeni naturali, o sognare ad occhi aperti	- andare in collera frequente mentre si guida - non credere nell'altruismo - insonnia causata da rabbia o frustrazione - difficoltà cronica nelle relazioni filiali - tensione o competizione tra coniugi - irritabilità facilmente provocata o disagio nell'affrontare errori banali - digrignare i denti

segni psicomotori	*segni psicomotori*
- tensione facciale cronica	- ostilità facciale
- elevazione dei sopraccigli (tic)	- pigmentazione peri-orbitale
- alzare o ritrarre le spalle (tic)	- ritrazione della palpebra (tic)
- postura tesa	- qualità vocale ostile
- modo di parlare veloce	- ritrazione bilaterale dei muscoli della bocca (tic)
- far schioccare la lingua	- stringere la mano durante una conversazione occasionale
- inspirazione forzata di aria	- risata ostile
- eccessivo sudore facciale	
- frequente batter le palpebre	

La seconda modalità valutativa è rappresentata da una serie di questionari autosomministrati: il Jenkins Activity Survey (JAS) [28], la Bortner Type A Scale [29], la Framingham Type A Scale [30], la Multidimensional Type A Behavior Scale (MTABS) [31], lo Student Toxic Achievement Questionnaire (STAQ) e il Working Adult Toxic Achievement Questionnaire (WATAQ), questi ultimi entrambi ideati da Birks e Roger [32].

Il JAS ha dimostrato una buona validità di costrutto e comprende 3 fattori (velocità e impazienza, coinvolgimento lavorativo e comportamento fortemente motivato), oltre ad essere una scala globale. In alcuni studi prospettici, però, il terzo fattore è risultato associato ad indici positivi e protettivi, come la soddisfazione ed una buona performance, e ciò ha condotto a considerarlo una componente "non tossica", contrariamente agli altri due fattori che, invece, rappresentano componenti "tossiche", le uniche associate ad indici negativi di tipo clinico [32]. Il JAS non valuta l'aggressività e l'ostilità [12]

La MTABS, secondo le intenzioni degli autori, è stata creata appositamente per fornire una valutazione completa della natura multidimensionale del TABP. Questo strumento comprende cinque fattori, rispettivamente chiamati "ostilità", "impazienza/irritabilità", "forte motivazione al raggiungimento degli obiettivi (achievement striving)", "rabbia" e "competitività". Secondo gli autori, il fattore relativo alla forte motivazione al raggiungimento degli obiettivi rappresenterebbe la componente "non tossica", mentre tutti gli altri misurerebbero le componenti "tossiche". Le analisi di validità hanno, però, dimostrato che il fattore considerato "non tossico" non misura una componente distinta perché correla positivamente con tutti gli altri quattro, in modo significativo con la rabbia e l'impazienza/irritabilità [32].

Per cercare di distinguere la parte tossica del fattore sotto esame, la forte motivazione al raggiungimento degli obiettivi, da quella non tossica, probabile fonte dei risultati negativi ottenuti con la MTABS, Birks e Roger hanno costruito due questionari, lo STAQ e il WATAQ, che all'analisi fattoriale hanno dimostrato entrambi una struttura bidimensionale coerente con le intenzioni iniziali [32]. Dalle analisi correlazionali è emersa un'associazione negativa tra i due fattori individuati, che sono stati chiamati dagli autori rispettivamente "forte motivazione tossica" e "forte motivazione non tossica". Le analisi di validità convergente e discriminante hanno confermato questa distinzione, evidenziando indici di associazione con altre scale perfettamente coerenti con la differente natura dei due costrutti [32].

Studi sul TABP

La prima evidenza empirica di un'associazione tra il TABP e la malattia cardiaca arrivò nel 1975 con la pubblicazione dei risultati finali di uno studio prospettico compiuto sulla popolazione americana, chiamato Western Collaborative Group Study (WCGS) [33]. Nel campione furono inclusi 3.154 uomini sani di età compresa tra i 39 e i 59 anni e tutti furono valutati rispetto al TABP attraverso l'SI. Dopo otto anni e mezzo, 257 uomini avevano sviluppato una malattia cardiovascolare. Dalle analisi, una volta controllati gli effetti dei tradizionali fattori di rischio, emerse che i soggetti classificati come tipo A avevano una probabilità doppia rispetto a quelli classificati come tipo B di avere una diagnosi di angina pectoris o un infarto del miocardio.

Parallelamente al WCGS, fu realizzato un altro studio prospettico sulla popolazione americana, il Jenkins Activity Survey [34]. In questo, però, venne utilizzato un questionario autosomministrato, il JAS, per valutare il TABP. I dati raccolti dopo quattro anni di follow-up mostrarono che i punteggi ottenuti dai 120 soggetti che avevano sviluppato una malattia cardiovascolare erano significativamente maggiori di quelli ottenuti dai 524 che rimasero sani.

Nel 1980 furono pubblicati i risultati di uno studio prospettico sulla popolazione americana, il Framingham Heart Study [30], finalizzato all'indagine dei fattori psicosociali legati all'insorgenza della malattia cardiaca. Nel campione furono inclusi sia uomini che donne, entrambi non affetti da alcuna malattia cardiovascolare. Lo strumento utilizzato per valutare il TABP fu anche in questo caso un questionario autosomministrato, la Framingham Type A Scale. Dopo otto anni di follow-up, il punteggio ottenuto alla Framingham Type A Scale dimostrò di essere un elemento predittivo indipendente di malattia cardiaca e di infarto del miocardio tra gli uomini di mezza età e di angina pectoris tra le donne dai 45 ai 64 anni di età.

Il primo studio prospettico sulla popolazione europea fu il French-Belgian Cooperative Group Study, pubblicato nel 1982 [35]. Con l'utilizzo di un altro questionario autosomministrato, la Bortner Rating Scale, dopo un follow-up di cinque anni questo studio dimostrò nuovamente che il TABP era un fattore di rischio indipendente per la malattia cardiovascolare. Nel 1985 fu pubblicato uno studio prospettico sulla popolazione maschile giapponese della durata di otto anni e con un campione di circa 2.200 uomini residenti alle Hawaii di età compresa tra i 57 e i 70 anni. L'Honolulu Heart Project [36], però, fallì nel dimostrare una relazione tra il TABP, misurato con il JAS, e la malattia cardiovascolare.

Comunque, nel 1981, sulla base dei risultati disponibili, un gruppo di lavoro incaricato appositamente dal National Heart, Lung and Blood Institute di compiere una revisione di tutti i lavori prodotti sui fattori eziologici della malattia cardiaca concluse che il TABP, così come era definito dall'SI, dal JAS e dalla Framingham Type A Scale, era associato ad un maggiore rischio di malattia cardiaca tra i cittadini americani lavoratori di mezza età [37].

Tuttavia, se la maggior parte degli studi prospettici sulla popolazione generale diede risultati positivi, al contrario gran parte degli studi compiuti su soggetti ad alto rischio di malattia cardiovascolare non arrivò alle stesse conclusioni. Solo uno dimostrò un'associazione significativa tra il TABP, misurato con il JAS, e l'infarto in 67 uomini già colpiti da un precedente evento cardiaco durante il WCGS [38].

Il Multiple Risk Factor Intervention Trial reclutò circa 3.000 uomini considerati a rischio di malattia cardiovascolare in base alla presenza di almeno due di tre accertati fattori di rischio cardiaco: fumo, ipertensione e alto livello di colesterolo. Il TABP fu valutato sia attraverso il JAS che attraverso l'SI, ma nessuna delle due misure ottenne risultati in grado di dimostrare l'associazione con l'insorgenza della malattia cardiaca [38, 39]. Gli stessi risultati furono ottenuti dall'Aspirin Myocardial Infarction Study, un trial clinico disegnato per valutare l'effetto dell'aspirina sul rischio di infarto. Il TABP, misurato con il JAS, non mostrò alcuna relazione né con l'infarto né con la mortalità [40].

Particolarmente sorprendenti furono i risultati dello studio di Dimsdale e colleghi condotto per un anno su un campione di 189 soggetti sottoposti a cateterizzazione cardiaca. Emerse che il pattern comportamentale di tipo B e non il TABP erano predittivi di eventi cardiaci successivi [41]. Ancora, il Multicenter Post Infarction Program [42], condotto su 548 pazienti colpiti da infarto non fatale, non dimostrò alcuna associazione tra il TABP, misurato con il JAS, e la mortalità successiva.

Ulteriori risultati negativi arrivarono anche dagli studi angiografici, nei quali l'associazione tra il TABP e la malattia coronarica, in particolare l'arteriosclerosi, apparve nella maggior parte dei casi inconsistente [43]. La meta-analisi di Miller e colleghi [18], però, ha messo in discussione i risultati ottenuti da questo tipo di studi per la presenza di importanti problemi di ordine metodologico, tra cui soprattutto la selezione dei soggetti. Dalla meta-analisi, infatti, è emerso che i gruppi di confronto utilizzati, in teoria formati da soggetti senza alcun grado di malattia coronarica, includevano in realtà una percentuale di persone con una forma subclinica di coronaropatia molto più grande di quella rilevabile nella popolazione generale. In altre parole, i soggetti sani inclusi in questi studi furono molto pochi.

Il colpo di grazia, comunque, arrivò nel 1988 con la pubblicazione dello studio di Ragland e Brand [44, 45]. Essi esaminarono l'incidenza di mortalità in un periodo di 22 anni tra 257 uomini affetti da malattia cardiaca che avevano partecipato al WCGS e scoprirono che i soggetti classificati all'inizio dello studio come tipo A, sia giovani che vecchi, avevano avuto un 10% in meno di casi di morte rispetto ai soggetti classificati come tipo B. Questi risultati li portarono a considerare che il TABP potesse avere un effetto protettivo tra i soggetti affetti da malattia cardiovascolare e ad ipotizzare che potesse promuovere comportamenti più salutari nei soggetti consapevoli della propria malattia [44, 45].

Il peso di questi fallimenti fece sorgere molti dubbi sull'idea che il TABP, inteso nella sua globalità eterogenea, fosse un fattore di rischio per la malattia cardiovascolare. Alcune revisioni successive, però, tentarono di conciliare i risultati positivi ottenuti nei primi studi con quelli negativi emersi successivamente e conclusero che l'evidenza supportava il TABP come fattore di rischio per la malattia cardiovascolare negli studi sulla popolazione sana, ma che nei casi di rischio cardiaco già presente, legato ad altri fattori tradizionali o ad un precedente evento cardiaco, il TABP non sembrava significativamente predittivo di morbilità e di mortalità [12, 18]. Tuttavia, alcuni trial clinici ideati per ridurre il TABP in pazienti cardiopatici produssero risultati in un certo senso contradditori, dimostrando un tasso di mortalità significativamente inferiore tra i pazienti che erano stati sottoposti all'intervento [12]. Per esempio, il Recurrent Coronary Prevention Project mostrò che i pazienti infartuati sottoposti ad un intervento di counselling per il TABP in aggiunta ad un intervento di counselling cardiologico avevano avuto dopo tre anni una ricorrenza di infarto più bassa del 44% rispetto a quelli sottoposti solamente all'intervento di counselling cardiologico. L'effetto protettivo del counselling per il TABP si mantenne anche dopo quattro anni e mezzo [27].

Lo scetticismo, comunque, si diffuse negli ambienti scientifici e condusse molti clinici e molti ricercatori a rivedere lo studio dell'intero "miscuglio" e a focalizzarsi sulle sue componenti ritenute più tossiche, l'ostilità e la rabbia [24].

Una recente meta-analisi di tutti gli studi prospettici pubblicati fino al 1998 in cui è stata testata l'ipotetica associazione tra TABP, ostilità e malattia cardiovascolare sia in soggetti sani che in soggetti già affetti da cardiopatia ha prodotto ancora i risultati negativi ottenuti precedentemente, evidenziando una relazione significativa solamente per l'ostilità. Il basso effetto dimensione calcolato per questa associazione ha, però, portato gli autori a metterne in dubbio il significato pratico sia per la predizione che per la prevenzione [46].

Nonostante ciò, gli studi sul TABP continuano ad apparire in letteratura, ma i risultati che si ottengono sono sempre controversi. Per esempio, uno studio prospettico di 25 anni compiuto su 1.806 uomini sani pubblicato nel 2004 ha dimostrato un'associazione significativa tra il TABP, misurato con il JAS, e l'insorgenza della malattia cardiaca ad un follow-up di 16 anni [47], mentre un altro studio prospettico di 10 anni compiuto su 3.873 uomini e donne pubblicato nello stesso anno non ha dimostrato alcuna associazione tra il TABP e l'insorgenza della malattia cardiaca [48].

Meccanismi fisiopatologici

I processi fisiologici che sono stati esaminati e considerati responsabili della patogenesi della malattia cardiovascolare in relazione al TABP sono quattro: un'elevata produzione di catecolamine ed elevata reattività cardiaca, un livello eccessivo di testosterone, elevati livelli di corticosteroidi ed un ridotto antagonismo del sistema parasimpatico nei confronti dell'attivazione del sistema simpatico [12] (Fig. 4).

Gli studi di laboratorio che hanno testato l'ipotesi di una associazione tra il TABP e una maggiore reattività cardiovascolare in risposta ad uno stimolo stressante sono moltissimi e la maggior parte di essi ha ottenuto risultati positivi [19]. Studi compiuti sugli animali (scimmie) hanno inoltre dimostrato un'associazione significativa tra elevata reattività cardiaca e arteriosclerosi. All'autopsia, le scimmie che erano state classificate come altamente reattive mostrarono quasi il doppio di arteriosclerosi rispetto a quelle caratterizzate da una bassa reattività cardiovascolare [49, 50].

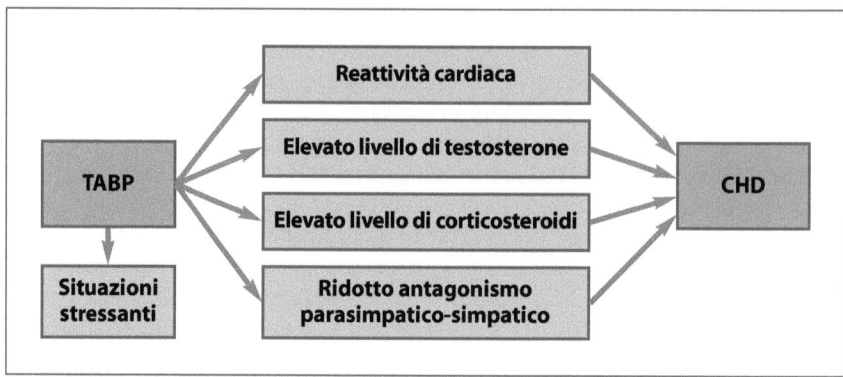

Fig. 4. Legami fisiopatologici tra TABP e CHD

Il ruolo del sistema nervoso simpatico nell'innalzamento della pressione sanguigna, nell'aumento delle catecolamine e in generale nella stimolazione della reattività cardiaca è stato molto enfatizzato e si pensa che questi processi danneggino l'endotelio, oltre a promuovere l'attività e l'aggregazione piastrinica [51]. Molte delle evidenze raccolte hanno così assegnato alla reattività cardiaca il ruolo di principale ponte di collegamento tra il TABP e la malattia cardiovascolare, evidenziando anche che è la frequenza di reazione che si collega alla malattia e non l'intensità della reazione agli eventi stressanti [12, 19].

Tuttavia, le revisioni di Contrada e Krantz [52] e di Lyness [19] hanno evidenziato che la relazione tra il TABP e la varie misure della reattività cardiaca (livello di catecolamine, frequenza cardiaca, pressione arteriosa, livello di cortisolo) dipende da una serie di fattori di moderazione, come sesso, metodo di valutazione del TABP e natura della condizione stressante (Fig. 5). Gli autori hanno dimostrato che nei soggetti classificati come pattern di tipo A è più probabile che elevate risposte simpatico-adreno-midollari allo stress siano rilevate dall'SI piuttosto che dai questionari autosomministrati, e che la relazione tra

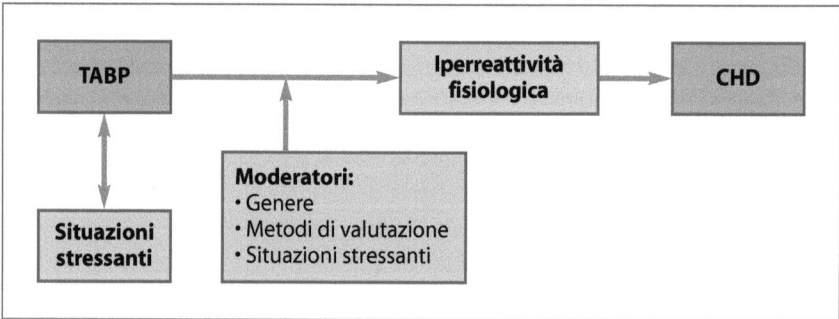

Fig. 5. Moderatori che influenzano il legame tra TABP e CHD

TABP e reattività cardiaca è più forte in studi di laboratorio che forniscono degli incentivi alla performance, in situazioni stressanti che provocano ostilità e in situazioni che richiedono compiti cognitivi di moderata difficoltà. Inoltre, è emerso che l'associazione è significativa soprattutto negli uomini, sia giovani che adulti, e meno nelle donne, per le quali è stato ipotizzato un modo differente di rispondere allo stress. I motivi potrebbero essere legati sia alla diversità biologica sia alla differente influenza socioculturale sul modo di percepire gli eventi difficili. I maschi con pattern di tipo A risponderebbero alle difficoltà (challenge) ambientali con un'elevata attività simpatico-adreno-midollare e con l'attivazione del sistema pituitario adreno-corticale. La stimolazione del sistema nervoso simpatico provocherebbe l'innalzamento della pressione sanguigna, della frequenza cardiaca e il rilascio di catecolamine [52].

In alcuni studi di laboratorio, le differenze riscontrate tra soggetti con pattern di tipo A e soggetti con pattern di tipo B nella reattività simpatica a situazioni difficili non sono emerse però al baseline e ciò suggerisce che i processi cognitivi di valutazione abbiano un ruolo importante nel determinare un'elevata attivazione [19]. Tuttavia, uno studio di Williams e colleghi [53] compiuto su soggetti maschi sani ha mostrato un cronico innalzamento di catecolamine nei soggetti con pattern di tipo A in tutte le condizioni, anche al baseline. Questo risultato suggerisce l'esistenza di una cronica iperattività simpatica nei soggetti con pattern di tipo A, nei quali la valutazione cognitiva della situazione non ha un ruolo decisivo. Un cronico innalzamento del livello di corticosteroidi contribuirebbe alla formazione dell'arteriosclerosi attraverso l'innalzamento dell'attività enzimatica di sintesi delle catecolamine e la riduzione degli enzimi preposti alla loro degradazione.

I soggetti con pattern di tipo A sarebbero caratterizzati anche da più elevati livelli di testosterone nel sangue rispetto ai soggetti con pattern di tipo B in seguito allo svolgimento di compiti di tipo cognitivo [54]. Il testosterone sarebbe implicato nell'innalzamento dell'aggressività e della reattività cardiaca e nella diminuzione dei livelli sanguigni di colesterolo HDL nei maschi. Il testosterone può essere associato anche al comportamento ostile e al processo di formazione dell'arteriosclerosi [12].

In un altro studio, i soggetti con pattern di tipo A hanno mostrato una bassa attività vagale di risposta parasimpatica in contrapposizione agli effetti dell'attivazione simpatica [55], mentre Suarez e colleghi [56] hanno osservato un'associazione tra il TABP e il livello di colesterolo basale con la frequenza cardiaca e i livelli di catecolamine e di colesterolo misurati durante l'esecuzione mentale di un compito aritmetico. In quest'ultimo studio, i soggetti maschi di mezza età classificati con pattern di tipo A e con un elevato livello basale di colesterolo hanno avuto un significativo innalzamento della frequenza cardiaca, delle catecolamine e dei livelli di colesterolo durante lo svolgimento di un test mentale, diversamente dai soggetti con pattern di tipo B, per i quali non è emersa alcuna interazione significativa. Questo risultato evidenzia il fatto che fattori di tipo comportamentale potrebbero aumentare ancora di più il rischio di malattia coronarica per i soggetti con un elevato livello di colesterolo [56].

Ostilità e rabbia

Lo studio dell'ostilità e della rabbia come autonomi fattori di rischio cardiovascolare è nato soprattutto dalle ceneri del TABP o, meglio, dal processo di smembramento a cui il TABP andò incontro dopo che molti studi ottennero risultati negativi e contradditori [8, 12]. L'indagine sul ruolo dell'ostilità nell'eziologia della malattia cardiaca è iniziata soprattutto dopo la scoperta che alcune componenti del TABP potessero essere più tossiche delle altre, mentre l'ipotesi che la rabbia possa avere degli effetti negativi sulla salute cardiovascolare risale alla formulazione del concetto psicodinamico di "rabbia repressa" [15].

L'ostilità e la rabbia sono state studiate soprattutto congiuntamente come unitario fattore di rischio cardiaco. In questo costrutto, l'ostilità rappresenta un tratto di personalità legato all'atteggiamento interpersonale ed è caratterizzata da orientamento pessimistico all'interazione interpersonale ed alla vita in generale, da cinica mancanza di fiducia generalizzata verso il prossimo, opinioni e atteggiamenti negativi verso gli altri (cinismo, sfiducia, denigrazione, ecc.), frequenti attacchi d'ira ed espressioni evidenti di comportamento aggressivo. La componente della rabbia, invece, è stata considerata prevalentemente sotto il profilo dell'esperienza emozionale, indicando una tendenza ad esperire cronicamente sentimenti di rabbia di forte intensità [57]. Secondariamente è stata esaminata anche in relazione alla modalità espressiva. Per esempio Dembrosky e colleghi [58] hanno indagato due elementi specifici del costrutto rabbia/ostilità: il Potenziale di Ostilità (Potential for Hostility) e la Rabbia Interiorizzata (Anger-In). Il potenziale di ostilità è stato definito come la tendenza relativamente stabile a reagire agli eventi frustranti con rabbia, disgusto, irritazione e risentimento; si manifesterebbe con atteggiamento critico, antagonismo e non cooperatività. La rabbia interiorizzata, invece, è stata riferita all'incapacità di esprimere sentimenti di irritazione e rabbia verso la fonte di frustrazione e all'orientamento di tali sentimenti verso l'interno. Siegman e colleghi [59], invece, hanno distinto tra l'ostilità associata all'esperienza della rabbia e l'ostilità associata all'espressione della rabbia.

Come affermano Smith e colleghi, sebbene l'ostilità e la rabbia, entrambe intese come caratteristiche della personalità, siano concettualmente correlate, non lo sono così intensamente da rappresentare etichette intercambiabili di un unico costrutto [57]. Il concetto di ostilità, infatti, implica maggiormente fattori di ordine cognitivo e transazionale: la credenza che le persone siano motivate principalmente da intenti egoistici e che siano frequentemente fonte di maltrattamento, la tendenza ad attribuire alle azioni degli altri un intento aggressivo, la prospettiva relazionale di essere in contrasto con gli altri. Il concetto di rabbia, invece, implica maggiormente un valenza di tipo emotivo, essendo principalmente un'emozione spiacevole, che varia in intensità dall'irritazione alla collera. Tuttavia, è spesso difficile mantenere una netta distinzione perché anche la rabbia implica fattori di ordine cognitivo e relazionale e perché, come l'ostilità, anche il costrutto della rabbia può significare la tendenza ad agire nei confronti degli altri in modo aggressivo.

Studi su rabbia e ostilità

Sulla base di alcuni dati provenienti dal WCGS, Matthews e colleghi mostrarono un'associazione significativa tra l'incidenza di malattia cardiaca in un periodo di 4 anni e la dimensione Rabbia/Ostilità, valutata attraverso l'SI [60].

Sulla base di una revisione del sistema di codifica dell'SI, Dembroski e colleghi suddivisero ulteriormente questa dimensione in due: il potenziale di ostilità e la rabbia interiorizzata [58]. Gli autori trovarono un'associazione tra i due costrutti e la severità della malattia cardiaca, anche controllando gli effetti dei tradizionali fattori di rischio. In aggiunta, una rianalisi dei dati raccolti da Dimsdale nel 1979 [41], il quale non dimostrò alcuna associazione tra il TABP e una serie di vasi sanguigni occlusi in 103 pazienti maschi, trovò invece che sia il potenziale di ostilità sia la rabbia interiorizzata si associavano significativamente ai risultati angiografici [61].

Un'altra rianalisi compiuta sui dati raccolti nel Multiple Risk Factor Intervention Trial dimostrò che le due componenti valutate con l'SI erano in grado di predire la malattia cardiovascolare indipendentemente dai fattori di rischio tradizionali [62].

Risultati positivi sono derivati anche dagli studi che non hanno utilizzato l'SI, ma questionari autosomministrati specifici per la misurazione dell'ostilità. La Cook-Medley Hostility Scale (Ho), una scala del Minnesota Multiphasic Personality Inventory (MMPI), è stata utilizzata estesamente e ha dimostrato di associarsi significativamente sia alla morbilità sia alla mortalità cardiaca [63]. L'ostilità misurata con l'Ho ha dimostrato di predire significativamente la severità della malattia coronarica nei pazienti coronaropatici di ambo i sessi [64]. In uno studio prospettico di 10 anni compiuto su 1.877 lavoratori maschi di mezza età, è stata dimostrata un'associazione indipendente tra i punteggi ottenuti all'-Ho e i successivi eventi cardiaci, compresa la mortalità [65]. Barefoot e colleghi [67], in un altro studio prospettico con 255 medici, hanno trovato una relazione tra l'ostilità misurata con l'Ho nel 1950 e gli eventi cardiaci occorsi fino al 1980. Questa associazione era indipendente da altri fattori di rischio come fumo, età, ipertensione e familiarità. Inoltre, è emerso che i soggetti con un punteggio all'-Ho sopra la mediana avevano un indice di mortalità sei volte superiore a quello dei soggetti con un punteggio al di sotto [66]. In un altro studio prospettico di 29 anni, gli stessi autori hanno replicato i precedenti risultati su un campione di 128 studenti universitari e inoltre hanno scoperto che una combinazione di circa 50 item relativi a cinismo, affetto ostile e stile di risposta aggressivo era più predittiva dell'intera scala [67]. Quest'ultimo risultato suggerisce che l'ostilità, come il TABP, sia un costrutto multidimensionale composto da sottoparti più o meno tossiche.

Tuttavia, sempre come per il TABP, alcuni studi sull'ostilità non hanno ottenuto risultati positivi. Siegman e colleghi [68] hanno riscontrato un'associazione negativa tra i punteggi all'Ho e la severità della malattia coronarica. Inoltre, l'Ho non ha dimostrato di predire la malattia cardiovascolare né in uno studio prospettico di 25 anni compiuto su 478 medici, né in uno studio di 30 anni con 280 uomini e nemmeno in uno studio di 33 anni con 1.400 studenti universitari [12].

Oltre alla Cook-Medley Hostility Scale, negli studi sul rischio cardiaco è stato utilizzato un altro strumento di autovalutazione per il rilevamento dell'ostilità, il Buss-Durkee Hostility Inventory [69]. Un'analisi fattoriale di questo strumento psicometrico ha isolato due fattori: l'ostilità espressiva o antagonistica e l'ostilità nevrotica o esperienziale. Il primo, che si riferisce ad un'aggressività apertamente verbale e/o fisica, ha dimostrato di correlare positivamente con l'estensione della malattia coronarica, mentre il secondo, che rappresenta le esperienze soggettive come il risentimento, il sospetto, la diffidenza e l'irritazione, ha mostrato un'associazione con l'ansia e una relazione inversa con il grado di malattia coronarica [12].

Più recentemente, in un'analisi del Multiple Risk Factor Intervention Trial, Matthews e colleghi [70] hanno trovato che i soggetti con punteggi all'Interpersonal Hostility Assessment Technique (IHAT) superiori alla mediana erano caratterizzati da un significativo incremento (60%) del rischio di morte cardiaca lungo un periodo di 16 anni di follow-up, rispetto ai soggetti con punteggi inferiori, anche controllando gli effetti dei fattori di rischio tradizionali. Al baseline questi soggetti non erano affetti da malattia cardiaca, ma caratterizzati da un elevato rischio in relazione ai tradizionali fattori di rischio.

Uno studio prospettico condotto su un campione di 1.305 uomini anziani ha dimostrato che i soggetti con elevati livelli di rabbia di tratto al baseline, misurata con una scala derivata dall'MMPI-2, avevano un rischio tre volte superiore rispetto ai soggetti con punteggi bassi di morire per malattia cardiaca o di avere un infarto non fatale negli oltre sette anni di follow-up, anche dopo aver controllato gli effetti di fattori di rischio demografici, medici e comportamentali [71].

In un altro studio prospettico, punteggi elevati ad una scala di tre item sulla rabbia di tratto erano associati significativamente alla malattia cardiaca e all'infarto in un campione di 1.000 uomini seguiti per un periodo di oltre 30 anni. Il rischio associato aumentava da tre a sei volte [72]. Rispetto alla modalità espressiva della rabbia, lo studio di Gallacher e colleghi [73] compiuto su un campione di 3.000 uomini di mezza età ha dimostrato che la soppressione della rabbia (bassa rabbia esteriorizzata e alta rabbia interiorizzata), misurata con alcune scale delle Framinghan scales, era associata ad un significativo incremento del rischio cardiaco lungo un periodo di 9 anni, indipendentemente da una lunga serie di altre variabili demografiche, mediche e comportamentali.

Nel Atherosclerosis Risk in Communities Study (ARIC), elevati punteggi alla rabbia di tratto misurata con il questionario di Spielberger [74] erano associati ad un significativo incremento (50%-75%) del rischio cardiaco lungo un periodo di quattro anni e mezzo [75]. Una successiva analisi ha inoltre dimostrato che il temperamento portato alla rabbia, una delle due componenti della rabbia di tratto concettualizzata da Spielberger, era più strettamente correlato all'incidenza di malattia cardiaca di un altro fattore relativo alla rabbia provocata da eventi aggravanti [76]. In entrambi gli studi, gli effetti riscontrati erano simili sia in relazione al sesso che all'etnia.

In contrasto con i precedenti lavori, due altri studi prospettici hanno ottenuto risultati negativi. In un campione composto da più di 20.000 uomini sani, i punteggi ottenuti alla scala della rabbia esteriorizzata del questionario di Spielberger non hanno predetto lo sviluppo della malattia cardiaca in un periodo di 2 anni

[77]. Analogamente, in un campione di più di 9.000 uomini sani francesi e irlandesi, Sykes e colleghi non hanno dimostrato alcuna associazione tra l'ostilità e l'incidenza della malattia cardiaca lungo un periodo di 5 anni [78].

In conclusione, sulla base dei lavori prodotti e nonostante alcuni risultati negativi, Smith e colleghi sostengono che le varie misure di rabbia e ostilità sono significativamente associate ad un elevato rischio di malattia cardiaca e ad una ridotta longevità. Inoltre, affermano che gli effetti riscontrati sono pari a quelli associati a molti fattori di rischio tradizionali [57].

Strumenti di valutazione

Le due più comuni modalità di valutazione dell'ostilità e della rabbia sono l'SI, di cui esistono diverse versioni, e i questionari autosomministrati [57].

La più importante SI per la valutazione comportamentale dell'ostilità è l'I-HAT, sviluppata da Barefoot e colleghi a partire da quella utilizzata per la valutazione del TABP [79, 80]. Il comportamento ostile è valutato sulla base dello stile espressivo, non del contenuto delle risposte, e si divide in quattro tipi: atteggiamento diretto o indiretto di sfida verso l'intervistatore, trattenuta ostile di informazioni o evasione della domanda e irritazione. L'intervista ha dimostrato di essere attendibile, stabile nel tempo e di associarsi significativamente all'incidenza della malattia cardiovascolare e a vari indici di malattia coronarica [79].

Gli strumenti autosomministrati di misurazione dell'ostilità sono essenzialmente due: la Cook-Medley Hostility Scale (Ho) [81] e il Buss-Durkee Hostility Inventory [69].

La Ho è una scala dell'MMPI e misura l'ostilità cinica, la sospettosità, il risentimento e il cinismo. Tuttavia ha dimostrato di associarsi significativamente con caratteristiche esterne al concetto di ostilità, come l'ansia e la depressione, e di avere una struttura interna poco definita [57].

Il Buss-Durkee Hostility Inventory è formato da due distinte scale: l'ostilità espressiva o antagonistica e l'ostilità nevrotica o esperienziale. La prima si riferisce ad un'aggressività apertamente verbale e/o fisica, mentre la seconda valuta le esperienze soggettive come il risentimento, il sospetto, la diffidenza e l'irritazione. Ha dimostrato di avere una buona validità di costrutto [57].

Lo strumento per la misurazione della rabbia è lo State-Trait Anger Inventory (STAI) [74]. Esso valuta l'esperienza e l'espressione della rabbia. Nel concetto di esperienza della rabbia sono compresi lo stato di rabbia – definito come uno stato emotivo caratterizzato da sentimenti soggettivi di diversa intensità – e il tratto di rabbia – inteso come la disposizione a percepire un gran numero di situazioni come fastidiose e a rispondere ad esse con un aumento della rabbia di stato. Il concetto di espressione della rabbia, invece, comprende la rabbia verso gli altri, la rabbia rivolta all'interno (allo scopo di trattenerla o sopprimerla) e i tentativi di controllare l'espressione della rabbia. Lo STAI è composto da 44 item, suddivisi a loro volta in sei scale differenti. Tali scale sono: Rabbia di stato (S-Rabbia); Rabbia di tratto (T-Rabbia), costituita a sua volta da due sottoscale, Temperamento portato alla rabbia (T-Rabbia/T), che valuta la predisposizione generale a provare sentimenti di rabbia immotivati, e Reazione di rabbia (T-Rabbia/R) che riguarda la predisposizione ad esprimere rabbia qualora si venga criticati o attaccati; Rabbia rivolta all'interno (AX/In); Rabbia rivolta all'esterno (AX/Out); Controllo della rabbia (AX/Con); ed, infine, Espressione della rabbia (AX/EX, intesa come indice generale di frequenza) [74].

Meccanismi fisiopatologici

Molti studi hanno dimostrato che l'ostilità si relaziona alla malattia cardiaca attraverso un meccanismo di esagerata reattività cardiovascolare e neuroendocrina nei confronti di eventi stressanti; una crescente quantità di lavori scientifici supporta l'ipotesi che queste risposte esagerate possano contribuire all'esordio e alla progressione della malattia coronarica e alla manifestazione di eventi cardiovascolari [7, 82]

La relazione tra ostilità e reattività cardiaca e neuroendocrina, però, è mediata da una serie di fattori demografici e situazionali [12]. Alcuni studi, infatti, hanno dimostrato che esiste una relazione tra ostilità e reattività fisiologica in caso di molestie (harassment) subite all'interno di situazioni interpersonali o sociali e soprattutto tra giovani maschi [12, 83]. Inoltre, tra i soggetti classificati come ostili è stata riscontrata una reattività esagerata durante il racconto di un evento negativo, il ricordo di eventi passati vissuti con rabbia, discussioni o dibattiti su eventi correnti e la visione di film in grado di suscitare rabbia [57, 84].

Recentemente sono stati individuati anche altri meccanismi responsabili dell'associazione tra l'ostilità e la malattia cardiaca (Fig. 6). I soggetti ostili hanno mostrato un significativo innalzamento dei livelli di lipidi e di omocisteina nel sangue in risposta a stimoli stressanti e una significativa attivazione di placche sanguigne [57]. Inoltre, sono stati individuati meccanismi riguardanti i processi infiammatori e altre componenti del sistema immunitario [85].

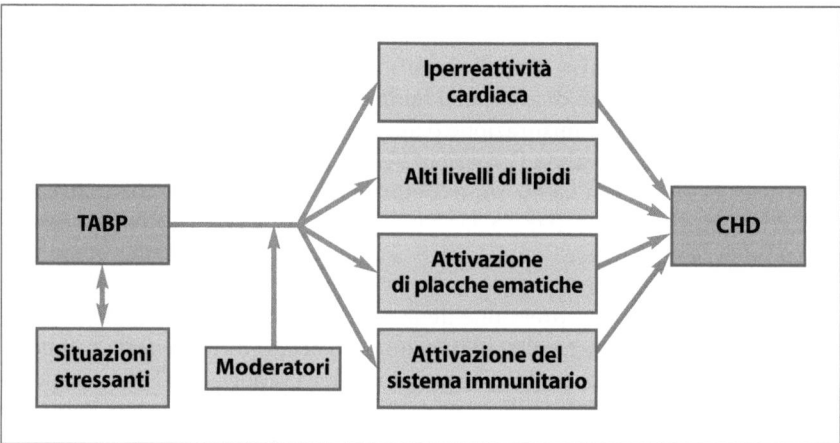

Fig. 6. Legami fisiopatologici tra Ostilità/Rabbia e CHD

Personalità di tipo D

Il concetto di personalità di tipo D (Distressed Personality, letteralmente personalità angosciata) è stato introdotto sulla scena della ricerca psicosomatica nel 1996 da Johan Denollet e dal suo gruppo di lavoro [86] e proposto come un importante e stabile fattore psicosociale di rischio coronarico [17].

Il costrutto ha avuto origine in uno studio sulla relazione tra i tratti di personalità e il rischio cardiaco (morbilità e mortalità) in pazienti affetti da cardiopatia ed è stato identificato sia deduttivamente, a partire da teorie della personalità già esistenti, sia induttivamente, dall'evidenza empirica e attraverso l'analisi fattoriale dei dati raccolti [9, 86].

Le caratteristiche della personalità di tipo D si ritrovano in due ampi e stabili tratti: affettività negativa ed inibizione sociale. Il primo denota la tendenza ad esperire forti emozioni negative in modo stabile nel tempo e in diverse situazioni; il secondo si riferisce alla tendenza ad inibire l'espressione delle emozioni negative nelle interazioni sociali [86].

Da un punto di vista clinico, gli individui con personalità di tipo D tendono a preoccuparsi, ad assumere una visione pessimistica della vita e a sentirsi ansiose ed infelici, si irritano più facilmente delle altre persone ed in generale provano meno emozioni positive. Nello stesso tempo, tendono a non condividere le emozioni negative che provano per paura di essere rifiutati o disapprovati. Queste persone tendono inoltre ad avere poche amicizie e a sentirsi a disagio in presenza di estranei [9].

Il ruolo delle emozioni negative e dell'angoscia psicologica nella patogenesi della malattia cardiaca, comunque, era già stato studiato ampiamente [3]. Per esempio, era stato dimostrato che le emozioni negative possono interferire con le capacità di fronteggiare positivamente la malattia fisica e che la depressione e il distacco sociale possono causare la morte del paziente cardiopatico indipendentemente dalla severità della malattia [86-89].

Il costrutto definito da Denollet e dal suo gruppo di ricerca, però, non si riferisce ad esperienze emotive transitorie che eventualmente possono ripetersi nel tempo, ma a tonalità emotive croniche che "colorano il rapporto di una persona con se stessa e con il mondo esterno nel corso della vita" [3] (pag. 414). Inoltre, il costrutto fa riferimento all'interazione di due fattori, affettività negativa ed inibizione sociale, e non implica solamente il primo. A tal proposito, Denollet ha dimostrato in uno studio prospettico con 303 pazienti affetti da cardiopatia che l'incidenza di mortalità dei pazienti con alta affettività negativa, ma bassa inibizione sociale (6%), non era significativamente diversa da quella dei pazienti con una bassa affettività negativa (7%) [86]. Questi risultati mettono in evidenza che il modo con cui le persone fronteggiano le emozioni negative può essere importante nella prognosi cardiaca quanto l'esperienza di quelle emozioni e che l'effetto combinato prodotto può essere ancora più dannoso per la salute cardiaca.

È stato anche dimostrato che la personalità di tipo D si associa significativamente ad alcuni disturbi emotivi e sociali come depressione, esaurimento

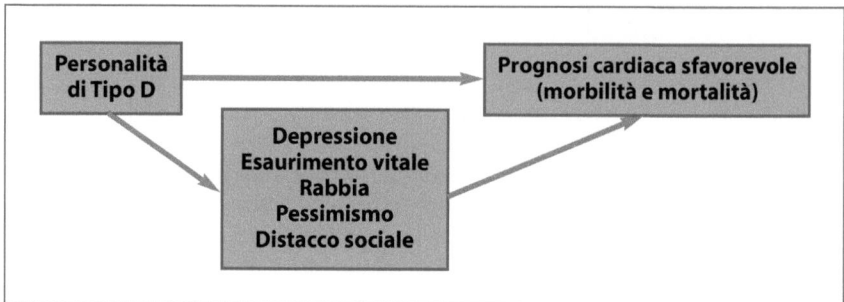

Fig. 7. Legami diretti ed indiretti tra personalità di tipo D e prognosi cardiaca sfavorevole

vitale, rabbia, pessimismo e distacco sociale, a loro volta riconosciuti come importanti fattori prognostici di rischio [86]. Come afferma Denollet [9], questi risultati supportano un altro importante aspetto della personalità di tipo D, cioè l'ipotesi che fattori psicologici di rischio cardiaco di tipo cronico, come la personalità di tipo D, possano anche promuovere lo sviluppo di fattori psicologici e comportamentali di rischio cardiaco transitori, agendo così sia direttamente che indirettamente (Fig. 7).

Strumenti

Lo strumento psicometrico che è stato costruito per la misurazione della personalità di tipo D è il DS 14 [90], il quale è costituito da 14 item e si divide in due sottoscale: Affettività Negativa (AN) ed Inibizione Sociale (IS). Un punteggio ≥ 10 in entrambe le scale caratterizza i soggetti con una personalità di tipo D. Il DS14 ha dimostrato un'adeguata validità interna (α di Cronbach = 0,88 per AN e 0,86 per IS) e una buona riproducibilità (test-retest r = 0,72 per AN e 0,82 per IS). Nei primi studi, però, la misurazione del costrutto è stata eseguita con due questionari già esistenti, lo STAI di Spielberger [74] e la scala dell'inibizione sociale appartenente all'Heart patients psychological questionnaire [86].

Studi sul rischio di eventi cardiaci

Il primo studio prospettico che ha suggerito l'esistenza di un'associazione tra la personalità di tipo D e una prognosi cardiaca negativa fu pubblicato nel 1995 [20]. I risultati dimostrarono che il 73% delle morti avvenute in un campione di 105 pazienti cardiopatici aveva colpito quei soggetti che all'inizio dello studio erano stati valutati come aventi una personalità di tipo D. Relativamente alle sole morti avvenute per cause cardiache, emerse che la personalità di tipo D era associata ad un rischio di morte 6 volte più grande rispetto alla sua assenza. Lo studio dimostrò anche che la personalità di tipo D aveva un potere predittivo sulla mortalità indipendente dai convenzionali fattori di rischio biomedici come una bassa resistenza allo sforzo, infarto miocardico pregresso o successivo, fumo ed età [20].

Questi risultati furono confermati un anno dopo in uno studio che estese il precedente sia rispetto al campione considerato (303 pazienti cardiopatici) sia alla durata del follow-up (6-10 anni). Il tasso di mortalità fu maggiore per i pazienti con una personalità di tipo D rispetto a quelli senza (27% vs. 7%, p<0,00001) e l'impatto della personalità di tipo D sulla mortalità rimase significativo anche dopo aver eliminato la varianza spiegata dalla frazione di eiezione ventricolare, dalla bassa resistenza allo sforzo e dalla mancanza di una terapia trombolitica successiva all'infarto [86].

Nel 1998 fu pubblicato uno studio che si focalizzò su un gruppo omogeneo di 87 pazienti infartuati con una prognosi negativa, indicata da un livello di frazione di eiezione ventricolare del 50%. Ad un follow-up di 6-10 anni, la personalità di tipo D si dimostrò un fattore predittivo indipendente di mortalità e di infarto non fatale insieme ad un livello di frazione di eiezione ventricolare del 30%. In questo studio furono misurate anche ansia, depressione e rabbia: nessuna variabile incrementò significativamente il potere predittivo indipendente della personalità di tipo D sulla mortalità dei pazienti con una bassa frazione di eiezione ventricolare [21].

Nel 2000, i risultati ottenuti nei precedenti studi su pazienti cardiopatici eterogenei furono replicati su un campione indipendente di 319 pazienti. Ad un follow-up di 5 anni, la personalità di tipo D emerse ancora come fattore predittivo indipendente nei confronti della mortalità e di infarto non fatale e anche nei confronti di un esito composto comprendente mortalità, infarto non fatale, intervento di bypass e angioplastica [91].

Sempre nel 2000, un gruppo di ricerca indipendente studiò il ruolo della personalità di tipo D su un campione di persone colpite da un arresto cardiaco improvviso. Il costrutto fu valutato a posteriori attraverso interviste specifiche condotte con i parenti più prossimi delle vittime e i risultati dimostrarono che, controllando gli effetti dei convenzionali fattori di rischio biomedici, i pazienti caratterizzati da alta affettività negativa ed inibizione sociale (valutazione post hoc) avevano un rischio di arresto cardiaco improvviso sette volte superiore [92].

Recentemente, uno studio compiuto su 875 pazienti trattati per malattia ischemica (PCI, percutaneous coronary intervention) e inclusi nel registro del Rapamycin-Eluting Stent Evaluated At Rotterdam Cardiology Hospital (RESEARCH) ha dimostrato che i pazienti con una personalità di tipo D, valutata sei mesi dopo l'intervento, avevano un elevato rischio cumulativo di subire un evento cardiaco avverso (infarto e morte) rispetto ai pazienti che non presentavano personalità di tipo D (5,6% vs. 1,3%; p<0,002) ad un follow-up di nove mesi. La personalità di tipo D è rimasta un indipendente fattore predittivo di evento cardiaco avverso anche dopo aver controllato gli effetti delle variabili biomediche, compreso il tipo di intervento a cui i pazienti erano stati sottoposti [93].

Meccanismi fisiopatologici
Gli studi che hanno indagato il collegamento psicofisiologico diretto tra personalità di tipo D e patogenesi della malattia cardiaca hanno individuato alcuni meccanismi di mediazione relativi al sistema immunitario e all'iperreattività.

In uno studio trasversale condotto su un campione di 42 uomini affetti da scompenso cardiaco cronico, dopo aver controllato gli effetti legati all'eziologia ischemica e alla gravità dello scompenso, è emersa un'associazione significativa indipendente tra la personalità di tipo D e un maggiore livello della citochina proinfiammatoria TNF-α, e dei suoi recettori solubili 1 e 2. In altri studi, il livello di TNF-α e i suoi recettori solubili sono stati associati alla patogenesi della malattia cardiovascolare e il recettore 1 è emerso come il fattore predittivo più forte e più accurato di mortalità, indipendentemente dalla durata del follow-up e di altre variabili cliniche [94].

In un'altro studio trasversale condotto su 173 studenti sani, Habra e colleghi hanno dimostrato che la componente dell'inibizione sociale era associata ad un'alta reattività della pressione sanguigna verso lo stress indotto dall'esecuzione di un compito di matematica in associazione a ripetuti interventi di disturbo, e che sia l'inibizione sociale sia l'affettività negativa erano correlate ad una maggiore reattività "cortisolica", ma ciò non avveniva per la loro interazione [95]. Denollet afferma che, sebbene questo risultato sia in contraddizione con quanto riscontrato negli studi con pazienti cardiopatici, è possibile che l'effetto sinergico dell'affettività negativa e dell'inibizione sociale abbia una relazione positiva con l'età [9].

Bibliografia

1. Panzer A, Viljoen M (2003) Associations between psychological profiles and diseases: examining hemispheric dominance and autonomic activation as underlying regulators. Med Hypotheses 61:75-79
2. Salvini A (1995) Gli schemi di tipizzazione della personalità in psicologia clinica e psicoterapia. In: Pagliaro G, Cesa-Bianchi M (eds), Nuove prospettive in psicoterapia e modelli interattivo-cognitivi. Franco Angeli, Milan, Italy, pp 63-105
3. Lesperance F, Frasure-Smith N (1996) Negative emotions and coronary heart disease: getting to the heart of the matter. Lancet 347:414-415
4. Luecken LJ (1998) Childhood attachment and loss experiences affect adult cardiovascular and cortisol function. Psychosom Med 60:765-772
5. Joseph R (1999) Environmental influences on neural plasticity, the limbic system, emotional development and attachment: a review. Child Psychiatry Hum Dev 29:189-208
6. Hemingway H, Marmot M (1999) Evidence-based cardiology: psychosocial factors in the aetiology and prognosis of coronary heart disease. Systematic review of prospective cohort studies. BMJ 318:1460-1467
7. Rozanski A, Blumenthal JA, Kaplan J (1999) Impact of psychological factors on the pathogenesis of cardiovascular disease and implications for therapy. Circulation 99:2192-2217

8. Strike PC, Steptoe A (2004) Psychosocial factors in the development of coronary artery disease. Prog Cardiovasc Dis 46:337-347
9. Pedersen SS, Denollet J (2003) Type D personality, cardiac events, and impaired quality of life: a review. Eur J Cardiovasc Prev Rehabil 10:241-248
10. Thorensen CE, Powell LH (1992) Type A behavior pattern: new perspectives on theory, assessment and intervention. J Consult Clin Psychol 60:595-604
11. Friedman M, Rosenman RH (1959) Association of specific overt behavior pattern with blood and cardiovascular findings; blood cholesterol level, blood clotting time, incidence of arcus senilis, and clinical coronary artery disease. JAMA 169:1286-1296
12. Lachar BL (1993) Coronary-prone behavior. Type A behavior revisited. Tex Heart Inst J 20:143-151
13. Friedman HS, Booth-Kewley S (1988) Validity of the type A construct: a reprise. Psychol Bull 104:381-384
14. Menninger KA, Menninger WC (1936) Psychoanalitic observations in cardiac disorders. Am Heart J 11:10
15. Siegman AW (1993) Cardiovascular consequences of expressing, experiencing, and repressing anger. J Behav Med 16:539-569
16. Chesney MA (1988) The evolution of coronary-prone behavior. Ann Behav Med 10:43-45
17. Fred HL, Hariharan R (2002) To be B or not to be B-is that the question? Tex Heart Inst J 29:1-2
18. Miller TQ, Turner CW, Tindale RS et al (1991) Reasons for the trend toward null findings in research on type A behavior. Psychol Bull 110:469-485
19. Lyness SA (1993) Predictors of differences between type A and B individuals in heart rate and blood pressure reactivity. Psychol Bull 114:266-295
20. Denollet J, Sys SU, Brutsaert DL (1995) Personality and mortality after myocardial infarction. Psychosom Med 57:582-591
21. Denollet J, Brutsaert DL (1998) Personality, disease severity, and the risk of long-term cardiac events in patients with a decreased ejection fraction after myocardial infarction. Circulation 97:167-173
22. Ray JJ, Bozek R (1980) Dissecting the A-B personality type. Br J Med Psychol 53:181-186
23. Friedman M, Thorensen CE, Gill JJ et al (1986) Alteration of type A behavior and its effect on cardiac recurrences in post myocardial infarction patients: summary results of the recurrent coronary prevention project. Am Heart J 112:653-665
24. Dimsdale JE (1988) A perspective on type A behavior and coronary disease. N Engl J Med 318:110-112
25. Strube MJ, Boland SM, Manfredo PA, Al-Falaij A (1987) Type A behavior pattern and self-evaluation of abilities: empirical tests of the self-appraisal model. J Pers Soc Psychol 52:956-974
26. Matthews KA (1982) Psychological perspectives on the type A behavior pattern. Psychol Bull 91:293-323
27. Friedman M, Thoresen CE, Gill JJ et al (1986) Alteration of type A behavior and its effect on cardiac recurrences in post myocardial infarction patients: summary results of the recurrent coronary prevention project. Am Heart J 112:653-665
28. Jenkins CD, Rosenman RH, Friedman M (1967) Development of an objective psycho-

logical test for the determination of the coronary-prone behavior pattern in employed men. J Chronic Dis 20:371-379
29. Bortner RW (1969) A short rating scale as a potential measure of pattern a behavior. J Chronic Dis 22:87-91
30. Haynes SG, Feinleib M, Kannel WB (1980) The relationship of psychosocial factors to coronary heart disease in the Framingham study. III. Eight-year incidence of coronary heart disease. Am J Epidemiol 111:37-58
31. Burns W, Bluen SD (1992) Assessing a multidimensional type a behavior scale. Personality and Individual Differences 13:977-986
32. Birks Y, Derek R (2000) Identifying components of type a behavior: "toxic" and "non-toxic" achieving. Personality and Individual Differences 28:1093-1105
33. Rosenman RH, Brand RJ, Jenkins D et al (1975) Coronary heart disease in Western Collaborative Group Study. Final follow-up experience of 8 1/2 years. JAMA 233:872-877
34. Jenkins CD, Rosenman RH, Zyzanski SJ (1974) Prediction of clinical coronary heart disease by a test for the coronary-prone behavior pattern. N Engl J Med 290:1271-1275
35. French-Belgian-Collaborative-Group (1982) Ischemic heart disease and psychological patterns: prevalence and incidence studies in Belgium and France. Adv Cardiol 29:25-31
36. Cohen JB, Reed D (1985) The type A behavior pattern and coronary heart disease among Japanese men in Hawaii. J Behav Med 8:343-352
37. The review panel on coronary-prone behavior and coronary heart disease (1981) Coronay-prone behavior and coronary heart disease: a critical review. Circulation 63:1199-1215
38. Jenkins CD, Zyzansky SJ, Rosenman RH (1976) Risk of new myocardial infarction in middle-aged men with manifest coronary heart disease. Circulation 53:342-347
39. Shekelle RB, Hulley SB, Neaton JD et al (1985) The MRFIT behavior pattern study. II. Type A behavior and incidence of coronary heart disease. Am J Epidemiol 122:559-570
40. Shekelle RB, Gale M, Norusis M (1985) Type A score (Jenkins Activity Survey) and risk of recurrent coronary heart disease in the Aspirin Myocardial Infarction Study. Am J Cardiol 56:221-225
41. Dimsdale JE, Hackett TP, Hutter AM et al (1979) Type A behavior and angiographic findings. J Psychosom Res 23:273-276
42. Case RB, Heller SS, Case NB, Moss AJ (1985) The multicenter post-infarction research group. Type A behavior and survival after acute myocardial infarction. N Engl J Med 312:737-741
43. Pickering TG (1985) Should studies of patients undergoing coronary angiography be used to evaluate the role of behavioral risk factors for coronary heart disease? J Behav Med 8:203-213
44. Ragland DR, Brand RJ (1988) Coronary heart disease mortality in the Western Collaborative Group Study. Follow-up experience of 22 years. Am J Epidemiol 127:462-475
45. Ragland DR, Brand RJ (1988) Type A behavior and mortality from coronary heart disease. N Engl J Med 318:65-69
46. Myrtek M (2001) Meta-analyses of prospective studies on coronary heart disease, type A personality, and hostility. Int J Cardiol 79:245-251

47. Gostautas A, Perminas A (2004) [impact of the relationship between smoking and stressogenic behavior (type a behavior) and their cumulative effect on development of myocardial infarction and mortality (25-year follow-up data)]. Medicina (Kaunas) 40:265-271
48. Eaker ED, Sullivan LM, Kelly-Hayes M (2004) Anger and hostility predict the development of atrial fibrillation in men in the Framingham offspring study. Circulation 109:1267-1271
49. Manuck SB, Kaplan JR, Clarkson TB (1983) Behaviorally induced heart rate reactivity and atherosclerosis in cynomolgus monkeys. Psychosom Med 45:95-108
50. Manuck SB, Kaplan JR, Clarkson TB (1983) Social instability and coronary artery atherosclerosis in cynomolgus monkeys. Neurosci Biobehav Rev 7:485-491
51. Manuck SB, Kaplan JR, Matthews KA (1986) Behavioral antecedents of coronary heart disease and atherosclerosis. Arteriosclerosis 6:2-14
52. Krantz DS, Contrada RJ, Hill DR, Friedler E (1988) Environmental stress and biobehavioral antecedents of coronary heart disease. J Consult Clin Psychol 56:333-341
53. Williams RB Jr, Suarez EC, Kuhn CM et al (1991) Biobehavioral basis of coronary-prone behavior in middle-aged men. Part I: Evidence for chronic SNS activation in type As. Psychosom Med 53:517-527
54. Williams RB Jr, Lane JD, Kuhn CM et al (1982) Type A behavior and elevated physiological and neuroendocrine responses to cognitive tasks. Science 218:483-485
55. Muranaka M, Monou H, Suzuki J et al (1988) Physiological responses to catecholamine infusions in type A and type B men. Health Psychol (Suppl 7):145-163
56. Suarez EC, Williams RB Jr, Kuhn CM et al (1991) Biobehavioral basis of coronary-prone behavior in middle-age men. Part II: Serum cholesterol, the type A behavior pattern, and hostility as interactive modulators of physiological reactivity. Psychosom Med 53:528-537
57. Smith TW, Glazer K, Ruiz JM, Gallo LC (2004) Hostility, anger, aggressiveness, and coronary heart disease: an interpersonal perspective on personality, emotion, and health. J Pers 72:1217-1270
58. Dembroski TM, MacDougall JM, Williams RB et al (1985) Components of type A, hostility, and anger-in: relationship to angiographic findings. Psychosom Med 47:219-233
59. Siegman AW, Anderson R, Herbst J et al (1992) Dimensions of anger-hostility and cardiovascular reactivity in provoked and angered men. J Behav Med 15:257-272
60. Matthews KA, Glass DC, Rosenman RH, Bortner RW (1977) Competitive drive, pattern A, and coronary heart disease: a further analysis of some data from the Western Collaborative Group Study. J Chronic Dis 30:489-498
61. MacDougall JM, Dembroski TM, Dimsdale JE, Hackett TP (1985) Components of type A, hostility, and anger-in: further relationships to angiographic findings. Health Psychol 4:137-152
62. Dembroski TM, MacDougall JM, Costa PT Jr, Grandits GA (1989) Components of hostility as predictors of sudden death and myocardial infarction in the multiple risk factor intervention trial. Psychosom Med 51:514-522
63. Hardy JD, Smith TW (1988) Cynical hostility and vulnerability to disease: social support, life stress, and physiological response to conflict. Health Psychol 7:447-459

64. Williams RB Jr, Haney TL, Lee K et al (1980) Type A behavior, hostility, and coronary atherosclerosis. Psychosom Med 42:539-549
65. Shekelle RB, Gale M, Ostfeld AM, Paul O (1983) Hostility, risk of coronary heart disease, and mortality. Psychosom Med 45:109-114
66. Barefoot JC, Dahlstrom WG, Williams RB Jr (1983) Hostility, CHD incidence, and total mortality: a 25-year follow-up study of 255 physicians. Psychosom Med 45:59-63
67. Barefoot JC, Dodge KA, Peterson BL et al (1989) The Cook-Medley hostility scale: item content and ability to predict survival. Psychosom Med 51:46-57
68. Siegman AW, Dembroski TM, Ringel N (1987) Components of hostility and the severity of coronary artery disease. Psychosom Med 49:127-135
69. Buss AH, Durkee A (1957) An inventory for assessing different kinds of hostility. J Consult Psychol 21:343-349
70. Matthews KA, Gump BB, Harris KF et al (2004) Hostile behaviors predict cardiovascular mortality among men enrolled in the multiple risk factor intervention trial. Circulation 109:66-70
71. Kawachi I, Sparrow D, Spiro A 3rd et al (1996) A prospective study of anger and coronary heart disease. The normative aging study. Circulation 94:2090-2095
72. Chang PP, Ford DE, Meoni LA et al (2002) Anger in young men and subsequent premature cardiovascular disease: the precursors study. Arch Intern Med 162:901-906
73. Gallacher JE, Yarnell JW, Sweetnam PM et al (1999) Anger and incident heart disease in the Caerphilly study. Psychosom Med 61:446-453
74. Spielberger CD, Reheiser EC, Sydeman SJ (1995) Measuring the experience, expression, and control of anger. Issues Compr Pediatr Nurs 18:207-232
75. Williams JE, Paton CC, Siegler IC et al (2000) Anger proneness predicts coronary heart disease risk: prospective analysis from the Atherosclerosis Risk In Communities (ARIC) study. Circulation 101:2034-2039
76. Williams JE, Nieto FJ, Sanford CP, Tyroler HA (2001) Effects of an angry temperament on coronary heart disease risk: the Atherosclerosis Risk In Communities Study. Am J Epidemiol 154:230-235
77. Eng PM, Fitzmaurice G, Kubzansky LD et al (2003) Anger expression and risk of stroke and coronary heart disease among male health professionals. Psychosom Med 65:100-110
78. Sykes DH, Arveiler D, Salters CP et al (2002) Psychosocial risk factors for heart disease in France and Northern Ireland: the Prospective Epidemiological Study Of Myocardial Infarction (PRIME). Int J Epidemiol 31:1227-1234
79. Brummett BH, Maynard KE, Haney TL et al (2000) Reliability of interview-assessed hostility ratings across mode of assessment and time. J Pers Assess 75:225-236
80. Haney TL, Maynard KE, Houseworth SJ et al (1996) Interpersonal hostility assessment technique: description and validation against the criterion of coronary artery disease. J Pers Assess 66:386-401
81. Cook W, Medley D (1954) Proposed hostility and pharisaic-virtue scales for the MMPI. J Appl Psychol 38:414-418
82. Treiber FA, Kamarck T, Schneiderman N et al (2003) Cardiovascular reactivity and development of preclinical and clinical disease states. Psychosom Med 65: 46-62

83. Smith TW (1992) Hostility and health: current status of a psychosomatic hypothesis. Health Psychol 11:139-150
84. Christensen AJ, Smith TW (1993) Cynical hostility and cardiovascular reactivity during self-disclosure. Psychosom Med 55:193-202
85. Kop WJ (2003) The integration of cardiovascular behavioral medicine and psychoneuroimmunology: new developments based on converging research fields. Brain Behav Immun 17:233-237
86. Denollet J, Sys SU, Stroobant N et al (1996) Personality as independent predictor of long-term mortality in patients with coronary heart disease. Lancet 347:417-421
87. Frasure-Smith N, Lesperance F, Talajic M (1995) Depression and 18-month prognosis after myocardial infarction. Circulation 91:999-1005
88. Frasure-Smith N, Lesperance F, Talajic M (1995) The impact of negative emotions on prognosis following myocardial infarction: is it more than depression? Health Psychol 14:388-398
89. White RE, Frasure-Smith N (1995) Uncertainty and psychologic stress after coronary angioplasty and coronary bypass surgery. Heart Lung 24:19-27
90. Denollet J (2002) Type D personality and vulnerability to chronic disease, impaired quality of life and depressive symptoms. Psychosom Med 64:101
91. Denollet J, Vaes J, Brutsaert DL (2000) Inadequate response to treatment in coronary heart disease: adverse effects of type D personality and younger age on 5-year prognosis and quality of life. Circulation 102:630-635
92. Appels A., Golombeck B, Gorgels A et al (2000) Behavioral risk factors of sudden cardiac arrest. J Psychosom Res 48:463-469
93. Pedersen SS, Lemos PA, van Vooren PR et al (2004) Type D personality predicts death or myocardial infarction after bare metal stent or sirolimus-eluting stent implantation: a rapamycin-eluting stent evaluated at Rotterdam Cardiology Hospital (RESEARCH) registry substudy. J Am Coll Cardiol 44:997-1001
94. Denollet J, Conraads VM, Brutsaert DL et al (2003) Cytokines and immune activation in systolic heart failure: the role of type D personality. Brain Behav Immun 17:304-309
95. Habra ME, Linden W, Anderson JC, Weinberg J (2003) Type D personality is related to cardiovascular and neuroendocrine reactivity to acute stress. J Psychosom Res 55:235-245

CAPITOLO 8

Ostilità e cardiopatia

R.S. Jorgensen • R. Thibodeau

Per centinaia di anni e in diversi contesti culturali, il benessere sociale, psicologico e fisico è stato associato con l'equilibrio delle forze naturali presenti all'interno della persona [1, 2]. Il legame tra salute fisica, personalità e fattori emotivi è sempre stato evidente sin dagli albori della pratica medica, sino a risalire ad Ippocrate [3]. Per quel che concerne il sistema cardiovascolare, William Harvey, nel 1628, notò che qualsiasi "turbamento mentale" che induce piacere o determina uno stato affettivo doloroso influisce sull'attività del cuore. Nel 1910, Sir William Osler identificava i pazienti cardiaci come uomini estremamente ambiziosi con la tendenza a spingere i propri meccanismi corporei fino al limite [4]. Alexander [5] postulava che un'alta pressione sanguigna di origine sconosciuta (ipertensione essenziale o primaria) fosse prevalente tra le persone fortemente orientate al raggiungimento di un elevato status sociale e tendenti all'inibizione difensiva degli aspetti emotivi e cognitivi della rabbia. Con l'avanzare delle conoscenze nei campi della fisiologia, della psicologia, della medicina e della sociologia, le speculazioni prescientifiche del XIX e XX secolo hanno approfondito le indagini sul ruolo svolto dall'esperienza e dalla gestione delle emozioni nell'eziologia e nella fisiopatologia della malattia. Esiste un rilevante corpo di evidenze che mostra l'esistenza di un legame tra eventi stressanti e patologia cardiovascolare (*cardiovascular disease*, CVD); alcuni fattori psicologici quali ostilità, attitudine alla difesa sociale e sentimenti ed espressione della rabbia esercitano un effetto di mediazione su questo legame [6-10].

Seguendo una riflessione sull'evoluzione del costrutto di ostilità difensiva (*defensive hostility*, DH), il modello di conflitto viene qui discusso nel contesto della CVD (vale a dire, cardiopatia coronarica – CHD - e ipertensione primaria, un determinante fattore di rischio per CHD) e dei possibili processi fisiologici legati allo stress. Vengono analizzate diverse questioni metodologiche relative alla possibilità di predire la patologia cardiovascolare attraverso l'uso esclusivo di punteggi riassuntivi derivati dalle risposte date a questionari che indagano reazioni competitive. Inoltre, con lo scopo di scoprire le relazioni sinergiche di tipo somatogeno (patologie che inducono cambiamenti psicologici), psicogeno (fattori psicologici che determinano lo stato di salute) e biopsicosociale (relazioni bidirezionali che coinvolgono fattori sia psicogeni che somatogeni), vengono presentati un disegno di ricerca e i possibili risultati impliciti per ciascun paradigma. Il capitolo si chiude con una discussione in merito alle direzioni da intraprendere nella ricerca futura, partendo dalle basi della "sinergia biopsicosociale", e con la presentazione di un approccio multimetodologico per la valutazione della DH.

Ostilità e rabbia

Le CVD hanno un considerevole impatto su morbilità e mortalità e poiché i tradizionali fattori di rischio (ad es., livelli di colesterolo, fumo, obesità) non possono spiegare completamente l'incidenza di tali patologie, una larga parte della letteratura degli ultimi decenni sottolinea l'importanza del ruolo dei fattori cognitivi, affettivi e comportamentali nello sviluppo della malattia cardiaca e della pressione sanguigna elevata [4, 9, 10-12].

In seguito all'elaborazione dei verbali del "Forum on Coronary-Prone Behavior" (sponsorizzato dal National Heart, Lung, and Blood Institute degli Stati Uniti) da parte di un distinto gruppo di scienziati, il modello comportamentale di tipo A (type A behavior pattern, TABP) – un abbinamento di azione ed emozione caratterizzato da impazienza, esasperata competitività, cronico senso di urgenza, spinte aggressive ed ostilità – è stato la prima variabile psicosociale a ricevere un riconoscimento autorevole come fattore di rischio per la CVD [13]. Tuttavia, numerosi fallimenti nel replicare le predizioni del TABP rispetto ai marker della CHD, hanno indotto i ricercatori ad investigare le componenti tossiche del comportamento incline alla condizione coronarica, sia nella ricerca epidemiologica prospettica che negli studi trasversali con angiografia nell'arteriopatia coronarica (CAD). L'ostilità nelle due forme di ostilità clinica e potenziale di ostilità è emersa come componente tossica chiave [4, 7, 9-11]. Dal punto di vista mentale, l'ostilità è stata definita come una serie di elaborazioni cognitive caratterizzate da sfiducia cinica e sospettosità nei confronti degli altri [6, 10, 14-16]. Per quel che concerne il contesto interpersonale, questi tratti cognitivi sembrano incrementare la possibilità di sperimentare sentimenti connessi alla rabbia, tra cui risentimento, disgusto, irritabilità e disprezzo, così come una concomitante espressione comportamentale dell'aggressività sottoforma di attacchi verbali, aggressività fisica e azioni indirette quali il pettegolezzo o le offese personali [6, 11].

L'espressione della rabbia è stata ulteriormente divisa in: a) rabbia agita, ovvero comportamento manifestamente aggressivo che può essere visto da altre persone; b) rabbia interiorizzata, caratterizzata dall'implicita soppressione delle espressioni di rabbia; c) espressione costruttiva della rabbia, una matura ed assertiva riflessione sugli stimoli interpersonali che determinano vissuti di rabbia [8, 10].

Nella revisione meta-analitica di Miller e colleghi [7], relativa alla correlazione tra ostilità e patologia cardiaca, vengono confrontate le valutazioni dell'ostilità ottenute attraverso l'uso di interviste con quelle rilevate attraverso strumenti self-report. Gli autori hanno rilevato che la scala POHO (potential for hostility), derivata dall'intervista strutturata (SI) per il TABP [17], dimostrava un'associazione significativamente maggiore con la malattia cardiaca rispetto alla Cook and Medley Hostility Scale (Ho) [18] derivata dall'MMPI (Minnesota Multiphasic Personality Inventory). Tuttavia, la scala Ho mostrava una più forte associazione con la mortalità rispetto alle interviste. Mentre la scala Ho presuppone la capacità del soggetto di fornire un'accurata rappresentazione di se stesso utilizzando i vari item con le loro diverse accezioni di contenuto (per es., risentimento vs. percezione paranoide degli altri), la POHO prevede di valutare, a partire dal contesto interpersonale dell'SI, il potenziale dell'individuo nello sperimentare frequentemente sentimenti e pensieri connotati da rabbia e concomitanti comportamenti antagonistici, aggressivi e non cooperativi. Analogamente, relativamente alla covarianza della pressione sanguigna elevata con le misure di ostilità e rabbia, Jorgensen e colleghi [8] hanno mostrato che gli strumenti radicati in un contesto interpersonale (quali giochi di ruolo, test proiettivi amministrati da un'altra persona, uso di vignette interpersonali ed interviste) mostrano una più marcata covarianza di ostilità e rabbia con i livelli di pressione sanguigna, rispetto a strumenti di autovalutazione dell'ostilità ed espressione/esperienza della rabbia.

Jorgensen [10] sostiene che possono esserci diverse ragioni per cui il valore predittivo può essere migliorato da un coinvolgimento mirato della disposizione interpersonale dei partecipanti. Prima di tutto, gli strumenti come la scala Ho [18] e dalle scale di espressione ed esperienza della rabbia [19] non forniscono un punteggio aggregato e unitario centrato su specifici contesti interpersonali. Di conseguenza, è possibile che un punteggio globale ottenuto attraverso uno strumento di autovalutazione possa cogliere principalmente un'esperienza affettiva, ma non capti in maniera adeguata comportamenti salienti e inclinazioni interpersonali che hanno un'importanza imprescindibile nel considerare rabbia e ostilità. Inoltre, ai soggetti viene chiesto di esporre attributi socialmente indesiderabili e di conseguenza questi potrebbero, in maniera più o meno consapevole, tralasciare alcune esperienze di rabbia celata o palese ed una forte tendenza all'ostilità. Queste misure generalmente presentano una correlazione negativa con le misure di atteggiamento sociale difensivo (per es., la Marlowe-Crowne Social Desirability Scale [20]). Inoltre, le misure delle reazioni agonistiche nascoste (per es., la rabbia trattenuta misurata nella scala Ho) sono risultate correlare anche con le misure di nevroticismo (per es., ansia di tratto e stati depressivi). Per quanto riguarda il costrutto di nevroticismo, esso non è correlato alla malattia cardiaca; mostra una correlazione positiva con i sintomi di angina nei soggetti che non presentano CHD; è inversamente proporzionale agli aumenti nella pressione sanguigna tra gli individui non a conoscenza del loro stato di pressione sanguigna, mentre è direttamente correlato con aumenti di pressione in soggetti a conoscenza della loro condizione ipertensiva. Di conseguenza, a seconda della composizione del campione (per es., persone con un elevato punteggio in nevroticismo), i punteggi delle esperienze di rabbia celata ed ostilità possono risultare elevati a causa del fattore nevroticismo che potrebbe essere di per sé indipendente o correlato con altri tratti (per es., la consapevolezza della condizione di ipertensione, o la presenza di sintomi di angina senza che vi sia una sottostante patologia). Sulla base di questi presupposti, i lavori di Jorgensen e colleghi [8] e di Miller e colleghi [7] sostengono fermamente che per ottimizzare la predizione della malattia cardiovascolare a partire dalle misurazioni di ostilità e rabbia sia necessario l'utilizzo di indicatori che mostrino la modalità di coinvolgimento interpersonale dei partecipanti. Per decenni, il costrutto del bisogno di approvazione di tipo difensivo è stato proposto come un predittore dello stato di salute cardiovascolare e recentemente è stato riconosciuto come potenziale mezzo per mettere in evidenza i soggetti che ottengono punteggi alti alle misure di ostilità cinica, in quanto costoro presentano un rischio maggiore di insorgenza di malattia cardiovascolare. Nei paragrafi seguenti verrà discussa questa struttura interattiva.

Ostilità difensiva: un modello del conflitto

Sviluppo del modello

Come accennato precedentemente, il costrutto di "ostilità cinica" è emerso come uno dei principali descrittori di uno schema cognitivo ostile che predispone a frequenti contrasti e conflitti interpersonali [7, 16]. Questo schema cognitivo include la convinzione che, in generale, non sia possibile fidarsi delle persone, poiché tutte agiscono a partire dai loro interessi egoistici e, di conseguenza, vi è un'alta possibilità di divenire vittima di provocazioni e offese [16]. Tra gli strumenti utilizzati per valutare l'ostilità cinica vi è la Scala per l'Ostilità (Ho) di Cook e Medley [7, 16] basata sull'MMPI [18]. Nonostante esistano sia studi prospettici [21-23] che trasversali [24, 25] che mostrano un'associazione tra i punteggi ottenuti alla Ho e la CHD, altri autori non sono stati in grado di replicare tali risultati [26-29]. Seligman e colleghi [30] hanno trovato una significativa associazione tra i punteggi ottenuti alla Ho e la CHD; tuttavia, tale associazione non rimaneva significativa dopo aver controllato statisticamente alcune variabili quali lo stato socioeconomico, l'ipertensione ed il diabete. Inoltre, è importante ricordare che la meta-analisi condotta da Miller e colleghi [7] evidenziava una debole associazione tra la Ho e la CHD, mentre ne riportava una più robusta relativamente alla previsione della mortalità, qualunque ne fosse la causa. Anche studi epidemiologici recenti, che utilizzano una forma abbreviata della Ho [31-33], supportano le conclusioni di Miller e colleghi riguardo all'associazione tra ostilità cinica e malattia cardiaca. Inoltre, Knox e colleghi [33] hanno mostrato che l'associazione tra ostilità cinica e cardiopatia può essere ricondotta alla sua combinazione con altri fattori a loro volta legati al funzionamento sociale. È possibile dedurre che, almeno in parte, l'incoerenza dei risultati relativi all'ostilità cinica vada ricondotta ad indagini inconsistenti sull'influenza congiunta dell'ostilità cinica con altre variabili psicosociali.

Recentemente la tendenza alla difesa sociale è emersa come potenziale variabile moderatrice che, in congiunzione con l'ostilità cinica, può contribuire alla categorizzazione delle persone a rischio per la malattia cardiovascolare legata a stress [34-36]. Questa inclinazione ad assumere un atteggiamento difensivo nelle relazioni interpersonali è in grado di garantire la salvaguardia dell'autostima attraverso un meccanismo di fuga (comportamentale o cognitiva) dai conflitti interpersonali e dalla minaccia di essere valutati, nello sforzo di mantenere l'approvazione sociale [20, 34, 37, 38]. Specificamente, questa lotta difensiva per il raggiungimento dell'approvazione sociale sembra indicare un evitamento difensivo verso il riconoscimento, la dichiarazione e l'esibizione comportamentale di sentimenti di rabbia [8, 20, 34, 37, 38].

Come è stato affermato prima, il bisogno difensivo di approvazione, quando combinato con la DH, sembra contribuire alle reazioni psicosociali e fisiologiche caratteristiche della CHD [15, 34, 35]. Alcune persone predisposte all'insorgenza della CHD possiedono nei confronti degli altri una sfiducia cinica che entra in conflitto con il desiderio di ricevere riconoscimento attraverso amore e affetto [15, 34, 35, 39]. Questo schema corrisponde al conflitto "avvicinamento-evitamento" che si focalizza sul desiderio di ricevere approvazione da parte delle altre persone, le quali tuttavia non sono percepite come in grado di fornire l'accettazione, l'amore, l'approvazione e la rassicurazione tanto desiderate. Teoricamente, questa condizione abituale di conflitto sociale indurrebbe uno stato cronico di attivazione fisiologica che porterebbe allo sviluppo della cardiopatia cardiovascolare [15, 34-36].

Prima dell'introduzione delle categorie di alta ostilità cinica e alto atteggiamento difensivo, Weinberger e colleghi [40] utilizzavano la Marlowe-Crowne Social Desirability Scale (MCSDS) [20] per misurare l'atteggiamento difensivo e l'ansia manifesta, in modo da creare categorie di soggetti inibiti (alta MCSDS e bassi livelli di ansia), soggetti con bassi livelli di ansia (bassa MCSDS e bassi livelli di ansia), soggetti con alti livelli di ansia (bassa MCSDS e alti livelli di ansia) e soggetti difensivi con alti livelli di ansia (alta MCSDS e alti livelli di ansia).

In maniera simile all'approccio adottato da Weinberger e colleghi, Jamner e colleghi [34] hanno introdotto il tipo DH in uno studio che includeva il monitoraggio ambulatoriale della pressione sanguigna (ABPM). Il campione era composto da 33 operatori ospedalieri di sesso maschile. Nel dettaglio, erano stati creati quattro gruppi dividendo i partecipanti sulla base del valore della mediana: DH (alta MCSDS e alta Ho), soggetti con alto atteggiamento difensivo (SD; alta MCSDS ma bassa Ho), soggetti ad alta ostilità (HH; bassa MCSDS ma alta Ho) e soggetti non difensivi e con bassa ostilità (LRisk; bassi punteggi in entrambe le dimensioni).

Risultati della ricerca

La reattività cardiovascolare (CVR) a fattori stressanti sia in condizioni di laboratorio che naturali (per es., ABPM in situazione lavorativa) è stata presentata come un indicatore del rischio per l'insorgenza di malattia cardiovascolare; di conseguenza essa ha costituito il centro dell'attenzione in diverse attività di ricerca [41]. Nello studio di Jamner e colleghi [34] sul personale paramedico è stato mostrato che in contesti ospedalieri, connotati da un elevato grado di stress interpersonale, i livelli più alti di frequenza cardiaca e pressione sanguigna diastolica (DBP), ottenuti attraverso ABPM, erano associati con il profilo di DH. In un campione di soggetti sani categorizzati secondo le tipologie dello studio di Jamner, Helmers e Krantz [36] riscontrarono un'interazione quasi significativa tra genere, atteggiamento difensivo e ostilità. Le analisi delle medie di pressione sanguigna sistolica (SBP) tra il baseline e due attività stressanti (esercizi mentali di aritmetica senza elementi di disturbo e un discorso su caratteristiche personali negative) erano coerenti. I livelli più alti erano associati con il profilo DH solo per gli uomini; tuttavia i confronti post-hoc hanno rivelato che il gruppo di uomini con profilo DH si differenziava in maniera significativa dai gruppi di uomini con profili HH e SD solo per la SBP misurata al baseline.

Jorgensen e colleghi [35] hanno sottoposto un gruppo di studenti universitari di sesso maschile ad un compito di aritmetica somministrato in condizioni di disturbo. I risultati hanno rilevato che il MCSD correlava con frequenza cardiaca e reattività della pressione sanguigna sistolica solo per il sottogruppo con alta Ho (vale a dire, coloro che avevano ottenuto un punteggio sopra la mediana). Analogamente, in un campione di studenti universitari di sesso maschile sottoposti ad un compito di tempi di reazione con minaccia di shock, la frequenza cardiaca addizionale indotta da fattori stressanti intensi era associata al gruppo DH [42]: i livelli di frequenza cardiaca sono risultati eccessivi rispetto a quanto predicibile sulla base della covariazione tra il consumo di ossigeno e la frequenza cardiaca durante l'attività fisica, indicando in questo modo livelli di frequenza cardiaca eccedenti in relazione alle richieste metaboliche. Tuttavia, Shapiro e colleghi [43] riscontrarono che la reattività della frequenza cardiaca a compiti matematici stressanti era legata significativamente ad alta ostilità all'interno del gruppo di uomini con bassi punteggi al MCSDS, mentre quest'associazione non era riscontrabile nelle donne. In altre parole, messi a confronto con altri studi sulla risposta cardiovascolare, i risultati di quest'ultimo studio mostrano che la reattività della frequenza cardiaca, quantomeno per i partecipanti di sesso maschile, correlava con un profilo caratterizzato dalla tendenza a mascherare in maniera difensiva i sentimenti di ostilità (bassa Ho, alta MCSDS), piuttosto che con un profilo DH. Nel discutere le diverse conclusioni dell'indagine sullo staff paramedico e degli studi sulla reattività in condizioni di laboratorio, Shapiro e colleghi [43] conclusero che gli uomini con atteggiamento difensivo e con bassa ostilità sono più reattivi in condizioni di laboratorio; essi possiedono uno stile di coping poco adeguato a districarsi dalla condizione di stress interpersonale, del quale invece riuscivano a fare uso negli studi sul campo. La natura del compito sperimentale potrebbe costituire una delle ragioni per cui, in alcune ricerche, la reattività cardiovascolare non è risultata associata al profilo DH.

È stato riscontrato che l'alta reattività del sistema nervoso simpatico associata con l'ostilità cinica può essere scatenata da una logorante vessazione (ad es., "Smetti di borbottare, non riesco a comprendere le tue risposte" [44]). Lo studio di Shapiro e colleghi si basava su una sfida ad aumentare la velocità di esecuzione del compito sperimentale; di conseguenza, è possibile che la correlazione tra il profilo DH e la malattia cardiovascolare non sia stata riscontrata poiché i ricercatori avevano utilizzato una sfida di tipo comportamentale piuttosto che uno stimolo molesto e logorante.

È di notevole importanza puntualizzare che lo studio di Jorgensen e colleghi ha utilizzato una serie di affermazioni moleste consegnate in maniera intrusiva e accusante (per es., "Per favore, tieniti al ritmo del metronomo e cerca comunque di non commettere così tanti errori" p. 158). In un altro studio, al'Absi e collaboratori [45] utilizzarono uno strumento self-report correlato all'ostilità cinica per misurare il costrutto della rabbia agita [16]. Questi autori riscontrarono solo una tendenza non significativa degli uomini con alti livelli di espressione della rabbia e alti livelli di MCSDS a manifestare un'alta reattività cardiaca durante lo svolgimento di un compito di aritmetica che implicava una minima interazione sociale (ai partecipanti veniva detto, da una stanza di controllo separata, di ricominciare il compito dopo aver commesso un errore). al'Absi e colleghi [45] osservarono che, nel loro campione, i soggetti con alta espressione agita della rabbia e alti livelli di MCSDS riportavano livelli di cortisolo salivare più alti trenta minuti dopo l'esecuzione di un compito. Nello studio veniva chiesto ai soggetti di parlare in una situazione saliente dal punto di vista interpersonale: tre colloqui della durata di 4 minuti in cui dovevano difendersi da accuse di taccheggio, discutere se le persone omosessuali possano arruolarsi nell'esercito ed infine discutere uno scritto relativo alla causa dell'ingrigimento dei capelli; i colloqui venivano videoregistrati mentre due sperimentatori in camice bianco presenziavano nella stanza. Nel complesso, i risultati delle indagini psicofisiologiche indicano che, almeno per gli uomini, le vessazioni interpersonali, caratterizzate da minacce di valutazione ed irritazione, sono centrali nell'influenzare la relazione tra il profilo DH e la reattività fisiologica.

Per quanto riguarda la gravità della CHD, sono stati riportati risultati promettenti da due gruppi di ricerca che hanno utilizzato le procedure di Jamner e colleghi [34]. Helmers e colleghi [46] hanno riscontrato, in tre diversi campioni di pazienti con problemi cardiaci, che i partecipanti caratterizzati dal profilo DH, messi a confronto con le altre tre classi, presentavano ischemia di maggior durata durante attività quotidiane (rilevate attraverso il monitoraggio ambulatoriale), ischemia più spiccata durante condizioni di sforzo mentale e maggiori deficit di perfusione durante la scintigrafia al tallio da sforzo. Per quanto riguarda la composizione dei tre campioni, il primo era costituito unicamente da soggetti di sesso maschile e negli altri vi era una forte prevalenza di soggetti di sesso maschile. In aggiunta, non era stato incluso tra i risultati un test dell'interazione tra genere e profilo DH.

Jorgensen e colleghi [15] somministrarono le scale Ho e MCSDS a 59 pazienti di sesso maschile, ricoverati in un Veterans Administration Medical Center, il giorno precedente a quello in cui sarebbe stata condotta l'angiografia. Un contrasto a priori mostrò che la media del numero di arterie con un blocco almeno del 50% nei pazienti con profilo DH (M = 2,5) differiva significativamente rispetto alla media combinata degli altri gruppi. Inoltre, i gruppi HH e SD non si differenziavano dal gruppo Lrisk. Questo promettente studio ha incluso principalmente partecipanti di etnia caucasica e, in maniera simile agli studi di Helmers e colleghi [46], era influenzato dalla predominanza di soggetti di sesso maschile. Quindi, rimane sconosciuto l'impatto di fattori socioculturali e biologici in relazione al genere ed all'etnia. Un ulteriore limite dei suddetti studi riguarda l'esame di persone con sospetta o effettiva CHD. Il potenziale impatto di questa malattia, ma anche la semplice consapevolezza della sua presenza, effettiva o potenziale, rende impossibile escludere una base somatogenica (l'alterazione di fattori psicosociali da parte della malattia) rispetto alle conclusioni a cui si è giunti. Per esempio, è possibile che una storia di malattia e la consapevolezza di un maggior rischio di mortalità possano far aumentare sentimenti di ostilità cinica e atteggiamento difensivo. Riteniamo che siano necessari ulteriori ricerche per valutare se gli stessi risultati potrebbero emergere nelle donne, in soggetti non caucasici ed in persone senza una diagnosi di malattia cardiovascolare sottoposte a procedimenti di valutazione non invasivi (per es., ecocardiografia). Data la natura retrospettiva di entrambi gli studi, non è possibile fare una distinzione tra fattori somatogenici e fattori psicogenici (cioè che alterano lo stato di salute). Tuttavia, analogamente a quanto accade per altre patologie (ad es., l'ipertensione primaria), l'associazione tra profilo DH e CHD può probabilmente riflettere un modello sinergico di tipo biopsicosociale, nel quale comportamenti, sentimenti, stati mentali, fisiologia, fattori costituzionali ed ambientali creano delle matrici causali, caratterizzate da complessi legami bidirezionali nello sviluppo delle malattie associate allo stress [8, 9, 47, 48].

Indagine della sinergia psicogenica, somatogenica, e biopsicosociale: proposta di studio

Per studiare l'impatto dei fattori sinergici somatogenici, psicogenici e biopsicosociali è essenziale che vengano combinati disegni sperimentali trasversali e prospettici, in cui vengano studiati per un certo arco di tempo sia i soggetti inizialmente sani che quelli con una patologia cardiaca accertata, abbinati sulla base di caratteristiche individuali salienti (ad es., genere, etnia, pressione sanguigna, colesterolo e via dicendo).

Il paradigma somatogeno verrebbe supportato: a) se i risultati di studi longitudinali su DH e CHD mostrassero aumenti della Ho e della MCSDS in seguito alla diagnosi in partecipanti inizialmente sani; b) nel caso di un aumento dei punteggi alla Ho e MCSDS in studi longitudinali su pazienti la cui iniziale diagnosi di CHD sia peggiorata nel corso del tempo. Il paradigma psicogeno verrebbe invece supportato se l'associazione DH/CHD fosse legata allo sviluppo della malattia, con i punteggi alla Ho e alla MCSDS stabili nel gruppo di soggetti inizialmente sani, oppure se ci fosse un aumento nel grado di associazione tra DH/CHD mentre i punteggi Ho e MCSDS rimanessero stabili nell'arco del tempo tra i pazienti con diagnosi di CHD. Influenze bidirezionali di fattori psicogeni e somatogeni verrebbero implicate (andando a costituire un supporto per il paradigma sinergico di tipo biopsicosociale) se un consistente numero di studi trasversali e longitudinali fornissero risultati significativi. Per ottenere risultati attendibili da uno studio longitudinale su partecipanti inizialmente sani si dovrebbero selezionare sottogruppi con determinate caratteristiche: il tipo DH dovrebbe mostrare l'associazione prospettica con la CHD; un sottogruppo caratterizzato da DH dovrebbe riportare punteggi stabili alle scale Ho e MCSDS ed una condizione di CHD anch'essa stabile; mentre un terzo sottogruppo caratterizzato da DH dovrebbe mostrare un proporzionale aumento nei punteggi di Ho e MCSDS e nella gravità della CHD. Secondariamente, all'interno dell'analisi dei pazienti con diagnosi di CHD, dovrebbe evidenziarsi sia un'iniziale associazione tra CHD e caratteristiche di DH che una covarianza tra gli aumenti nei punteggi alle scale Ho e MCSDS e gli aumenti nella gravità della patologia.

Conflitto avvicinamento-evitamento: una coattivazione

Nella revisione dei processi di valutazione di Cacioppo e Berntson [49], viene descritto in maniera dettagliata il concetto di "coattivazione" nel contesto dei conflitti avvicinamento-evitamento [50]. In sostanza, si ritiene che sia la tendenza all'avvicinamento sia quella all'evitamento possano essere stimolate in un particolare contesto e che tale coattivazione, a sua volta, possa indurre un innalzamento dei livelli di attivazione cognitiva, comportamentale e fisiologica [49, 51]. Nel caso della DH si ipotizza che, in un contesto di conflitto sociale, la coattivazione delle tendenze di evitamento (sfiducia di base, risentimento e valutazione negativa delle altre persone) e di avvicinamento (bisogno di approvazione) generi contemporaneamente tentativi sia di lotta/sforzo sia di perdita di controllo/subordinazione. In altre parole, soggetti di sesso maschile a rischio di risposte di tipo DH oscillano tra atteggiamenti di subordinazione, nel tentativo di mantenere una condizione di approvazione sociale, e comportamenti agonistici orientati a respingere con modalità anticipatoria attacchi sul piano interpersonale. A tutto ciò si unisce l'innesco di risposte fisiologiche caratteristiche di ciascuno schema comportamentale. Inizialmente, durante l'effettivo incontro e nella successiva meditazione sull'evento, potrebbe emergere una simultanea attivazione dell'asse simpatoadrenomidollare e delle reazioni agonistiche dell'asse corticoadrenoipofisario, associata all'esperienza di perdita di controllo/subordinazione [48, 52]. La frequente evocazione di questa coattivazione nel corso del tempo potrebbe favorire lo sviluppo della CHD, oppure esacerbarne lo stato. Col passare del tempo, alterazioni ricorrenti ed eccessive dell'asse simpatoadrenomidollare possono contribuire ad un danno dell'endotelio ed a lesioni aterosclerotiche per mezzo di fattori quali alti livelli di reattività cardiovascolare (per es., un eccessivo flusso di sangue dove biforcano le arterie) e la circolazione di catecolamine [9, 48, 53-55].

Contemporaneamente agli effetti della reattività dell'asse simpatoadrenomidollare, un'attivazione eccessiva e frequente dell'asse corticoadrenoipofisario potrebbe determinare l'insorgenza di lesioni aterosclerotiche per mezzo della capacità del cortisolo di rilasciare acidi grassi liberi e aumentare la responsività del sistema nervoso simpatico [53, 56].

Una matrice dei possibili meccanismi fisiologici: la sinergia biopsicosociale

Nello studio sul personale paramedico di Jamner e colleghi [34] era emerso che, nei soggetti di sesso maschile un profilo caratterizzato da DH era associato a frequenza cardiaca e pressione sanguigna diastolica elevate. In altri studi su soggetti di sesso maschile sono state osservate reattività di frequenza cardiaca e pressione sanguigna sistolica evocata da eventi stressanti [35], frequenza cardiaca superiore rispetto alla richiesta metabolica a seguito dell'esposizione ad uno stimolo stressante [42] ed un elevato livello di pressione sanguigna sistolica basale [36]. È interessante notare che alcuni studi epidemiologici hanno mostrato come in soggetti di sesso maschile un'alta frequenza cardiaca a riposo predica la CVD e la mortalità ad essa legata [57-59]. Kannel e colleghi [59] hanno riportato una relazione prospettica leggermente più debole tra un'alta frequenza cardiaca e la CHD nei soggetti di sesso femminile. Analogamente, un'alta frequenza cardiaca prediceva la mortalità in donne disabili di età avanzata [60]. È di notevole importanza il fatto che anche i risultati di studi trasversali mostrino associazioni tra un'alta frequenza cardiaca a riposo e livelli aterogenici di lipidi sia negli uomini [61, 62] che nelle donne [62]. Nel complesso questi risultati, provenienti da indagini epidemiologiche e di laboratorio, sono coerenti con la nozione che alti livelli di attività cardiaca legati all'attivazione del sistema simpatoadrenomidollare possano aumentare il rischio di insorgenza di malattia cardiovascolare negli uomini con un profilo DH.

Il coinvolgimento del sistema nervoso autonomo nell'associazione dell'attività cardiovascolare con i livelli di lipidi è supportato da alcune indagini che mostrano come: a) i farmaci β-bloccanti siano in grado di moderare la tachicardia e l'innalzamento del livello plasmatici di acidi grassi a seguito di stimoli stressanti, come corse in macchina o il dover parlare in pubblico [63, 64]; b) la frequenza cardiaca, il tasso di colesterolo e il livello di trigliceridi fossero più alti in soggetti esaminati dopo un terremoto, che in soggetti in cui le rilevazioni erano fatte prima del verificarsi del terremoto [65]. Jorgensen e colleghi [66] riscontrarono che stimoli stressanti (quali utilizzo di un video-game e un compito di riconoscimento colore-parola) inducevano un'accelerazione della frequenza cardiaca correlata con il livello totale di colesterolo e trigliceridi, in un gruppo di pazienti con moderata ipertensione non sottoposti a cura farmacologica. Tuttavia, come sottolineato da van Doornene e colleghi [67], i risultati sulle associazioni tra reattività cardiovascolare e livelli di lipidi sono poco coerenti, presumibilmente a causa dell'utilizzo di campioni non sufficientemente ampi e a causa dell'azione moderatrice di variabili quali età, trattamento farmacologico e condizione cardiaca del paziente (alta pressione sanguigna o presenza di CHD). A conferma di questa ipotesi, van Doornen e colleghi [67] hanno riportato che la responsività cardiaca (periodo di preemissione, gittata cardiaca e gittata sistolica), aggregata a due stimoli stressanti (compito di aritmetica e compito sul tempo di reazione), presentava una correlazione positiva con il tasso di colesterolo solo per il sottogruppo di uomini di mezza età; nessuna relazione si poteva riscontrare per il gruppo di adolescenti e per quello composto da donne.

In una revisione degli studi epidemiologici, Palatini [68] ha concluso che un aumento della morbilità cardiovascolare fosse legato ad un insieme di fattori influenzati da un'iperattività del sistema nervoso simpatico, quali elevata frequenza cardiaca, ipertensione a riposo, alti valori di lipidi e segnali di insulinoresistenza. Sulla base dei decennali risultati epidemiologici, è possibile ipotizzare che una frequente "coattivazione" dell'asse simpatoadrenale e dell'asse adrenoipofisario possa contribuire ai frequenti attacchi cardiaci e vascolari che danneggiano le arterie. Tale coattivazione potrebbe anche contribuire ad un innalzamento dei livelli di ormoni legati allo stress (epinefrina e cortisolo), dei lipidi aterogenici e della pressione sanguigna in condizioni di riposo negli uomini a rischio di DH. Inoltre, alla luce della conclusione di Palatini [68], questa reattività allo stress, insieme a fattori legati allo stile di vita (dieta aterogenica, obesità, stile di vita sedentario) e al rischio legato a caratteristiche genetiche (storia familiare di ipertensione, malattia cardiaca e/o diabete), potrebbe contribuire ad un insieme di insulino-resistenza, ipertensione e dislipidemia. Un simile cluster è caratteristico della sindrome X e determina un rischio elevato di insorgenza di patologie cardiovascolari. Quindi, un esame dei legami tra stili di vita, rischio genetico, processi biologici, genere e reattività fisiologica associata a conflitti sociali potrebbe mostrare quali siano le catene di reazioni sinergiche di matrice biopsicosociale alla base dello sviluppo della malattia cardiovascolare, in un sottogruppo di soggetti con profilo caratterizzato da DH (uomini caucasici, di mezza età e appartenenti alla culturale occidentale).

In anni recenti è stato raggiunto un consenso riguardo al fatto che l'aterosclerosi sia il riflesso di una malattia cronica infettiva [69, 70] ed è stata ipotizzata una relazione tra malattia cardiovascolare e funzionamento del sistema immunitario durante l'arco della vita. A tale riguardo, Kop [71] ha ipotizzato che la condizione cronica di temperamento ostile inneschi reazioni acute (ad es., reazioni di rabbia) ed episodiche di stress (umore depresso, esaurimento), entrambe legate ad alterazioni del funzionamento del sistema immunitario (repressione del sistema immunitario, suscettibilità alle infezioni, fagocitosi e rilascio di citochine proinfiammatorie) che a loro volta conducono ad aterogenesi. È di notevole importanza il fatto che le lipoproteine a bassa densità (LDL) e l'ipertensione sono in grado di stimolare processi infiammatori [69, 70] e che la proteina C-reattiva, un indicatore di infiammazione e rischio di malattia cardiovascolare, è associata con un profilo lipidico indesiderato nei bambini (caratterizzato da basso livello di lipoproteine ad alta densità sia nei maschi che nelle femmine, così come colesterolo totale nei maschi [72]). Vi sono prove evidenti riguardo all'associazione tra ostilità cinica e livelli elevati di LDL [73, 74]. Per quel che riguarda gli indicatori dello stato infiammatorio (la citochina dell'Interleuchina-6), Suarez [75] ha dimostrato che quando questi raggiungono alti livelli è possibile riscontrare un'associazione con elevati livelli di ostilità cinica e con una considerevole presenza di sintomi depressivi; Miller e collaboratori [76], invece, hanno mostrato che alti livelli di LDL possono essere associati con un alto grado di ostilità cinica ma basso grado di umore depresso. Nel discutere i diversi risultati riportati da Miller e colleghi [76] e Suarez [75], Miller e colleghi suggeriscono che le differenze potrebbero essere dovute al fatto che lo studio di Suarez comprendeva solo soggetti di sesso maschile e non fumatori, mentre quello di Miller comprendeva un campione clinico più diversificato. Esiste tuttavia un'altra possibile differenza. L'alta reattività cardiovascolare è stata associata ad una discrepanza tra una bassa auto-percezione di umore depresso (rilevata attraverso strumenti di autovalutazione) ed un'alta eterovalutazione di malessere (messa in evidenza da valutazioni cliniche): tale discrepanza nelle valutazioni può essere spiegata con un atteggiamento di difesa da parte dei partecipanti [77]. È possibile che il campione utilizzato da Miller e colleghi contenesse un numero sufficiente di individui tendenti ad una rappresentazione difensiva e riduttiva del malessere con lo scopo di mantenere l'approvazione sociale, atteggiamento coerente con il profilo di DH.

Conclusioni

La ricerca e la teoria propongono, come chiave di lettura delle patologie cardiache legate allo stress, un modello basato sul conflitto tra bisogno di avvicinamento ed evitamento e su di un profilo individuale caratterizzato da DH. Da un lato, la persona caratterizzata da DH non riesce ad avere fiducia negli altri e si aspetta di essere vittima di danni sul piano sociale; di conseguenza, può spesso sperimentare uno stato mentale di vigilanza rispetto agli atti sociali predatori delle altre persone. Tutto ciò aumenta gli attacchi di esperienza ed espressione della rabbia a cui sono associate reazioni dell'asse simpatoadrenomidollare. D'altro canto, il desiderio di ricevere approvazione da quelle stesse persone che sono percepite come possibile fonte di continuo attacco o prevaricazione può frequentemente indurre uno stato mentale di subordinazione, malessere (ansia e depressione), insieme a risposte caratteristiche dell'asse corticoadrenoipofisario. Nel corso della vita, la coattivazione di entrambi i sistemi dell'apparato nervoso autonomo può indurre cambiamenti anatomici (ipertrofia vascolare e ateroma) che favoriscono la malattia cardiovascolare. Da una prospettiva sinergica biopsicosociale, i cambiamenti psicofisiologici ed anatomici possono a loro volta indurre ulteriori cambiamenti che facilitano il progredire della malattia. Per esempio, l'attivazione del cortisolo dovuta a stimoli stressanti acuti potrebbe: a) reprimere il funzionamento del sistema immunitario ed aumentare la vulnerabilità alle infezioni (infezioni che potrebbero contribuire al danneggiamento delle arterie; [68, 71]); b) aumentare la reattività del sistema nervoso simpatico; c) favorire l'eccessivo rilascio di acidi grassi liberi. L'attivazione frequente e cronica del sistema nervoso simpatico può creare danni vascolari e/o contribuire all'ipertrofia vascolare. L'attivazione di entrambi gli assi, se combinata con una dieta iperlipidica, può determinare alti livelli di LDL e favorire l'infiammazione collegata alle lesioni aterosclerotiche. Per quel che concerne il sistema nervoso centrale, la ricerca suggerisce che i glucocorticoidi (ad esempio, il cortisolo) possano danneggiare le funzioni cerebrali relative alla memoria [78] e che l'ipertensione assieme ad una diffusa condizione aterosclerotica possa influire sfavorevolmente su una varietà di funzioni cognitive [79]. Poiché si ritiene che l'ottimale modulazione di emozioni e gestione dello stress sia strettamente collegata con le funzioni cognitive [80], è possibile che quando queste vengono compromesse si verifichi un impoverimento delle strategie di coping a seguito di una rallentata elaborazione delle informazioni e di un'inefficace capacità di ricordare le esperienze passate. Questa ipotizzata diminuzione delle strategie di coping può eventualmente contribuire ad aumentare le transazioni di tipo agonistico e quindi rinforzare lo schema di DH, causando una cascata di adattamenti fisiologici, emotivi e comportamentali che favoriscono lo sviluppo della patologia.

In conclusione, la letteratura in grado di supportare il ruolo del costrutto della DH nello sviluppo della malattia cardiovascolare legata allo stress è ancora relativamente modesta. Di conseguenza, non si conosce ancora molto riguardo alle possibili variabili moderatrici quali genere, etnia, background culturale, stato socioeconomico, educazione e fattori di rischio legati allo stile di vita ed al patrimonio genetico. È auspicabile che vengano condotte una serie di studi sia prospettici che trasversali, in modo da individuare le influenze sinergiche psicogeniche, somatogeniche e biopsicosociali.

Altre questioni rilevanti per la ricerca sono relative all'utilizzo di un approccio multimetodologico per la valutazione dell'atteggiamento difensivo e dell'ostilità. Ciò significa utilizzare strumenti di valutazione che implichino un maggiore coinvolgimento interpersonale (ad es., lo strumento POHO), misure ecologiche degli aspetti fisiologici (ABPM) e delle percezioni di stress/sentimenti negativi (valutazione ecologica momentanea - EMA – [81, 82]). Un tale approccio multimetodologico permetterebbe di distinguere risposte convergenti da risposte discrepanti nel processo di definizione del profilo (ad es., persone caratterizzate da DH con alti punteggi nella scala Ho, bassi livelli nella scala POHO, e che riportano bassi livelli all'EMA). I ricercatori potrebbero ottenere una categorizzazione più accurata del profilo DH grazie ad una teoria ed a prove sperimentali che supportino l'ipotesi per cui gli sforzi difensivi sono caratterizzati da una discrepanza tra l'autovalutazione e il giudizio esterno riguardante il funzionamento psicosociale [77, 83]. Infine, sulla base dell'evidenza del legame tra CAD e attività del sistema immunitario, è importante che nella ricerca futura venga data rilevanza a fattori quali la repressione del sistema immunitario e ai processi infiammatori, in particolar modo alla luce del fatto che il coinvolgimento del sistema immunitario cambia durante il corso della vita [71].

Bibliografia

1. Kagan J (1994) Galen's prophecy: temperament in human nature. Basic Books, New York
2. Cohen KS (1999) The way of Qigong: the art and science of Chinese energy healing. Ballantine Publishing Group, New York
3. Alexander F (1954) The scope of psychoanalysis: the selected papers of Franz Alexander. Basic Books, New York

4. Williams RB, Barefoot JC (1988) Coronary-prone behavior: the emerging role of the hostility complex. In: Houston BK, Snyder CR (eds) Type A behavior pattern: research, theory, and intervention. Wiley, New York, pp 189-211
5. Alexander F (1939) Emotional factors in essential hypertension. Psychosom Med 1:175-179
6. Smith TW (1994) Concepts and methods in the study of anger, hostility and health. In: Siegman AW, Smith TW (eds) Anger, hostility, and the heart. Erlbaum, Hillsdale, pp 23-42
7. Miller TQ, Smith TW, Turner CW et al (1996) Meta-analytic review on hostility and physical health. Psychol Bull 119:322-348
8. Jorgensen RS, Johnson BT, Kolodziej ME, Schreer GE (1996) Elevated blood pressure and personality: a meta-analytic review. Psychol Bull 120:293-320
9. Williams RB, Barefoot JC, Schneiderman N (2003) Psychosocial risk factors for cardiovascular disease: more than one culprit at work. JAMA 290:2190-2192
10. Jorgensen RS (2005) Issues in the measurement of anger and hostility: cardiovascular disease as an illustrative case. In: Anderson NB, Salovey P (eds) Encyclopedia of heath and behavior. Sage, Thousand Oaks
11. Dembroski TM, Costa PT (1987) Coronary prone behavior: components of the Type A Pattern and hostility. J Personality 55:212-235
12. Rosenman RH, Swan GE, Carmelli D (1988) Definition, assessment, and evolution of the Type A behavior pattern. In: Houston BK, Snyder CR (eds) Type A behavior pattern: research, theory, and intervention. Wiley, New York, pp 8-31
13. Houston BK (1988) Introduction. In: Houston BK, Snyder CR (Eds) Type A behavior pattern: research, theory, and intervention. Wiley, New York, pp 1-7
14. Houston BK, Vavak CR (1991) Cynical hostility: developmental factors, psychosocial correlates, and health behaviors. Health Psychol 10:9-17
15. Jorgensen RS, Frankowski JJ, Lantinga LJ et al (2001) Defensive hostility and coronary heart disease: a preliminary investigation of male veterans. Psychosom Med 63:463-469
16. Smith TW (1992) Hostility and health: current status of a psychosomatic hypothesis. Health Psychology, 11:139-150
17. Friedman M, Rosenman RH (1959) Association of specific overt behavior pattern with blood and cardiovascular findings; blood cholesterol level, blood clotting time, incidence of arcus senilis, and clinical coronary artery disease. JAMA 169:1286-1296
18. Cook WW, Medley DM (1954) Proposed hostility and pharisaic virtue scales for the MMPI. J Appl Psychol 38:414-418
19. Buss AH, Durkee A (1957) An inventory for assessing different kinds of hostility. J Consult Psychol 21:343-349
20. Crowne DP, Marlowe D (1964) The approval motive: studies in evaluative dependence. Wiley, New York
21. Barefoot JC, Dahlstrom WG, Williams RB (1983) Hostility, CHD incidence and total mortality: a 25-year follow-up study of 255 physicians. Psychosom Med 45:59-64
22. Shekelle RB, Gale M, Ostfeld AM, Paul O (1983) Hostility, risk of coronary heart disease, and mortality. Psychosom Med 45:109-114
23. Barefoot JC, Dodge KA, Peterson BL et al (1989) Cook-Medley Hostility Scale: item content and ability to predict survival. Psychosom Med 51:46-57

24. Williams RB, Haney TL, Lee KL et al (1989) Type A behavior, hostility, and coronary atherosclerosis. Psychsom Med 42:539-549
25. Helmers KF, Krantz DS, Howell RH et al (1993) Hostility and myocardial ischemia in coronary artery patients: evaluation by gender and ischemic index. Psychosom Med 55:29-36
26. McCranie EW, Watkins LO, Brandsma JM, Sisson BD (1986) Hostility, coronary heart disease (CHD) incidence, and total mortality: lack of an association in a 25-year follow-up study of 478 physicians. J Behav Med 9:119-125
27. Hearn MD, Murray D, Luepker RV (1989) Hostility, coronary heart disease, and total mortality: a 33-year follow-up study of university students. J Behav Med 12:105-121
28. Dembroski TM, MacDougall JM, Williams RB et al (1985) Components of type A, hostility, and anger-in: relationship to angiographic findings. Psychosom Med 47:219-233
29. Helmer DC, Ragland DR, Syme SL (1991) Hostility and coronary artery disease. Am J Epidemiol 133:112-122
30. Siegman AW, Townsend ST, Civelek AC, Blumenthal RS (2000) Antagonistic behavior, dominance, hostility, and coronary heart disease. Psychosom Med 62:248-257
31. Barefoot JC, Larsen S, von der Lieth L, Schroll M (1995) Hostility, incidence of acute myocardial infarction, and mortality in a sample of older Danish men and women. Am J Edidemiol 142:477-484
32. Everson SA, Kauhanen J, Kaplan GA et al (1997) Hostility and increased risk of mortality and acute myocardial infarction: the mediating role of behavioral risk factors. Am J Epidemiol 146:142-152
33. Knox SS, Siegmund KD, Weidner G et al (1998) Hostility, social support, and coronary heart disease in the National Heart, Lung, and Blood Institute Family Heart Study. Am J Cardiol 82:1192-1196
34. Jamner LD, Shapiro D, Goldstein IB, Hug R (1991) Ambulatory blood pressure and heart rate in paramedics: effects of cynical hostility and defensiveness. Psychosom Med 53:393-406
35. Jorgensen RS, Abdul-Karim K, Kahan TA, Frankowski JJ (1995) Defensiveness, cynical hostility and cardiovascular reactivity: a moderator analysis. Psychother Psychosom 64:156-161
36. Helmers KF, Krantz DS (1996) Defensive hostility and cardiovascular levels and responses to stress. Ann Behav Med 18:246-254
37. Weinberger DA (1990) The construct validity of the repressive coping style. In: Singer JL (ed) Repression and dissociation: implications for personality theory, psychopathology, and health. University of Chicago Press, Chicago, pp 337-386
38. Jorgensen RS, Gelling PD, Kliner L (1992) Patterns of social desirability and anger in young men with a parental history of hypertension: association with cardiovascular reactivity. Health Psychol 11:403-412
39. Fontana AF, Kerns RD, Blatt SJ et al (1989) Cynical mistrust and the search for self-worth. J Psychosom Res 33:449-456
40. Weinberger DA, Schwartz GE, Davidson RJ (1979) Low-anxious, high-anxious, and repressive coping styles: psychometric patterns and behavioral and physiological responses to stress. J Abnorm Psychol 88:369-380
41. Linden W, Gerin G, Davidson K (2003) Cardiovascular reactivity: status quo and a research agenda for the new millennium. Psychosom Med 65:5-8

42. Larson MR, Langer AW (1997) Defensive hostility and anger expression: relationship to additional heart rate reactivity during active coping. Psychophysiology 34:177-184
43. Shapiro D, Goldstein IB, Jamner LD (1995) Effects of anger/hostility, defensiveness, gender, and family history of hypertension on cardiovascular reactivity. Psychophysiology 32:425-435
44. Suarez EC, Kuhn CM, Schanberg SM et al (1998) Neuroendocrine, cardiovascular, emotional responses of hostile men: the role of interpersonal challenge. Psychosom Med 60:78-88
45. al'Absi M, Bongard S, Lovallo WR (2000) Adrenocorticotropin responses to interpersonal stress: effects of overt anger expression style and defensiveness. Int J Psychophysiol 37:257-265
46. Helmers KF, Krantz DS, Merz CNB et al (1995) Defensive hostility: relationship to multiple markers of cardiac ischemia in patients with coronary disease. Health Psychol 14:202-209
47. Engel GL (1977) The need for a new medical model: a challenge for biomedicine. Science 196:129-136
48. McCabe PM, Sheridan JF, Weiss JM et al (2000) Animal models of disease. Physiol Behav 68:501-507
49. Cacioppo JT, Berntson GG (1994) Relationship between attitudes and evaluative space: a critical review, with emphasis on the separability of positive and negative substrates. Psychol Bull 115:401-423
50. Miller NE (1951) Comments on theoretical models illustrated by the development of a theory of conflict behavior. J Personality 20:82-100
51. Lang PJ, Bradley MM, Cuthbert BN (1997) Motivated attention: affect, activation, and action. In: Lang PJ, Simons RF, Balaban MT (eds) Attention and orienting: sensory and motivational processes. Lawrence Erlbaum Associates, Mahwah, NJ, pp 97-135
52. Henry JP (1986) Neuroendocrine patterns of emotional response. In: Plutchik R, Kellerman H (eds) Emotion: theory, research and experience, Vol. 3. Academic Press, Orlando, FL, pp 37-60
53. Herd JA (1986) Neuroendocrine mechanisms in coronary heart disease. In: Matthews KA, Weiss SM, Detre T et al (eds) Handbook of stress, reactivity, and cardiovascular disease. Wiley, New York, pp 49-70
54. Kaplan JR, Botchin MB, Manuck SB (1994) Animal models of aggression and cardiovascular disease. In: Siegman AW, Smith TW (eds) Anger, hostility, and the heart. Lawrence Erlbaum Associates, Hillsdale, NJ, pp 127-148
55. Rozanski A, Blumenthal JA, Kaplan J (1999) Impact of psychological factors on the pathogenesis of cardiovascular disease and implications for therapy. Circulation 99:2192-2217
56. Lovallo WR (1997) Stress and health: biological and psychological interactions. Sage Publications, Thousand Oaks, CA
57. Friedman GD, Klatsky AL, Siegelaub AB (1975) Predictors of sudden cardiac death. Circulation 51(Suppl III):164-169
58. Dyer AR, Persky V, Stamler J et al (1980) Heart rate as a prognostic factor for coronary heart disease and mortality: findings in three Chicago epidemiologic studies. Am J Epidemiol 112:736-749

59. Kannel WB, Kannel C, Paffenbarger RS, Cupples LA (1987) Heart rate and cardiovascular mortality: the Framingham Study. Am Heart J 113:1489-1494
60. Chang M, Havlik RJ, Corti MC et al (2003) Relation of heart rate at rest and mortality in the Women's Health and Aging Study. Am J Cardiol 92:1294-1299
61. Williams PT, Haskell WL, Vranizan KM et al (1985) Associations of resting heart rate with concentrations of lipoprotein subfractions in sedentary men. Circulation 71:441-449
62. Boona KH, Arnesen E (1992) Association between heart rate and atherogenic blood lipid fractions in a population: the Tromso Study. Circulation 86:394-405
63. Taggart P, Carruthers M (1972) Suppression by oxyprenolol of adrenergic response to stress. Lancet 2:256-258
64. Taggart P, Carruthers M, Sommerville W (1973) Electrocardiogram, plasma catecholamines and lipids, and their modification by oxyprenolol when speaking before an audience. Lancet 2:341-346
65. Trevisan M, Celentano E, Meucci C et al (1986) Short-term effect of natural disasters on coronary heart disease risk factors. Arteriosclerosis 6:491-494
66. Jorgensen RS, Nash JK, Lasser NL et al (1988) Heart rate acceleration and its relationship to total serum cholesterol, triglycerides, and blood pressure reactivity in men with mild hypertension. Psychophysiology 25:39-44
67. van Doornen LJP, Snieder H, Boomsma DI (1998) Serum lipids and cardiovascular reactivity to stress. Bio Psychol 47:279-297
68. Palatini P (1999) Elevated heart rate as a predictor of increased cardiovascular morbidity. J Hypertension 17(Suppl 3):S3-S10
69. Fahdi IE, Gaddam V, Garza G et al (2003) Inflammation, infection, and atherosclerosis. Brain Behavior Immun 17:238-244
70. Ross R (1999) The pathogenesis of atherosclerosis: an inflammatory disease. N Eng J Med 340:115-126
71. Kop WJ (2003) The integration of cardiovascular behavioral medicine and psychoneuroimmunology: new developments based on converging research fields. Brain Behav Immun 17:233-237
72. Wu D-M, Chu N-F, Shen M-H, Chang J-B (2003) Plasma C-reactive protein levels and their relationship to anthropometric and lipid characteristics among children. J Clin Epidemiol 56:94-100
73. Brindley DN, McCann BS, Niaura R et al (1993) Stress and lipoprotein metabolism: modulators and mechanisms. Metabolism 42:3-15
74. Suarez EC, Bates MP, Harralson TL (1998) The relation of hostility to lipids and lipoproteins in women: evidence for the role of antagonistic hostility. Ann Behav Med 20:59-63
75. Suarez EC (2003) The joint effect of hostility and severity of depressive symptoms on plasma interleukin-6 concentration. Psychosom Med 65:523-527
76. Miller GE, Freedland KE, Carney RM et al (2003) Cynical hostility, depressive symptoms, and the expression of inflammatory risk markers for coronary heart disease. J Behav Med 26:501-515
77. Shedler J, Mayman M, Manis M (1993) The illusion of mental health. Am Psychologist 48:1117-1131
78. Sauro MD, Jorgensen RS, Pedlow TC (2003) Stress, glucocorticioids, and memory: a meta-analytic review. Stress 6:235-245

79. Waldstein SR, Tankard CF, Maier KJ (2003) Peripheral arterial disease and cognitive function. Psychosom Med 65:757-763
80. Lazarus RS (1993) From psychological stress to the emotions: a history of changing outlooks. Ann Rev Psychol 44:1-21
81. Smyth J, Ockenfels MC, Porter L et al (1998) Stressors and mood measured on a momentary basis are associated with salivary cortisol secretion. Psychoneuroendocrinology 23:353-370
82. Brosschot JF, Thayer JF (2003) Heart rate response is longer after negative emotions than after positive emotions. Inter J Psychophysiol 50:181-187
83. Horowitz M, Znoj H (1999) Emotional control theory and the concept of defense: a teaching document. J Psychother Practice Res 8:213-223

CAPITOLO 9

Contesto interpersonale e qualità della relazione di coppia come fattore di protezione/rischio in pazienti con malattia cardiaca

A. COMPARE ▪ E. MOLINARI ▪ J. RUIZ ▪ H. HAMANN ▪ J. COYNE

Contesto interpersonale e rischio cardiaco

Introduzione

Il concetto di relazione implica l'esistenza di un rapporto o legame tra due o più fenomeni. Nello specifico, le relazioni interpersonali riguardano i rapporti che s'instaurano tra persone in virtù di uno scambio reciproco che alimenta il legame stesso. Etimologicamente[1], il termine relazione deriva da relatum, participio passato del verbo latino referre, che letteralmente significa "portare indietro", ma anche "ricambiare", "ripetere", "rinnovare". La specificità della relazione è quindi la dimensione temporale, in altre parole, il fatto che il legame si mantiene e si rinnova nel tempo attraverso uno scambio. La relazione tra due persone è così il risultato dell'incontro tra elementi del passato (le caratteristiche individuali e la storia personale dei soggetti, le interazioni passate), del presente (le interazioni attuali, gli stati emotivi presenti) e del futuro (le relazioni creano aspettative).

Questa premessa evidenzia come la ricerca scientifica che ha per oggetto la relazione interpersonale abbia di fronte a sé un compito che si presenta complesso.

Per poter studiare direttamente empiricamente la relazione interpersonale gli psicologi necessitano, oltre che di strumenti d'indagine evoluti che permettono di poter tener conto delle molteplici variabili implicate, anche della possibilità di attuare procedure invasive che si connotano come eticamente discutibili.

Queste ragioni hanno indotto i ricercatori che si occupano di relazioni interpersonali ad utilizzare un metodo inferenziale. I ricercatori hanno a disposi-

---

[1] (DELI - Dizionario etimologico della lingua italiana. Zanichelli 2003).

zione due tipi d'indizi su cui basarsi per poter fare inferenze sulle relazioni interpersonali:
- operazionalizzate le variabili della relazione,
  a. si possono misurare separatamente tali variabili nei soggetti e poi metterle in relazione;
  b. si possono osservare i soggetti mentre interagiscono tra loro.

Il primo metodo si avvale prevalentemente di strumenti self-report, mentre il secondo utilizza misure osservazionali alle quali eventualmente sono aggiunti strumenti self-report. Il metodo osservazionale è sicuramente quello più efficace per avvicinarsi alla relazione perché permette di cogliere la relazione mentre si attualizza nel hic et nunc.

Pattern fisiologico di connessione tra relazioni interpersonali e rischio cardiaco: la reattività cardiaca

La ricerca si è occupata dell'effetto che lo stress interpersonale ha sulla reattività cardiaca (*cardiovascular reactivity*, CVR), in altre parole, di come processi interpersonali influenzino i meccanismi psicofisiologici che costituiscono fattori di rischio cardiaco.

La CVR consiste in una iper-reattività del sistema nervoso simpatico, cioè in una tendenza dell'organismo a rispondere a stimoli stressanti con un incremento del battito cardiaco e della pressione sanguigna [1]. È stato dimostrato che l'incremento dell'intensità, della durata e della frequenza nel tempo di tale stato d'attivazione fisiologica promuove l'inizio e l'evoluzione della patologia cardiaca [2]. La CVR individuale dipende sia da una predisposizione genetica, sia dall'esposizione ad eventi particolarmente stressanti per un lungo periodo.

Lo stress può essere definito come "uno stato d'attivazione causato dal fatto che le capacità d'adattamento dell'individuo sono messe a dura prova dalle richieste socioambientali oppure dal fatto che al soggetto mancano i mezzi per ottenere ciò cui aspira" [3].

Dall'esame della letteratura degli ultimi venti anni è emerso che le ricerche hanno indagato gli effetti sulla CVR di tre tipi di stress interpersonale:
1. da interazioni sociali ostili, conflittuali e provocatorie;
2. da interazioni sociali caratterizzate da dominio e controllo interpersonali;
3. dall'interazione con un amico con cui si ha una relazione ambivalente, cioè caratterizzata anche da aspetti negativi ed emozioni negative.

Smith e colleghi [2] sostengono che la CVR media gli effetti dei fattori psicosociali di rischio sullo sviluppo della patologia cardiaca. Attraverso l'applicazione di concetti e metodi della tradizione interpersonale, in particolare del modello circomplesso [4], è possibile pervenire ad una visione integrata dell'influenza psicosociale sul disturbo cardiaco che collega tra loro fattori diversi quali tratti di personalità, emozioni e caratteristiche dell'ambiente sociale.

Alcune ricerche [5, 6] hanno dimostrato che lo stress interpersonale determina un incremento nella CVR dell'individuo: interagire con un interlocutore appena conosciuto o con cui si ha una relazione amicale in una situazione sociale ostile o dominante provoca un innalzamento dei livelli di pressione sanguigna e battito cardiaco.

Interazioni caratterizzate da ostilità
Interagire con un interlocutore che ha un atteggiamento ostile (provocazioni, attacchi e critiche verbali) aumenta la CVR rispetto ad una situazione interattiva neutra. Ad esempio, Gallo e colleghi [7, 8] hanno chiesto ad alcuni soggetti di parlare in pubblico della propria opinione relativa ad argomenti d'attualità: nei soggetti che ricevevano dallo sperimentatore commenti ostili e provocatori si registrava un significativo incremento della CVR rispetto a quelli verso i quali lo sperimentatore aveva un comportamento neutro. Altri studi sono giunti agli stessi risultati provocando i soggetti mentre svolgevano compiti di laboratorio di vario genere: risoluzione di anagrammi [9], test matematici [10, 11], attività pratiche [12].

Al contrario, interagire con un soggetto che ha un atteggiamento supportivo attenua la CVR. Ad esempio, in uno studio di Gerin e colleghi [13], i partecipanti hanno svolto un compito di discussione con tre interlocutori, due dei quali erano stati istruiti a mantenere una posizione opposta a quella del soggetto. Nella condizione supportiva, il terzo interlocutore parlava in difesa del soggetto, mentre nella condizione neutra l'interlocutore stava in silenzio. I soggetti nella condizione supportiva avevano la pressione sanguigna più bassa e il battito cardiaco più lento durante il compito.

Dagli studi emerge inoltre che il significato interpersonale attribuito dal soggetto alla situazione è un fattore importante: gli effetti sulla CVR di stimoli sociali ostili o supportivi sono mediati dalle valutazioni del soggetto relativamente al comportamento dell'interlocutore [8]. Tali attribuzioni sono state misurate attraverso uno strumento self-report, lo IAS-R (Interpersonal Adjective Scales-Revised, [14]), che si ispira al modello interpersonale circomplesso. Sembra perciò che fattori cognitivi intervengano nel determinare l'incremento o la riduzione della CVR in risposta a stimoli sociali.

Le ricerche che si sono occupate delle risposte fisiologiche del soggetto alla messa in atto di un comportamento ostile da parte dell'interlocutore hanno rilevato che esprimere la rabbia in seguito ad una provocazione, piuttosto che reprimerla, promuove un incremento della CVR. Ad esempio, in uno studio recente [15] i soggetti che in una discussione esprimevano il proprio disaccordo mostravano una CVR maggiore rispetto ai soggetti che reprimevano la rabbia usando espressioni di accordo o neutre. Alcune ricerche si sono focalizzate sulle differenze individuali nella tendenza ad esprimere la rabbia (*"anger out"*) oppure a reprimerla (*"anger in"*), ma i risultati cui sono giunte non sono univoci. Faber e Burns [16] hanno rilevato che la tendenza ad esprimere la rabbia determinava nei soggetti posti in una situazione interpersonale provocatoria, un incremento della CVR, ma Suchday [17] ha rilevato che se ai soggetti con stile *"anger out"* era data la consegna di reprimere la rabbia tale incremento non si verificava. Al contrario, secondo Engebretson e colleghi [12], sarebbe proprio l'incongruenza tra il proprio stile di regolazione della rabbia e le richieste del contesto sociale a determinare un incremento della CVR, in quanto gli individui possono trovare più difficile o spiacevole comportarsi in un modo non coerente con il proprio stile interpersonale.

Anche le differenze individuali nel tratto dell'ostilità influenzano la CVR dell'individuo: le persone ostili rispondono a situazioni interpersonali provocatorie con un incremento maggiore della CVR rispetto alle persone non ostili. Tale effetto è stato rilevato sia nelle donne [7] sia negli uomini [10]. In uno studio recente [8] i soggetti ostili mostravano un incremento della CVR indipendentemente dalla situazione interpersonale, provocatoria o supportiva, in cui si trovavano; ma, come gli Autori stessi riportano, in tale studio il contesto sociale provocatorio era più forte rispetto al contesto supportivo, tanto da oscurare gli effetti del tratto ostilità. Un dato contrastante proviene invece dallo studio di Piferi e Lawer [18] che hanno utilizzato un campione esclusivamente femminile e hanno rilevato che le donne non ostili avevano una CVR maggiore rispetto alle donne ostili. Tale risultato è stato spiegato con l'utilizzo di particolari strategie di coping: di fronte ad una situazione interpersonale provocatoria (in questo caso una discussione), le persone ostili tendevano ad allontanarsi e a non essere coinvolte dalla situazione, mentre le donne non ostili erano più coinvolte e perciò mostravano una iper-reattività cardiaca. Infine, secondo Delamater e colleghi [19] avere una personalità ostile influenzerebbe la CVR in misura minore rispetto all'espressione di un comportamento ostile. In questo studio però il tratto ostilità era considerato in relazione alla personalità di tipo A. Oggi sappiamo che tale personalità ha anche altre componenti e che non tutte sono fattori di rischio cardiaco [1].

Interazioni sociali ostili e provocatorie determinano nel soggetto l'insorgenza di emozioni negative, quali rabbia, irritazione, ansia, frustrazione, agitazione, turbamento. Non c'è accordo sull'effetto di tale stato emotivo sulla CVR. Ci sono sia risultati a favore dell'ipotesi che le emozioni negative siano fattori che mediano l'effetto dello stress interpersonale sulle risposte fisiologiche [9, 20], sia risultati che non confermano tale ipotesi [8]. A questo proposito, Davis e colleghi [21] hanno riscontrato che solo situazioni interpersonali apertamente provocatorie e non ambigue provocano l'insorgenza di uno stato emotivo negativo tale da aumentare la CVR.

Interazioni caratterizzate da dominio interpersonale
Gli studi indicano che la tendenza a dominare o ad essere sottomessi influenza le CVR propria e delle persone con cui si interagisce. Ad esempio, Newton e colleghi [22] hanno misurato la CVR dei soggetti coinvolti in interazioni diadiche e hanno riscontrato che avere uno stile interpersonale dominante aumentava la loro CVR, oltre a quella della persona con cui interagivano.

La maggior parte delle ricerche si è però concentrata sull'effetto che l'espressione di un comportamento dominante ha sulla propria attivazione fisiologica. Alcuni studi, come quello di Palm e Oehman [23], hanno utilizzato compiti strutturati di comunicazione in cui ai soggetti era chiesto di assumere il ruolo di leader o di subordinato: nelle persone che interpretavano un ruolo dominante si rilevava una CVR maggiore. Altre ricerche hanno dimostrato che fornire ai soggetti un incentivo per influenzare l'interlocutore durante una discussione aumentava la loro CVR sia mentre si preparavano in silenzio sia mentre tentavano concretamente di influenzarlo [24-28]. Quindi, sia la motivazione all'esercizio del controllo interpersonale, sia l'espressione di un comportamento dominante influenzano la CVR. Inoltre, l'intensità di tale effetto correla positivamente con l'entità dell'incentivo [24, 26] ed è maggiore se influenzare l'interlocutore costituisce un compito di media difficoltà [25].

Dai risultati delle ricerche emergono anche importanti differenze di genere: la motivazione ad influenzare gli altri aumenta la CVR in entrambi i sessi, mentre l'espressione di un comportamento dominante determina tale incremento solo negli uomini. Lo studio più importante a tale proposito è di Smith e colleghi [28]: ai soggetti, uomini e donne, era chiesto di interpretare un ruolo dominante oppure sottomesso. A metà dei partecipanti era dato anche un incentivo per influenzare l'opinione di un ipotetico spettatore: se questo avesse giudicato credibile la loro performance, avrebbero ottenuto una ricompensa. I risultati hanno dimostrato che, sebbene la motivazione ad influenzare l'altro aumentasse la CVR in entrambi i sessi, nelle donne si aveva un incremento della pressione sanguigna quando interpretavano un ruolo sottomesso e negli uomini quando interpretavano un ruolo dominante. Gli autori spiegano tali risultati facendo riferimento ai ruoli sessuali tradizionali, dominante quello degli uomini e sottomesso quello delle donne. Esprimere un comportamento sociale coerente con tali ruoli sarebbe sentito come più rilevante per sé e porterebbe quindi ad una maggiore attivazione fisiologica. Per questo, l'effetto sulla CVR della motivazione ad influenzare gli altri, presente in entrambi i sessi, sarebbe attenuato in situazioni sociali che richiedono un comportamento non compatibile con il proprio genere sessuale, cioè, nelle donne, quando assumono un ruolo dominante. A conferma di ciò, si possono citare gli studi di Newton e colleghi [22] e di Newton e Bane [29]: nel primo è stato rilevato che gli uomini con uno stile interpersonale dominante avevano una pressione sanguigna più alta, ma non le donne; nel secondo studio le donne mostravano una pressione sanguigna più alta solo quando interagivano con uomini che tentavano di esercitare un controllo su di loro e non quando avevano un comportamento dominante. Infine, molte ricerche sulle differenze di genere nella vulnerabilità allo stress hanno confermato che l'orientamento estremo alla comunanza ("*communion*"), l'interesse per il mantenimento delle relazioni fino a mettere i bisogni dell'altro davanti ai propri, costituisce un fattore di rischio per la salute nelle donne. Al contrario, l'orientamento estremo alla riuscita personale ("*agency*"), l'essere interessati a sé e al raggiungimento del potere fino alla prevaricazione e all'esclusione dell'altro, è un fattore di rischio per gli uomini [30, 31].

Interazioni caratterizzate da ambivalenza
Le caratteristiche stabili del contesto sociale influenzano la CVR. In particolare, le ricerche hanno studiato l'impatto sulla CVR dell'interazione con una persona con cui si ha un rapporto anche all'esterno del laboratorio, nella vita quotidiana: l'interazione con un amico. Alcuni studi hanno dimostrato che affrontare un compito stressante in presenza di un amico, piuttosto che da soli, riduce la CVR [32]. Altri studi, invece, hanno ottenuto risultati opposti: la presenza di un amico addirittura aumenterebbe la CVR [33].

La qualità della relazione amicale è un fattore importante nel determinare tali risultati. Le ricerche hanno considerato le modificazioni dei parametri fisiologici nei soggetti mentre interagivano con un amico con cui si aveva una relazione caratterizzata esclusivamente da sentimenti positivi, oppure con cui si aveva una relazione ambivalente, caratterizzata cioè anche da sentimenti negativi. In questo ultimo caso i soggetti mostravano un incremento della CVR. Ad esempio, Holt-Lunstad [5] ha riscontrato che parlare di argomenti intimi negativi e stressanti con un amico verso cui si provavano sentimenti ambivalenti, piuttosto che del tutto positivi, determinava un aumento della CVR. In un altro studio, Uno e colleghi [6] hanno rilevato che i soggetti intenti a svolgere un compito stressante non beneficiavano del supporto strumentale ed emotivo ricevuto da un amico nel contesto di una relazione ambivalente: di solito la percezione del supporto sociale riduce la CVR [8], mentre in questo caso le persone erano iper-reattive. Tale risultato è stato ottenuto non solo nel contesto di un'interazione verbale, ma anche come effetto del semplice contatto visivo [34].

Variabili interpersonali e malattia cardiaca
Le ricerche si sono proposte di indagare le caratteristiche del funzionamento interpersonale dei pazienti cardiaci per verificare l'esistenza di eventuali peculiarità rispetto al funzionamento della popolazione sana e per valutare l'influenza di tale funzionamento sull'evoluzione del disturbo cardiaco. In questo modo è possibile verificare se e in che modo le caratteristiche interpersonali abbiano un valore prognostico rispetto alle variabili mediche.

Sul piano metodologico, sono stati utilizzati campioni tratti dalla popolazione clinica e costituiti da soggetti che, al momento della ricerca, soffrivano di un disturbo cardiaco cronico (come l'angina pectoris), oppure avevano subito un evento cardiaco acuto (come un infarto del miocardio), o ancora rientravano nelle categorie ad alto rischio di malattia cardiaca (come gli ipertesi). Spesso si trattava di persone che, a causa della patologia cardiaca, dovevano subire un intervento chirurgico al cuore.

Alcuni studi, proponendosi di valutare l'effetto delle variabili interpersonali sul decorso della patologia cardiaca, hanno ripetuto le misurazioni a distanza di mesi o anni, rilevando, al follow-up, lo stato della malattia.

Le variabili interpersonali studiate sono state tre:
1. lo stile interpersonale;
2. la percezione delle relazioni interpersonali;
3. le strategie interpersonali di coping.

Stile interpersonale

In uno studio correlazionale, Vespa [35] ha rilevato nei pazienti con disturbo cardiaco (CAD) la presenza di uno stile interpersonale caratterizzato da scarsa empatia e contatto emotivo e da un atteggiamento ipercritico, rifiutante e conflittuale. Tale stile è stato denominato "controllo negativo" e avrebbe una controparte a livello intrapsichico costituita da eccessiva autocritica, vergogna, senso di colpa, sentimenti di inadeguatezza e scarso ascolto dei propri bisogni.

Gli studi che hanno utilizzato misure osservazionali [19, 36] sono giunti a risultati simili: i pazienti con CAD avevano uno stile interpersonale dominante, caratterizzato dalla tendenza ad imporsi nella discussione, ed avevano un atteggiamento ostile nei confronti dell'interlocutore. Tale stile interpersonale era inoltre associato ad un aumento della CVR rispetto ai soggetti di controllo [19] e ad un peggioramento della prognosi nel corso degli anni.

Percezione delle relazioni interpersonali

Le ricerche hanno dimostrato che la qualità delle relazioni interpersonali del paziente è associata alla gravità della malattia cardiaca e al suo decorso. Gli studi si sono occupati della percezione da parte dei pazienti delle relazioni interpersonali con gli altri significativi e, in particolare, dell'atteggiamento sollecito e supportivo oppure critico e negativo come caratteristica stabile del contesto sociale.

Da ricerche correlazionali è emerso che i pazienti che percepivano le relazioni interpersonali come positive avevano un disturbo cardiaco meno grave rispetto ai pazienti con relazioni interpersonali negative [37] e avevano un recupero psicofisico migliore dopo un evento cardiaco [38]. Un ruolo importante sarebbe svolto dal benessere psicologico del soggetto: da una parte, i pazienti che percepivano supporto sociale manifestavano minori sintomi depressivi [37], dall'altra, il benessere psicologico dei pazienti era associato alla percezione di relazioni interpersonali positive. Ad esempio, Baker e colleghi [39] hanno confrontato la percezione della qualità delle relazioni interpersonali con gli altri significativi in soggetti ipertesi con o senza sintomi psichiatrici (ansia e depressione). È emerso che, diversamente dai soggetti ipertesi senza sintomi psichiatrici, quelli con sintomi psichiatrici valutavano le relazioni interpersonali come più stressanti e, a distanza di sei mesi, non mostravano alcun miglioramento dell'ipertensione.

Strategie interpersonali di coping

Le strategie di coping che coinvolgono i processi interpersonali aiutano il paziente con CAD a far fronte alla malattia in maniera adattativa e facilitano il suo recupero psicofisico dopo l'evento cardiaco.

In uno studio longitudinale, Schroder e colleghi [38] hanno confrontato diversi tipi di strategie di coping utilizzate dal paziente per affrontare un intervento chirurgico al cuore e ne hanno verificato l'efficacia sul recupero postoperatorio. Tra le strategie di coping adattative, le strategie interpersonali, che comprendevano la ricerca di supporto sociale, erano associate ad un maggior numero di indicatori del recupero del paziente (benessere mentale e fisico).

Inoltre, la percezione di relazioni interpersonali supportive favoriva lo sviluppo di tali strategie che, quindi, mediavano l'influenza della qualità delle relazioni interpersonali sul recupero del paziente.

Relazione di coppia e rischio cardiaco

Introduzione

La relazione di coppia, coniugale o non, si colloca nel contesto più ampio delle relazioni interpersonali, ma ha delle caratteristiche specifiche che la differenziano da tutti gli altri tipi di legame.

1. *Rapporto affettivo profondo ("close relationship").*
   La relazione di coppia rappresenta innanzi tutto un rapporto affettivo profondo (*"close relationship"*) e ciò costituisce un'importante differenza rispetto a rapporti interpersonali casuali. Un rapporto affettivo profondo è, infatti, un rapporto caratterizzato da interazioni frequenti e da un intenso coinvolgimento emotivo, da cui scaturisce una forte interdipendenza in molte aree dell'esistenza [40]. Un legame di questo tipo è idealmente un rapporto di comunanza e si differenzia dal rapporto di scambio, tipico dei rapporti casuali, in cui invece le persone si scambiano ricompense, prevalentemente materiali, seguendo il principio dell'equità, in base al quale ci deve essere un equilibrio tra ciò che si dà e ciò che si riceve [41]. In tutti questi tipi di relazione è possibile trovare alcuni elementi caratteristici: interazioni frequenti, interdipendenza, intimità (ovvero la vicinanza psicologica che comporta l'apertura di sé all'altro, desideri di condivisione e sentimenti reciproci di comprensione, fiducia, accettazione e sostegno) e dedizione (la forza che spinge i partner a promuovere e preservare il rapporto). Esso comprende non solo il desiderio sessuale, ma anche un forte desiderio di vicinanza e di unione con il partner, la sua idealizzazione e un intenso coinvolgimento emotivo che induce ad esperire forti emozioni positive o negative in risposta al comportamento del partner o corrispondenti alle emozioni del partner stesso.

2. *La coppia comprende in sé passato, presente e futuro.*
   Un'altra dimensione caratteristica del legame di coppia è la temporalità, il fatto di comprendere in sé passato, presente e futuro. Ciascun partner contribuisce alla relazione portando bisogni, desideri, paure e attese che hanno a che fare con la propria storia familiare: la coppia rappresenta l'incastro di storie generazionali [42]. Inoltre, la coppia ha una propria storia, avverte di avere un passato, che influenza il presente e che si apre al futuro.

3. *La simmetria.*
   La relazione di coppia è poi simmetrica perché entrambi i partner sono sullo stesso piano, mentre la relazione genitori-figli, ad esempio, non lo è.

4. *L'aspetto elettivo.*
   La relazione di coppia è, inoltre, elettiva (per lo meno nella cultura occidentale), differenziandosi dagli altri legami familiari, che invece non sono volontari.

5. *L'incontro tra differenze.*
La relazione di coppia, infine, rappresenta l'incontro delle differenze tra uomo e donna. I rapporti omosessuali hanno ricevuto pochissima attenzione, ma dalle prove disponibili emerge che i rapporti omosessuali ed eterosessuali tendono ad essere più simili che diversi [43].

Un'ultima considerazione riguarda la coppia coniugale. Questa rappresenta un particolare tipo di relazione di coppia che, secondo Scabini [44], comprende due aspetti: un aspetto affettivo, privato ("patto segreto"), comune anche alle coppie di fatto, e un aspetto etico, il vincolo istituzionale, in cui il sociale tutela la stabilità della coppia ("patto dichiarato"), specifico della coppia coniugale.

Qualità della relazione di coppia e reattività cardiaca

Le ricerche hanno dimostrato che lo stress interpersonale costituisce un importante fattore di rischio per lo sviluppo di una patologia cardiaca attraverso l'aumento della CVR che tale stress produce. Il rischio cardiaco è tanto più pronunciato quanto più gli episodi di attivazione fisiologica sono frequenti, consistenti e prolungati. La relazione di coppia è una relazione interpersonale intima caratterizzata da frequenti interazioni quotidiane e può quindi costituire una significativa fonte di stress interpersonale e quindi di rischio cardiaco [45]. Sulla base di queste premesse, le ricerche hanno studiato gli effetti dello stress sulla CVR all'interno della relazione di coppia.

Per studiare le risposte fisiologiche allo stress coniugale le coppie sono state assegnate a situazioni sperimentali che prevedevano interazioni negative tra i partner: alcuni studi si sono occupati in modo specifico della conflittualità coniugale, chiedendo alla coppia di discutere un problema della loro relazione [46], mentre altri hanno utilizzato come cornice concettuale il modello interpersonale circomplesso [47] e hanno valutato l'effetto sulla CVR di interazioni ostili e/o caratterizzate da controllo interpersonale [48-51]. Quest'ultimo metodo di ricerca è stato usato anche nello studio del rapporto tra interpersonalità e CVR. Nel primo gruppo rientra la qualità della relazione, che è stata studiata attraverso il livello di soddisfazione coniugale, misurato soprattutto con la DAS (Dyadic Adjustment Scale, [52]). Nel secondo gruppo rientrano le differenze individuali del tratto ostilità, misurate frequentemente con la Cook-Medley Hostility Scale [53] oppure con l'AQ (Aggression Questionnaire, [54]). Anche la percezione del supporto è stata considerata una caratteristica di personalità [2] e, in quanto tale, è stato studiato l'effetto del supporto familiare percepito sulla CVR allo stress coniugale.

Livello di conflittualità coniugale

I risultati delle ricerche indicano che la conflittualità coniugale aumenta la CVR dei partner. Broadwell e Light [46] hanno assegnato alle coppie un compito interattivo suddiviso in tre fasi, corrispondenti a tre livelli di stress: lettura (situazione di controllo), conversazione su argomenti quotidiani, discussione di un problema di coppia fonte di conflittualità. Quando erano impegnati in una discussione conflittuale, entrambi i partner mostravano l'incremento maggiore nella CVR, con un innalzamento della pressione sanguina e un aumento del battito cardiaco. In uno studio recente, Denton e colleghi [55] hanno analizzato i pattern comunicativi tipici di alcune coppie impegnate in un compito congiunto ed hanno rilevato che le coppie che mostravano la maggiore CVR erano quelle con un pattern comunicativo evitante, cioè caratterizzato dalla tendenza ad evitare il confronto e la discussione su problemi della relazione coniugale. In particolare, l'incremento più consistente della CVR si registrava negli uomini, in interazioni in cui il marito tendeva ad affrontare il problema e ad iniziare la discussione, mentre la moglie tendeva ad evitarli.

Gli studi che si sono occupati dell'effetto sulla CVR dell'espressione di comportamenti ostili e/o dominanti in interazioni di coppia hanno permesso di rilevare importanti differenze di genere nella CVR allo stress coniugale. Uomini e donne sarebbero infatti sensibili a differenti fonti di stress. In particolare, sarebbero più reattivi a situazioni interpersonali cui sono predisposti per natura in virtù del genere sessuale di appartenenza. Smith e Gallo [56] hanno chiesto alle coppie di discutere per alcuni minuti su un argomento di attualità. Le coppie sono state assegnate casualmente ad una di quattro condizioni sperimentali: nella prima ciascun coniuge riceveva un incentivo per influenzare il partner, nella seconda non c'era alcun incentivo, nella terza i due partner dovevano mantenere posizioni opposte rispetto all'argomento di discussione e nella quarta dovevano essere in accordo. In questo modo sono stati manipolati la motivazione al dominio interpersonale (relativo all'asse controllo-sottomissione del modello circomplesso e al tratto "agency") e il disaccordo (relativo all'asse ostilità-affiliazione del modello circomplesso e al tratto "communion"). Come ipotizzato, l'incentivo ad influenzare il partner determinava un incremento della CVR rispetto alla situazione di controllo, ma solo negli uomini. In precedenza, Smith e Brown [48] avevano rilevato che in tale situazione anche le donne esprimevano un comportamento assertivo e freddo al pari degli uomini, ma tale espressione comportamentale non era accompagnata da alcun incremento della CVR. Al contrario, le donne erano più reattive al disaccordo con il partner rispetto alla situazione di accordo, ma ciò non si verificava negli uomini.

Tali risultati confermano quelli ottenuti dagli studi che hanno utilizzato la stessa metodologia, ma applicata allo studio dello stress interpersonale in generale [28]. Sia nel caso di interazioni di coppia sia nel caso di interazioni con un soggetto non conosciuto prima, queste differenze nella CVR si presentavano non solo durante la discussione, ma anche durante la fase preparatoria, ed erano mediate dalle attribuzioni del soggetto al comportamento dell'interlocutore [49, 56].

Livello di soddisfazione coniugale

La qualità della relazione rappresenta un aspetto del funzionamento coniugale che è stato utilizzato dalle ricerche come indicatore dello stress all'interno della coppia. In particolare, la soddisfazione coniugale è stata messa in relazione con le caratteristiche dell'interazione tra i partner: nelle coppie insoddisfatte si riscontrano alti livelli di conflittualità [57], uno sbilanciamento del potere a favore della moglie [58] e pattern interattivi "*demand-withdraw*", ovvero in cui la moglie cerca la vicinanza e il confronto, mentre il marito tende ad allontanarsi e ad evitare la discussione [57].

In linea con questi risultati, le ricerche che hanno studiato la CVR allo stress coniugale hanno rilevato che i partner in matrimoni con bassa soddisfazione mostravano un aumento della CVR durante le interazioni coniugali rispetto alle coppie soddisfatte della propria relazione [46].

Tendenza all'ostilità
Studiando il rapporto tra interpersonalità e CVR nel contesto di interazioni con persone prima sconosciute, è stato dimostrato che differenze individuali nel tratto dell'ostilità influenzano la CVR allo stress interpersonale [59]. In modo analogo, l'associazione tra interazioni coniugali negative e CVR dei partner è influenzata dalle differenze in questa caratteristica di personalità. Avere una personalità ostile aumenta la CVR durante le interazioni con il proprio partner [46].

Esistono però importanti differenze di genere: sembra che i mariti siano più sensibili delle mogli a differenze individuali nel tratto ostilità all'interno della relazione di coppia. Broadwell e Light [46] hanno riscontrato un aumento della CVR in entrambi i partner impegnati in una discussione conflittuale, ma mentre nelle donne ostili tale incremento si verificava solo nel caso in cui interagissero con partner ostili, al contrario, nei mariti, qualunque fosse il loro livello di ostilità, si registrava un incremento della CVR se interagivano con mogli ostili. Smith e Gallo [56] hanno rilevato l'incremento maggiore della CVR nei mariti ostili impegnati in una discussione di coppia in cui erano motivati ad influenzare la partner. Gli stessi Autori hanno riscontrato che, in questa condizione sperimentale, le mogli valutavano i mariti ostili come aventi un comportamento più dominante rispetto a mariti non ostili. L'ipotesi è che i mariti ostili abbiano risposto a tale agente stressante con l'affermazione del proprio status con conseguente effetto sulla CVR. È interessante notare che Smith e Gallo [56] non hanno trovato alcuna correlazione tra ostilità e CVR nelle mogli, mentre tale correlazione è stata trovata nelle donne che interagivano con persone estranee [7, 8]. Tale differenza, secondo gli Autori, suggerisce che l'effetto dell'ostilità sulla CVR delle donne vari a seconda della persona con cui interagiscono.

Le donne, come è emerso dagli studi sulle interazioni di coppia negative, sono più sensibili al conflitto coniugale, cui rispondono con un incremento della CVR. In due studi [48, 56] è stato rilevato che le mogli che erano in disaccordo con mariti ostili mostravano una CVR maggiore delle mogli in disaccordo con mariti non ostili. La CVR delle donne non era però correlata con la loro stessa ostilità.

Percezione del supporto familiare
La relazione tra CVR e differenze nel supporto percepito è stata meno frequentemente esaminata rispetto alla relazione tra la CVR e il tratto ostilità. Comunque, Broadwell e Light [46] hanno riscontrato che i partner che riportavano alti livelli di supporto familiare mostravano una CVR minore durante

interazioni coniugali stressanti rispetto ai partner che percepivano scarso supporto familiare. Inoltre, la percezione del supporto familiare era correlata positivamente con la soddisfazione coniugale, il che dimostrerebbe che il supporto familiare ha sia benefici coniugali che fisiologici. Infine, sul piano fisiologico, i mariti beneficiavano della percezione del supporto familiare in misura maggiore rispetto alle mogli, mentre queste (ma non i mariti) mostravano una riduzione della pressione sanguigna quando il proprio partner percepiva un alto supporto familiare.

Qualità della relazione di coppia e malattia cardiaca

Le ricerche hanno esaminato il funzionamento di coppie in cui un partner soffre di una patologia cardiaca allo scopo di evidenziare le caratteristiche peculiari della relazione e di identificarne le variabili che mettono il paziente a rischio di recidive.

I ricercatori si sono chiesti sia come la malattia cardiaca di un partner influenzi il funzionamento della coppia sia, all'opposto, come le variabili della relazione possano predire la salute psicofisica del paziente e il decorso della patologia.

Lo studio della relazione, e in particolare della malattia cardiaca nel contesto della relazione di coppia, pone indiscussi problemi metodologici, con la conseguente necessità di utilizzare procedure non sperimentali: è infatti impossibile manipolare le variabili della relazione e assegnare casualmente i soggetti alle condizioni sperimentali. Dato che tali procedure non sperimentali rendono arduo stabilire con certezza il rapporto causale tra le variabili, si è cercato di superare questa difficoltà studiando il rapporto di coppia nel corso del tempo. Questa metodologia consente di determinare l'ordine temporale in cui il processo si verifica. Il rapporto tra funzionamento di coppia e patologia cardiaca è quindi stato valutato prevalentemente attraverso procedure longitudinali. Le misure del funzionamento coniugale e dello stato psicofisico del paziente erano rilevate in un arco di tempo che andava da alcune settimane ad alcuni anni dopo l'evento cardiaco (nel caso di interventi chirurgici al cuore, come i trapianti, tali rilevazioni erano fatte anche prima dell'operazione e confrontate con quelle successive). Non sono stati utilizzati campioni di controllo. Per studiare il funzionamento della coppia, i ricercatori si sono avvalsi prevalentemente di strumenti self-report somministrati separatamente a paziente e partner e in taluni casi inviati per posta a casa.

I risultati delle ricerche che negli ultimi venti anni si sono occupate di relazione di coppia e disturbo cardiaco possono essere raggruppati in tre categorie:
1. impatto del disturbo cardiaco sulla relazione di coppia;
2. influenza della relazione di coppia sul decorso della patologia cardiaca del paziente;
3. influenza della relazione di coppia sull'adattamento psicosociale alla patologia cardiaca.

Impatto del disturbo cardiaco sulla relazione di coppia
Nelle coppie in cui un partner soffre di patologia cardiaca si verifica un deterioramento progressivo della qualità della relazione. Come indicatori della qualità della relazione sono stati considerati la soddisfazione coniugale, la comunicazione delle emozioni, il coinvolgimento emotivo, la conflittualità e i cambiamenti nello stile di vita e nei ruoli coniugali. Sono state inoltre considerate le strategie di coping utilizzate dalla coppia per gestire la patologia e mantenere una buona relazione coniugale.

Bunzel e colleghi [60] hanno studiato, attraverso la somministrazione di strumenti self-report prima e dopo il trapianto di cuore, i cambiamenti nel funzionamento coniugale a distanza di uno e cinque anni dall'intervento. Hanno rilevato che la relazione di coppia si deteriorava progressivamente: entrambi i partner riportavano una comunicazione più conflittuale, minore coinvolgimento emotivo e un cambiamento sostanziale nei ruoli all'interno della coppia.

Col tempo peggiora anche la soddisfazione coniugale e le coppie sono meno coese e meno propense a manifestazioni di affetto [61]. Questi dati sono stati confermati da Laederach-Hoffman e colleghi [62], i quali però hanno rilevato un deterioramento del funzionamento coniugale inferiore a quello riscontrato in coppie in cui un partner soffriva di una patologia diversa da quella cardiaca e aveva affrontato un trapianto di fegato o reni.

Due ricerche hanno esaminato, attraverso l'analisi del contenuto di interviste, i pattern interattivi tipici di coppie in cui un partner affrontava un'operazione al cuore. Radley e Green [63] hanno evidenziato quattro pattern interattivi predominanti nelle coppie prima dell'operazione: i primi due erano caratterizzati da tensione tra i partner dovuta al fatto che il paziente, in seguito all'insorgenza della patologia cardiaca, aveva delegato tutte le responsabilità domestiche e di sostentamento della famiglia al partner; nel terzo la tensione era dovuta al fatto che il paziente, pur assumendo parte delle responsabilità, non si sentiva oggetto di attenzioni da parte della moglie. Il quarto pattern interattivo era caratterizzato dalla tendenza ad evitare qualsiasi cambiamento nello stile di vita della coppia. Solo in pochi casi le coppie avevano un buon livello di adattamento ed erano pronte ad un aggiustamento della relazione in funzione della patologia. Nella seconda ricerca, Patterson e colleghi [64, 65] hanno rilevato due pattern interattivi predominanti sei mesi dopo l'operazione al cuore del marito: alcune coppie erano in grado di valutare con oggettività le cause e le conseguenze del disturbo cardiaco e le rispettive responsabilità, nonché di progettare cambiamenti nello stile di vita per prevenire recidive. Ciò era dovuto ad un processo di costruzione di significati condivisi da parte dei due partner e, in particolare, ad un progressivo avvicinamento del paziente alla posizione del partner, in grado di valutare la situazione con maggiore oggettività. In altre coppie prevaleva una scarsa assunzione di responsabilità da parte del paziente, che era mantenuta dall'atteggiamento iperprotettivo della moglie.

Dopo un evento cardiaco, trovare un nuovo equilibrio di coppia che comporti la ridistribuzione di ruoli e responsabilità e la ricerca di strategie di coping tra indifferenza e ipercoinvolgimento è un bisogno molto sentito [66], ma la realizzazione di tali propositi è spesso ostacolata dalla percezione di un insufficiente supporto reciproco e dal fallimento di qualsiasi tentativo di aiuto tra paziente e coniuge [67].

Per evitare gli effetti negativi che la patologia cardiaca ha sulla relazione tra i due partner, spesso le coppie usano meccanismi di difesa e, in particolar modo, tendono a negare la malattia. Tale negazione permette ai partner di continuare a percepire la relazione come immutata, quindi evita loro di prendere contatto anche con le difficoltà che l'aggiustamento della relazione comporta [60, 68]. A breve termine, tale meccanismo difensivo può essere funzionale. A lungo termine, invece, se entrambi i partner continuano ad utilizzare la negazione, ne risente non solo la qualità della relazione, ma anche il recupero fisico del paziente e l'esito della riabilitazione cardiaca [69]. In linea con questi risultati, Pistrang e colleghi [70] hanno riscontrato che i partner valutavano la loro interazione in modo più positivo di quanto rilevato dai ricercatori, per i quali invece predominavano scarsa empatia e poco supporto.

Infine, dalle ricerche emerge che l'impatto della patologia cardiaca sulla qualità della relazione coniugale è influenzato da alcune variabili. Innanzitutto un ruolo importante è svolto dallo stress psicologico conseguente ad un evento cardiaco. In particolare, sintomi ansiosi e depressivi sono presenti tanto nel paziente cardiaco [1] quanto nel partner sano [71] e i livelli di stress dei due partner correlano tra loro [67, 71, 72]. Coppie depresse in cui un partner soffre di patologia cardiaca hanno una qualità della relazione coniugale bassa [73] e, in particolare, intimità e vicinanza scarse [74-76]. Un altro elemento che media l'impatto della patologia cardiaca sulla relazione di coppia è l'atteggiamento iperprotettivo che spesso il partner sano ha nei confronti del paziente. L'iperprotezione riduce la qualità della relazione coniugale e aumenta lo stress del paziente [77]. Fiske e colleghi [78, 79] hanno suggerito che il concetto di iperprotezione include aspetti sia positivi che negativi. Questi autori hanno infatti rilevato che la componente positiva (protezione e calore) era significativamente correlata ad una progressiva intimità della relazione, mentre la componente negativa (ostilità) era associata al distanziamento tra i partner successivamente all'infarto.

Qualità della relazione di coppia e decorso della patologia cardiaca
Ci sono molti dati che confermano l'ipotesi secondo cui un cattivo funzionamento della relazione di coppia peggiora la prognosi del paziente cardiaco mettendolo a rischio di recidive e diminuendo le sue probabilità di sopravvivenza.

In generale, tra i soggetti sposati il tasso di mortalità dopo un evento cardiaco, come un infarto, è inferiore rispetto a quello registrato tra i soggetti non sposati, anche se è stato suggerito che, piuttosto che il matrimonio, sia vivere da soli l'elemento prognostico determinante [80]. Comunque, l'effetto di una relazione di coppia disfunzionale sulla sopravvivenza del paziente è altrettanto negativo: i pazienti cardiaci più a rischio di morte sono quelli in cui alla gravità della malattia si aggiunge un cattivo funzionamento coniugale. Coyne e colleghi [81] hanno riscontrato che la gravità del disturbo cardiaco e la qualità della relazione coniugale erano predittori indipendenti della sopravvivenza del paziente con scompenso cardiaco cronico nell'arco di quattro anni, ma lo stato fisico e le variabili della relazione avevano un effetto cumulativo. Il cattivo funzionamento di coppia aumenta anche il rischio di recidive: in uno studio recente di Orth-Gomer e colleghi [82], condotto su un campione di donne che avevano subito un infarto, è stato rilevato che le pazienti con una relazione coniugale stressante avevano un rischio tre volte maggiore di recidive nel corso dei cinque anni successivi al primo infarto. Lo stress lavorativo invece non aveva valore prognostico.

Le componenti della relazione con effetto prognostico negativo identificate dalla letteratura sono: insoddisfazione coniugale [39], reciprocità di emozioni negative e conflittualità [81] e scarsa coesione tra i partner [83]. Beach e colleghi [84] hanno evidenziato che, in pazienti che avevano subito un infarto del miocardio, il recupero fisico, valutato immediatamente dopo l'evento cardiaco ed a cinque e otto mesi dopo la dimissione, era correlato negativamente con la soddisfazione coniugale. Risultati analoghi sono stati ottenuti da Baker [83], che ha studiato l'andamento dell'ipertensione di 74 pazienti nel corso di tre anni in relazione alla soddisfazione coniugale e al contatto tra i partner. I soggetti con una relazione soddisfacente e a stretto contatto con il partner avevano una pressione sanguigna più bassa rispetto ai pazienti con una relazione insoddisfacente. Questi soggetti, inoltre, non traevano alcun beneficio dal contatto con il partner, anzi, quanto più il contatto era stretto, tanto più alta era la pressione sanguigna.

Una relazione di coppia funzionale migliora la prognosi cardiaca perché il paziente trova nella coppia una valida fonte di supporto pratico ed emotivo per far fronte alla patologia. Diversi studi hanno dimostrato che il supporto fornito dal partner al paziente e la soddisfazione per il supporto ricevuto predicono il recupero psicofisico del paziente [85], la sua sopravvivenza e un esito migliore della riabilitazione cardiaca [69, 86]. Coyne e colleghi [87] hanno evidenziato importanti differenze di genere: nei pazienti maschi con scompenso cardiaco cronico il miglior predittore della sopravvivenza era il supporto ricevuto nel contesto della relazione di coppia, mentre le donne traevano più benefici dall'avere un confidente nella rete sociale di supporto. Ciò è spiegabile con il fatto che le donne, rispetto agli uomini, hanno un maggiore orientamento alla comunalità ("*communion*"), alla cura della relazione, e offrono più sostegno emotivo [40]. Per questo gli uomini trarrebbero maggiore beneficio dalla relazione di coppia. Luttik e colleghi [88] hanno analizzato il significato della strategia di coping definita "*fighting spirit*", una modalità usata dal paziente per far fronte alla patologia cardiaca che comprende ottimismo, senso di controllo, senso di efficacia, autostima, partecipazione attiva, adattabilità e perseveranza. Tale strategia era correlata positivamente con il benessere fisico e psicologico del soggetto, ma aveva un significato diverso per uomini e donne: per gli uomini consisteva nell'efficacia personale a gestire la malattia, mentre per le donne era una modalità di coping orientata al coinvolgimento del partner.

*Qualità della relazione di coppia e adattamento
psicosociale alla patologia cardiaca*
Le ricerche hanno studiato l'impatto della relazione di coppia sull'adattamento psicosociale alla patologia cardiaca e, in particolare, si sono occupate di quegli indicatori di (dis)adattamento che costituiscono fattori di rischio o di protezione per le recidive e per la sopravvivenza del paziente. Dagli studi emerge che il miglior predittore dell'adattamento psicosociale del paziente è la qualità della relazione di coppia, mentre l'effetto di risorse personali e sociali è solo marginale [89]. Così, una modalità attraverso cui la relazione di coppia influenza il decorso e l'esito della malattia cardiaca è l'adattamento psicosociale del paziente.

I principali indicatori di (dis)adattamento identificati sono: qualità della vita, stress psicologico (sintomi ansiosi e depressivi), stato emotivo e compliance medica.

La soddisfazione coniugale, tra le variabili della relazione di coppia, rappresenta un importante predittore dell'adattamento psicosociale del paziente cardiaco. In particolare, la soddisfazione esperita all'interno della relazione di coppia migliora la qualità della vita [61], è associata ad uno stato emotivo più positivo [72] e riduce lo stress psicologico.

Lo stress psicologico del paziente è invece elevato se la relazione è molto conflittuale e caratterizzata da poca intimità tra i partner: la conflittualità predice l'ansia, mentre la scarsa intimità predice la depressione [74-76]. In uguale misura, se nella coppia prevalgono atteggiamenti critici o iperprotettivi, che limitano le possibilità di comunicazione costruttiva e riducono la soddisfazione coniugale, è elevato lo stress psicologico del paziente ma anche del coniuge [71, 77]. Avere invece un atteggiamento di sollecitudine e di coinvolgimento attivo del partner in discussioni costruttive ha un effetto positivo sul benessere psicologico proprio ed anche su quello del partner.

Sul piano comportamentale, anche la compliance medica del paziente è influenzata dalle caratteristiche della relazione di coppia: il soggetto aderisce più scrupolosamente alle prescrizioni mediche e si impegna di più nella riabilitazione se il partner è sollecito ed è impegnato in discussioni costruttive con il paziente, piuttosto che ipercritico (il paziente non percepisce il supporto) o iperprotettivo (il paziente si deresponsabilizza). Il senso di efficacia personale, tradizionalmente riconosciuto come fattore che predice la compliance del paziente [90], è a sua volta aumentato proprio da queste strategie di coping focalizzate sul coinvolgimento attivo [71], nonché dalla fiducia del partner nella compliance medica del paziente, fiducia che a sua volta è rafforzata dalla soddisfazione coniugale. Janicki e colleghi [91] hanno considerato molte variabili dell'adattamento psicosociale del paziente alla patologia cardiaca: depressione, ottimismo, senso di efficacia personale, qualità della vita e compliance medica. Lo studio ha evidenziato che tutte erano predette da sistemi di credenze interpersonali: la percezione del paziente che le proprie capacità di affrontare il disturbo erano inferiori a quanto il partner si aspettava prediceva un peggiore adattamento alla malattia.

Impatto della malattia cardiaca sul partner sano

È stata riscontrata una relazione significativa tra il livello di stress psicologico di ciascun partner e la capacità della coppia ad adattarsi e ad affrontare la malattia cardiaca. Quando il livello di stress del paziente aumenta, si osserva lo stesso andamento nella condizione del partner. I livelli di stress psicologico in seguito all'episodio cardiaco maggiore sia nel partner che nel paziente sono, per il 57% dei pazienti ed per il 40% dei partner, rispondenti ai criteri di un disturbo psichiatrico.

I livelli di stress sono fortemente correlati tra i partner all'interno della coppia: all'aumentare dei livelli di stress manifestati da un membro della coppia aumenta il livello di stress nell'altro componente. I ricercatori hanno suggerito che tale fenomeno possa essere l'espressione di un processo "osmotico" [92, 93].

Il livello di stress del partner prima dell'evento cardiaco è risultato negativamente correlato con il grado di autoefficacia nel paziente in seguito all'evento stesso [92]. Questa informazione è cruciale per la comprensione della necessità di coinvolgere il partner nel processo di guarigione [92]. I partner dei pazienti con CAD sono stati descritti come "i pazienti nascosti" e sono esposti a rischio di stress psicologico in seguito all'episodio di infarto miocardico del loro partner [94]. I partner di pazienti con CAD hanno mostrato più alti livelli di stress psicologico, tra i quali la depressione, rispetto ai pazienti affetti dalla CAD durante il loro ricovero in ospedale [95]. Dal 24 al 38% dei partner evidenziano persistenti sintomi di stress psicologico, quali la depressione, ad un anno di distanza dall'episodio di infarto miocardico che ha coinvolto il partner [71, 96, 97].

Cruciale importanza riveste per il benessere del partner la qualità della relazione di coppia e la capacità del partner di fornire sostegno al paziente [71, 98]. Il livello di benessere espresso dalla relazione di coppia prima dell'insorgenza dell'episodio acuto è associato a più bassi livelli di stress nei partner dopo l'episodio stesso [71, 99].

Il livello di salute fisica del paziente è direttamente correlato con l'abilità di coping del partner e con la capacità di utilizzare in maniera efficace le risorse familiari e le reti di supporto sociale. Inoltre, lo stato di salute del paziente ha un impatto sulla qualità della vita riportata dal partner [100, 101]. I fattori stressanti che hanno un impatto significativo sulla salute mentale del partner durante la fase acuta di ospedalizzazione in seguito a CAD includono: l'assenza di controllo verso se stessi e il proprio partner, il non sentirsi informati dal personale dell'ospedale, la mancanza di informazioni riguardo alla ripresa dell'attività sessuale, le limitate opportunità di esprimere lo stress legato alla paura di perdere il proprio partner e la paura del cambiamento dei ruoli familiari.

Alcuni ricercatori hanno studiato la capacità di uno dei partner di far fronte alla CAD dell'altro come una serie di compiti critici connessi al vivere con la paura che il loro partner muoia [102-104]. In uno studio sul supporto sociale a mogli di pazienti affetti da CAD, gli aspetti quantitativi del sostegno sociale, per esempio il numero di persone che offrivano aiuto, non si presentavano correlati ad un riassestamento emotivo ed all'utilizzo di servizi per la cura della salute. Tuttavia, gli aspetti qualitativi del sostegno sociale, quali la soddisfazione derivante dal supporto fornito dai figli, dai partner e dalle rispettive famiglie erano associati all'utilizzo di servizi per la cura della salute [105]. Essenzialmente, è il sentirsi sostenuti che sembra fare la differenza nelle strategie di coping.

Differenze di genere

Sebbene la maggior parte delle ricerche sul disturbo cardiaco riguardi la popolazione maschile, recentemente è stata dedicata un'attenzione crescente anche alla patologia cardiaca nelle donne. Molti studi hanno evidenziato differenze di genere relative ad incidenza e mortalità, ma permangono dubbi circa la validità dei risultati successivamente all'aggiustamento per età. È infatti necessario tenere conto del fatto che per le donne la probabilità di essere colpite da una malattia cardiaca aumenta notevolmente dopo la menopausa a causa della ridotta secrezione di ormoni ovarici che hanno una funzione protettiva nei confronti del sistema cardiaco [1]. Per questo, nelle donne, la curva d'incidenza della patologia cardiaca è spostata in avanti di circa dieci anni rispetto a quella degli uomini. In tal modo si spiegherebbe per esempio il fatto che le donne, facendo esperienza di un evento cardiaco ad un'età mediamente più avanzata rispetto agli uomini, hanno una probabilità maggiore di recidive o di morte successivamente ad un infarto [106].

Date queste differenze di genere nell'espressione del disturbo cardiaco, è importante valutare se esistano anche differenze nel rapporto tra variabili della relazione di coppia e patologia cardiaca. Le ricerche che hanno confrontato coppie in cui il marito soffriva di un disturbo cardiaco con coppie in cui il paziente era la moglie hanno mostrato che le donne esperiscono maggiore stress psicologico rispetto agli uomini in seguito ad un evento cardiaco, sia in qualità di pazienti, sia in qualità di partner [93]. Nelle coppie in cui il paziente è la moglie, inoltre, la qualità della relazione è migliore [94], mentre nelle coppie in cui il partner malato è il marito, sono le donne le più insoddisfatte [107].

Infine, è stato rilevato che il valore prognostico della qualità della relazione di coppia su recidive e sopravvivenza del paziente è maggiore nelle donne [94].

Bibliografia

1. Rozanski A, Blumenthal JA, Kaplan J (1999) Impact of psychological factors on the pathogenesis of cardiovascular disease and implications for therapy. Circulation 99:2192-2217
2. Smith TW, Ruiz JM (2002) Psychosocial influences on the development and course of coronary heart disease: current status and implications for research and practice. J Consult Clin Psychol 70:548-568
3. Aneshensel CS (1992) Social stress: theory and research. Annual Review of Sociology 18:15-38
4. Kiesler DJ (1996) Contemporary interpersonal theory and research: personality, psychopathology, and psychotherapy. Wiley, Oxford, XVIII, 398
5. Holt Lunstad J, Clayton CJ, Uchino BN (2001) Gender differences in cardiovascular reactivity to competitive stress: the impact of gender of competitor and competition outcome. Int J Behav Med 8:91-102
6. Uno D, Uchino BN, Smith TW (2002) Relationship quality moderates the effect of social support given by close friends on cardiovascular reactivity in women. Int J Behav Med 9:243-262
7. Gallo LC, Smith TW (1998) Construct validation of health-relevant personality traits: interpersonal circumplex and five-factor model analyses of the Aggression Questionnaire. Int J Behav Med 5:129-147
8. Gallo LC, Smith TW, Kircher JC (2000) Cardiovascular and electrodermal responses to support and provocation: interpersonal methods in the study of psychophysiological reactivity. Psychophysiology 37:289-301
9. Suarez EC, Sherwood A, Hinderliter AL (1998) Hostility and adrenergic receptor responsiveness: evidence of reduced beta-receptor responsiveness in high hostile men. J Psychosom Res 44:261-267
10. Miller SB, Friese M, Dolgoy L et al (1998) Hostility, sodium consumption, and cardiovascular response to interpersonal stress. Psychosom Med 60:71-77
11. Lavoie KL, Miller SB, Conway M, Fleet RP (2001) Anger, negative emotions, and cardiovascular reactivity during interpersonal conflict in women. Psychosom Res 51:503-512
12. Engebretson TO, Matthews KA, Scheier MF (1989) Relations between anger expression and cardiovascular reactivity: reconciling inconsistent findings through a matching hypothesis. J Pers Soc Psychol 57:513-521
13. Gerin W, Pieper C, Marchese L, Pickering TG (1992) The multi-dimensional nature of active coping: differential effects of effort and enhanced control on cardiovascular reactivity. Psychosom Med 54:707-719
14. Wiggins JS, Trapnell P, Phillips N (1988) Psychometric and geometric characteristics of the Revised Interpersonal Adjective Scales (IAS-R). Multivariate Behavioral Research 23:517-530
15. Sargent CA, Flora SR, Williams SL (1999) Vocal expression of anger and cardiovascular reactivity within dyadic interactions. Psychol Rep 84:809-816
16. Faber SD, Burns JW (1996) Anger management style, degree of expressed anger, and gender influence cardiovascular recovery from interpersonal harassment. J Behav Med 19:31-53

17. Suchday S (1996) Anger expression and its relation to coronary heart disease. Dissertation Abstracts International: Section B: The Science and Engineering 57(6-B): 4044
18. Piferi RL, Lawler KA (2000) Hostility and the cardiovascular reactivity of women during interpersonal confrontation. Women and Health 30:111-129
19. Delamater AM, Albrecht M, Smith JA, Strube MJ (1989) Cardiovascular correlates of Type A behavior components during social interaction. J Psychosom Res 33:641-650
20. Suarez EC, Kuhn CM, Schanberg SM et al (1998) Neuroendocrine, cardiovascular, and emotional responses of hostile men: the role of interpersonal challenge. Psychosom Med 60:78-88
21. Davis MC, Matthews KA, McGrath CE (2000) Hostile attitudes predict elevated vascular resistance during interpersonal stress in men and women. Psychosom Med 62:17-25
22. Newton TL, Bane CM, Flores A, Greenfield J (1999) Dominance, gender, and cardiovascular reactivity during social interaction. Psychophysiology 36:245-252
23. Palm T, Oehman A (1992) Social interaction, cardiovascular activation and the Type A behavior pattern. Int J Psychophysiol 13:101-110
24. Smith TW, Allred KD (1989) Blood-pressure responses during social interaction in high- and low-cynically hostile males. J Behav Med 12:135-143
25. Smith TW, Baldwin M, Christensen AJ (1990) Interpersonal influence as active coping: effects of task difficulty on cardiovascular reactivity. Psychophysiology 27:429-437
26. Smith TW, Allred KD, Morrison CA, Carlson SD (1989) Cardiovascular reactivity and interpersonal influence: active coping in a social context. J Pers Soc Psychol 56:209-218
27. Smith TW, Ruiz JM, Uchino BN (2000) Vigilance, active coping, and cardiovascular reactivity during social interaction in young men. Health Psychol 19:382-392
28. Smith TW, Limon JP, Gallo LC, Ngu LO (1996) Interpersonal control and cardiovascular reactivity: goals, behavioral expression, and the moderating effects of sex. J Pers Soc Psychol 70:1012-1024
29. Newton TL, Bane CMH (2001) Cardiovascular correlates of behavioral dominance and hostility during dyadic interaction. Int J Psychophysiol 40:33-46
30. Helgeson VS (1994) The effects of self-beliefs and relationship beliefs on adjustment to a relationship stressor. Personal Relationships 1:241-258
31. Helgeson VS, Fritz HL (1999) Cognitive adaptation as a predictor of new coronary events after percutaneous transluminal coronary angioplasty. Psychosom Med 61:488-495
32. Christenfeld N, Gerin W, Linden W et al (1997) Social support effects on cardiovascular reactivity: is a stranger as effective as a friend? Psychosom Med 59:388-398
33. Allen KM, Blascovich J, Tomaka J, Kelsey RM (1991) Presence of human friends and pet dogs as moderators of autonomic responses to stress in women. J Pers Soc Psychol 61:582-589
34. Wellens AR (1987) Heart-rate changes in response to shifts in interpersonal gaze from liked and disliked others. Percept Mot Skills 64:595-598
35. Vespa A (2000) Analisi dei processi intrapsichici e interpersonali dei pazienti infartuati. / Evaluation of the intrapsychic and interpersonal modalities in infarcted patients. Minerva Psichiatrica 41:19-24
36. Delamater AM, Taylor CB, Schneider J et al (1989) Interpersonal behavior and car-

diovascular reactivity in pharmacologically-treated hypertensives. J Psychosom Res 33:335-345
37. Itkowitz NI, Kerns RD, Otis JD (2003) Support and coronary heart disease: the importance of significant other responses. J Behav Med 26:19-30
38. Schröder KEE, Schwarzer R, Konertz W (1998) Coping as a mediator in recovery from cardiac surgery. Psychology & Health 13:83-97
39. Baker B, Kazarian S, Marquez Julio A (1994) Perceived interpersonal attitudes and psychiatric complaints in patients with essential hypertension. J Clin Psychol 50:320-324
40. Smith ET, Mckie DM (1998) Psicologia sociale. Zanichelli, Bologna
41. Mills J, Clark MS (2001) Viewing close romantic relationships as communal relationships: implications for maintenance and enhancement. In: Harvey J, Wenzel A (Eds) Close romantic relationships: maintenance and enhancement. Lawrence Erlbaum Associates, Publishers, Mahwah, NJ, pp 13-25
42. Cigoli V (1997) Intrecci familiari: realtà interiore e scenario relazionale. Cortina, Milano
43. Kurdek LA (1991) Marital stability and changes in marital quality in newly wed couples: a test of the contextual model. Journal of Social and Personal Relationships 8:27-48
44. Scabini E (1995) Psicologia sociale della famiglia. Boringhieri, Torino
45. Groth T, Fehm Wolfsdorf G, Hahlweg K (2000) Basic research on the psychobiology of intimate relationships. In: Schmaling KB, Sher TG (Eds) The psychology of couples and illness: theory, research, & practice. American Psychological Association, Washington, DC, pp 13-42
46. Broadwell SD, Light KC (1999) Family support and cardiovascular responses in married couples during conflict and other interactions. Int J Behav Med 6:40-63
47. Kiesler DJ (1996) From communications to interpersonal theory: a personal odyssey. J Pers Assess 66:267-282
48. Smith TW, Brown PC (1991) Cynical hostility, attempts to exert social control, and cardiovascular reactivity in married couples. J Behav Med 14:581-592
49. Smith TW, Gallo LC, Goble L et al (1998) Agency, communion, and cardiovascular reactivity during marital interaction. Health Psychol 17:537-545
50. Smith TW, Ruiz JM (1999) Methodological issues in adult health psychology. In: Kendall PC, Butcher JN (Eds) Handbook of research methods in clinical psychology (2nd ed).Wiley, New York, pp 499-536
51. Brown PC, Smith TW (1992) Social influence, marriage, and the heart: cardiovascular consequences of interpersonal control in husbands and wives. Health Psychol 11:88-96
52. Spanier GB (1976) Measuring dyadic adjustment: new scales for assessing the quality of marriage and similar dyads. Journal of Marriage and the Family 38:15-28
53. Cook WW, Medley DM (1954) Proposed hostility and Pharisaic-virtue scales for the MMPI. J Appl Psychol 38:414-418
54. Buss AH, Perry m (1992) The Aggression Questionnaire. J Pers Soc Psychol 63:452-459
55. Denton WH, Burleson BR, Hobbs BV et al (2001) Cardiovascular reactivity and initiate/avoid patterns of marital communication: a test of Gottman's psychophysiologic model of marital interaction. J Behav Med 24:401-421

56. Smith TW, Gallo LC (1999) Hostility and cardiovascular reactivity during marital interaction. Psychosom Med 61:436-445
57. Gottman JM, Levenson RW (1988) The social psychophysiology of marriage. In: Noller P, Fitzpatrick MA (Eds) Perspectives on marital interaction. Monographs in social psychology of language, No. 1. Multilingual Matters, Clevedon, England, pp 182-200
58. Gray Little B, Burks N (1983) Power and satisfaction in marriage: a review and critique. Psychol Bull 93:513-538
59. Suarez EC, Williams RB (1989) Situational determinants of cardiovascular and emotional reactivity in high and low hostile men. Psychosom Med 51:404-418
60. Bunzel B, Schmidl-Mohl B, Grundbock A, Wollenek g (1992) Does changing the heart mean changing personality? A retrospective inquiry on 47 heart transplant patients. Qual Life Res 1:251-256
61. Konstam V, Surman O, Hizzari KH (1998) Marital adjustment in heart transplantation patients and their spouses: a longitudinal perspective. American Journal of Family Therapy 26:147-158
62. Laederach-Hofmann K, Mussgay L, Wilde T, Ruddel H (2002) Patients with erythrophobia (fear of blushing) show abnormal autonomic regulation in mental stress conditions. Psychosom Med 64:358-365
63. Radley A, Green R (1986) Bearing illness: study of couples where the husband awaits coronary graft surgery. Soc Sci Med 23:577-585
64. Patterson JM(1989) Illness beliefs as a factor in patient/spouse adaptation to treatment for coronary artery disease. Family Systems Medicine 7:428-442
65. Patterson TL, Sallis JF, Nader PR et al (1989) Familial similarities of changes in cognitive, behavioral, and physiological variables in a cardiovascular health promotion program. J Pediatr Psychol 14:277-292
66. Duhamel F (1994) A family-systems approach: three families with a hypertensive member. Family Systems Medicine 12:391-404
67. Stewart M, Davidson K, Meade D et al (2000) Myocardial infarction: survivors' and spouses' stress, coping. J Adv Nurs 31:1351-1360
68. Bunzel B, Grundboeck A, Schubert MT (1992) Krankheitsverleugnung und ihr Einflu-S auf die Paarbeziehung nach Herztransplantation. / The denial of illness and its influence on the partner relationship after heart transplantation. Praxis der Psychotherapie und Psychosomatik 37:36-47
69. Bar On D, Dreman S (1987) When spouses disagree: a predictor of cardiac rehabilitation. Family Systems Medicine 5:228-237
70. Pistrang N, Clare L, Baker C (1999) The helping process in couples during recovery from heart attack: a single case study. Brit J Med Psychol 72:227-237
71. Coyne JC, Smith DA (1991) Couples coping with a myocardial infarction: a contextual perspective on wives' distress. J Pers Soc Psychol 61:404-412
72. Hilbert GA (1994) Cardiac patients and spouses: family functioning and emotions. Clinical Nursing Research 3:243-252
73. Falger PRJ, Sebregts EHWJ, van Leuteren KSJ, Bar FWHM (2000) Wederzijdse beienvloeding van de kwaliteit van leven van patienten en significante anderen na een hartinfarct of een 'coronary artery bypass-graft'-operatie: De rol van depressie. / Impact of depressed mood on mutual quality of life in cardiac patients and part-

ners after a coronary event. Gedrag and Gezondheid: Tijdschrift voor Psychologie and Gezondheid 28:274-287
74. Waltz M, Badura B (1988) Subjective health, intimacy, and perceived self-efficacy after heart attack: predicting life quality five years afterwards. Social Indicators Research 20:303-332
75. Waltz M, Badura B, Pfaff H, Schott T (1988) Marriage and the psychological consequences of a heart attack: a longitudinal study of adaptation to chronic illness after 3 years. Soc Sci Med 27:149-158
76. Waltz ME et al (1988) Empirical correlates of the Type A behavior pattern. Activitas Nervosa Superior 30:113-114
77. Suls J et al (1997) Hiding worries from one's spouse: associations between coping via protective buffering and distress in male post-myocardial infarction patients and their wives. J Behav Med 20:333-349
78. Fiske V, Coyne JC, Smith DA (1991) Couples coping with myocardial infarction: an empirical reconsideration of the role of overprotectiveness. J Fam Psychol 5:4-20
79. Fiske V, Peterson C (1991) Love and depression: the nature of depressive romantic relationships. J Soc Clin Psychol 10:75-90
80. Case RB et al (1992) Living alone after myocardial infarction: impact on prognosis. JAMA 267:515-529
81. Coyne JC et al (2001) Prognostic importance of marital quality for survival of congestive heart failure. Am J Cardiol 88:526-529
82. Orth Gomer K et al (2000) Marital stress worsens prognosis in women with coronary heart disease: the Stockholm female coronary risk study. JAMA 284:3008-3014
83. Baker B, Helmers K, O'Kelly B et al (1999) Marital cohesion and ambulatory blood pressure in early hypertension. Am J Hypertens 12:227-230
84. Beach EK, Maloney BH, Plocica AR et al (1992) The spouse: a factor in recovery after acute myocardial infarction. Heart Lung 21:30-38
85. Yates BC (1995) The relationships among social support and short- and long-term recovery outcomes in men with coronary heart disease. Research in Nursing and Health 18:193-203
86. Bar On D (1987) Causal attributions and the rehabilitation of myocardial infarction victims. J Soc Clin Psychol 5:114-122
87. Coyne JC, Rohrbaugh MJ, Shoham V et al (2001) Prognostic importance of marital quality for survival of congestive heart failure. Am J Cardiol 88:526-529
88. Luttik ML, Jaarsma T, Veeger N, van Veldhuisen DJ (2006) Marital status, quality of life, and clinical outcome in patients with heart failure. Heart Lung 35:3-8
89. Elizur Y, Hirsh E (1999) Psychosocial adjustment and mental health two months after coronary artery bypass surgery: a multisystemic analysis of patients' resources. J Behav Med 22:157-177
90. Ewart CK, Burnett KF, Taylor CB (1983) Communication behaviors that affect blood pressure: an A-B-A-B analysis of marital interaction. Behav Modif 7:331-344
91. Janicki DL, Kamarck TW, Shiffman S et al (2005) Frequency of spousal interaction and 3-year progression of carotid artery intima medial thickness: the Pittsburgh Healthy Heart Project. Psychosom Med 67:889-896

92. Coyne JC, Smith DAF (1994) Couples coping with a myocardial infarction: contextual perspective on patient self-efficacy. J Fam Psychol 8:43-54
93. Rohrbaugh MJ et al (2002) Couples coping with congestive heart failure: role and gender differences in psychological distress. J Fam Psychol 16:3-13
94. Coyne JC (2001) Depression and the response of others. In: Parrott WG (Ed) Emotions in social psychology: essential readings Psychology Press, Philadelphia, pp 231-238
95. Mayou R, Foster A, Williamson R (1978) The psychological and social effects of myocardial infarcts on wives. BMJ 1: 699-701
96. Thompson DR, Meddis R (1990) A prospective evaluation of in-hospital counselling for first time myocardial infarction men. J Psychosom Res 34:237-248
97. Thompson DR, Meddis R (1990) Wives' responses to counselling early after myocardial infarction. J Psychosom Res 34:249-258
98. Kriegsman DMW, Penninx BWJH, van Eijk JTM (1994) Chronic disease in the elderly and its impact on the family: A review of the literature. Family Systems Medicine 12:249-267
99. Croog SH, Fitzgerald EF (1978) Subjective stress and serious illness of a spouse: wives of heart patients. J Health Soc Behav 19:166-178
100. Collins EG, White-Williams C, Jalowiec A (1996) Spouse stressors while awaiting heart transplantation. Heart Lung 25:4-13
101. McSweeney JC et al (1995) What about me? Spouses quality of life after heart transplantation. J Transplant Coordination 5:59-64
102. Bramwell L (1986) Wives' experiences in the support role after husbands' first myocardial infarction. Heart Lung 15: 578-584
103. Gillis CL (1984) Reducing family stress during and after coronary artery bypass surpery. Nurs Clin North Am 19: 103-111
104. Thompson DR, Cordle CJ (1988) Support of wives of myocardial infarction patients. J Adv Nurs 13: 223-228
105. Hallaraker E et al (2001) Social support and emotional adjustment during and after a severe life event: a study of wives of myocardial infarction patients. Psychology and Health 16:343-355
106. Rankin Esquer LA et al (2000) Coronary heart disease: Intervention for intimate relationship issues. Cognitive and Behavioral Practice 7:212-220
107. Hafner RJ, Miller RJ (1991) Essential hypertension: hostility, psychiatric symptoms and marital stress in patients and spouses. Psychother Psychosom 56:204-211

Applicazioni della statistica avanzata allo studio dei fattori psicologici di rischio cardiaco

CAPITOLO 10

L'influenza dei fattori psicologici sull'esito della riabilitazione cardiaca: applicazioni diagnostiche e prognostiche dell'intelligenza artificiale in psicocardiologia

E. Grossi ▪ A. Compare ▪ E. Molinari

Introduzione

I dati attualmente disponibili suggeriscono che la riabilitazione cardiaca può contribuire alla riduzione dei fattori di rischio standard [1] nei pazienti con cardiopatia coronarica, grazie ad un aumento nella capacità funzionale cardiaca [2]. Gli equivalenti metabolici (MET) e il recupero della frequenza cardiaca (RFC) costituiscono degli indici della performance cardiaca durante l'esercizio fisico e negli ultimi venti anni sono stati sempre più considerati come predittori significativi della mortalità cardiovascolare e generale [3-8].

Il MET viene definito come la quantità di ossigeno consumato a riposo e costituisce un modo per descrivere la capacità funzionale di un individuo e la sua tolleranza all'esercizio. Tale parametro viene determinato tramite un test di esercizio progressivo, per definire un repertorio di attività fisiche che la persona può praticare senza il rischio di superare il livello di intensità prescritto [9]. Alcuni ricercatori [10-12] hanno sottolineato che i MET sono soggetti a miglioramento dopo un'attività fisica. Un recente studio di ampie dimensioni [7] condotto su 6.213 soggetti ha infatti mostrato che per ogni unità di aumento dei MET nella capacità di esercizio fisico, vi era un aumento pari al 12% della possibilità di sopravvivenza.

L'RFC viene definito come la diminuzione della frequenza cardiaca (FC) dal momento di massimo sforzo al minuto successivo al termine dell'esercizio. Un ritardo nella diminuzione della FC dopo il primo minuto di esercizio graduale potrebbe costituire un indice di una diminuita attività vagale. L'RFC è quindi un potente predittore della mortalità generale, indipendentemente dal carico di lavoro dell'attività, dall'eventuale presenza di deficit nella perfusione del miocardio, e da cambiamenti nella FC durante l'esecuzione dell'esercizio [13-16]. L'aumento della FC che accompagna l'esercizio fisico è parzialmente dovuto ad una riduzione del tono vagale; inoltre, l'esercizio fisico in un programma di riabilitazione cardiaca determina un miglioramento dell'RFC [17]. Tale recupero favorisce la funzione di riattivazione del tono vagale. Dal momento che una generalizzata diminuzione del tono vagale è riconosciuta come fattore di rischio del grado di mortalità, è stato ipotizzato che una caduta ritardata nella FC dopo l'esercizio fisico potrebbe costituire un importante indice della prognosi [13].

Ci si può aspettare che la riabilitazione cardiaca aumenti la capacità di esercizio fisico e riduca la richiesta di ossigeno da parte del miocardio per compiti al di sotto del livello massimo. Molti pazienti che partecipano a programmi di riabilitazione cardiaca migliorano infatti la loro capacità aerobica [1, 18-20]. Tuttavia, alcuni pazienti non riportano un aumento nella capacità massima di esercizio [21, 22]. Tentativi precedenti di identificare le caratteristiche che predicevano l'effetto dell'allenamento fisico nei pazienti cardiaci hanno avuto un successo limitato [11, 23-27]. In particolare, alcuni studi avevano suggerito che il genere maschile o femminile potesse influenzare i risultati dell'allenamento nella riabilitazione cardiaca [28, 29].

L'importanza dei fattori psicosociali nello sviluppo e nella manifestazione dell'arteriopatia coronarica è stata lungamente discussa e un recente corpus di letteratura è arrivato a stabilire l'esistenza di una significativa correlazione. Nonostante diverse ricerche abbiano sottolineato l'impatto che fattori psicologici quali ansia, depressione e caratteristiche di personalità possono determinare sulla patogenesi della malattia cardiovascolare e sui meccanismi fisiopatologici sottostanti [30], solo due studi hanno analizzato gli effetti dei fattori psicologici sui cambiamenti nella capacità di esercizio. Glazer e colleghi [31], in accordo con precedenti ricerche condotte con pazienti sottoposti a riabilitazione cardiaca [32], hanno evidenziato che il livello di depressione misurato al baseline spiegava il 9,2% della varianza relativa al miglioramento del consumo di ossigeno, una misura indiretta della tolleranza all'esercizio, anche dopo aver controllato statisticamente età e genere. I limiti di queste ricerche sono principalmente dovuti al fatto che non sono state prese in considerazione le condizioni di comorbilità psicologica e quindi il generale profilo di rischio psicologico del paziente. La ragione di tale debolezza è quindi di carattere metodologico e dipende dall'utilizzo di procedure di analisi statistica di tipo lineare.

Partendo da una prospettiva centrata sulla complessità del modello bio-psico-sociale che prenda in considerazione la presenza di comorbilità di condizioni psicologiche, si pone la necessità di utilizzare strumenti statistici avanzati e non lineari basati sulle reti neurali (neural networks, NN), in modo da poter identificare il profilo psicologico legato al rischio di insorgenza di arteriopatia coronarica e all'esito della riabilitazione cardiologica [33]. Solo due studi hanno investigato il ruolo dei fattori psicologici sulla malattia cardiaca utilizzando strumenti basati sulle reti neurali artificiali (artificial neural networks, ANN): Mobley e colleghi [34] hanno sviluppato e validato un modello che permette di predire la durata della degenza ospedaliera; i risultati ottenuti dallo studio di Gaetz e colleghi [35] hanno messo in luce che la classificazione di parametri cardiaci, raccolti attraverso misurazioni ripetute nel tempo, ottenuta attraverso l'utilizzo delle ANN, insieme a variazioni ultradiane incrementate e dati cardiaci rilevati durante la degenza del paziente, erano utili nel distinguere sottogruppi con differenze cliniche significative rispetto alla presenza di depressione. Non vi sono però specifiche ricerche circa l'incidenza dei fattori psicologici di rischio per l'arteriopatia coronarica e l'esito della riabilitazione cardiologica.

Lo scopo del presente studio è quello di valutare i vantaggi dell'utilizzo di un approccio non lineare, basato sugli strumenti delle ANN e di altri sistemi adattativi artificiali, confrontandoli con i risultati provenienti da approcci di statistica lineare convenzionale. L'obiettivo è quello di delineare il profilo psicologico del paziente collegato al rischio di arteriopatia coronarica e predittivo degli esiti della riabilitazione cardiaca in un gruppo di pazienti con ischemia del miocardio e ipertensione. Secondo alcuni autori [7, 13, 36], il rischio di arteriopatia coronarica deve essere considerato in termini di MET, RFC e diagnosi (ischemia del miocardio e ipertensione), mentre gli esiti della riabilitazione cardiaca vengono considerati in termini di MET e RFC.

I sistemi adattativi artificiali presi in considerazione in questo studio sono le reti ANN e gli algoritmi evolutivi (EA). ANN ed EA sono modelli adattativi per l'analisi dei dati ispirati rispettivamente ai processi di funzionamento del cervello umano e alle teorie evolutive. Sono sistemi in grado di modificare la loro struttura interna in relazione ad un obiettivo di funzione. Sono quindi particolarmente adatti per la risoluzione di problemi non lineari, in quanto sono in grado di ricostruire in maniera sfumata le regole di un gruppo di informazioni che descrivono il problema investigato con un set di dati che fornisce la soluzione (ANN); oppure, permettono di ricostruire i dati ottimali per un determinato insieme di regole o vincoli (EA). Per una descrizione dettagliata di questi modelli e strumenti viene fatto riferimento a recenti rassegne [37, 38].

Razionale per l'utilizzo delle reti neurali artificiali: la non linearità dei dati clinici

Il meccanicismo di Newton e la visione scientifica del mondo di tipo meccanicistico hanno portato la medicina del diciannovesimo secolo al nuovo modello scientifico di Claude Bernard, che continua a dominare la nostra concezione di salute e malattia [39]. Il modello medico che ne è stato determinato presuppone che i fattori e gli eventi siano legati da funzioni lineari, e l'uso di approssimazioni statistiche per spiegare la varianza. Solo nell'ultimo decennio le moderne idee sorte nel campo della matematica della non linearità - la teoria del caos e della complessità - si sono "insediate" nelle aree della medicina, della salute e della malattia.

Durante l'ultimo secolo siamo stati testimoni di una solida crescita nella quantità, qualità ed accessibilità dei dati medici raccolti, analizzati e pubblicati. Questa tendenza è stata particolarmente evidente negli ultimi 40 anni grazie allo spettacolare sviluppo dei sistemi di documentazione basati sull'archiviazione digitale, delle banche dati e delle librerie elettroniche. Se consideriamo il corpus di letteratura medica come un indice della quantità di dati medici trattati a livello mondiale, risulta chiaro come la crescita sia stata esponenziale.

Il numero di riviste mediche è approssimativamente 20.000 e continua ad aumentare anche grazie all'avvento della pubblicazione online. Questa cifra contrasta marcatamente con la situazione dei primi decenni del 1900. In quel periodo il numero delle riviste mediche era piuttosto limitato, nell'ordine di qualche dozzina, il che rispecchiava la difficoltà di raccogliere dati in maniera sistematica e l'ignoranza delle regole di base dell'epidemiologia clinica, una disciplina che venne fondata solo intorno agli anni '50. A quel tempo l'applicazione della statistica in campo medico era a livelli primordiali e non dovrebbe sorprendere che la maggiore parte delle tecniche che venivano utilizzate fossero state originariamente sviluppate in campi diversi, quali ad esempio l'agricoltura, e solo successivamente applicate alla disciplina medica.

Siamo consapevoli che le metodologie statistiche più potenti e ben fondate sono state sviluppate nella prima metà del secolo scorso quando la comprensione e l'esposizione ai numeri derivanti dall'osservazione clinica era piuttosto limitata e quasi trascurabile rispetto al giorno d'oggi. Questi metodi sono tuttora da considerarsi ben fondati per l'analisi dei dati medici e sono considerati dalle agenzie di controllo come test standard. Tutte queste metodologie si fondano sul presupposto che l'associazione delle variabili mediche sia di tipo lineare. La spiegazione di questo fenomeno è piuttosto semplice: in primo luogo, i modelli lineari sono senza dubbio più semplici da utilizzare rispetto ai modelli non lineari, i quali richiedono assunzioni teoriche più forti nella fase precedente all'analisi. In secondo luogo, la limitata esposizione storica ai dati clinici ha portato i medici ad immaginare che i fenomeni biologici potessero facilmente condividere la meccanica lineare dei sistemi fisici prospettata dal meccanicismo newtoniano.

La questione della potenziale o effettiva non linearità dei dati medici è stata molto raramente affrontata nella letteratura medica. I sistemi lineari sono piuttosto facili da comprendere e ciò, più di ogni altra considerazione, ha contribuito al loro successo. La linearità, presa come modello medico corrente, presuppone infatti che la grandezza della risposta sia proporzionale alla intensità dello stimolo. Inoltre i sistemi lineari possono essere compresi pienamente isolando le loro componenti. Le subunità di un sistema lineare possono essere sommate e non vi sono sorprese o comportamenti anomali.

Per contro, nel caso dei sistemi non lineari il concetto della proporzionalità non tiene: piccoli cambiamenti possono avere conseguenze violente e non prevedibili. Un'altra complicazione è che i sistemi non lineari non possono essere compresi analizzando individualmente le loro componenti. Più aumenta la comprensione della complessità dei sistemi biologici sottostanti alla patologia umana e più l'ancoraggio all'approccio lineare sembra inadeguato. Ad esempio, nel caso di due variabili cliniche che presentino un coefficiente di correlazione lineare particolarmente basso, poniamo di 0,10 a cui sia associato un valore di p non significativo, ad esempio 0,80, si è portati alla esclusione di una relazione tra le due. Orbene, rivisitando questa relazione mediante un approccio non lineare la situazione può cambiare drammaticamente, dal momento che interazioni deboli e sfumante possono determinare effetti significativi attraverso complessi giochi di interferenza multifattoriale.

Possiamo quindi porci una domanda fondamentale: la matematica usata in campo medico è quella che dovrebbe essere, vista la natura delle variabili in gioco? Inventare la matematica, in sé e per sé, non è mai stato un problema. Da molte decadi ormai la matematica è stata disponibile ed accessibile per aiutarci a identificare ciò che abbiamo necessità di comprendere e sapere, sostenendo la possibilità di fare le necessarie associazioni. È forse utile ricordare a noi stessi che l'insegnamento, la ricerca e la pratica nel campo della medicina, così come la diagnosi e la terapia, sono oggi resi formidabili dal sostegno della fisica, con i dovuti contributi della matematica. Attribuire linearità a certe condizioni e fenomeni significa semplificare processi che potrebbero invece essere, o sono, complessi, giungendo in questo modo ad una distorsione della realtà. È necessario riflettere sui dati effettivi raccolti contemporaneamente nella ricerca e nella pratica medica; dati che devono essere analizzati e comunicati e che vengono trasformati in informazione, conoscenza, e qualche volta in saggezza, in modo che l'adeguato trattamento possa essere progettato, implementato, monitorato ed utilizzato a sua volta come fonte da cui poter apprendere. L'avanzamento della conoscenza e il processo di comprensione della natura dei ritmi e dei processi che regolano il nostro organismo hanno dimostrato che la complessità e la non linearità sono onnipresenti negli organismi viventi. Tali ritmi sorgono infatti da meccanismi biologici non lineari che interagiscono con ambienti fluttuanti [39].

Forze dinamiche non lineari ci obbligano a rivedere le nostre posizioni rispetto alla causalità, alla valutazione dei rischi e all'intervento. È possibile attribuire una causa ad effetti quando esistono delle influenze multifattoriali, contestuali e non lineari? Gli interventi potrebbero essere diretti a molteplici fattori che contribuiscono al verificarsi di un dato evento in modo da ridurre gli effetti di interazione non lineare; qualche volta solo minimi cambiamenti si rivelano necessari. Per esempio, ridurre il colesterolo al di sotto di una determinata soglia dovrebbe ridurre l'effetto di amplificazione determinato da un alto livello di Lp(a), un fattore di rischio non semplice da trattare. La possibilità di miglioramento nella prevenzione, cura ed efficacia del trattamento del tumore potrebbe risiedere in molteplici piccoli ma critici input. Cambiamenti minori ma selezionati in maniera appropriata possono consentire sproporzionati benefici sociali e culturali che influiscono su salute, malattia e prevenzione.

Caratteristiche generali dei sistemi artificiali adattivi

I sistemi artificiali adattativi (artificial adaptive systems - AAS) sono in grado di gestire contemporaneamente un elevato numero di variabili nonostante la caratteristica di non linearità. Ciò rappresenta un enorme vantaggio rispetto ai classici modelli statistici laddove la quantità di informazioni disponibili è aumentata enormemente e la non linearità regna. Con gli AAS è possibile non preoccuparsi né del numero delle variabili, né della loro natura. Grazie alla loro particolare infrastruttura matematica, gli AAS non presentano limiti nel gestire un crescente numero di variabili le quali costituiscono il vettore di input per l'algoritmo ricorsivo.

Quando un approccio a fattore singolo è applicato all'analisi di dati multifattoriali, viene variato solo un fattore alla volta, mentre gli altri fattori vengono tenuti costanti. Questo è ciò che avviene nelle tecniche di analisi multifattoriale classica. Con tali tecniche è difficile ottenere interpretazioni combinate di un determinato gruppo di potenziali fattori predittivi rispetto a singoli pazienti; ciò avviene a causa dei limiti imposti dai sottostanti legami di tipo non lineare e dalle complesse interazioni dei fattori oggetto di studio.

Vi sono numerose domande che non hanno trovato risposta relativamente alle dinamiche di tali processi ritmici:
- Come interagiscono i ritmi tra di loro e con l'ambiente esterno?
- Possiamo decodificare le fluttuazioni nei ritmi fisiologici in modo da diagnosticare più efficacemente la patologia umana?

Tecniche matematiche e fisiche combinate con studi fisiologici e medici stanno indirizzando queste domande e stanno trasformando la nostra comprensione dei ritmi vitali. Le analisi matematiche dei ritmi fisiologici mostrano infatti che le equazioni non lineari sono necessarie per poter descrivere i sistemi fisiologici. Le variazioni fisiologiche del livello di glucosio nel sangue, ad esempio, sono state tradizionalmente considerate di tipo lineare. Recentemente però una componente caotica è stata descritta sia in pazienti diabetici sia in soggetti sani. E questa dinamica caotica è comune in altri sistemi fisiologici [29].

Queste idee rappresentano un cambiamento fondamentale nella nostra visione del mondo e forniscono un modello scientifico precedentemente non disponibile per l'interpretazione delle variazioni osservate e di eventi irregolari, incerti ed imprevedibili.

I sistemi che utilizzano le NN possono gestire simultaneamente i valori relativi a fattori multipli, combinandoli e ricombinandoli in modi differenti sulla base di specifiche equazioni (solitamente di tipo non lineare). La differenza, in termini di valori predittivi e numero di parametri predittivi del modello, può essere spiegata dal fatto che la statistica convenzionale rivela esclusivamente parametri *significativi solo per l'intera popolazione*, mentre le NN includono parametri che possono non raggiungere i livelli di significatività adeguati per l'intera popolazione, ma che sono altamente significativi *all'interno di specifici sottogruppi*.

Le ANN si differenziano dai normali programmi digitali per la loro capacità di analizzare e classificare problemi
- intrinsecamente complessi e di vaste proporzioni;
- con numerosi input;
- ai quali non è possibile applicare regole rigide e veloci;
- in cui predominano compiti ripetitivi.

Le ANN sono particolarmente efficaci nel riconoscimento di pattern e nei processi di presa di decisione. Sono inoltre valide per la classificazione, grazie alla capacità di generalizzazione e di presa di decisione all'interno di gruppi ampi di dati in qualche modo incoerenti. Le ANN forniscono quindi soluzioni più valide rispetto all'analisi discriminativa di tipo lineare (linear discriminative analysis, LDA), sia per la classificazione, sia per la stima di problemi che coinvolgono un vasto numero di variabili non omogenee (categoriali e metriche).

Confronto tra l'approccio non lineare e la statistica convenzionale lineare in un campione di pazienti cardiopatici

Campione

Il campione era composto da 149 pazienti cardiopatici (62 donne, 87 uomini) in degenza presso l'Unità di Riabilitazione Cardiaca dell'Ospedale S. Giuseppe di Verbania. La Tabella 1 riporta le informazioni relative alle diagnosi cardiache dei pazienti. All'arruolamento l'età media era 59,4 anni (DS = 7,82). La durata media della degenza ospedaliera era 24,2 giorni (DS = 4, 07).

Tabella 1. Diagnosi cardiache del campione

Ischemia miocardica		Ipertensione	
n	(%)	n	(%)
77	(51,7)	110	(73,8)

Tutti i pazienti hanno partecipato ad un programma di riabilitazione cardiovascolare (CRP) sviluppato sulla base di linee guida internazionali [5], che consisteva in attività fisica di tipo aerobico (assegnata in maniera individualizzata), una dieta bilanciata moderatamente ipocalorica e attività di counseling ed educative. I criteri di esclusione riguardavano la presenza di disturbi schizofrenici e di altri disturbi di tipo psicotico (DSM-IV-R), analfabetismo o patologie che ostacolavano la compilazione dei questionari, mancanza del consenso informato e/o dell'autorizzazione al trattamento dei dati personali.

Metodi

Misure psicologiche e cardiache al baseline
La raccolta dei dati basali è stata effettuata seguendo protocolli standardizzati durante la prima settimana di degenza ospedaliera e prima dell'inizio del programma di riabilitazione. Le variabili psicologiche sono state valutate da psicologi addestrati e la misurazione dei fattori di rischio cardiaco è stata effettuata da cardiologi. La Tabella 2 riporta i dati descrittivi delle variabili cardiache e psicologiche al baseline.

Tabella 2. Valori descrittivi delle variabili cardiache e psicologiche al baseline

Variabili	Media	DS	Range
Variabili cardiache			
ABP (mmHg)	125,72	18,30	(90-180)
HR (bpm)	73,11	13,13	(46-110)
MET (ml/kg/min)	55,18	21,89	(3-119)
HRR (bpm)	18,54	8,91	(45-2)
Variabili psicologiche			
Ansia			
STAI-S	38,93	10,12	(20-67)
STAI-T	42,04	10,45	(22-69)
Profilo di personalità			
EPQ-E	8,51	3,13	(0-12)
EPQ-N	4,96	3,31	(0-12)
EPQ-P	2,55	1,49	(0-6)
Profilo psicofisiologico			
QPF	48,87	9,63	(33-89)
Paura e fobia			
IP-F	61,04	30,29	(0-147)
IP-PH	18,48	22,38	(0-116)
IP-1	16,79	8,46	(0-37)
IP-2	18,85	9,34	(0-42)
IP-3	8,46	7,36	(0-29)
IP-4	4,52	4,78	(0-23)
IP-5	6,08	4,38	(0-22)
Depressione			
QD	6,85	4,47	(0-17)
Profilo ossessivo/compulsivo			
MOCQ-R	6,86	4,22	(0-18)
MOCQ-1	3,63	2,55	(0-9)
MOCQ-2	2,55	1,69	(0-7)
MOCQ-3	1,10	1,20	(0-4)

DS, deviazione standard; ABP, pressione sanguigna arteriosa; FC, frequenza cardiaca; MET, equivalente metabolico; RFC, recupero della frequenza cardiaca, diminuzione della FC nel minuto successivo al test da sforzo; STAI, State-Trait Anxiety Inventory; S, ansia di stato; T, ansia di tratto; EPQ, Eysenck Personality Questionnaire; E, estroversione; N, nevroticismo; P, disadattamento e antisocialità; QPF, Questionario per il Profilo Psicofisiologico; F, paura; PH, fobia; 1, calamità naturali; 2, rifiuto sociale; 3, animali; 4, viaggi e partenze; 5, sangue e medici; QD, Questionario per la Depressione; MOCQ, Maudsley Obsessional-Compulsive Questionnaire; R, scala globale; 1, controllo; 2, pulizia; 3, dubbio/ruminazione

Variabili psicologiche:
- *Ansia.* L'ansia è stata misurata attraverso lo State-Trait Anxiety Inventory (STAI) [40]. La scala STAI differenzia in maniera chiara la temporanea condizione di "ansia di stato" dalla più generale e duratura caratteristica di "ansia di tratto". Lo strumento valuta la percezione soggettiva di sentimenti di apprensione, tensione, nervosismo e preoccupazione.
- *Profilo di personalità* (Eysenck Personality Inventory, EPI [41]). La teoria di

Eysenck è principalmente basata sulla fisiologia e la genetica. L'estroversione è caratterizzata da loquacità, presenza di sentimenti positivi (sentirsi bene) e bisogno di stimoli esterni. Alla base dell'estroversione vi sarebbe la necessità di raggiungere un livello ottimale di attivazione corticale; la performance peggiora quando l'individuo raggiunge livelli inferiori o superiori al proprio livello ottimale. L'attivazione può essere misurata attraverso la conduttanza cutanea, le onde cerebrali e la sudorazione. A livelli molto alti o molto bassi di attivazione, la performance è bassa, mentre al livello medio-ottimale diventa massima. Gli individui caratterizzati da estroversione, secondo l'approccio di Eysenck, sono cronicamente ad un basso livello di attivazione e annoiati, e sono quindi continuamente alla ricerca di stimoli esterni in modo da poter aumentare il livello di arousal. Viceversa, gli individui caratterizzati da introversione sono cronicamente al di sopra del loro livello ottimale di attivazione e vanno quindi alla ricerca di pace e tranquillità in modo da riportare l'arousal ad un livello ottimale. Il nevroticismo, o instabilità emotiva, secondo Eysenck, è definito dalla soglia di attivazione del sistema nervoso simpatico o del cervello viscerale, vale a dire la parte del cervello responsabile per la risposta di "attacco-fuga" davanti ad un pericolo. L'attivazione può essere misurata da FC, pressione sanguigna, temperatura delle mani, sudorazione e tensione muscolare (soprattutto della fronte). Le persone caratterizzate da alti livelli di nevroticismo, che hanno una bassa soglia di attivazione e sono incapaci di inibire o controllare le proprie reazioni emotive, sperimentano sentimenti negativi (fuga o attacco) anche davanti a stimoli minimamente stressanti - sono quindi facilmente nervosi o turbati. Le persone caratterizzate da stabilità emotiva, che hanno un'alta soglia di attivazione ed un buon controllo delle emozioni, sperimentano emozioni negative solo davanti a stimoli altamente stressanti - sono calmi e contenuti anche quando sottoposti a pressioni. Il comportamento psicotico trova le proprie radici in inflessibilità comportamentale, non conformità, trascuratezza, avventatezza, ostilità, rabbia e impulsività.

- *Profilo psicofisiologico* (Questionario per il profilo psicofisiologico, QPF [42]). Lo strumento consiste in una lista di sintomi psicofisiologici (30 item) di cui viene chiesta la frequenza. Il costrutto considerato è relativo alle lamentele di tipo somatico.
- *Paura e fobia* (PF) [42]. È una scala di tipo Likert in cui vengono elencate diverse situazioni-stimolo che possono suscitare sentimenti di paura. Gli indici generali misurano il numero degli item che suscitano la paura e l'intensità del livello di fobia. Sono inoltre riportate cinque classi, relative ad altrettanti tipi di fobia: disastro, rifiuto sociale, animali, viaggi, sangue e medici.
- *Depressione* (Questionario per la depressione, QD [42]). Questo strumento permette di individuare la presenza di una condizione depressiva e di quantificarne l'entità attraverso cinque fattori che raggruppano emozioni legate a: relazione dell'individuo con le attività quotidiane, relazioni dell'individuo con altre persone, problemi di alimentazione, stanchezza, pensieri legati al tema del suicidio. Il paziente è invitato a considerare, rispondendo in maniera affermativa o negativa, se le affermazioni presentate descrivano le sue attuali condizioni di vita.

- *Profilo ossessivo/compulsivo* (Maudsley obsessional-compulsive questionnaire, MOCQ [43]). Secondo il DSM-IV [44], le principali caratteristiche del disturbo ossessivo compulsivo (DOC) sono: a) la presenza di pensieri o immagini ricorrenti (definite "ossessioni") che vengono considerate intrusive dall'individuo stesso e che determinano significativo disagio; b) la presenza di comportamenti rituali ("compulsioni") in cui l'individuo si impegna per liberarsi o neutralizzare i pensieri ossessivi. Sebbene sia difficile constatare l'effettivo grado di disagio, il DSM-IV sostiene che per poter fare una diagnosi di disturbo ossessivo-compulsivo l'individuo debba sperimentare un significativo impedimento nello svolgimento delle proprie attività quotidiane, o che debba impegnarsi in attività di tipo ossessivo-compulsivo per almeno un'ora al giorno. Inoltre, l'individuo deve, ad un certo punto del progredire della condizione patologica, riconoscere l'irrazionalità dei propri pensieri e comportamenti. Una specifica di mancanza di capacità di introspezione può essere aggiunta alla diagnosi di DOC quando l'individuo non riconosce che le ossessioni e compulsioni sono eccessive o irragionevoli. L'MOCQ, è in grado di fornire un punteggio totale per la sintomatologia di tipo ossessivo-compulsivo, e fornisce inoltre punteggi relativi alle sottoscale pulizia, controllo, lentezza e dubbio.

Variabili cardiache:
- *Frequenza cardiaca.* L'FC è stata rilevata per la durata di un minuto mentre il paziente giaceva in posizione supina ed è stata successivamente registrata nella cartella clinica del paziente come numero dei battiti nell'arco del minuto. Per aumentare l'attendibilità dell'indice rappresentante l'FC a riposo, la misurazione è stata ripetuta tre volte (un minuto per ciascuna rilevazione) a distanza di 6 ore e successivamente è stata calcolata la media delle tre misurazioni.
- *Pressione sanguigna arteriosa* (ABP). Le misurazioni della pressione sanguigna sono state condotte utilizzando il metodo di auscultazione con lo sfigmomanometro al mercurio. La misurazione è stata ripetuta tre volte e il valore finale considerato è stato quello derivante dal calcolo della media delle tre rilevazioni. L'elettrocardiogramma è stato registrato a riposo in posizione eretta, prima del test da sforzo.

Indicatori di rischio cardiaco e misure di outcome della riabilitazione cardiaca
- MET. La capacità di esercizio è espressa in unità di MET e rappresenta una stima della massima assunzione di ossigeno per un determinato carico di lavoro [45]. Il MET è una misura del consumo di ossigeno espresso come multipli della richiesta basale a riposo, dove un MET equivale a 3,5 ml di ossigeno consumato in un minuto per ogni chilogrammo di peso corporeo, in un soggetto adulto. La capacità di esercizio (misurata in MET) viene stimata sulla base della velocità e del grado di pendenza del tapis roulant [46]. Il test da sforzo è stato eseguito su un tapis roulant (Marquette series, 2000,

General Electric, US). In questo studio è stata utilizzata una rampa [47] che permette di ottenere piccoli incrementi nel carico di lavoro [7]. La velocità iniziale era 1,5 km/h e l'inclinazione pari allo 0%. Alla fine del secondo minuto di esercizio, la velocità aumentava sino a 1,8 km/h e l'inclinazione raggiungeva il 2,0%. A conclusione dei due minuti di esercizio la velocità del tapis roulant aumentava di 0,075 km/h e l'inclinazione del 0,25% ogni 15 secondi. Con questo tipo di protocollo del test da sforzo la maggior parte dei pazienti faceva esercizio per 6-12 minuti, raggiungendo in questo modo la durata suggerita per il test [48, 49]. Durante il test, ritmo cardiaco e FC venivano monitorati. Il test ha una durata media pari a 9,44 minuti (deviazione standard, DS = 2,48), in accordo con le linee guida che suggeriscono una durata di 10 minuti per la valutazione funzionale. I criteri per l'interruzione del test erano dispnea o fatica, eccessivo aumento dell'FC o della pressione sanguigna arteriosa, tachicardia ventricolare non sostenibile o altri sintomi.

- *Indicatore di rischio*

La capacità di esercizio (in MET) è stata inserita nel modello come variabile continua e come variabile categoriale. La capacità di esercizio è stata stratificata in:
  - 2 categorie con un valore di cutoff pari a 6 (valore assoluto): un valore uguale o superiore a 6 indica un lato grado di rischio (MET-HO), mentre un valore inferiore a 6 indica un basso livello di rischio (MET-LO) [50].
  - 3 categorie: valore < 5 MET, da 5 a 8 MET, o >8 MET. Questa categorizzazione si basa su studi precedenti che hanno mostrato minori possibilità di sopravvivenza nei soggetti con MET < 5 e maggiori possibilità di sopravvivenza in pazienti in grado di superare gli 8 MET, siano questi stimati da attività di esercizio o con il test da sforzo [7, 51, 52].

- *Recupero della frequenza cardiaca (RFC)*. Dopo aver raggiunto il picco del carico di lavoro, tutti i pazienti trascorrevano almeno due minuti in fase di defaticamento (velocità del tapis roulant 2,4 km/h, inclinazione pari a 2,5%). Tale fase è stata considerata il periodo di recupero. Il valore per l'RFC è stato calcolato come la riduzione della FC dal momento di picco ad un minuto dal termine dell'esercizio.

- *Indicatore di rischio*

L'RFC è stato inserito nel modello come variabile continua e come variabile categoriale usando un punteggio di cutoff pari a 12 (valore assoluto, valore anormale per l'RFC ≤ 12 battiti per minuto): un valore pari o superiore a 12 è stato considerato indice di alto rischio (RFC-HO), mentre un valore inferiore a 12 è indice di basso rischio (RFC-LO) [13]

A scopo descrittivo, i pazienti sono stati divisi in gruppi sulla base del valore dell'RFC e dei MET. Le medie e deviazioni standard delle variabili continue sono riportate nella Tabella 3. Le differenze tra i gruppi sono state appropriatamente investigate utilizzando il test di Student, il test della somma dei ranghi di Wilcoxon, e il test *chi-square*.

- *Outcome della riabilitazione cardiaca*
  Gli outcome cardiaci del programma di riabilitazione presi in considera-

Tabella 3. Caratteristiche al baseline dei pazienti per i valori di RFC e MET (media ± deviazione standard)

Variabili	RFC			MET-2		
	Normali (>12 bpm)	Anormali (≤12 bpm)	P valore	Normali (>6 bpm)	Anormali (≤6 bpm)	P valore
Età-anni	58,72 ±7,91	61,29 ±7,33	,042	58,46 ±7,85	60,18 ±7,75	ns
Donne - n. (%)	46 (30,9)	16 (10,7)	ns	27 (18,1)	35 (23,5)	ns
Disturbi cardiaci						
Diagnosi HY - sì (%)	84 (56,44)	26 (17,4)	ns	45 (30,2)	65 (43,6)	,04
Diagnosi IHD - sì (%)	61 (40,9)	16 (10,7)	ns	40 (26,8)	37 (24,8)	ns
Variabili psicologiche						
Ansia						
STAI-S	38,71 ±10,10	40,62 ±10,25	ns	38,13 ±9,42	40,11 ±10,68	ns
STAI-T	42,03 ±10,76	43,28 ±9,39	ns	40,65 ±10,17	43,79 ±10,44	ns
Profilo personale						
EPQ-E	8,46 ±3,24	8,72 ±3,10	ns	8,44 ±3,32	8,60 ±3,11	ns
EPQ-N	5,19 ±3,38	4,72 ±3,03	ns	5,00 ±3,35	5,12 ±3,25	ns
EPQ-P	2,49 ±1,51	2,64 ±1,51	ns	2,31 ±1,35	2,72 ±1,61	ns
Profilo psicofisiologico						
QPF	48,66 ±9,12	49,69 ±10,44	ns	47,72 ±7,95	49,95 ±10,51	ns
Paura e fobia						
IP-F	60,20 ±29,03	63,74 ±34,46	ns	59,49 ±31,77	62,51 ±29,45	ns
IP-PH	17,24 ±20,33	20,82 ±26,65	ns	15,94 ±20,19	20,05 ±23,58	ns
IP-1	16,36 ±8,15	17,79 ±9,45	ns	16,53 ±8,79	16,91 ±8,30	ns
IP-2	19,02 ±9,50	19,10 ±9,31	ns	19,29 ±10,36	18,83 ±8,61	ns
IP-3	8,44 ±7,19	8,59 ±7,92	ns	8,15 ±7,45	8,75 ±7,32	ns
IP-4	4,30 ±4,29	5,08 ±5,81	ns	3,87 ±4,33	5,04 ±5,00	ns
IP-5	5,88 ±4,32	6,38 ±4,65	ns	5,65 ±4,11	6,32 ±4,63	ns
Depressione						
QD	6,95 ±4,80	7,23 ±3,79	ns	6,38 ±4,77	7,57 ±4,31	ns
Profilo ossessivo/compulsivo						
MOCQ-R	6,76 ±4,27	7,67 ±4,02	ns	6,26 ±4,24	7,62 ±4,12	0,03
MOCQ-1	3,61 ±2,56	4,05 ±2,55	ns	3,40 ±2,61	4,00 ±2,49	ns
MOCQ-2	2,53 ±1,73	2,69 ±1,51	ns	2,28 ±1,66	2,81 ±1,65	0,04
MOCQ-3	1,03 ±1,18	1,44 ±1,31	ns	0,90 ±1,13	1,33 ±1,27	0,03

ns, non significativo; DS, deviazione standard; MET, equivalente metabolico; RFC, recupero della frequenza cardiaca; Variabili psicologiche: Ansia: STAI, State-Trait Anxiety Inventory; S, ansia di stato; T, ansia di tratto; Profilo di personalità: EPQ, Eysenck Personality Questionnaire; E, estroversione; N, nevroticismo; P, disadattamento e antisocialità; Profilo psicofisiologico: QPF, Psychophysiological Profile Ques-

zione sono stati i MET e l'RFC. Sono state valutate le differenze tra la fine del programma (giorno precedente alla dimissione) e le misurazioni raccolte al baseline. Sulla base di recenti studi sugli outcome della riabilitazione cardiologica, e con lo scopo di condurre l'analisi statistica, i valori di outcome sono stati dicotomizzati utilizzando un valore di cut-off del 10% per l'aumento dei MET e dell'RFC.

	MET-3			
	>8	5-8	<5	P valore
Età - anni	57,43 ±8,17	59,42 ±7,44	60,23 ±8,03	ns
Donne - n. (%)	4 (2,7)	29 (19,5)	29 (19,5)	ns
Disturbi cardiaci				
Diagnosi HY - sì (%)	16 (10,7)	45 (30,2)	49 (32,9)	ns
Diagnosi IHD - sì (%)	16 (10,7)	39 (26,1)	22 (14,7)	0,01
Variabili psicologiche				
Ansia				
STAI-S	35,38 ±8,94	39,65 ±10,15	40,40 ±10,38	ns
STAI-T	37,58 ±8,81	42,33 ±11,07	44,45 ±9,77	0,02
Profilo personale				
EPQ-E	8,42 ±3,51	8,32 ±3,06	8,80 ±3,23	ns
EPQ-N	4,50 ±3,47	5,22 ±3,35	5,15 ±3,17	ns
EPQ-P	2,69 ±1,32	2,38 ±1,47	2,62 ±1,63	ns
Profilo psicofisiologico				
QPF	44,23 ±7,51	48,40 ±8,27	51,53 ±10,58	0,01
Paura e fobia				
IP-F	46,96 ±28,82	62,75 ±29,07	65,57 ±31,26	0,05
IP-PH	9,38 ±13,62	18,67 ±20,47	21,47 ±25,74	0,04
IP-1	13,12 ±8,64	17,57 ±8,06	17,43 ±8,61	ns
IP-2	15,92 ±9,66	20,22 ±9,64	19,15 ±8,91	ns
IP-3	5,31 ±5,61	8,81 ±7,43	9,50 ±7,68	ns
IP-4	3,38 ±4,94	4,40 ±4,03	5,10 ±5,26	ns
IP-5	4,54 ±3,71	5,79 ±4,00	6,88 ±4,91	ns
Depressione				
QD	4,92 ±4,84	7,14 ±4,66	7,82 ±4,06	0,01
Profilo ossessivo/compulsivo				
MOCQ-R	5,27 ±4,45	7,37 ±4,08	7,37 ±4,13	0,05
MOCQ-1	2,92 ±2,54	3,87 ±2,65	3,92 ±2,44	ns
MOCQ-2	1,85 ±1,62	2,75 ±1,63	2,70 ±1,69	0,05
MOCQ-3	0,65 ±1,20	1,22 ±1,21	1,25 ±1,23	0,02

tionnaire; Paura e fobia: F, paura; PH, fobia; 1, calamità; 2, rifiuto sociale; 3, animali; 4, viaggi/partenze; 5, sangue e medici; Depressione: QD, Depression Questionnaire; Profilo ossessivo/compulsivo: MOCQ, Maudsley Obsessional-Compulsive Questionnaire; R, totale; 1, controllo; 2, pulizia; 3, dubbio/ruminazione

Caratteristiche dei pazienti e condizione di rischio cardiaco: approccio statistico lineare convenzionale

MET

Il valore medio del MET era di 55,18 battiti al minuto con valori che variavano da 119 a 3 (ml/kg/min). Ottantuno pazienti presentavano valori disfunzionali rispetto ai MET (54,4%). La Tabella 3 presenta le caratteristiche di base dei pazienti a seconda della presenza di un RFC normale o disfunzionale. I pazienti con i valori MET disfunzionali (6) erano ipertesi, mentre quelli con valori normali non lo erano. Inoltre i sintomi ossessivo-compulsivi erano più frequenti in pazienti con una condizione di MET disfunzionale rispetto a quelli con MET normale (6,26 ±4,24 vs. 7,62 ±4,12; p=0,03). Questi sintomi si esprimevano soprattutto nella pulizia (2,28 ±1,66 vs. 2,81 ±1,65; p=0,04) e nella categoria dubbio/ruminazione (0,90 ±1,13 vs. 1,33 ±1,27; p=0,03).

I valori dei MET sono stati raggruppati in 3 categorie di rischio (basso: < 5; medio: 5-8; alto: > 8); 26 pazienti presentavano un livello di rischio basso (17,4%), 63 erano nel gruppo di medio rischio (42,3%), e 60 mostravano un alto rischio cardiaco (40,3%). La Tabella 3 riassume le diverse condizioni di rischio: i pazienti a medio e alto rischio avevano maggiori probabilità di contrarre una malattia ischemica rispetto a quelli a basso rischio. I sintomi psicologici collegati al rischio cardiaco erano:
- ansia: alti livelli di rischio sono stati collegati con alti livelli di ansia di tratto (37,58 ±8,81 vs. 42,33 ±11,07 vs. 44,45 ±9,77; p=0,02)
- profilo psicofisiologico: l'alto rischio è collegato con marcate reazioni psicofisiologiche (44,23 ±7,51 vs. 48,40 ±8,27 vs. 51,53 ±10,58; p=0,01)
- paura e fobia: un alto rischio era legato alla presenza di sintomi di paura (46,96 ±28,82 vs. 62,75 ±29,07 vs. 65,57 ±31,26; p=0,05) e fobia (9,38 ±13,62 vs. 18,67 ±20,47 vs. 21,47 ±25,74; p=0,04)
- depressione: alto rischio collegato ad alti livelli di depressione (4,92 ±4,84 vs. 7,14 ±4,66 vs. 7,82 ±4,06; p=0,01)
- ossessivo/compulsivo: alto rischio collegato con sintomi significativi ossessivo-compulsivi (5,27 ±4,45 vs. 7,37 ±4,08 vs. 7,37 ±4,13; p=0,05) particolarmente nella mania della pulizia (1,85 ±1,62 vs. 2,75 ±1,63 vs. 2,70 ±1,69; p=0,05) e nel dubbio/ruminazione (0,65 ±1,20 vs. 1,22 ±1,21 vs. 1,25 ±1,23; p=0,02).

RFC

Il valore medio di RFC era di 18,54 battiti al minuto, con valori che variavano dai 45 ai 2 battiti al minuto. Valori disfunzionali di RFC sono stati trovati in 39 pazienti (26,2 %). La Tabella 3 riporta le caratteristiche al baseline dei pazienti connesse al tipo di ricovero per cardiopatia (normale vs. disfunzionale). I pazienti anziani presentavano valori disfunzionali di RFC (12 battiti al minuto) in misura maggiore rispetto ai pazienti più giovani. Non sono state dimostrate connessioni tra sintomi psicologici e condizioni di rischio cardiaco.

Caratteristiche dei pazienti e condizione di rischio cardiaco: applicazione della mappatura non lineare dei descrittori attraverso algoritmi "evolutivi"

Le tecniche di statistica tradizionale non possono proiettare in uno spazio bidimensionale un alto numero di variabili sulla base della matrice delle loro reciproche distanze in quanto il tempo di computazione tende verso l'infinito. Anche l'inerente non linearità tende a creare difficoltà. Un nuovo approccio matematico consiste nel misurare la generale dipendenza di variabili random, relative ad un gruppo di soggetti, senza fare nessuna assunzione rispetto alla natura della sottostante associazione e nel trovare la loro distribuzione spaziale ottimale attraverso l'uso di uno speciale tipo di algoritmo appartenente alla famiglia degli AAS non supervisionati. La procedura matematica utilizzata, denominata PST (pick and squash tracking), sviluppata dal centro di ricerca Semeion, è in grado di trovare la distribuzione spaziale di N punti che meglio rispetta le loro reciproche distanze euclidee senza esplorare tutte le possibili combinazioni, ma "evolvendo" in maniera adattativa verso la soluzione migliore. In altre parole, date le reciproche distanze delle variabili, questo sistema adattativo identifica i cluster naturali emergenti. In questo modo è possibile osservare "connessioni" o "associazioni" nascoste che esistono tra i descrittori ma che sarebbero state trascurate dall'utilizzo esclusivo delle tecniche di correlazione lineare.

Descrizione degli algoritmi evolutivi

Il PST è un'architettura di tipo evolutivo sviluppata da M. Buscema presso il centro di ricerca Semeion nel 1999. Il suo obiettivo è quello di evidenziare i fattori che costituiscono la struttura di base dei dati osservati distribuendoli in una serie di dati bidimensionale attraverso l'utilizzo di un algoritmo evolutivo e minimizzando la distorsione delle distanze originale tra i punti [53]. Il PST approssima la soluzione, senza sapere se esiste e senza una conoscenza a priori della struttura spaziale di ricerca. È possibile proiettare ogni matrice di distanze vettoriali in una mappa bidimensionale.

Il problema: definire una Mappa delle Distanze: $Md_{ij} = \sqrt[2]{(Px_i - Px_j)^2 + (Py_i - Py_j)^2}$

e una Distanza di Vettore: $Vd_{ij} = \sum_{k=1}^{L} |Pv_{ik} - Pv_{jk}|$

è possibile definire il problema di ottimizzazione:

$$\min E; \quad E = \frac{1}{C} \cdot \sum_{i=1}^{N-1} \sum_{j=i+1}^{N} |Md_{ij} - Vd_{ij}|; \quad C = \frac{N \cdot (N-1)}{2}$$

Viene definito:
Stato, S, una configurazione di punti su un piano le cui distanze sono conosciute, nonostante la rotazione della configurazione
Angolo di tolleranza, a, l'angolo che definisce un arco sulla circonferenza dove due punti non sono distinti:

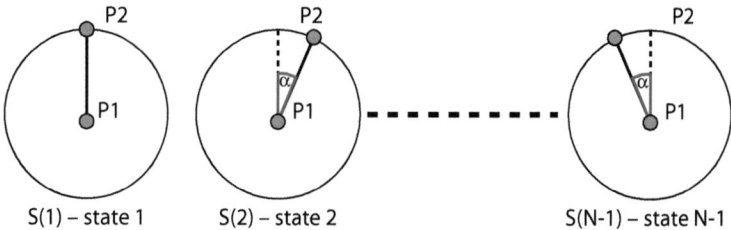

Il numero di possibili stati che iniziano dalle distanze tra N punti è:
$$S = \alpha^{(N-2)}$$

P è il numero di test necessari per verificare le distanze tra N punti in uno stato:
$$P = \frac{M \cdot (M-1)}{2} \quad M = N-2$$

Numero totale di test in tutti i possibili stati: $Q = S \cdot P$

Il problema di mappatura presentato è un problema NP, molto complesso quando l'angolo di tolleranza, espresso in radianti, aumenta. La Tabella 4 descrive come esempio di applicazione del sistema la matrice di distanze aeree fra 12 città statunitensi.

Tabella 4. Matrice di distanze aeree fra 12 città statunitensi in miglia

	LA	NY	BOSTON	DETROIT	BUFFALO	PITTSBURG	CHICAGO	SAINT LOUIS	CINCINNATI	DALLAS	ATLANTA	MEMPHIS
LA	0											
NY	5600	0										
BOSTON	6109	509	0									
DETROIT	4532	1145	1527	0								
BUFFALO	5091	764	1018	209	0							
PITTSBURG	4838	764	1145	509	382	0						
CHICAGO	4073	1655	2038	509	1018	891	0					
SAINT LOUIS	3564	2038	2418	1018	1527	1273	638	0				
CINCINNATI	4327	1273	1655	382	764	509	509	764	0			
DALLAS	2800	2927	3436	2038	2545	2291	1655	1018	1782	0		
ATLANTA	4327	1527	2038	1145	1400	1018	1145	1018	764	1527	0	
MEMPHIS	3564	2164	2545	1273	1782	1400	1018	382	891	891	764	0

Capitolo 10 - L'influenza dei fattori psicologici sull'esito della riabilitazione cardiaca 223

È interessante notare che ogni percorso aereo presenta tre tipi di alterazione nello spazio bidimensionale Euclideo:
1. alterazione longitudinale;
2. alterazione di altitudine;
3. alterazione strutturale.

È quindi evidente che non esiste di fatto una mappa reale che possa rispettare sul piano questa matrice di distanze. L'applicazione dell'algoritmo PST permette di posizionare nel piano le dodici città rispettando al massimo grado le loro distanze reciproche. Ne origina una rappresentazione grafica mostrata nella Figura 1. Il sistema è riuscito a minimizzare l'errore globale delle distanze con una precisione superiore al 95%.

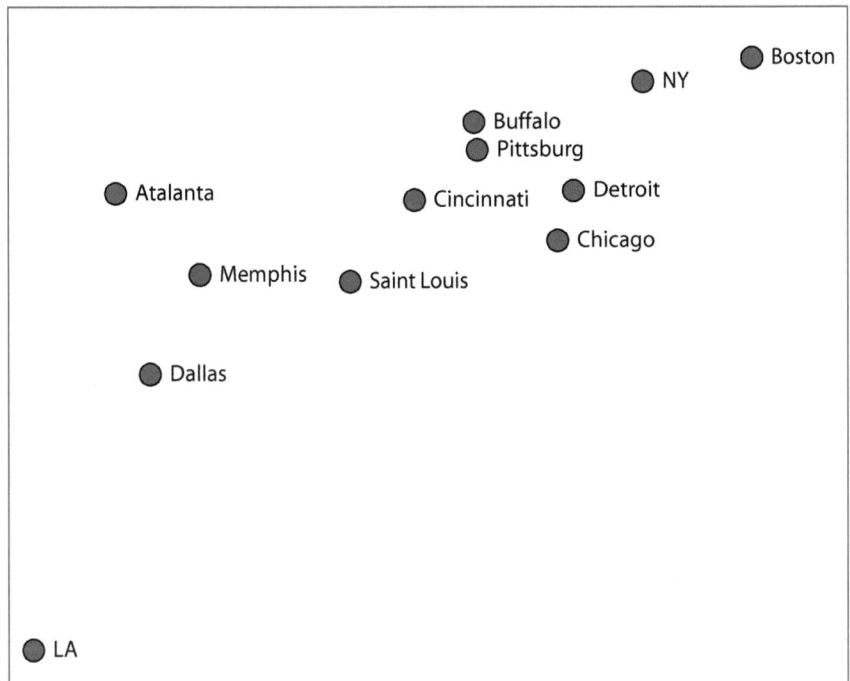

Fig. 1. Mappa dimensionale creata dal PST: le 12 città degli Stati Uniti sono state collocate in maniera molto simile a come realmente appaiono nelle cartine fisiche

Applicazione del PST a variabili psicologiche

Nella Tabella 5 sono mostrate le variabili considerate con il PST. Le Figure 2 e 3 mostrano gli indici della matrice di correlazione delle 20 variabili oggetto di investigazione. La Figura 2 presenta i risultati relativi al rischio collegato ai valori dei MET, mentre la Figura 3 mostra i rischi collegati ai valori relativi all'RFC.

Tabella 5. Variabili valutate con l'uso del PST

Variabili di outcome	
MET = equivalente metabolico (ml/kg/min)	
MET-LO	Basso rischio
MET-HO	Alto rischio
RFC = recupero della frequenza cardiaca (heart rate recovery)	
RFC-LO	Basso rischio
RFC-HO	Alto rischio
Variabili psicologiche	
Ansia State-Trait Anxiety Inventory	
STAI-S	Ansia di stato
STAI-T	Ansia di tratto
Profilo di personalità: Eysenck Personality Questionnaire	
EPQ-E	Estroversione
EPQ-N	Nevroticismo
EPQ-P	Disadattamento e antisocialità
Profilo psicofisiologico: Questionario per il profilo psicofisiologico	
QPF	
Profilo di paura e fobia: IP	
PF-F	Paura
PF-PH	Fobia
PF-1	Calamità
PF-2	Rifiuto sociale
PF-3	Animali
PF-4	Viaggi/partenze
PF-5	Sangue e medici
Depressione: Questionario per la depressione	
QD	
Profilo ossessivo/compulsivo: Maudsley Obsessional-Compulsive Questionnaire	
MOCQ-R	Scala totale
MOCQ-1	Controllo
MOCQ-2	Pulizia
MOCQ-3	Dubbio/ruminazione

MET, equivalente metabolico; RFC, recupero della frequenza cardiaca; Variabili psicologiche: Ansia: STAI, State-Trait Anxiety Inventory; S, ansia di stato; T, ansia di tratto; Profilo di personalità: EPQ, Eysenck Personality Questionnaire; E, estroversione; N, nevroticismo; P, disadattamento e antisocialità; Profilo psicofisiologico: QPF, Psychophisiological Profile Questionnaire; Paura e fobia: F, paura; PH, fobia; 1, calamità; 2, rifiuto sociale; 3, animali; 4, viaggi/partenze; 5, sangue e medici; Depressione: QD, Depression Questionnaire; Profilo ossessivo/compulsivo: MOCQ, Maudsley Obsessional-Compulsive Questionnaire; R, totale; 1, controllo; 2, pulizia; 3, dubbio/ruminazione

Capitolo 10 - L'influenza dei fattori psicologici sull'esito della riabilitazione cardiaca

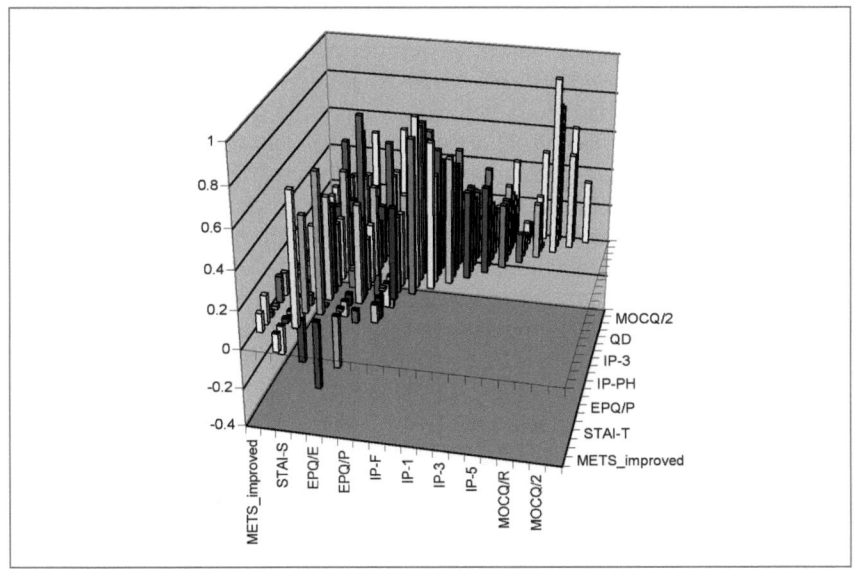

Fig. 2. Matrice di correlazione tra le 20 variabili e i valori MET

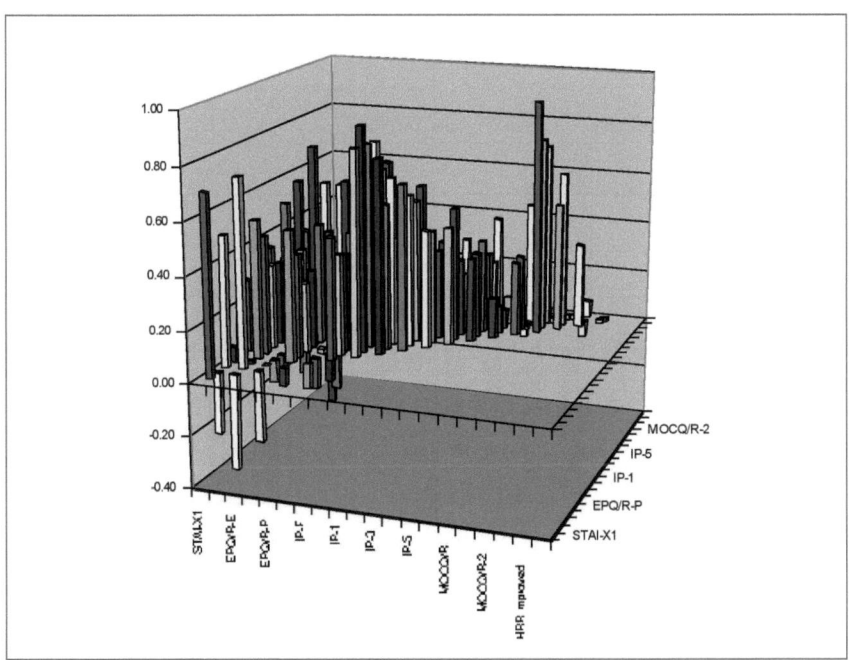

Fig. 3. Matrice di correlazione tra le 20 variabili e i valori di RFC

Come previsto, alti valori di correlazione sono stati osservati tra sottogruppi di variabili relative ad un dominio comune: ad esempio, tra STAI-S e STAI-T (r = 0,69), tra PF-F e PF-PH (0,79), tra MOCQ/1 e MOCQ/R (0,91). I miglioramenti, o la mancanza di miglioramento nei MET, erano scarsamente correlati con le variabili psicologiche (Fig. 4). I valori più alti sono stati riscontrati per la dimensione ossessione/compulsione (correlazione positiva con MET-HO e correlazione negativa con MET-LO).

Per quanto concerne l'RFC, la condizione di rischio era scarsamente correlata con le variabili psicologiche ed in particolare con il profilo di personalità caratterizzato da estroversione (r = 0,23) (Fig. 5).

La Figura 6 mostra la mappa delle variabili ottenuta con il sistema PST considerando il rischio legato ai MET. La Figura 7 mostra la mappa delle variabili ottenuta con il PST prendendo in considerazione il rischio legato all'RFC.

Per quanto riguarda il rischio relativo ai MET, cluster interessanti di variabili sono stati individuati per EPQ/P- PF-1 – PF-2 e STAI-S, tra STAI-T – QD e MOCQ/1, e tra PF-4 – QPF – MOCQ/2 e MOCQ/3. Non sarebbe stato possibile individuare queste relazioni utilizzando un approccio lineare, quale l'analisi principale delle componenti (principal component analysis - PCA).

Per quanto concerne il rischio legato all'RFC, interessanti cluster di variabili sono stati individuati tra QD – MOCQ/3 – EPQ/N e STAIX2, e tra PF-4 – MOCQ/2 e MOCQ/1. La dimensione estroversione dell'EPQ era associata con un basso rischio relativo all'RFC, mentre le scale PF-4 – MOCQ/2 e MOCQ/1 erano associate con un alto rischio relativo all'RFC.

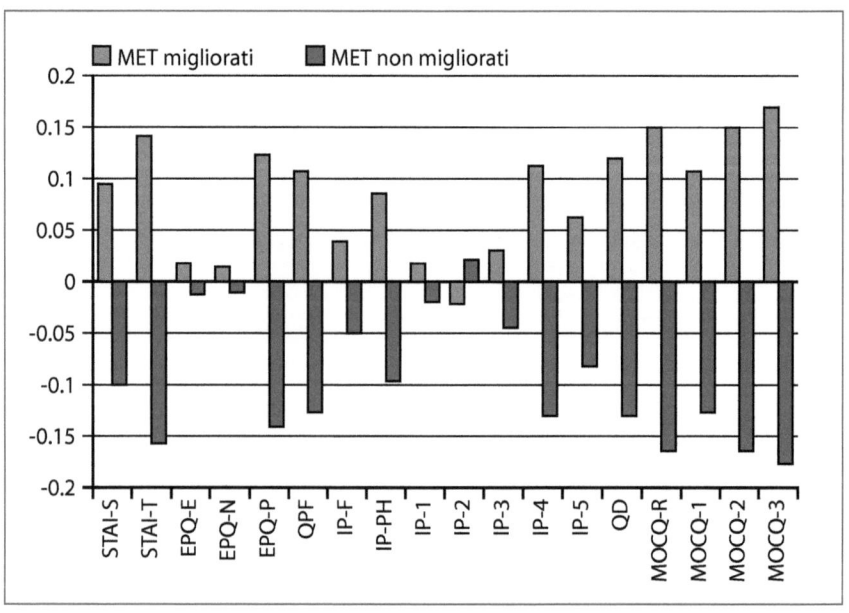

Fig. 4. Correlazione tra gli outcome di MET e variabili psicologiche

Capitolo 10 - L'influenza dei fattori psicologici sull'esito della riabilitazione cardiaca

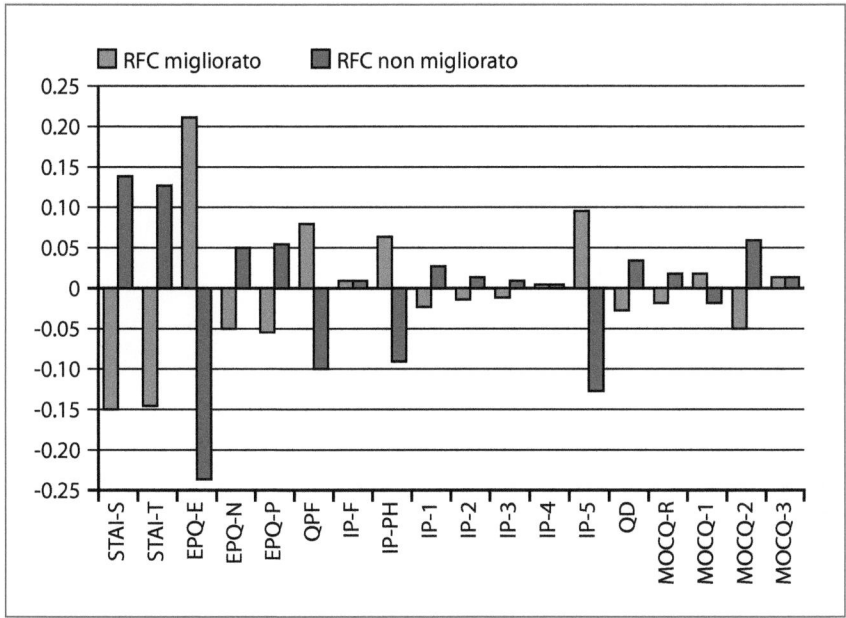

Fig. 5. Correlazione tra outcome di RFC e variabili psicologiche

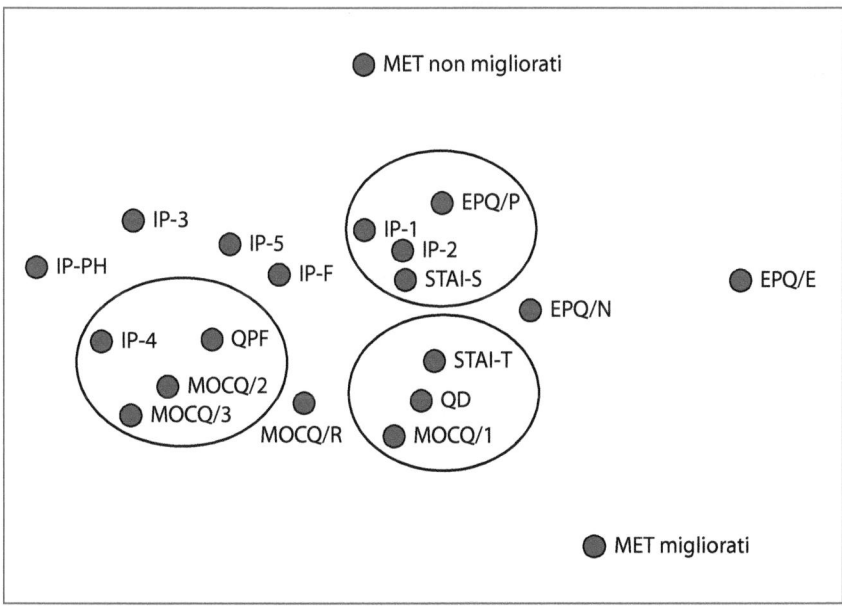

Fig. 6. Mappa delle variabili ottenuta con PST (rischio legato ai MET)

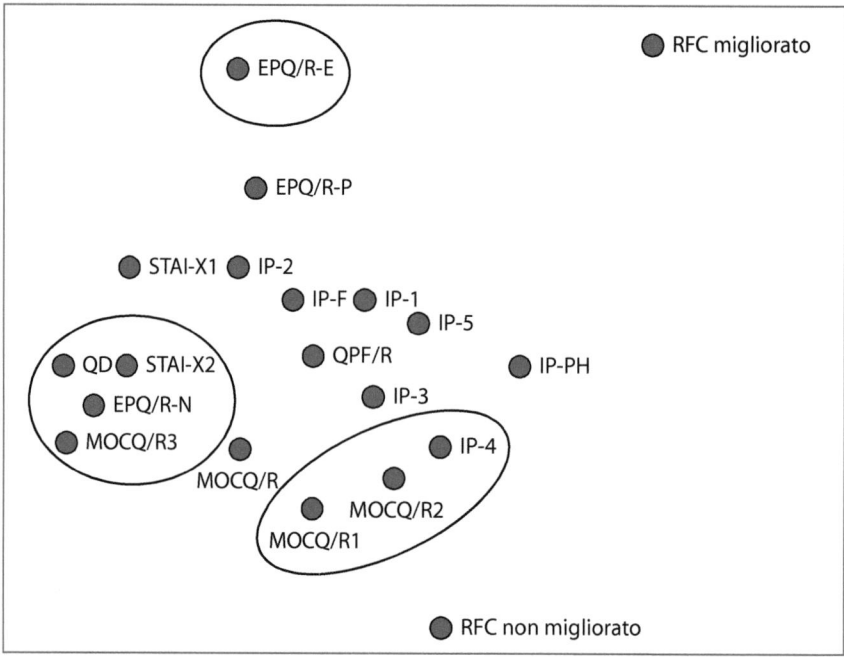

Fig. 7. Mappa delle variabili ottenuta con PST (rischio relativo all'RFC)

In effetti, la PCA proietta i punti effettuando una trasformazione lineare. Gli assi del nuovo spazio (fattori) sono combinazioni lineari delle variabili originali. Sarebbero necessari più di due fattori per poter spiegare tutte le informazioni contenute in una serie di dati complessa, e non se ne potrebbe conoscere il numero. D'altra parte il PST "colloca" ogni punto in uno spazio bidimensionale usando un approccio evolutivo non lineare, minimizzando l'errore globale di proiezione. In questo modo, un nuovo spazio viene definito con solo una minima distorsione delle distanze originali, consentendo inoltre di avere una semplice ma efficace analisi visiva dei dati.

Rilevazione delle differenze di genere utilizzando una procedura non lineare di raggruppamento attraverso un tipo speciale di reti neurali non supervisionate: le mappe auto-organizzate

Le tecniche di raggruppamento dei dati utilizzate dai tradizionali metodi statistici risentono della mancanza di linearità interna delle variabili descrittive; inoltre, il bisogno di stabilire a priori un numero di cluster da definire introduce e porta ad una serie di possibili errori. Anche le tecniche statistiche avanzate, quali la *K-means*, presentano alcuni limiti, essendo incapaci di fornire una rappresentazione dei dati sotto forma di mappa.

Le mappe auto-organizzate (self-organized maps, SOM) [28, 37], una delle più popolari strutture di ANN non supervisionate, sono potenti strumenti per gestire un vasto spazio bidimensionale di dati relativi ad un campione descritto da un considerevole numero di variabili. Esse proiettano una serie di dati multidimensionale in una mappa bidimensionale dove la posizione topologica tra le variabili è preservata nella sua complessità, e dove viene mostrata la sua non linearità nelle relazioni. Quindi, le SOM portano a termine due compiti, riducono la dimensione dei dati ed evidenziano le similarità attraverso il clustering.

Una delle più importanti caratteristiche delle SOM è la possibilità di organizzare e raggruppare i dati in una mappa senza bisogno di una supervisione, usando soltanto la similarità *"fuzzy"* ("sfumata") delle variabili indipendenti di ciascun record (un record è un caso singolo nella serie di dati).

Le SOM sono tra le più popolari reti neurali e sono state sviluppate soprattutto da Kohonen tra il 1979 ed il 1982. Le ricerche di Kohonen [54, 55] sono state motivate anche dalla possibilità di rappresentare la conoscenza di specifiche categorie come mappe geometricamente organizzate. Il compito principale ottenuto dalle SOM è quello di eseguire un processo di auto-organizzazione che, attraverso algoritmi matematici, porti alla creazione di mappe simili a quelle cerebrali. Questi strumenti non sono tuttavia quasi mai stati applicati in campo medico.

Le SOM sono tipi speciali di reti neurali che consistono in due strati di neuroni artificiali interconnessi (nodi):
- i livelli di input costituiti da N nodi, ognuno dei quali elabora un segnale di input, sono connessi ad ognuno dei nodi di livello di output;
- il livello di output, conosciuto come livello di Kohonen, i cui nodi formano una matrice M=MR MC con fila MR e colonna MC.

I pesi delle connessioni da ogni nodo di input verso un singolo nodo del livello di Kohonen definisce il modello di vettore mi (mi1,...min), dove n indica il numero degli elementi, lo stesso dei vettori di input. Insieme, i vettori del modello formano un registro di codice. I neuroni del livello di Kohonen sono connessi ai neuroni adiacenti da una relazione di vicinanza che specifica una organizzazione regolare ed ordinata nello spazio. Vale a dire, ogni neurone ha la sua posizione fisica, che definisce la topologia di una mappa bidimensionale.

Queste reti sono programmate con un processo di apprendimento non supervisionato, chiamato apprendimento competitivo. Il principale vantaggio nell'utilizzo di ANN con un processo di apprendimento non supervisionato è che in questo modo non vengono richiesti valori target per i loro output, quindi non ci sono esempi con target di output attendibili. L'apprendimento competitivo è un processo adattativo in cui i diversi neuroni artificiali si specializzano per rappresentare differenti tipi di input.

Quando un input viene presentato ad una ANN, il miglior nodo (del livello di output) in grado di rappresentarlo, vale a dire quello del vettore nel modello che è più vicino all'input, è dichiarato unità vincente (winning unit, WU) e i suoi pesi vengono sistemati affinché siano più vicini al vettore di input. Il sistema abitualmente utilizzato per calcolare la distanza tra il vettore di input (x) e il vettore modello (y) è quello Euclideo:

$$d = \sqrt{\sum_{i=1}^{N}(x_i - y_i)^2}$$

Dove n = numero delle variabili di input, xj = variabile jth del vettore di input, vj = variabile jth del vettore modello.

L'aggiornamento dei pesi delle connessioni non avviene solamente sulle WU; durante il processo di apprendimento il peso di tutti i neuroni di output che si trovano ad un raggio di distanza dalle WU si modifica. Quindi, anche questi "vicini" della matrice possono imparare dai segnali di input, diventando così gradualmente specializzati nella rappresentazione di input simili. Dal momento che i neuroni sono posizionati in una matrice topologicamente ordinata, anche le rappresentazioni dei loro input vengono ordinate su una "mappa" (Fig. 8). L'ammontare dei pesi vicini è modificato in base alla relazione di vicinanza definita dalla funzione di diminuzione decremento della distanza dei neuroni dalla WU.

All'inizio del processo di apprendimento i vettori di peso che si trovano in questa fase vengono avviati con piccoli valori casuali e i vettori di input vengono mostrati alla rete in maniera casuale. Alla fine della fase di apprendimento, la rete raggiunge uno stato più o meno stabile, in cui il cambiamento di peso quasi cessa. In questa fase di convergenza i neuroni si specializzano maggiormente al fine di rispondere a specifici schemi di input.

In altre parole, le SOM imparano a riconoscere differenti schemi che emergono tra gli input. L'output di una SOM è uno schieramento di "codici di clas-

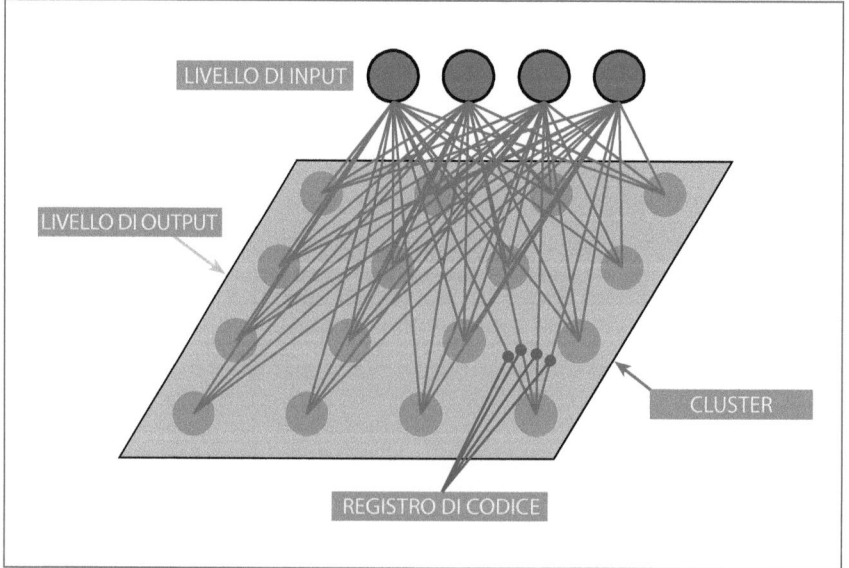

Fig. 8. Self-organizing map (SOM)

sificazione" (nodi), ognuno dei quali rappresenta uno schema specifico dei dati immessi. I codici sono ordinati nello spazio in modo tale che i più vicini rappresentino schemi molto simili, mentre quelli più lontani rappresentino schemi differenti. Le SOM forniscono un mezzo di visualizzazione multifattoriale delle informazioni all'interno di uno spazio bidimensionale. La caratteristica chiave è che mantengono la distanza tra i vari cluster emergenti nello spazio occupato dai dati, i quali vengono rappresentati in una mappa topografica (chiamata anche *feature map*).

In sintesi, le SOM sono reti neurali composte da:
- un livello di unità di input (*input layer*);
- un livello di unità di output organizzato in una matrice (n X m);
- un iniziale insieme di "pesi" causalmente connessi ai livelli di input e output, i quali, durante la fase di apprendimento, vengono aggiornati sulla base di una specifica legge di apprendimento.

Tutti i pesi che collegano un vettore input (singolo paziente) con ogni altra unità di output vanno a costituire un registro di codice (*codebook*). Il codebook rappresenta un prototipo per tutti i vettori di input collocati vicini. Il che significa che, di conseguenza, la SOM genera un raggruppamento spontaneo dei record nella mappa sulla base di una complessa funzione di distribuzione di densità.

È stato valutato il naturale raggruppamento dei soggetti utilizzando una proiezione di SOM. I dati immessi riguardavano 18 variabili. L'analisi dell'insieme dei dati eseguita dalla SOM è stata condotta utilizzando una matrice quadrata di output 5x5. Il software utilizzato per le analisi è stato generato e sviluppato dal centro di ricerca Semeion.

La mappa risultante dalle elaborazione della SOM è stata in seguito analizzata sulla base di una matrice di codici di vicinanza. La distribuzione dei soggetti sulla matrice è mostrata nella Figura 9. La dimensione di ogni cerchio cor-

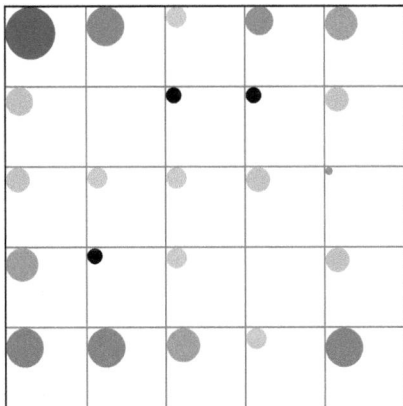

Fig. 9. Distribuzione del campione sulla matrice SOM sulla base delle frequenze. Ogni posto è proporzionale al numero di record rappresentato

risponde al numero di soggetti assegnati al cluster. La maggior parte dei valori riferiti alle variabili è risultata distribuita in maniera piuttosto omogenea in tutta la matrice. Le variabili psicologiche considerate nell'analisi SOM sono quelle riportate nella Tabella 2. Inoltre la distribuzione di uomini e donne, valutata a posteriori, è risultata decisamente differente, come è possibile vedere nella Figura 10.

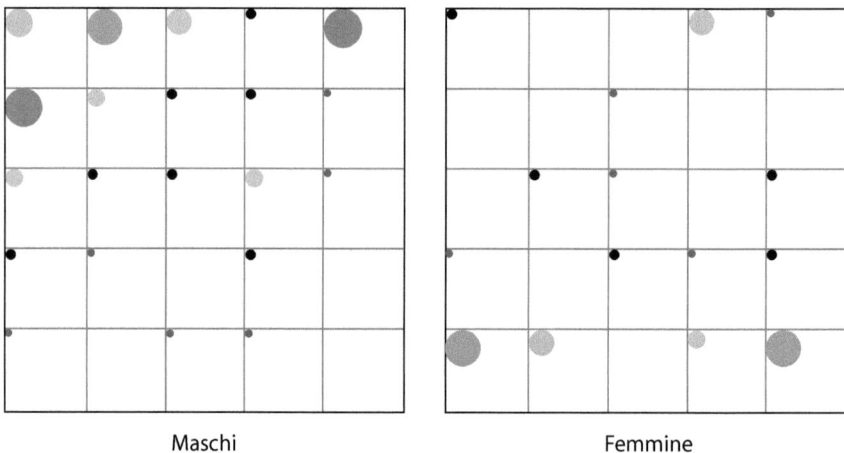

Maschi   Femmine

Fig. 10. Distribuzione dei soggetti per genere

Questa ricerca è la prima in letteratura ad avere utilizzato il metodo di autoraggruppamento applicato a pazienti cardiopatici secondo una proiezione non lineare multidimensionale. L'attuabilità dell'utilizzo delle reti SOM, come valida alternativa all'analisi fattoriale e al clustering per l'estrapolazione di dati, è stata valutata mettendo a confronto la performance delle SOM con le soluzioni ottenibili dall'analisi fattoriale e dalla procedura *K-mean* [56]. In generale, il confronto indica che le reti SOM forniscono soluzioni superiori all'analisi fattoriale non ruotata e forniscono un recupero più accurato delle strutture di raggruppamento sottostanti quando la distribuzione dei dati è asimmetrica.

È interessante notare che le statistiche descrittive delle variabili studiate divise per genere non rivelavano alcuna differenza significativa nei valori medi o nella distribuzione. L'analisi delle reti neurali sembra quindi riferirsi ad una complessa matrice di interazioni multifattoriali non lineari che esistono tra i descrittori psicologici che sembrano essere dominati dal genere. Questo schema sarebbe stato inevitabilmente non rilevato dall'analisi statistica tradizionale.

È possibile inferire che durante la fase di addestramento, la SOM abbia estratto in maniera dinamica dalle altre variabili alcune informazioni importanti per poter fare una distinzione tra generi. In altre parole, le altre variabili contengono informazioni relative al genere.

Previsione degli esiti della riabilitazione cardiaca: approccio statistico convenzionale

Profili psicologici dei pazienti e risultati della riabilitazione cardiaca

MET
La regressione multipla è stata eseguita usando la variazione dei MET come variabile continua. I risultati hanno mostrato che le reazioni psicofisiologiche e la fobia per le calamità (b= -0,539; t =-2,37; F = 1,59; p = 0,02) erano predittori psicologici significativi (b= -0,222; t = -2,12; F = 1,59; p = 0,04). Usando un valore limite del 10% per l'aumento dei MET con l'obiettivo di massimizzare i test statistici a lungo rango, è stato rilevato che le caratteristiche di estroversione nella personalità (rischio relativo = 1,205; 95% CI = 1,058-1,371; p = 0,005) e i sintomi di paura (rischio relativo = 1,112; 95% CI = 1,010-1,225; p = 0,03) avevano un valore predittivo dei risultati della riabilitazione cardiaca fin tanto che venivano presi in considerazione i MET. La Figura 11 mostra il rischio relativo a buoni risultati conseguenti all'aumento dell'estroversione e dei sintomi di paura.

RFC
L'analisi di regressione multipla è stata eseguita usando le variazioni dell'RFC come variabili continue. I risultati hanno mostrato che le reazioni psicofisiologiche erano predittori significativi (b= -0,228; t = 2,11; F = 1,11; p = 0,04).

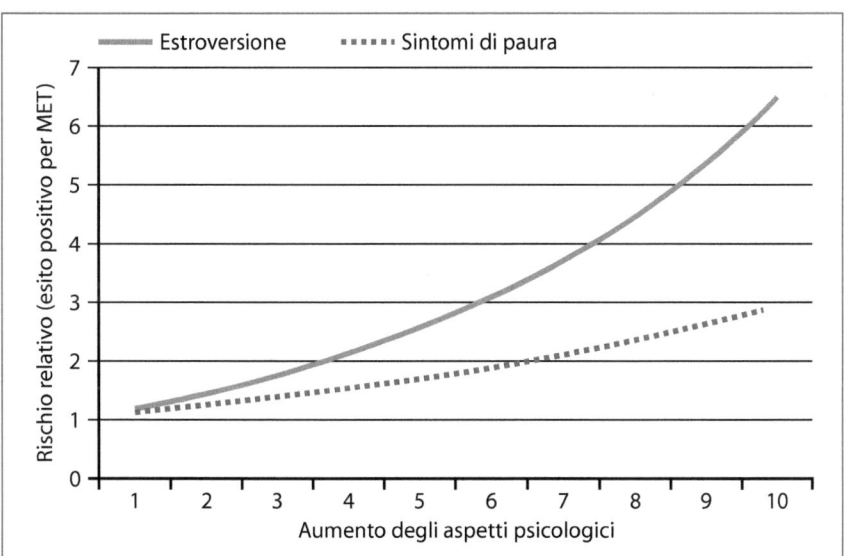

Fig. 11. Stima del rischio relativo di esito positivo per i MET in seguito all'aumento dell'estroversione e dei sintomi di paura

Usando un valore limite del 10% per l'aumento dell'RFC con l'obiettivo di massimizzare i test statistici a lungo rango, i risultati hanno dimostrato che le caratteristiche di estroversione nella personalità (rischio relativo = 1,165; 95% CI = 1,024-1,32; p = 0,02) e sintomi fobici (rischio relativo = 1,034; 95% CI = 1,0-1,069; p = 0,05) erano predittivi dei risultati della riabilitazione cardiaca per l'RFC. La Figura 12 mostra il rischio relativo a buoni risultati conseguenti all'aumento di sintomi di estroversione e di fobia.

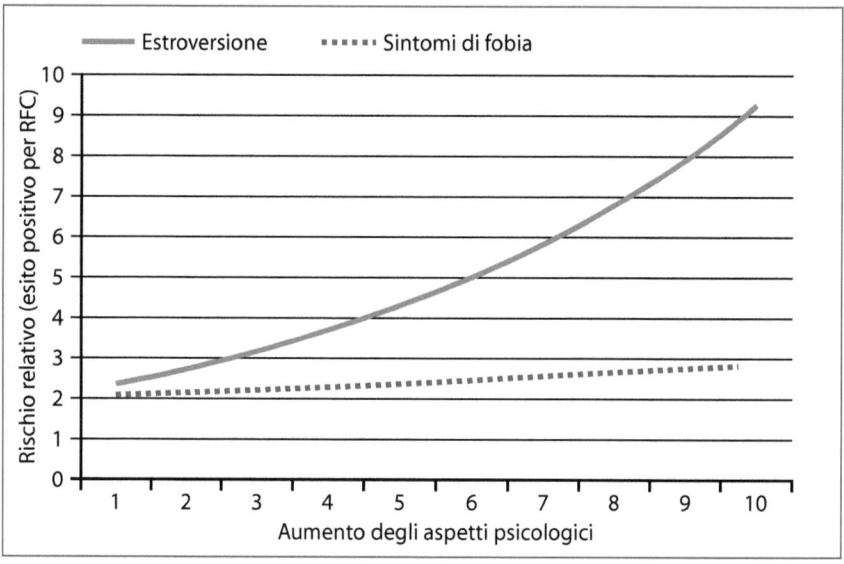

Fig. 12. Stima del rischio relativo di esito positivo per RFC in seguito all'aumento di estroversione e sintomi fobici

Previsione degli esiti cardiaci: l'approccio non lineare delle reti neurali artificiali

In questo studio, sono state applicate reti neurali supervisionate, reti in cui il risultato dell'elaborazione (l'output desiderato) è già definito. Le ANN calcolano una funzione di errore che misura la distanza tra il risultato desiderato (il target) e i loro stessi output, ed aggiustano le forze di collegamento durante il processo di apprendimento per minimizzare il risultato della funzione di errore.

La regola di apprendimento delle ANN mira ad ottenere i loro output coincidenti con l'output bersaglio. La forma generale di questa ANN è: $y = f(x, w^*)$, dove w^* costituisce la serie di parametri che maggiormente si avvicina alla funzione. Le ANN usate nello studio sono caratterizzate dalle regole di apprendimento e dalla topologia. Le regole di apprendimento identificano equazioni che traducono le entrate di ANN nelle uscite e le regole da cui i pesi sono modificati per minimizzare l'errore o l'energia interna dell'ANN. La topologia identifica la struttura dei nodi di collegamento dell'ANN ed il segnale che scorre al suo interno. L'ANN può essere ulteriormente distinta in due grosse categorie:

ANN di *feed forward* (FF): il segnale procede dall'entrata all'uscita dell'ANN attraversando tutti i nodi soltanto una volta;

ANN ricorrente: il segnale è soggetto alla reazione specifica, determinata in anticipo, o legata all'evento in condizioni particolari.

Gli esperimenti condotti anticipano l'uso sia delle ANN che degli Organismi Artificiali, vale a dire le combinazioni complesse di più reti. Il software supervisionato (Semeion©), che consente la combinazione di ogni regola di apprendimento con ogni tipo di topologia, è stato usato per tutta la fase di indagine.

Regole di apprendimento:
Bp = Propagazione all'indietro (standard)
SN = Rete Sine (Semeion) ©
BM = Rete Bi-Modale (Semeion) ©
Topologia:
FF = Feed Forward (standard)
Self = Self Recurrent Network (Semeion) ©
TASM = Temporal Associative Subjective Memory (Semeion) ©
Ordine:
DA = Dynamic and Adaptive Recurrency (Semeion ©)
SA = Static and Adaptive Recurrency (Semeion ©)
SMDA = SoftMax Discriminant Analysis

Il protocollo di validazione

Il protocollo di validazione è una procedura fondamentale per verificare la capacità dei modelli di generalizzare i risultati raggiunti nella fase di testing. Fra i diversi protocolli riferiti nella letteratura, il modello scelto è stato il protocollo con la più grande capacità di generalizzabilità su dati sconosciuti al modello stesso.

I passi di procedura per lo sviluppo del protocollo di validazione sono:
- la suddivisione casuale in due sottogruppi: il primo denominato Gruppo di Training, ed il secondo, chiamato Testing Set;
- scelta di un'ANN (e/o Organismo) fissa che è addestrata con il Gruppo di Training. In questa fase, l'ANN impara ad associare le variabili di entrata con quelli che sono indicati come bersagli;
- salvataggio della matrice dei pesi prodotta dall'ANN alla fine della fase di training e congelamento di tutti i parametri usati per l'training;
- esposizione del Testing Set all'ANN, in modo che, in ogni caso, l'ANN possa esprimere una valutazione basata sul training appena eseguito. Questa procedura ha luogo per ogni vettore in entrata ma qualsiasi risultato (vettore di uscita) non è comunicato all'ANN; in questa maniera, l'ANN è valutata solo in riferimento alla capacità di generalizzazione che ha acquisito durante la fase di training;

- costruzione di un'ANN nuova con un'architettura identica alla precedente e ripetizione della procedura dal punto 1.

Questa procedura generale di training è stata ulteriormente sviluppata per aumentare il livello di attendibilità di generalizzazione dei modelli di elaborazione. Gli esperimenti sono stato condotti usando un criterio random di distribuzione dei campioni. È stato utilizzato il protocollo chiamato 5x2 di cross-validation [57] che produce 10 elaborazioni per ogni campione. Tale protocollo consiste nel dividere il campione cinque volte in 2 sottocampioni speculari, ciascuno dei quali contiene una distribuzione simile di casi e di controlli.

Le ANN sono state utilizzate con l'obiettivo di comprendere il ruolo esercitato dal profilo psicologico sull'outcome del processo di riabilitazione. Le variabili introdotte nell'analisi delle reti neurali sono riportate nella Tabella 2. La variabile di outcome considerata in questa analisi è stata l'RFC. Due possibili target sono stati stabiliti rispetto al miglioramento dell'RFC (Si; No); un significativo miglioramento dell'RFC è stato stabilito sulla base di un cutoff pari al 10% dell'aumento dell'RFC. Le ANN sono state "addestrate" utilizzando metà della serie di dati originale e sono state validate utilizzando la restante metà, a cui la rete non era stata precedentemente esposta. Ciò per assicurare una validazione priva di errore. In questa direzione, il campione composto da 145 pazienti è stato suddiviso in maniera casuale in due sottocampioni uguali e bilanciati: uno per la fase di addestramento (*training*) e uno per la fase di previsione (*testing*). Nella fase di addestramento, diverse ANN (incluse la semplice Feed-Forward, la Back-Propagation, la Complex Recurrent) sono state addestrate in modo da discriminare tra diversi outcome. Tutti i software creati appositamente e usati per l'analisi delle ANN sono stati sviluppati dal centro di ricerca Semeion di Roma.

Con lo scopo di ridurre il numero di variabili input e selezionare quelle con il valore più basso di correlazione lineare con le variabili dipendenti, è stato utilizzato il modello "Training & Testing" (T&T) associato con il sistema di Selezione di input (input selection - IS), entrambi originalmente sviluppati da Semeion. L'algoritmo T&T è una popolazione di ANN gestita da un sistema evolutivo, dove una ANN separata rappresenta un modello di distribuzione della serie di dati completa in un insieme di addestramento e di testing. Il punteggio che ogni ANN raggiunge nella fase di testing rappresenta il suo indice goodness of fit (bontà del modello, vale a dire il livello di adattabilità del modello ai dati), e conseguentemente, la sua probabilità di evoluzione. L'algoritmo evolutivo, ad ogni generazione, combina le diverse ipotesi di distribuzione di ogni ANN sulla base del criterio di goodness of fit. Attraverso questo metodo, la migliore distribuzione dell'intera serie di dati, in una serie T&T, è raggiunta dopo un numero finito di generazioni. L'algoritmo evolutivo che controlla questo processo, chiamato "Genetic Doping Algorithm" (GenD), è stato sviluppato dal centro di ricerca Semeion. Il sistema IS diventa operativo su una popolazione di ANN, ciascuna delle quali in grado di selezionare variabili indipendenti per la serie di validazione. Ogni ANN apprende dal Training Set ed è valutata dal Testing Set. Attraverso l'algoritmo evolutivo GenD, diverse ipotesi relative ad ogni ANN cambiano col passare del tempo, generazione dopo generazione. Quando l'algoritmo evolutivo smette di migliorare, il processo si interrompe e l'ipotesi migliore sulle variabili di input viene selezionata ed utilizzata per il sottoinsieme di validazione. La regola del goodness of fit del GenD promuove, ad ogni generazione, il miglior test di performance con il minimo numero di input. Il sistema IS ha selezionato 16 variabili, e sulla base di questo input di dati, la rete neurale di tipo Dymanic Self-Recurrent è stata in grado di raggiungere la seguente capacità di previsione: 70% per la sensibilità e 66,7% per la specificità, con un'accuratezza globale pari a 68,33%.

La Figura 13 mostra l'architettura della rete neurale di tipo Dymanic Self-Recurrent, la quale ha raggiunto il livello più alto di performance.

La Figura 14 mostra l'importanza relativa di ogni singola variabile nel modello complesso costruito dall'ANN durante la fase di addestramento.

Una regressione logistica è stata inoltre condotta sullo stesso gruppo di dati in modo da analizzare il potere predittivo della procedure statistiche tradizionali. L'analisi statistica convenzionale, seppur di tipo avanzato, basata sull'assunzione della correlazione lineare, ha rivelato una limitata capacità di discriminazione tra pazienti con outcome positivi e pazienti con outcome negativi. Infatti, la regressione logistica ha raggiunto il 52% dell'accuratezza globale. La Tabella 6 mostra il confronto tra ANN e regressione logistica.

Tabella 6. Confronto della performance tra ANN e regressione logistica nel predire l'RFC

Modello	Sensibilità	Specificità	Accuratezza globale
ANN	70%	66,7%	68,3%
Regressione logistica	54%	50%	52%

ANN, rete neurale artificiale

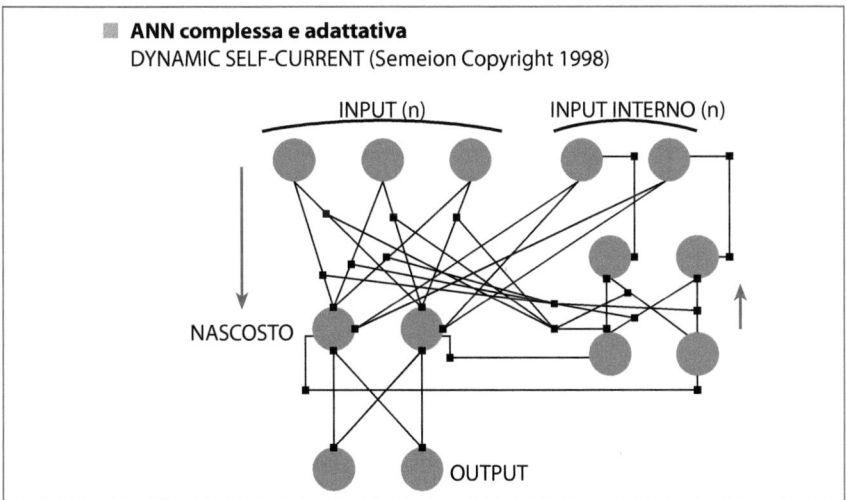

Fig. 13. Struttura della rete neurale artificiale con migliore performance

Questi risultati confermano il grande potere predittivo delle ANN nel superare i limiti degli strumenti statistici tradizionali. D'altra parte, essi sottolineano l'importanza del ruolo delle variabili psicologiche nell'influenzare i risultati della riabilitazione cardiaca.

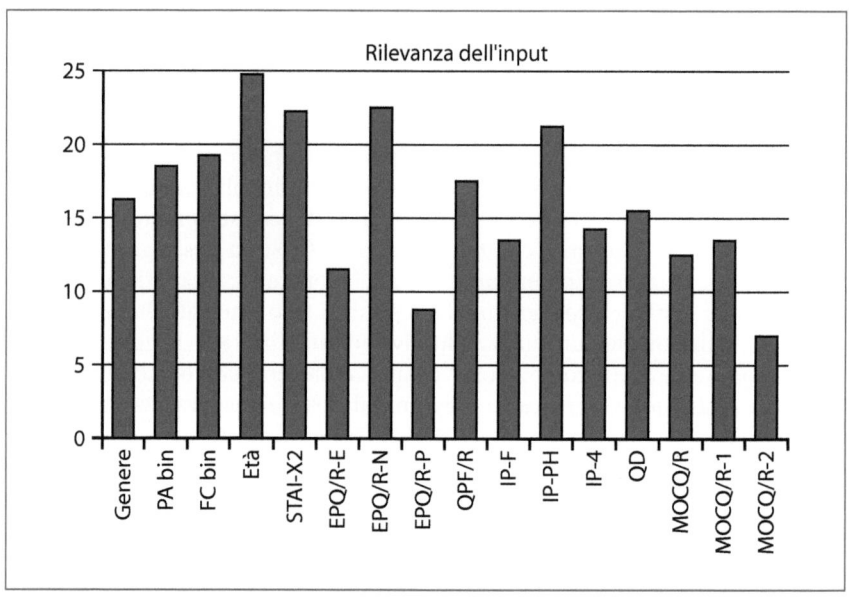

Fig. 14. Rilevanza dell'input delle variabili selezionate nel modello predittivo della rete neurale artificiale

Discussione

L'applicazione di metodi statistici non lineari permette di cogliere aspetti non rilevabili dall'analisi statistica tradizionale con un approccio lineare. In particolare, l'applicazione di ANN risulta efficace per problematiche rientranti nell'ambito del modello bio-psico-sociale, come la psicocardiologia, ambito appunto multidisciplinare. Il paradigma bio-psico-sociale si propone di superare il riduzionismo del tradizionale approccio medico, all'interno del quale la patologia è meramente considerata dal punto di vista biologico-organico. Viene invece sottolineato come l'individuo, e quindi la patologia, siano frutto di complesse interazioni dinamiche e circolari tra il substrato biologico, le variabili psicologiche ed il contesto ambientale-sociale [58-60]. È ormai generalmente condiviso, infatti, che fattori di rischio psicosociali abbiano un significativo impatto sull'insorgenza e sul decorso della patologia cardiaca. Si pone quindi l'esigenza di affrontare il processo di riabilitazione cardiaca operando a diversi livelli, prendendo in considerazione non solo la dimensione medica, ma anche quella mentale ed emotiva, e quella ambientale [61-65].

L'applicazione delle ANN nel PST evidenzia che, relativamente ai MET, il profilo psicologico del paziente in una condizione di rischio cardiaco è caratterizzato da ansia di tratto, depressione e tratti ossessivo-compulsivi. Relativamente invece all'RFC, il profilo psicologico di rischio è caratterizzato da aspetti di personalità ossessivo-compulsivi e di paura del rifiuto in contesti relazionali. L'ansia di tratto viene descritta come la tendenza generale a percepire situazioni stressanti come pericolose e minacciose. Si differenzia dall'ansia di stato in quanto quest'ultima viene concepita come un sentimento di insicurezza e di impotenza di fronte ad uno specifico danno percepito che può condurre o alla preoccupazione oppure alla fuga e all'evitamento (risposta di "attacco-fuga"). Entrambe sono caratterizzate da una significativa attivazione del ramo simpatico del sistema nervoso autonomo [66-69]. L'ansia di tratto costituisce un importante fattore di rischio, sia perché l'individuo sperimenta in continuazione ed in maniera generalizzata un'attivazione fisiologica che a lungo termine può causare danni al sistema cardiocircolatorio, sia perché la continua tensione sperimentata può portare ad assumere comportamenti a rischio (quali tabagismo, eccessiva alimentazione, comportamenti compulsivi) volti a cercare di ridurre il carico di tensione [70, 71].

Sulla base del DSM-IV [44], la depressione può essere definita come una variante dell'umore, vale a dire dell'emozione pervasiva e prolungata che colora la percezione del mondo. Lo sviluppo della depressione può essere legato ad un'esperienza di perdita da parte del paziente. Nei pazienti cardiopatici, tale condizione emotiva è connessa alla diminuzione delle capacità funzionali, alla paura della morte ed alla perdita di speranza, tutti fattori legati alla consapevolezza di soffrire di una malattia associata ad un elevato tasso di mortalità [72-75]. La condizione depressiva può inoltre influenzare il decorso della riabilitazione cardiaca in quanto il paziente tende a mettere in atto comportamenti disfunzionali (quali tabagismo, iperalimentazione, abuso di alcool, inattività fisica) mirati a ridurre, seppur a breve termine, le conseguenze sfavorevoli, il senso di sconforto dovuto alla condizione cardiaca o ad altre situazioni contingenti (ad es., mancanza di supporto sociale) [30, 72, 73, 76, 77].

Secondo la definizione del DSM-IV, le caratteristiche essenziali del disturbo ossessivo-compulsivo di personalità sono la preoccupazione per l'ordine, il perfezionismo e il controllo mentale e interpersonale, spesso a scapito di flessibilità, apertura a nuove prospettive ed efficienza. Questo quadro compare entro la prima età adulta ed è presente in una grande varietà di contesti. Altre caratteristiche salienti della personalità ossessivo-compulsiva sono il bisogno di mantenere il controllo sull'ambiente circostante, l'eccessiva attenzione per le regole, i dettagli futili, le liste. Gli individui che presentano questo quadro di personalità sono eccessivamente accurati ed inclini alla ripetizione: la loro straordinaria attenzione ai dettagli e le procedure di controllo che vengono ripetute continuamente in cerca di eventuali errori possono però portare l'individuo a perdere di vista il fine ultimo dell'attività che sta portando avanti. Questi individui possono arrivare a ricercare tanta perfezione in ogni dettaglio che il progetto o l'attività non vengono mai ultimati [78, 79]. Gli individui con disturbo ossessivo-compulsivo di personalità mostrano una devozione eccessiva al lavoro e alla produttività, a volte fino ad escludere le attività di tempo libero e le amicizie. Alcune caratteristiche del disturbo ossessivo-compulsivo di personalità, in particolare quest'ultima, si sovrappongono con le caratteristiche della personalità di "tipo A", ad esempio per quel che riguarda ostilità, competitività e frettolosità. Può esservi inoltre una compresenza del disturbo ossessivo-compulsivo di personalità e dei disturbi dell'umore e d'ansia [43, 80, 81].

La caratteristica essenziale della paura del rifiuto sociale (classificata all'interno del DSM-IV come fobia sociale) consiste in una "paura marcata e persistente che riguarda le situazioni sociali o prestazionali che possono creare imbarazzo". Il timore di essere giudicati e/o esclusi può interferire significativamente con la routine quotidiana e la persona a causa dei limiti autoimposti che hanno l'obiettivo di evitare le situazioni ansiogene può presentare un disagio significativo. Gli individui affetti da fobia sociale sono preoccupati di trovarsi in imbarazzo e timorosi di essere giudicati ansiosi, deboli, "pazzi", o stupidi. Quasi sempre, questi pazienti riportano sintomi di ansia (palpitazioni, tremori, sudorazione, malessere gastrointestinale, diarrea, tensione muscolare, arrossamento del viso, confusione) nelle situazioni sociali temute, e nei casi gravi possono arrivare a sperimentare un attacco di panico. L'evitamento di situazioni sociali può influire negativamente sulla condizione cardiaca del paziente, in quanto è stato dimostrato come il supporto sociale (o la percezione di poterlo ricevere) abbia un ruolo significativo nel miglioramento della compliance e del benessere generale e sulla messa in atto di processi di coping [82-84].

Riassumendo, si può affermare che attraverso l'indagine condotta utilizzando le ANN, il paziente con una condizione di rischio cardiaco relativamente ai MET presenta una personalità fortemente ansiosa, che lo conduce quindi a preoccuparsi eccessivamente di ciò che accade nella sua vita, accumulando un significativo carico di tensione emotiva. Secondo il DSM-IV, i comportamenti compulsivi hanno proprio la funzione di contenere l'ansia provocata dai pensieri ossessivi. La tendenza a preoccuparsi eccessivamente, evidenziata dagli indici relativi all'ansia di tratto, potrebbe essere associata al bisogno di mantenere il controllo totale su tutto ciò che avviene intorno, cercando in questo modo di placare l'ansia e, si potrebbe ipotizzare, un sentimento di impotenza. Ogni qual volta l'individuo si trova in una situazione nuova o al di fuori del suo campo di controllo, l'ansia prende il sopravvento, e i comportamenti compulsivi vengono messi in atto per ripristinare il controllo. Inoltre, il paziente sperimenta un abbassamento del tono dell'umore, il quale potrebbe anch'esso essere legato ad un ipotizzato senso di impotenza di fronte agli eventi, oppure ad una mancanza di supporto sociale conseguente all'evitamento di situazioni sociali. Anche i pazienti con un rischio associato all'RFC presentano tratti di personalità ossessivo-compulsivi e la paura di essere rifiutati nei contesti sociali. Queste caratteristiche, evidenziate dai risultati dell'indagine condotta attraverso le ANN, potrebbero essere messe in relazione ipotizzando che i comportamenti compulsivi servano a gestire l'intensa preoccupazione derivante dalla situazione ansiogena. Gli aspetti della personalità connessi all'estroversione, invece, risultano avere un ruolo protettivo in quanto associati ad un condizione cardiaca di non rischio.

L'analisi statistica tradizionale, di tipo lineare non ha messo in evidenza alcun aspetto psicologico connesso al rischio cardiaco per RFC, mentre per i MET ha individuato come gli aspetti di ossessione/compulsione sono maggiormente presenti in una condizione di rischio rispetto ad una condizione di non rischio.

Un'ulteriore potenziale applicazione dell'ANN nell'ambito del campione studiato riguarda il ruolo del genere sessuale. Altri studi hanno dimostrato che nelle malattie cardiovascolari esistono significative differenze di genere relativamente a tassi di incidenza e mortalità, nelle cause, sintomi, trattamento ed esiti [85-87]. Queste differenze sono estremamente complesse e, a differenza di ciò che avviene generalmente utilizzando l'analisi statistica tradizionale, l'utilizzo delle matrici SOM ha permesso di evidenziare come il profilo psicologico associato ad una condizione di rischio cardiaco sia fortemente differente tra i maschi e le femmine. Questi dati suggeriscono che i meccanismi psicologici sottostanti possano essere diversi in uomini e donne e forniscono la base razionale per pianificare ulteriori studi focalizzati su uomini e donne separatamente [88, 89].

In sintesi, relativamente allo studio del profilo psicologico predittivo dell'outcome del CRP, l'applicazione delle ANN ha messo in evidenza che le variabili psicologiche di maggior rilievo sono ansia di tratto, personalità ossessivo-compulsiva, fobia sociale e depressione. A queste variabili psicologiche sono inoltre connesse, in maniera rilevante per l'outcome del CRP, altre variabili quali età e genere sessuale, e variabili di tipo fisiologico, quali pressione arteriosa e FC. L'applicazione dell'analisi statistica tradizionale aveva invece evidenziato l'esclusivo ruolo dell'estroversione come aspetto psicologico predittivo di variazione dell'RFC conseguente al CRP.

Conclusioni

Il principale valore aggiunto dall'applicazione di metodi statistici non lineari nell'ambito della psicocardiologia riguarda la possibilità di cogliere la complessità del fenomeno. Tale fenomeno si esprime infatti sia nella presenza contemporanea di diversi aspetti psicologici, rendendo quindi possibile l'individuazione di quadri di comorbilità, sia nel legame tra il profilo psicologico e altre variabili di tipo fisiologico e sociale.

I risultati hanno inoltre dimostrato che le ANN hanno un maggior potere predittivo rispetto alle analisi statistiche lineari, anche rispetto a tecniche di statistica avanzata quali la regressione logistica.

Bibliografia

1. Wenger NK, Froehlicher ES, Smith LK et al (1995) Cardiac Rehabilitation Clinical Practice Guidelines. Agency for Health Care Policy and Research and the National Heart, Lung, and Blood Institute, Rockville, Md
2. Maines TY, Lavie CJ, Milani RV et al (1997) Effects of CR and exercise programs on exercise capacity, coronary risk factors, behavior, quality of life in patients with coronary heart disease. South Med J 90:43-49
3. Chang JA, Froelicher VF (1994) Clinical and exercise test markers of prognosis in patients with stable coronary artery disease. Curr Probl Cardiol 19:533-587
4. Pate RR, Pratt M, Blair SN et al (1995) Physical activity and public health: a recommendation from the Centers for Disease Control and Prevention and the American College of Sports Medicine. JAMA 273:402-407
5. Tietz NW (1997) Practice guideline for cardiac profiling. Am J Clin Pathol 108:696-699
6. Bittner V, Sanderson B, Breland J et al (2000) Assessing functional capacity as an outcome in cardiac rehabilitation. J Cardiopulm Rehabil 20:263-264
7. Myers J, Prakash M, Froelicher V et al (2002) Exercise capacity and mortality among men referred for exercise testing. N Engl J Med 346:793-801
8. Pierson LM, Miller LE, Herbert WG (2004) Predicting exercise training outcome from cardiac rehabilitation. J Cardiopulm Rehabil24 :113-118; quiz 119-120
9. Jette M, Sidney K, Blumchen G (1990) Metabolic equivalents (METs) in exercise testing, exercise prescription, and evaluation of functional capacity. Clin Cardiol 13:555-565
10. Balady GJ, Jette D, Scheer J, Downing J (1996) Changes in exercise capacity following cardiac rehabilitation in patients stratified according to age and gender. Results of the Massachusetts Association of Cardiovascular and Pulmonary Rehabilitation Multicenter Database. J Cardiopulm Rehabil 16:38-46
11. Shiran A, Kornfeld S, Zur S et al (1997) Determinants of improvement in exercise capacity in patients undergoing cardiac rehabilitation. Cardiology 88:207-213
12. Taylor A (1999) Physiological response to a short period of exercise training in patients with chronic heart failure. Physiother Res Int 4:237-249
13. Cole CR, Blackstone EH, Pashkow FJ et al (1999) Heart-rate recovery immediately after exercise as a predictor of mortality. N Engl J Med 341:1351-1357
14. Nishime EO, Cole CR, Blackstone EH et al (2000) Heart rate recovery and treadmill exercise score as predictors of mortality in patients referred for exercise ECG. JAMA 284:1392-1398
15. Vivekananthan DP, Blackstone EH, Pothier CE, Lauer MS (2003) Heart rate recovery after exercise is a predictor of mortality, independent of the angiographic severity of coronary disease. J Am Coll Cardiol 42:831-838
16. Aktas MK, Ozduran V, Pothier CE et al (2004) Global risk scores and exercise testing for predicting all-cause mortality in a preventive medicine program. JAMA 292:1462-1468
17. Tiukinhoy S, Beohar N, Hsie M (2003) Improvement in heart rate recovery after cardiac rehabilitation. J Cardiopulm Rehabil 23:84-87
18. Redwood DR, Rosing DR, Epstein SE (1972) Circulatory and symptomatic effects of

physical training in patients with coronary artery disease and angina pectoris. N Engl J Med 286:959-965
19. May GA, Nagle FJ (1984) Changes in rate-pressure product with physical training of individuals with coronary artery disease. Phys Ther 64:1361-1366
20. Fletcher GF, Balady GJ, Amsterdam EA et al (2001) Exercise standards for testing and training: a statement for healthcare professionals from the American Heart Association. Circulation 104:1694-1740
21. Froelicher VF, Jensen D, Genter F et al (1984) A randomized trial of exercise training in patients with coronary heart disease. JAMA 252:1291-1297
22. Myers J, Froelicher VF (1990) Predicting outcome in cardiac rehabilitation. Am J Cardiol 15:983-985
23. Hammond HK, Kelly TL, Froelicher VF, Pewen W (1985) Use of clinical data in predicting improvement in exercise capacity after cardiac rehabilitation. J Am Coll Cardiol 6:19-26
24. Fioretti P, Simoons ML, Zwiers G et al (1987) Value of predischarge data for the prediction of exercise capacity after cardiac rehabilitation in patients with recent myocardial infarction. Eur Heart J 8:33-38
25. Van Dixhoorn J, Duivenvoorden HJ, Pool J (1990) Success and failure of exercise training after myocardial infarction: is the outcome predictable? J Am Coll Cardiol 15:974-982
26. Heldal M, Sire S, Sandvik L, Dale J (1996) Simple clinical data are useful in predicting effect of exercise training after myocardial infarction. Eur Heart J 17:1821-1827
27. Digenio AG, Noakes TD, Cantor A et al (1997) Predictors of exercise capacity and adaptability to training in patients with coronary artery disease. J. Cardiopulm Rehabil 17:110-120
28. Brezinka V, Dusseldorp E, Maes S (1998) Gender differences in psychosocial profile at entry into cardiac rehabilitation. J Cardiopulmon Rehabil 18:445-449
29. Con AH, Linden W, Thompson JM, Ignaszewski A (1999) The psychology of men and women recovering from coronary artery bypass surgery. J Cardiopulmon Rehabil 19:152-161
30. Rozanski A, Blumenthal JA, Kaplan J (1999) Impact of psychological factors on the pathogenesis of cardiovascular disease and implications for therapy. Circulation 99:2192-2217
31. Glazer KM, Emery CF, Frid DJ, Banyasz RE (2002) Psychological predictors of adherence and outcomes among patients in cardiac rehabilitation. J Cardiopulm Rehabil 22:40-46
32. Ades P, Maloney A, Savage P, Carhart RL (1999) Determinants of physical functioning in coronary patients. Arch Intern Med 159:2357-2360
33. Lisboa PJG (2002) A review of evidence of health benefit from artificial neural networks in medical intervention. Neural Network 15:11-39
34. Mobley BAP, Leasure RR, Davidson LRNP (1995) Artificial neural network predictions of lengths of stay on a post-coronary care unit. Heart Lung 24:251-256
35. Gaetz M, Iverson GL, Rzempoluck EJ et al (2004) Self-organizing neural network analyses of cardiac data in depression. Neuropsychobiology 49: 0-37
36. Gulati M, Pandey DK, Arnsdorf MF et al (2003) Exercise capacity and the risk of

death in women: the St James Women Take Heart Project. Circulation 108:1554-1559
37. Buscema M (2002) A brief overview and introduction to artificial neural networks. Subst Use Misuse 37:1093-1148
38. Buscema M (2004) Genetic doping algorithm (GenD): theory and applications. Expert Systems 21:63-80
39. Comoss PRNBS (2002) The utility and viability of outcome measurement and monitoring in cardiac rehabilitation. J Cardiopulm Rehabil 22:334-337
40. Spielberger CD, Gorusch RL, Lushene R (1983) Manual for the State-Trait Anxiety Inventory (STAI). Consulting Psychologists Palo Alto, California
41. Eysenck HJ, Eysenck SBG (1975) Manual of the Eysenck Personality Questionnaire. Hodder & Stoughton, London
42. Sanavio E, Bertolotti G, Michielin P et al (1986) CBA-2,0 Scale Primarie. Una batteria a vasto spettro per l'assessment psicologico. Organizzazioni Speciali, Firenze
43. Hodgson RJ, Rachman S (1977) Obsessional-compulsive complaints. Behav Res Ther 15:389-395
44. American Psychiatric Association (1994) Diagnostic and statistical manual of mental disorders, 4th edn (DSM-IV).American Psychiatric Association, Washington
45. Bruce RA, Kusumi F, Hosmer D (1973) Maximal oxygen intake and nomographic assessment of functional aerobic impairment in cardiovascular disease. Am Heart J 85:546-562
46. American College of Sports Medicine (2000) ACSM's guidelines for exercise testing and prescription., Lippincott Williams & Wilkins, Baltimore
47. Fleg JL, Pina IL, Balady GJ et al (2000) Assessment of functional capacity in clinical and research applications: an advisory from the Committee on Exercise, Rehabilitation, and Prevention, Council on Clinical Cardiology. Circulation 102:1591-1597
48. Kaminsky LA, Whaley MH (1998) Evaluation of new standardized ramp protocol: the BSU/Bruce ramp protocol. J Cardiopulm Rehab 18:438-434
49. Ashley EA, Myers J, Froelicher V (2000) Exercise testing in clinical medicine. Lancet 356:1592-1597
50. Myers J, Buchanan N, Walsh D et al (1991) Comparison of the ramp versus standard exercise protocols. J Am Coll Cardiol 17:1334-1342
51. Mark DB, Shaw L, Harrell FE Jr et al (1991) Prognostic value of a treadmill exercise score in outpatients with suspected coronary artery disease. N Engl J Med 325:849-853
52. Roger VL, Jacobsen SJ, Pellikka PA et al (1998) Prognostic value of treadmill exercise testing: a population-based study in Olmsted County, Minnesota. Circulation 98:2836-2841
53. Buscema M and The Semeion Group (1999) Artificial neural networks and complex social systems. Franco Angeli Publisher, Milan
54. Kohonen T (1990) Cortical maps. Nature 346:24
55. Kohonen T (1999) Comparison of SOM point densities based on different criteria. Neural Comput 11:2081-2095
56. Kiang MY, Kumar A (2001). An evaluation of Self-Organizing Map networks as a robust alternative to factor analysis in data mining applications. Information Systems Research 12:117-194

57. Dietterich TG (1998) Approximate statistical tests for comparing supervised classification learning algorithms. Neural Comput 10: 1895-923
58. Medalie JH (1990) Angina pectoris: a validation of the biopsychosocial model. J Fam Pract 30:273-280
59. Anderson NB, McNeilly M, Myers HF (1993) A biopsychosocial model of race differences in vascular reactivity. In: Blascovich JJ, Katkin ES (eds). Cardiovascular reactivity to psychological stress & disease. APA science volumes. American Psychological Association, Washington, DC, pp 83-108
60. Gatchel RJ (2004) Comorbidity of chronic pain and mental health disorders: the biopsychosocial perspective. Am Psychol 59:795-805
61. Dumont S, Deshaies G, Dube C (1992) Toward a biopsychosocial understanding of the etiology of coronary disease and its development following a heart attack. Canadian Journal of Counselling 26:41-56
62. Hermann-Lingen C (2000) Biopsychosocial factors in pathogenesis and manifestation of coronary heart disease. Z Psychosom Med Psychother 46:315-330
63. Stineman MG (2001). A model of health environmental integration. Topics in Stroke Rehabilitation 8:34-45
64. Siebens H (2002) The Domain Management Model: organizing care for stroke survivors and other persons with chronic disease. Topics in Stroke Rehabilitation 9:1-25
65. Blumenthal JA, Sherwood A, Gullette E et al (2002) Biobehavioral approaches to the treatment of essential hypertension. J Consult Clin Psychol 70:569-589
66. Spielberger CD, Vagg PR (1984) Psychometric properties of the STAI: a reply to Ramanaiah, Franzen, and Schill. J Person Assess 48:95-97
67. Spielberger CD (1985) Assessment of state and trait anxiety: conceptual and methodological issues. Southern Psychologist 2:6-16
68. Spielberger CD, Sydeman S (1994) State-Trait Anxiety Inventory and State-Trait Anger Expression Inventory. In: Maruish ME(ed) The use of psychological testing for treatment planning and outcome assessment. Lawrence Erlbaum Associates, Hillsdale, pp 292-321
69. Spielberger CD, Sydeman S, Owen AE, Marsh BJ (1999) Measuring anxiety and anger with the State-Trait Anxiety Inventory (STAI) and the State-Trait Anger Expression Inventory (STAXI). In: Maruish ME (ed) The use of psychological testing for treatment planning and outcomes assessment (2nd ed). Lawrence Erlbaum Associates, Mahwah, pp 993-1021
70. McDonald RJ, Spielberger CD (1983) Measuring anxiety in hospitalized geriatric patients. Series in Clinical & Community Psychology: Stress & Anxiety 2:135-143.
71. Bonke B, Smorenburg JM, van der Ent C, Spielberger CD (1987) Evidence of denial and item-intensity specificity in the State-Trait Anxiety Inventory. Personality & Individual Differences 8:185-191
72. Frasure-Smith N, Lesperance F, Talajic M (1995) Depression and 18-month prognosis after myocardial infarction. Circulation 91:999-1005
73. Frasure-Smith N, Lesperance F, Talajic M (1995) The impact of negative emotions on prognosis following myocardial infarction: is it more than depression? Health Psychol 14:388-398
74. Bush DE, Ziegelstein RC, Tayback M et al (2001) Even minimal symptoms of depression increase mortality risk after acute myocardial infarction. Am J Cardiol 88:337-341

75. Carney RM, Blumenthal JA, Catellier D et al (2003) Depression as risk factor for mortality after acute myocardial infarction. Am J Cardiol 92:1277-1281
76. Frasure-Smith N, Lesperance F, Talajic M (1993) Depression following myocardial infarction. Impact on 6-month survival. JAMA 270:1819-1825
77. Mitchell P, Norman J, Powell LH et al (2003) Effects of treating depression and low perceived social support on clinical events after myocardial infarction: the Enhancing Recovery in Coronary Heart Disease Patients (ENRICHD) Randomized Trial. JAMA 289:3106-3116
78. Parmet S, Glass TJ, Glass RM (2004) Obsessive-compulsive disorder. JAMA 292:2040
79. Summerfeldt LJ, Kloosterman P, Antony MM et al (2004) The relationship between miscellaneous symptoms and major symptom factors in obsessive-compulsive disorder. Behav Res Ther 42:1453-1467
80. Pollak J (1979) Obsessive-compulsive personality: a review. Psychol Bull 2:225-241
81. Diaferia G, Bianchi I, Bianchi ML et al (1997) Relationship between obsessive-compulsive personality disorder and obsessive-compulsive disorder. Compr Psychiatry 38:38-42
82. Weber H, Wiedig M, Freyer J, Gralher J (2004) Social anxiety and anger regulation. European Journal of Personality 18:573-590
83. Westenberg H, Liebowitz MR (2004) Overview of panic and social anxiety disorders. J Clin Psychiatry 65:22-26
84. Cottraux J (2005) Recent developments in research and treatment for social phobia (social anxiety disorder). Curr Opin Psychiatry 18:51-54
85. Stoney CM, Engebretson TO (1994) Anger and hostility: potential mediators of the sex differences in coronary heart disease. In: Smith T, Siegman A (eds) Anger, hostility and the heart. Erlbaum, Hillsdale, pp 215-237
86. Bairey Merz CN, Kelsey SF, Pepine CJ et al (1999) The Women's Ischemia Syndrome Evaluation (WISE) study. J Am Coll Cardiol 33:1453-1461
87. Writing Group for the Women's Health Initiative Investigators (2002) Risks and benefits of estrogen plus progestin in healthy postmenopausal women. JAMA 288:321-333
88. Benz Scott LA, Ben-Or K, Allen JK (2002) Why are women missing from outpatient cardiac rehabilitation programs? J Womens Health 11:773-790
89. Wulsin LR, Singal BM (2003) Do depressive symptoms increase the risk for the onset of coronary disease? Psychosom Med 65:201-210

CAPITOLO 11

L'analisi di Rasch per la valutazione dell'*outcome* in riabilitazione

L. Tesio

Disabilità e riabilitazione

La disabilità come malfunzionamento della persona in toto
Secondo la definizione OMS del 1980 [1] la disabilità consiste nell'incapacità di svolgere attività nella misura o nella modalità nomali per un essere umano. Il nuovo modello OMS del 2001 [2] assegna al termine disabilità un significato più generale (*"umbrella term"*) ma conferma il ruolo delle "attività" come elementi costitutivi del "funzionamento" della persona. Disabilità e attività, dunque, riguardano la persona nel suo complesso e non si riferiscono esclusivamente ad aclune sue parti: l'insufficienza cardiaca è (secondo il modello OMS-1980) una menomazione (malfunzionamento di una parte del corpo). La difficoltà nel salire le scale, invece, è un deficit in un'attività (soltanto una persona intera sale le scale). Deficit in una o più attività concorrono a determinare un malfunzionamento della persona, definibile disabilità.

Si dà spesso per scontata la definizione di "funzione". Nel contesto della medicina riabilitativa può essere utile quella proposta da Tesio [3, 4] e cioè "scambio di energia o informazione". La definizione, pur generale, include un'importante distinzione. Se lo scambio avviene all'interno del sistema corporeo si hanno le familiari "funzioni" fisiologiche (respirazione, conduzione nervosa ecc.). Al contrario, se lo scambio avviene fra la persona e l'ambiente (locomozione, comunicazione) si hanno appunto "attività" (che converrebbe definire comportamenti).

La riabilitazione come insieme di interventi che mirano al recupero di "abilità"
La riabilitazione, dunque, mira al ripristino – quanto più possibile favorevole alla persona – di attività danneggiate o perdute. Nel caso particolare dell'età evolutiva, ove si lavori su abilità mai acquisite, il prefisso "ri" diventa discutibile.

Un recupero di abilità può passare attraverso interventi sia su parti della persona (per esempio attraverso mobilizzazione passiva di un'articolazione), sia sulla persona nel suo complesso (un colloquio logopedico), sia sull'interfaccia persona-ambiente (ausili, rimozione di barriere architettoniche). Inoltre possono essere necessari interventi "di contesto" i quali non sono di per sé riabilitativi ma rendono possibile l'intervento riabilitativo: farmaci, chirurgia correttiva, adattamenti ambientali (contesto ospedaliero, trasporti facilitati, sostegni economici, normative antidiscriminatorie ecc.).

La misura di esito della riabilitazione: outcome e misure della persona

Quale che sia il livello dell'intervento, il risultato sulla persona rientra nella categoria degli outcome. Per outcome si intende un risultato conclusivo di diversi processi/azioni, riferito alla persona nel suo complesso, riguardante il medio-lungo periodo, comprensivo dell'effetto sull'interazione persona/ambiente e della percezione del risultato da parte della persona stessa. Il risultato immediato di processi intermedi si definisce output. Per esempio, dopo un ricovero per infarto miocardico si può osservare come output l'aumento di frazione di eiezione ventricolare. A distanza di tempo gli outcome possono essere la ripresa di attività lavorativa, la diminuzione di dispnea da sforzo e da ansia, la riduzione del rischio di mortalità.

L'outcome non è deducibile linearmente e univocamente da output rappresentati da misure di funzioni corporee. La riduzione di gittata cardiaca può determinare perdita di autosufficienza nel fare le scale, ma molte altre menomazioni (per esempio, una paralisi) possono portare allo stesso outcome negativo. D'altro canto, un semplice montascale elettrico può produrre l'outcome positivo desiderato, quale che sia il grado di insufficienza cardiaca.

Dunque, gli indicatori di outcome riabilitativo non possono che essere misure comportamentali, esattamente come gli indicatori di prestazione scolastica o gli indicatori di attitudine e di stati cognitivi e psicologici. I questionari che censiscono e quantificano le attività sono lo strumento base di queste misure.

Biometria e personometria

Specificità del modello medico-riabilitativo rispetto al modello biomedico ed epidemiologico

Quanto detto sopra determina alcune specificità del settore medico-riabilitativo rispetto a quello che, per semplicità, conviene definire biomedico [5, 6]. Il termine richiama la stretta dipendenza dalle scienze chimico-fisiche-biologiche (si pensi all'endocrinologia o all'immunologia). Vanno qui ricordati almeno due motivi di specificità.

In primo luogo, diviene essenziale la relazione con gli interventi di tipo sociale: la disabilità comporta un contesto di aiuto non medico come condizione necessaria per l'intervento medico-riabilitativo. Per esempio, il malato di diabete può trovare una risposta pressoché completa nell'àmbito clinico. Al contrario, il paziente che a seguito di ictus cerebrale divenga – oltre che emiparetico, disfasico ecc. – anche non autosufficiente ha bisogno che gli interventi clinici avvengano in un contesto assistenziale non specificamente medico-neuromotorio. Si fa riferimento ad interventi di assistenza sociale o di assistenza ad attività di cura della persona.

In secondo luogo, le misure di outcome sono di tipo psicometrico, ovvero sono fondate su giudizi soggettivi di un osservatore (a volte il soggetto stesso) il quale valuta un comportamento o uno stato psichico della persona nel suo complesso (depressione, conoscenze culturali, attitudini, dolore). Le crocette su un questionario autosomministrato per la depressione riferiscono comportamenti (pianto; isolamento) o percezioni della persona (tristezza, idee suicide). Si noti che comunque è necessario un comportamento fisico osservabile esternamente (apporre crocette, piangere) perché si manifesti qualsiasi stato psichico. La fisicità delle variabili rese impalpabili su questionari carta-e-penna è ancora più evidente quando le attività censite siano principalmente azioni motorie, come ad esempio camminare, vestirsi ecc. e non puri stati psichici. Dunque il termine "psico"-metria appare riduttivo: in ogni caso si tenta di osservare e di misurare una variabile della persona nel suo complesso, così che sarebbe più opportuno – come già proposto altrove [7] e come si farà qui d'ora in avanti – parlare di personometria e non di psicometria.

Organismi, persone, popolazioni: a ciascuno il suo modello di misura

Appare necessario un chiarimento per l'area della biomedicina che si occupa di popolazioni, e cioè l'epidemiologia (il cui nome deriva in modo evidente dalla parola greca *démos*, popolo). La popolazione può essere vista sia come un organismo che come una persona. Alla popolazione-organismo si possono applicare in grandissima parte tecniche di misura biomediche che si possono utilizzare anche per il singolo individuo: incidenze, probabilità di un certo esito, ecc. L'approccio alla misura è comunque di tipo deterministico. Il fenomeno in sé viene dato come certo. L'incertezza con cui lo si può conoscere dipende da altri fattori quali la precisione cui può arrivare la tecnica di misurazione e – aspetto specifico dell'epidemiologia – dalla validità delle inferenze sul rapporto fra campione disponibile e vera popolazione. D'altro canto, quest'ultima può essere vista anche come una sorta di macropersona, laddove la variabile da indagare sia comunque una variabile della persona. Questo approccio è raro in medicina (il recente successo di questionari ospedalieri di soddisfazione rappresenta un'eccezione). Al contrario, questo approccio è frequente nelle scienze sociali. Un caso molto noto è quello dei sondaggi di opinione: conoscere che cosa pensi la singola persona serve a stimare che cosa pensi la popolazione nel suo complesso. All'incertezza sul rapporto fra campione e popolazione, tuttavia, si aggiunge qui la intrinseca indeterminatezza delle risposte evocate nelle singole persone. A questo scopo la numerosità del campione ha proprio la finalità di attenuare le diversità nelle risposte individuali ("su questo tema *in media* la gente pensa che...") e quanto più l'attesa sulla popolazione è precisa (varianza generale bassa rispetto alla media), tanto più le risposte della singola persona appariranno devianti (varianza individuale alta rispetto alla media). Se si accetta che non tutta la varianza individuale rifletta non soltanto un errore casuale, ma anche una intrinseca originalità nella risposta, sorge il problema metodologico di riconoscerne e valorizzarne le componenti sistematiche in sottogruppi o in singole persone. Statistica e disegno sperimentale, dunque, devono adeguarsi, altrimenti le conclusioni epidemiologiche si trasformano in un letto di Procuste [8]. Nasce così una dittatura (statistica) della maggioranza: la medicina viene soffocata dalla sanità.

In considerazione di quanto sopra esposto, non soltanto si sostituirà il termine psicometria con personometria, ma si utilizzerà di seguito il termine biometria per indicare in generale la misura delle variabili che nascono dal mondo biomedico (sia chimico-fisico, sia epidemiologico) e che sono molto più familiari a medici e tecnici della biomedicina (Tabella 1).

Tabella 1. Glossario minimo sui modelli di misura

Misure	Biometriche		Personometriche
	Biomediche	Epidemiologiche	
	Misure di variabili chimico-fisiche (lunghezze, temperature, volt ecc.)	Misure di variabili riferite a popolazioni: incidenza, prevalenza, probabilità di un certo esito ecc.; *oppure* misure di variabili della persona (personometriche)	Misure di variabili riferibili soltanto alla persona, singola e indivisibile. Si tratta di variabili come dolore, autosufficienza, soddisfazione, depressione, conoscenze, preferenze ecc.

Conseguenze della specificità riabilitativa sulla metodologia di misura. Variabili interamente osservabili e variabili latenti

Gli indicatori sanitari sono ancora molto basati su misure chimico-fisiche (pressione arteriosa, glicemia, temperatura corporea) oppure, ad un altro estremo, su misure epidemiologiche (mortalità, tasso di recidive ecc). Dunque prevalgono misure di parti della persona o misure su popolazioni [9]. Misure biomediche ed epidemiologiche condividono il fatto che le variabili in gioco sono direttamente osservabili, a meno di un errore determinato dallo strumento di misura stesso. Nel caso di un termometro si può citare l'errore connesso alla precisione intrinseca dello strumento (la temperatura modifica, per esempio, il volume dell'involucro di vetro di un termometro a mercurio e non soltanto il volume del mercurio). Nel caso dell'epidemiologia si può pensare all'errore di stima campionaria (la percentuale calcolata su un campione non è mai perfettamente generalizzabile all'intera popolazione). Tuttavia, in sé e per sé – anche se si assume una imprecisione – il valore osservato è "vero" ("deterministico", nel linguaggio della statistica): il termometro segna 37,1 °C; la percentuale di ultrasessantacinquenni in un certo campione di persone è del 20,2%, ecc.

Il "salto" fra misure di parti della persona e misure di popolazioni scavalca a piè pari la persona singola e unica [7]. Né potrebbe essere altrimenti. Nel caso della persona non valgono le stesse regole di misura. La persona genera variabili (ovvero: oggetti di misura) *non interamente (o non direttamente) osservabili*. Conviene chiamarle – come è d'uso nella statistica – variabili "latenti". Infatti alla persona si accredita una capacità di generare comportamenti propri (non soltanto risposte deterministiche a stimoli esterni) e quindi *intrinsecamente* imprevedibili, quale che sia la precisione della osservazione [7]. Per esempio, la valutazione di una prestazione ginnica può essere molto precisa: 7 giudici concordano sul punteggio "8". Tuttavia il giorno dopo, al di fuori di un contesto agonistico, la persona potrebbe essere meno motivata ed il punteggio potrebbe cambiare perché *in origine* esso è *intrinsecamente* variabile[1].

L'"abilità ginnica" è nascosta nella persona e si manifesta attraverso comportamenti (la prova di esame) che *rappresentano* in qualche misura ma *non sono* la variabile latente (mentre la temperatura *è* la temperatura; la percentuale di anziani *è* la percentuale di anziani). Per esempio, diverse prove ginniche potrebbero tutte rappresentare l'abilità ginnica senza che nessuna prova in particolare *sia* essa stessa l'abilità ginnica.

Da *come* misurare a *che cosa* misurare

La scelta delle variabili è sostanzialmente un problema di consenso fra esperti. Si può e si deve prima decidere se e quanto ricorrere a variabili "della persona". Il secondo passo è decidere quali variabili misurare.

Quale programma: recupero funzionale cardiaco o riabilitazione del cardiopatico?

La scelta stessa di procedere non soltanto a misure biomediche ma anche a misure personometriche riflette l'obiettivo dell'intervento. Nelle scienze cardiologiche il tema ha una rilevanza anche politico-gestionale laddove si voglia rivendicare alla cardiologia un ruolo riabilitativo. Da quanto si è esposto in precedenza dovrebbe apparire chiaro che non si dovrebbe parlare di riabilitazione cardiologica ma di riabilitazione del paziente cardiopatico. Il recupero di funzionalità di un cuore leso o malato è un obiettivo proprio della biomedicina anche laddove si utilizzi come coadiuvante l'esercizio terapeutico. Lo stesso non si può dire della riduzione della disabilità nel paziente cardiopatico. Gli interventi psicologico ed educativo dietologico considerano la persona nella

---

[1] È molto interessante che la meno "esatta" delle scienze quantitative, e cioè la personometria, trovi un inaspettato sostegno nella più esatta delle scienze sperimentali, cioè la fisica. Quest'ultima ha da tempo stabilito che conoscere la "vera" misura di alcuni fenomeni è impossibile teoricamente, quand'anche si disponesse degli strumenti di misura più perfetti. Infatti una certa indeterminatezza fa parte della realtà stessa oltre che della nostra capacità di osservarla. Risale ai primi decenni del secolo scorso il principio secondo il quale velocità e posizione di un oggetto non sono determinabili simultaneamente, anche se questa indeterminatezza diviene rilevante soltanto a velocità prossime a quelle della luce (per una trattazione accessibile anche ai profani si veda: *Heisenberg W. Fisica e filosofia. Come la scienza contemporanea ha modificato il pensiero dell'uomo. Il Saggiatore, Milano 1961*).

sua totalità e richiedono metodologie e competenze non cardiologiche. Anche l'esercizio terapeutico all'interno di un intervento di prevenzione secondaria può rientrare in programmi che richiedono competenze prevalentemente non cardiologiche (per esempio fisiatriche o di scienze motorie).

Mentre il recupero funzionale cardiaco può essere monitorato con indicatori biomedici (a partire dalla frazione di eiezione ventricolare), le componenti genuinamente riabilitative di un programma clinico devono comprendere valide misure personometriche. Sarebbe ingenuo ritenere che le variabili biomediche possano sostituire quelle personometriche. Il rapporto fra recupero d'organo e riabilitazione della persona è poco prevedibile poiché esso non rispetta una causalità diretta, come invece postula il modello scientifico deterministico-riduzionista [5, 6].

In cardiologia questo non sembra così evidente: se il cuore va meglio, non c'è motivo per il quale non debba andare meglio anche il paziente, nel senso che egli riuscirà necessariamente a svolgere le attività che gli erano state precluse (camminare, comunicare, vestirsi ecc). La cardiologia, dunque, sarebbe sempre implicitamente riabilitativa. In parte (ma soltanto in parte, come sarà chiaro di seguito) questo è vero. La prevedibilità del rapporto fra danno d'organo e disabilità è tanto maggiore quanto più l'organo o le funzioni alterate a) non sono vicariabili da altri organi o funzioni, e b) non sono vicariabili attraverso adattamenti comportamentali del soggetto e/o ambientali.

Ora si prenda il caso di un soggetto anziano che abbia subito l'amputazione di un arto inferiore e che venga protesizzato. Nella suddetta condizione egli potrebbe sia tornare a camminare fuori casa che non riuscirci. Nella determinazione dell'outcome interverranno le condizioni dell'arto inferiore controlaterale, la motivazione del paziente, le eventuali barriere architettoniche ecc.

Si riprenda ora il caso di un paziente reduce da infarto miocardio la cui frazione di eiezione ventricolare passi dal 20% al 50%. Questo ultimo numero sembra garantire già di per sé solo che il paziente possa tornare a camminare fuori casa. Anche in questa situazione, tuttavia, una incertezza sull'outcome individuale rimane. Il paziente potrebbe decidere di non uscire più di casa perché si è instaurata una grave sindrome depressiva, perché in pochi mesi è aumentato molto di peso, perché ha paura di essere colto da un nuovo infarto cardiaco, perché l'accesso alla sua abitazione richiede la salita di un numero esagerato di gradini ecc. Dunque l'outcome deve comunque essere misurato direttamente e non può essere dedotto dalla frazione di eiezione ventricolare.

Nell'ambito delle variabili della persona una puntualizzazione a parte merita il tema del dolore. Il tentativo di misurarlo attraverso parametri corporei è molto antico. È ben vero che la riduzione del dolore può avere correlati oggettivi molto evidenti. Nel caso di risoluzione del dolore lombosciatico, per esempio, si potranno osservare normalizzazione di riflessi osteotendinei degli arti inferiori e di potenziali elettrici evocati somatosensoriali [10]. Pur non essendo un'attività in senso proprio, tuttavia, il dolore è pur sempre una variabile della persona che non è riducibile a meccanismi neurofisiologici che pure lo sottendono [3].

Nessun equivalente biologico del dolore può sostituirsi validamente alla misura diretta di questa esperienza della persona. Occorrerà dunque rivolgersi a variabili captate in via diretta da questionari sulla intensità del dolore, sulla disabilità indotta dal dolore, sulla perdita di capacità lavorativa causata dal dolore ecc. A riprova che misure indirette possono essere insufficienti è ben noto che nessuna di queste rilevazioni, isolatamente considerata, si correla in modo soddisfacente con il giudizio soggettivo di "star meglio" dopo un trattamento antalgico. Non sorprende che un questionario che specificamente indaga l'interazione fra dolore e disabilità si sia rivelato una misura di outcome molto più adatta a quantificare il giudizio globale e soggettivo di miglioramento [11].

Quali variabili per monitorare il programma riabilitativo?
Se si accetta che il contesto metodologico della misura di outcome in riabilitazione sia lo stesso delle misure della persona in generale, si deve affrontare il compito di definire quali variabili siano rilevanti ai fini del miglioramento degli interventi riabilitativi. Raramente i ricercatori di area biomedica attribuiscono importanza decisiva alla scelta degli strumenti personometrici. Di solito essi accettano senza eccessive critiche strumenti già pubblicati su riviste di prestigio, ma la validità metrica di molti di questi strumenti è spesso del tutto insoddisfacente. Soprattutto resta da ultimare la loro generalizzabilità a contesti diversi da quello in cui sono stati creati. Un punto critico (fra i molti) è quello della validità transculturale di strumenti adottati in studi internazionali. Ormai si presta molta attenzione alla tecnica di validazione della traduzione linguistica. Si dimentica quasi sempre che una buona traduzione linguistica in sé non è in grado di garantire due cose: a) che il questionario originale abbia buone caratteristiche metriche; b) che il "valore" delle voci del questionario sia lo stesso in diverse culture. In un noto questionario sulla disabilità, le voci "mangiare" o "trasferimento vasca-doccia" (e le relative procedure di punteggio) sono state tradotte correttamente dall'inglese al giapponese. Ciò nonostante esse indicano gradi di abilità molto diversi a seconda che si utilizzino il cucchiaio invece che i bastoncini orientali, e piatti-doccia o vasche orizzontali invece che – cosa alquanto comune in Giappone – vasche verticali [12] di difficile accesso.

La fortuna di un tipo di misura dipenderà da molti e imprevedibili fattori quali la capacità di prevedere eventi significativi, la semplicità di applicazione, l'utilità pratica ecc. Sia le misure biometriche che quelle personometriche potranno avere più o meno successo indipendentemente dalla loro complessità. Nell'elettrofisiologia cardiaca il vecchio elettrocardiogramma ha sempre avuto la meglio sul vettorcardiogramma. Se si parla di dispnea, la vecchia e semplice classificazione NYHA [13] (4 gradi soltanto) dell'insufficienza cardiaca prevale tuttora su questionari ben più sofisticati [14].

Sintesi: perché occorre un alto livello tecnico delle misure della persona
Tutto quanto sopra vuole soltanto motivare perché non sia possibile costruire un valido insieme di indicatori riabilitativi senza ricorrere alla cultura ed alla tecnologia che sottendono i più evoluti questionari di misura della persona. Sarebbe un errore ritenere che queste misure siano più "semplici" rispetto a quelle di area biomedica soltanto perché il loro substrato fisico è di tipo "carta e penna". Dunque, come costruire questionari validi? I paragrafi seguenti descrivono la proposta costituita dall'analisi di Rasch.

Misure della persona: la proposta del modello di Georg Rasch

Perché serve un modello statistico originale

Le misure della persona, come si è affermato sopra, si presentano concretamente come questionari che generano punteggi cumulativi. I limiti dei questionari sono ben noti. Per esempio, il punteggio su un questionario presenta effetti pavimento-soffitto (esso si estende comunque da un minimo a un massimo predeterminati); la proporzionalità fra punteggio e "vera quantità" sottesa è difficilmente ottenibile (3-2 non vuol dire la stessa cosa di 4-3…); fra un punteggio e il successivo esiste una discontinuità di ampiezza ignota; le diverse voci di un questionario possono rappresentare "mele e pere" e quindi non essere validamente cumulabili; i criteri di punteggio si prestano ad interpretazioni soggettive ecc. Tutta la tradizione statistico-psicometrica, che risale alla seconda metà del XIX secolo, ha prodotto notevoli sforzi matematici e filosofici per assegnare validità metrica ai punteggi grezzi [15]. Tuttavia queste misure mantengono una minore validità (che si riassume, per i profani, nella qualifica di "soggettive") rispetto alle misure chimico-fisiche (ritenute, spesso ottimisticamente, "oggettive" per definizione).

Il vantaggio indubbio di queste misure quando siano applicate all'area riabilitativa è il fatto che esse, e soltanto esse, si applicano validamente alle variabili latenti della persona. Queste ultime possono essere rilevate solamente attribuendo punti all'osservazione di attività della persona (camminare, vestirsi ecc.).

Si deve a Georg Rasch un modello statistico che dal 1960 ha reso possibile un progressivo e sostanziale avvicinamento della validità delle misure su questionari alle misure chimico-fisiche (per una vista d'insieme sul vero e proprio "movimento" statistico che a lui si ispira si veda al sito *www.rasch.org*). Il modello è solidamente dimostrato attraverso un teorema. In sintesi, il teorema dimostra che se (e soltanto se) il questionario ha proprietà conformi al modello Rasch la misura che se ne trae è obiettiva nel senso che la misura dei soggetti non dipende da quali particolari voci costituiscono il questionario. Specularmente, la difficoltà relativa delle varie voci non dipende da quali soggetti abbiano costituito il campione di calibrazione del questionario stesso.

Nessun insieme di dati reali rispetta perfettamente le attese del modello. Le discrepanze fra dati osservati e dati attesi forniscono quindi una guida di inestimabile valore per cogliere difetti nel questionario oppure risposte inattese da parte di soggetti singoli o di gruppi. Nasce la possibilità di una vera e propria semeiotica delle risposte inattese. Per esempio, diviene possibile stimare se:
a) il questionario sia intrinsecamente eterogeneo (le sue voci sono "mele e pere") oppure sia formulato in modo ambiguo;
b) vi sia una rilevazione scorretta per impreparazione o distrazione dei misuratori;
c) vi sia un comportamento opportunistico da parte dei rilevatori;
d) vi siano particolari caratteristiche di sottogruppi di soggetti che interferiscono sistematicamente con i loro punteggi.

Oggi esistono tecniche che consentono di stimare (la precisione assoluta è irraggiungibile) presenza e gravità di ciascuno di questi fenomeni. Il controllo di qualità del dato, quindi, va ben oltre classici controlli di congruenza e di completezza e raggiunge il livello della verosimiglianza intrinseca del profilo di punteggio [16].

Il modello di Rasch: vista d'insieme

Quando si esamina un punteggio ricavato da un questionario occorre rispondere ad almeno tre domande:
1. Uno stesso incremento di punteggio indica sempre uno stesso incremento della variabile misurata a tutti i livelli della variabile stessa? In geometria quando si parla di lunghezza si pretende che la differenza fra 3 e 2 metri sia uguale alla differenza fra 103 e 102 metri.
2. Se sì, quale incremento sostanziale (in termini di autosufficienza, dolore, dispnea ecc.) è rappresentato dall'incremento numerico? Non si dimentichi che il numero di item di una scala e i livelli di punteggio di ciascun item possono essere i più diversi e sono prefissati arbitrariamente.
3. Con quale affidabilità/riproducibilità il punteggio fornisce una misura? Il concetto di affidabilità è più ampio di quello di riproducibilità. Un soggetto che superi item difficili e fallisca in item facili potrebbe mantenere questo comportamento inatteso nelle più diverse situazioni. La scala in sé, tuttavia, non è intrinsecamente affidabile poiché assume un significato diverso per diversi soggetti (il "che cosa" misura è diverso fra soggetti).

Occorre un modello che dia una stima congiunta ma indipendente della abilità dei soggetti, della difficoltà degli item e una stima della riproducibilità delle misure. Il modello deve dettare:
- quale relazione esista fra frequenza delle risposte e probabilità di risposta;
- quale relazione esista fra probabilità di risposta osservata e probabilità attesa sulla base della difficoltà degli item;
- quale errore sia connesso alle misure stimate.

Un modello è sostanzialmente un'equazione che fissa le regole di interazione fra le grandezze in gioco, ovvero i parametri. Il primo modello che soddisfa i requisiti di una vera misura è quello prodotto da Georg Rasch nel 1960 per le risposte dicotomiche (no/sì) [17]. Successivamente si sono sviluppati altri modelli Rasch-compatibili e adatti alla costruzione di scale "politomiche" ("*rating scales*": item con livelli tipo no/talvolta/sempre=0/1/2; no/lieve/medio/grave=0/1/2/3 ecc.), oppure adatti allo studio dell'impatto di diversa severità e coerenza da parte di osservatori multipli (modelli "*many-facets*": item, soggetti, rilevatori) [18].

Il modello originale dicotomico di Rasch si riferisce a scale nelle quali le sole risposte possibili sono 0 o 1. La vera abilità del soggetto che prenda 0 oppure 1 in un certo item è stimabile con un valore intermedio se la si intende come la probabilità che l'evento 1 si verifichi. L'equazione principale è della forma:

$$P = P_{(x=1|0,1)} = \left(\frac{e^{\beta-\delta}}{1+e^{\beta-\delta}}\right) \qquad [1]$$

che si legge: "la probabilità P che la risposta X osservata sia pari a 1, dato che la risposta può essere soltanto 0 o 1, è data da ….(si veda la funzione fra parentesi)".

L'equazione può essere riscritta, in modo che ne risalti la linearità, anche come:

$$\log\left(\frac{P}{1-P}\right) = \beta - \delta \qquad [2]$$

laddove:
P = P(1) è la probabilità che si osservi la risposta 1
1-P è la probabilità che si verifichi la risposta alternativa, 0
X è la risposta osservabile (0 oppure 1)
e = 2.718… è la base dei logaritmi naturali
β è il parametro "abilità" del soggetto
δ è il parametro "difficoltà" dell'item

Ora è ancor più evidente che il modello prevede che la probabilità di osservare 1 dipende dalla differenza fra due e soltanto due parametri (da qui la linearità del modello). Le misure di Rasch sono realmente intervallari perché una distanza numerica (per es. fra 3 e 2 logit, fra 103 e 102 logit) mantiene sempre lo stesso significato qualitativo. Vi è soltanto un'apparente complicazione costituita dal fatto che a sinistra la probabilità è stata sostituita da un termine poco familiare in ambito sanitario. Il termine log(P/(1-P)) (logaritmo della odd ratio, log-odd) viene definito logit: da qui deriva il termine "logistico" attribuito al modello di Rasch ed ai modelli simili. La trasformazione logistica della probabilità P presenta molti vantaggi (per esempio, a differenza di P il logit non è confinato fra 0 e 1, proprio come la differenza fra abilità e difficoltà, che concettualmente non ha limiti). Qui è sufficiente cogliere che comunque il logit cresce al crescere di P. Questo modello viene definito "a 1 parametro" poiché considera esclusivamente l'abilità del soggetto (convenzionalmente il parametro difficoltà non si conta).

Si può dimostrare anche in via formale (teorema della separabilità di Rasch) che soltanto il modello logistico a 1 parametro rende la stima di abilità relativa dei soggetti indipendente dalla difficoltà dei particolari item in esame e rende la stima di difficoltà relativa degli item indipendente dalla abilità del particolare campione di soggetti in esame. Questa indipendenza è un requisito fondamentale per qualsiasi misura. Per usare un'analogia con misure fisiche, la misura di 1 metro deve rappresentare lo stesso incremento di lunghezza in qualsiasi soggetto, così come la misura di crescita in altezza di un soggetto deve restare la stessa quale che sia lo strumento di misura utilizzato. Ulteriori aspetti del modello di Rasch che ne fanno l'unica soluzione valida dal punto di vista teorico sono riportati nell'Appendice 1.

Scenari applicativi
Esiste una letteratura ormai vastissima cui conviene riferirsi per un approfondimento pratico dell'analisi di Rasch [19-22]. Si può qui tentare una lista semplificata dei vantaggi ottenibili con questa nuova tecnica che, applicandosi a variabili della persona, sia psicologiche, sia fisiche, dovrebbe essere definita personometrica.

a) L'analisi di Rasch su scale ordinali già esistenti e che rivelino modeste proprietà intervallari consente di perfezionare le scale stesse, rimuovendo item incoerenti o ridefinendo le categorie di punteggio ("che cosa" si intende per 0/1/2 ecc.). Si possono poi convertire i punteggi in misure con caratteristiche intervallari. Questa conversione rende poi appropriata tutta la statistica convenzionale.

b) La costruzione di nuove scale già guidata dall'analisi di Rasch facilita la costruzione di strumenti con ottime caratteristiche di coerenza interna (unidimensionalità) e con punteggi ordinali che già si avvicinano molto a vere misure intervallari, così che per la maggior parte delle applicazioni cliniche non si rende necessaria la loro conversione in unità logit.

c) La disponibilità di scale di cui siano ormai note le proprietà metriche di ogni item consente di studiare non soltanto l'abilità ma anche il il grado di incoerenza nel profilo delle risposte dei soggetti ad item di varia difficoltà (cosidetto *misfit*). Risposte inattese possono rivelare misure inaccurate o distorte opportunisticamente; oppure ancora esse possono evidenziare peculiarità cliniche inattese in un certo soggetto. In sintesi, diviene possibile un controllo di qualità dei questionari [16] nel contesto di studi econometrici o epidemiologici.

d) L'indipendenza dei parametri di difficoltà degli item dal particolare campione di soggetti esaminati rende possibile evidenziare alterazioni nei "profili di comportamento" di sottopopolazioni. L'Appendice 2, a titolo di esempio, illustra come una variazione nell'ordine di difficoltà delle voci di una scala di disabilità (FIM^{TM}) fra ingresso e dimissione da una degenza riabilitativa ospedaliera possa rivelare inappropriatezza, laddove il punteggio complessivo avrebbe invece suggerito appopriatezza.

e) In generale, una scala che produce "vere misure" applicata ad un campione di soggetti che non dimostrino grave misfit rende appropriata la correlazione fra variabili continue (biomediche, econometriche o altro) e variabili comportamentali. Questo apre la strada allo studio dell'outcome sulla persona indotto da procedure biomediche.

f) La possibilità di definire per una variabile comportamentale la vera misura sottesa da un item apre la strada alla possibilità di valido utilizzo multicentrico, e in particolare trans-culturale, delle scale comportamentali. Si pensi soltanto alla utilità di questo approccio in studi multinazionali di outcome clinico o sanitario [23].

Appendice 1 - Perché proprio il modello di Rasch?

Nel modello di Rasch di cui all'Eq. [2] i parametri β e δ sono stimati attraverso procedure di "massima verosimiglianza". In termini semplicistici, essi sono i parametri che generano un modello conforme alla Eq. [2] stessa, rispetto al quale la matrice di risposte osservate nel campione di soggetti in esame ha la massima probabilità di verificarsi. L'Eq. [2] ha proprio nella sua semplicità formale i punti di forza più caratteristici.

Quanto più il soggetto è abile rispetto ad un certo item, tanto più probabile diviene osservare la risposta 1. Ad ogni stima di β e δ corrisponde quindi un'unica stima della probabilità di risposta. La relazione fra P e (β - δ) è monotonicamente crescente: su uno stesso item a soggetti più abili viene attribuita maggiore probabilità di risposta. Quanto maggiore? La funzione segue un andamento a "S italica" tipico di queste equazioni logistiche, mentre resta proporzionale il rapporto fra logit e variabile dipendente. L'unità di misura logit può apparire ostica. Il suo risvolto pratico più evidente è quello di correggere l'effetto pavimento (e anche soffitto, analogamente) determinato dal confinamento delle possibili risposte fra 0 e 1. In prossimità del punteggio massimo possibile i soggetti con abilità molto diverse saranno costretti ad affollarsi intorno a probabilità simili. Con la misura in logit si corregge la distorsione causata dall'effetto pavimento o soffitto. Per esempio, un soggetto che migliori le sue probabilità di superare un item dal 50 al 75% guadagnerà circa 1 logit. Lo stesso vale per un soggetto che aumenti apparentemente molto meno le sue probabilità e cioè soltanto dal 75 al 90%. Guadagnerà i logit anche un soggetto che migliori soltanto dal 90 al 95%.

Solamente abilità e difficoltà dell'item concorrono a determinare la probabilità di risposta (e quindi la misura in logit). Convenzionalmente il parametro "difficoltà" non viene contato e si dice quindi che il modello di Rasch è a 1 parametro. Questa caratteristica lo differenzia radicalmente da modelli cosiddetti a più di un parametro (n-pl models: n-parameters logistic models). In questi ultimi si introducono parametri che rendano ancor più verosimile la matrice di risposte osservate. Per esempio, si può tener conto del fatto che una quota di 1 possa derivare da risposte date a caso. Il modello attribuirà quindi una probabilità minima di risposta 1 anche a soggetti infinitamente meno abili di quanto richiesto per superare un certo item. Oppure ancora si potrà tenere conto di fattori che influiscano sulle risposte (sesso, età, tipo di patologia o altro). Per quanto interessanti, queste procedure tendono a stravolgere il senso dell'analisi che è quello di trasformare in robuste misure intervallari una serie di risposte dicotomiche soggette a molte interferenze, alcune casuali, altre sistematiche.

Con l'introduzione di altri parametri *ad hoc*, la misura di abilità e difficoltà di soggetti e item diviene dipendente dal particolare campione (o dal particolare insieme di item) esaminati. Per esempio, la propensione a rispondere a caso potrebbe riguardare specificamente i soggetti meno abili oppure chi è più lento (se si tratta di un quiz con tempo massimo per le risposte). Specularmente gli item che più risentono di risposte casuali potrebbero essere i più difficili, oppure semplicemente gli ultimi di una lunga lista di quiz. Se il giorno dopo gli stessi soggetti affrontassero una scala di misura con quiz più facili, o con gli stessi quiz in sequenza diversa, la stima della loro abilità rispetto agli altri soggetti cambierebbe. Analogamente, nel caso in cui gli stessi quiz venissero sottoposti a soggetti più abili, o a soggetti più rapidi, la stima della difficoltà dei quiz cambierebbe.

Dunque il modello a 2 parametri (abilità e percentuale di risposta casuale) non soltanto misura una combinazione costituita dalla variabile in esame e da variabili estranee, ma le misura anche in modo non generalizzabile ad un altro mix di soggetti o di item coinvolti nella stessa misura. Al contrario il modello Rasch può far emergere come alcuni soggetti siano incoerenti (*misfitting*) rispetto alle rigide attese del modello stesso perché, per esempio, superano imprevedibilmente item molto al di fuori della loro portata.

Questo riscontro diviene motivo di importanti riflessioni diagnostiche. I soggetti hanno risposto a caso o in modo opportunistico [16]? Oppure: vi sono item che non riflettono la variabile in esame e che quindi generano risposte indipendenti dall'abilità dei soggetti rispetto a quella variabile? La rimozione di soggetti misfitting può aiutare a far luce sull'abilità dei soggetti restanti, oppure la rimozione di item misfitting può contribuire a perfezionare la scala di misura rendendola concettualmente più omogenea e quindi in grado di fornire misure più riproducibili in futuri campioni.

Appendice 2 - Esempio di applicazione dell'analisi di Rasch ad una scala di misura. Scala di disabilità FIM™

Cura della persona
1. Nutrirsi
2. Rassettarsi
3. Lavarsi
4. Vestirsi, dalla vita in sù
5. Vestirsi, dalla vita in giù
6. Igiene perineale

Controllo sfinterico
7. Vescica
8. Alvo

Mobilità (trasferimenti)
9. Letto-sedia-carrozzina
10. WC
11. Vasca o doccia

Locomozione
12. Cammino-carrozzina
13. Scale

Comunicazione
14. Comprensione
15. Espressione

Capacità relazionali-cognitive
16. Rapporto con gli altri
17. Soluzione di problemi
18. Memoria

LIVELLI
7. Autosufficienza completa
6. Autosufficienza con adattamenti/ausili
5. Supervisione/adattamenti
4. Assistenza minima
3. Assistenza moderata
2. Assistenza massima
1. Assistenza totale

Fig. 1. La scala FIM™-Functional Independence Measure – versione italiana

La Figura 1 mostra la Functional Independence Measure-FIM™ (© UB Foundation Inc. State University of New York-Buffalo, NY). Essa è forse il più diffuso questionario di misura della disabilità ed è uno standard internazionale utilizzato per misure di efficacia, efficienza, appropriatezza e costo dell'intervento riabilitativo [24]. Dal 1992 è presente anche la versione italiana (*www.so-ge-com.it*) [25]. Il punteggio cumulativo fra i diversi item può variare fra 18 (totale dipendenza) e 126 (totale autosufficienza). È possibile anche un utilizzo distinto per la scala motoria (item 1-13, punteggio fra 13 e 91) e per la scala cognitiva (item 14-18, punteggio fra 5 e 35).

L'analisi di Rasch costruisce, a partire dai punteggi grezzi, una stima della misura di difficoltà degli item e di abilità dei soggetti. Diviene così possibile una rappresentazione del rapporto fra scala di misura e soggetti misurati che ha una forte analogia con il familiare righello. Il righello riportato in Figura 2 riguarda la scala FIM di cui alla Figura 1. La rappresentazione grafica è prodotta da un software specifico per analisi di Rasch (Winsteps.com, Chicago 2002; immagine lievemente modificata). La linea verticale rappresenta la variabile "autosufficienza" (crescente dal basso verso l'alto), lungo la quale sono allineate a destra le voci (o item) della scala FIM (Fig. 1): vi è una forte analogia con le tacche centimetriche di un righello, tanto che per questa rappresentazione grafica si parla di "regolo di Rasch" o di "mappa persone/item". Le distanze fra item sono vere distanze intervallari (cioè proporzionali alla quantità di variabile che intendono rappresentare). Le unità di misura (log-odd units, o logit) sono comunque riconducibili, se necessario, a unità più familiari tipo 0-100. Per interpretare la figura è sufficiente considerare che la distanza fra 2 e 1 è uguale alla distanza fra 1 e 0, ecc. I simboli "#" rappresentano ciascuno la misura di abilità di un soggetto (o di più soggetti, per campioni molto numerosi; soggetti singoli residui vengono poi rappresentati con un punto). In questo caso i soggetti sono circa 200 pazienti in dimissione da una Unità ospedaliera di riabilitazione neuromotoria postacuta (per gentile concessione di So.ge.com srl, Milano, www.so-ge-com.it). La scala di misura, per convenzione, è centrata su uno 0 che corrisponde alla difficoltà media degli item. Se un soggetto è posto alla stessa altezza di un item significa che il soggetto stesso ha una probabilità del 50% di superare quello steso item (si veda Eq. [1]). Per ricondurre le unità logit a unità di più immediata comprensione basta ricordare che se, per esempio, la misura di abilità di un soggetto è di 0, 1, 2 o 3 logit superiore alla difficoltà di un certo item, le sue probabilità di superare quel dato item sono, rispettivamente, 50%, 73%, 88% e 95%. M= media; S= 1 SD; T= 2 SD delle difficoltà degli item (a destra) o della abilità dei soggetti (a sinistra).

Già questa rappresentazione consente di apprezzare con un solo colpo d'occhio molte proprietà metriche della scala. Per esempio la scala è centrata sulla abilità dei soggetti (le tacche del righello sono particolarmente addensate ove si addensano anche le misure di abilità dei soggetti). La precisione della scala è superiore per soggetti di abilità medio-alta (tacche più dense) rispetto a soggetti con abilità basse (tacche diradate). Vi è forse una certa ridondanza nelle voci di difficoltà intermedia (diversi item hanno la stessa difficoltà), ecc.

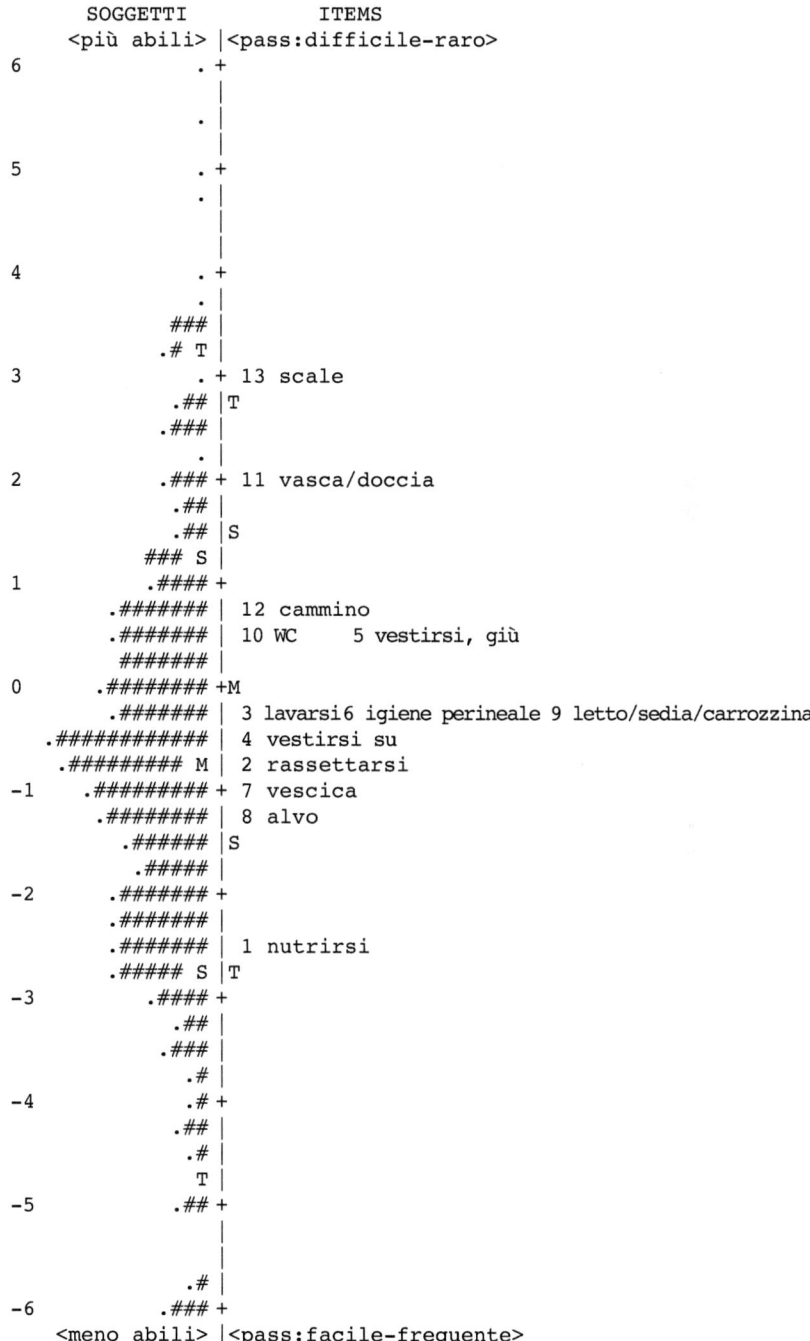

Fig. 2. Un "righello" di Rasch: allineamento dei soggetti lungo le "tacche" costituite dalla difficoltà delle diverse voci – Scala FIM™

La Figura 3 illustra un'applicazione gestionale delle misure FIM resa possibile dall'analisi di Rasch: lo studio di appropriatezza del ricovero riabilitativo neuromotorio. Ogni riquadro riporta (punti pieni) la misura Rasch di difficoltà delle 13 voci FIM-motorie (altre 5 voci, non riportate, sono cognitive). La misura é stimata a partire da un campione di 200 pazienti ricoverati in una degenza riabilitativa post-acuta (per gentile concessione di So.ge.com srl, Milano). In ordinata e in ascissa vengono riportati (in unità lineari logit, si veda nel testo) rispettivamente i valori all'ingresso e alla dimissione. Se uno strumento di misura è stabile le sue tacche (gli item) devono mantenere invariata la loro difficoltà reciproca nel tempo e in qualsiasi sottopopolazione (per esempio "cammino" è stabilmente più difficile di "nutrirsi", ecc.). Dunque ci si aspetta che i diversi valori (punti pieni) ricadano sulla retta di identità ovvero nei limiti di confidenza del 95% (linee continue). Valori posti a destra della retta di identità indicano difficoltà superiori all'ingresso, rispetto alla dimissione. Si riportano i nomi delle voci soltanto se le misure ricadono al di fuori dei limiti di confidenza. Il grafico di sinistra (A) si riferisce ad una Unità Operativa di riabilitazione neuromotoria posta all'interno di un Centro interamente riabilitativo (una cosiddetta "free-standing facility"). Il grafico di destra, invece, si riferisce ad una Unità Operativa posta all'interno di un ospedale generale. In entrambi i casi si nota che "cammino" appare più difficile all'ingresso rispetto alla dimissione. Questo riflette il fatto notorio che in molti casi all'ingresso i rilevatori tendono a posticipare la valutazione stessa del cammino (cui si attribuisce arbitrariamente il punteggio minimo) per motivi di prudenza e non per effettiva impossibilità da parte del paziente di una qualche forma di cammino con assistenza. Nella struttura intraospedaliera (B), tuttavia, il fenomeno è molto più marcato e coinvolge anche la voce "trasferimento letto-sedia-carrozzina". Questo profilo sembra connotare Unità operative che sono incentivate a ricoverare pazienti da Pronto Soccorso o

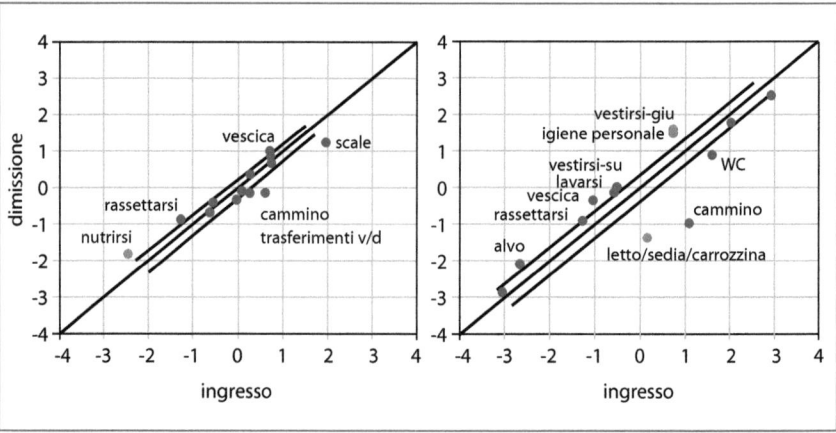

Fig. 3. Applicazione della scala FIM allo studio di appropriatezza del ricovero riabilitativo neuromotorio

da Unità chirurgiche della propria struttura per aumentarne il turn-over. Il paziente, quindi, é inizialmente forzato a restare a letto non per il livello intrinseco della sua disabilità ma per a) instabilità internistica oppure b) attesa del completamento di procedure di competenza delle Unità per acuti (stabilizzazione di parametri ematici, stati febbrili, riparazione di ferite o altro). Un basso punteggio FIM all'ingresso, quindi, non suggerisce che questa Unità Operativa abbia una particolare vocazione ad accogliere pazienti con disabilità più grave, bensì che essa si accolli un ruolo vicariante nei confronti di Unità per acuti.

Bibliografia

1. WHO (1980) Classificazione internazionale delle menomazioni, disabilità ed handicaps. Geneva
2. WHO (2001) International classification of functioning, activities and participation. Geneve
3. Tesio L (2005) La valutazione funzionale in medicina riabilitativa. Encycl Méd Chirurg, Edizione Italiana, Elsevier Italia, Fasc 26; 030; B-10, p 6
4. Tesio L (2003) Misure funzionali in medicina riabilitativa: principi e metodi. Giorn Ital Med Riabil 17:25-31
5. Tesio L (1995) La bio-medicina fra scienza e assistenza. Medicina riabilitativa: scienza dell'assistenza. Il nuovo Areopago 2:80-105
6. Wade DT, Halligan PW (2004) Do biomedical models of illness make for good health care systems? Brit Med J 329:1398-1401
7. Tesio L (2004) Measurement in clinical vs. biological medicine: the Rasch model as a bridge on a widening gap. J Appl Meas 5:362-366
8. Tesio L (2003) Outcome research in rehabilitation: variable construction, trial design and statistical inference. In: Soroker N, Ring H (eds) Advances in physical and rehabilitation medicine. Monduzzi Editore, Bologna, pp 449-505
9. Munari L (2002) L'assistenza su misura. Orientarsi fra gli strumenti di valutazione delle attività sanitarie. Centro Scientifico Editore, Torino
10. Knutsson E, Skoglund CR, Natchev E (1988) Changes in voluntary muscle strength, somatosensory transmission and skin temperature concomitant with pain relief during autotraction in patients with lumbar and sacral root lesions. Pain 33:173-179
11. Tesio L, Granger CV, Fiedler R (1997) A unidimensional pain-disability scale for low back pain syndromes. Pain 69:269-278
12. Tsuji T, Sonoda S, Domen K et al (1995) ADL structure for stroke patients in Japan based on the functional independence measure. Am J Phys Med Rehabil 74:432-438
13. Criteria Committee NYHA (1964) In: Diseases of the heart and blood vessels: nomenclature and criteria for diagnosis. Little Brosn & Co Inc Boston, MA, p 114
14. Hajiro T, Nishimura K, Tsukino M et al (1998) Analysis of clinical methods used to evaluate dyspnea in patients with chronic obstructive pulmonary disease. Am J Respir Crit Care Med 158:1185-1189
15. Tesio L (2003) Measuring person's behaviours and perceptions: Rasch analysis as a tool for rehabilitation research. Special report. J Rehabil Med 35:1-11

16. Tesio L, Franchignoni FP, Battaglia MA, Perucca L (1997) Quality assessment of FIM (Functional Independence Measure) ratings through Rasch analysis. Eur Med Phys 33:69-78
17. Rasch G (1960) Probabilistic models for some intelligence and attainment tests. University of Chicago Press, Chicago
18. Bond TG, Fox CM (2001) Applying the Rasch model: fundamental measurement in the human sciences. Erlbaum, Mahwah, NJ
19. Wright BD, Stone MH (1979) Best test design. Rasch measurement. MESA Press, Chicago
20. Wright BD, Masters GN (1982) Rating scale analysis. Rasch measurement. MESA Press, Chicago
21. Andrich D (1998) Rasch models for measurement. Sage Publications, Newbury Park-CA
22. Tesio L, Valsecchi MR, Sala M et al (2002) Level of activity in profound/severe mental retardation (LAPMER): a Rasch-derived scale of disability. J Appl Meas 3:50-84
23. Tennant A, Penta M, Tesio L et al (2004) Assessing and adjusting for cross-cultural validity of impairment and activity limitation scales through differential item functioning within the framework of the Rasch model: the PRO-ESOR project. Med Care 42:I37-I48
24. Franchignoni FP, Tesio L, Martino MT et al(1998) Length of stay of stroke rehabilitation inpatients: prediction through the Functional Independence Measure. Ann Ist Sup San 34:463-467
25. Tesio L, Granger CV, Perucca L et al (2002) The FIM™ Instrument in the United States and Italy: a comparative study. Am J Phys Med Rehabil 81:168-176

INTERLUDIO

Il "cuore" della cardiologia: conversazione con Bernard Lown[1]

E. Molinari

Mentre preparavo questo volume con Angelo Compare e con Gianfranco Parati e chiedevamo ai maggiori esperti internazionali una collaborazione per i diversi capitoli che compongono l'opera, ho sentito il bisogno di introdurre, accanto alla dimensione tecnico-scientifica, prodotta dalla ricerca in psicocardiologia, la dimensione umana, degli aspetti relazionali ed emotivi, nella cura del paziente cardiopatico.

Il mio timore era quello espresso da Doris Lessing in *La città delle quattro porte*: "In ogni situazione c'è sempre un fatto chiave, l'essenza. Ma generalmente è sempre di un altro fatto, di centinaia di altri fatti di cui ci si occupa, esaminandoli e discutendoli. Il fatto centrale generalmente viene ignorato, oppure non viene visto".

Il felice incontro con un grande cardiologo, Bernard Lown, ha risposto alla mia esigenza di ricercare il "fatto chiave", il "cuore" della psicocardiologia. In questo capitolo presento una sorta di conversazione ideale, ma reale in quanto le risposte sono tratte da suoi scritti, con Bernard Lown.

Bernard Lown è nato in Lituania il 7 giugno 1921, ed è emigrato con la sua famiglia negli Stati Uniti nel 1935, evitando la shoah (suo padre era rabbino). Ha studiato medicina presso l'Università del Maine e, più tardi, alla Johns Hopkins University School of Medicine di Baltimora, dove, allievo di Samuel Levine, ha conseguito il dottorato nel 1945. Dopo un praticantato in diversi ospedali, ha lavorato come ricercatore in cardiologia al Peter Bent Brigham Hospital di Boston, dal 1950 al 1953. Terminato il servizio militare, ha proseguito il suo lavo-

---

[1] Bernard Lown ha letto attentamente questa intervista ed ha gentilmente espresso la sua approvazione. Egli riconosce il fatto che essa è stata in grado di cogliere l'essenza del suo pensiero rispetto alla pratica medica. Entrambi riteniamo che attualmente l'attenzione della medicina sia principalmente rivolta alla "guarigione" e al tentativo di "aggiustare" organi che non funzionano in maniera appropriata. Entrambi, inoltre, ci auguriamo che gli sforzi futuri saranno diretti verso l'integrazione tra la "cura" e la "guarigione" dei pazienti, che richiede un impegno umano e artistico.

ro al Peter Bent Brigham Hospital e presso la Harvard Medical School. Dal 1956 al 1980, Lown è stato il direttore del Samuel A. Levine Cardiovascular Research Laboratory, rimanendo nello staff del Peter Bent Brigham Hospital. Inoltre, svolgeva il ruolo di assistente presso la Harvard School of Public Health, tra il 1961 e il 1967, per poi diventare professore associato nella stessa università. In quegli anni, ha coordinato uno studio congiunto tra gli Stati Uniti e l'Unione Sovietica sulla morte improvvisa per problemi cardiaci. Attualmente, Bernard Lown è professore emerito di cardiologia alla Harvard School of Public Health, e medico anziano al Brigham and Women's Hospital di Boston.

Oltre ad essere un medico realmente dedito ai suoi pazienti, si è interessato anche di salute e politica, fondando, insieme al collega russo Ewgeni Chazow, International Physicians for the Prevention of Nuclear War (IPPNW), per cui ha ricevuto il Premio Nobel per la Pace nel 1985.

Tra i suoi meriti scientifici, sono da segnalare l'introduzione della lidocaina come farmaco antiaritmia e lo sviluppo del defibrillatore a corrente continua. Insieme ad un ingegnere elettronico, Barouh Berkovits, ha studiato gli effetti che diverse frequenze di corrente avevano sugli animali, trovandone una particolarmente efficace nel trattamento di episodi di fibrillazione ventricolare che non rispondono alla corrente alternata. Lown ha scoperto che la fibrillazione ventricolare può essere prevenuta regolando la scossa, in modo da evitare il periodo vulnerabile del ciclo cardiaco, offrendo un metodo sicuro per invertire le tachicardie; Lown ha chiamato questo metodo "cardioversione". I suoi lavori più recenti dimostrano il ruolo dei fattori psicologici e comportamentali nella regolazione del cuore.

Il Dr. Lown ha ricevuto numerose lauree *ad honorem* e altri riconoscimenti, sia negli Stati Uniti che all'estero; da segnalare il Georg F. Kennan Award, e il Pioneer in Cardiac Pacing and Electrophysiology Award conferito dalla North American Society of Pacing and Electrophysiology (oggi Heart Rhythm Society).

Conversazione:

Molinari - prof. Lown, lei è sempre stato molto attento agli aspetti psicologici dei pazienti e all'influenza che hanno sul cuore. Secondo lei, quanto conta la dimensione psicologica nella patologia cardiaca?

Lown - Credo che la psiche abbia una grandissima influenza sul corpo, e sul cuore in particolare. Questo rapporto è riconosciuto da sempre, tanto è vero che nel linguaggio comune troviamo frasi come "morì col cuore spezzato", "il suo cuore era pieno fino a scoppiare", "avere un peso sul cuore" e "ho il cuore in gola". Una psiche disturbata può creare problemi al cuore, soprattutto attraverso lo stress. Anche gli esperimenti che ho condotto sugli animali dimostrano questa relazione tra stress e disturbi cardiaci... le dirò, i problemi di almeno metà dei miei pazienti sono dovuti allo stress, non a motivi organici.

M - Oltre allo stress, che è un termine generico, quali ritiene che siano i fattori di rischio per i disturbi cardiaci?

L - Stati emotivi negativi come la rabbia, la paura e il risentimento possono essere fattori di rischio per le malattie cardiache. Infatti tali stati emotivi, oltre ad influenzare la comparsa del disturbo cardiaco, ne possono aggravare i sintomi, peggiorare la prognosi e ostacolare la guarigione. Conflitti interpersonali, umiliazioni in pubblico, minacce di separazione dal coniuge, lutti, insuccessi professionali, e a volte anche alcuni incubi… tutte queste sono situazioni che provocano tensione psicologica che si ripercuote sul cuore.

M - Non posso non essere d'accordo! Credo che queste ripercussioni siano ancora più evidenti nei casi più gravi, ad esempio nella depressione.

L - L'importanza della depressione nei disturbi cardiaci è enorme. Questo è più evidente negli anziani, ma non si limita a loro. La depressione altera l'equilibrio corporeo: non rallenta i ritmi dell'organismo, ma li aumenta molto, con effetti devastanti sul sistema cardiovascolare. Una delle cause della depressione è il mancato apprezzamento del proprio lavoro, o la sua perdita. Anche una non giusta progressione di carriera o una retrocessione, magari a causa dell'età, possono essere fisiologicamente e psicologicamente distruttive. Inoltre, quando qualcuno è depresso, non sente più il bisogno di tenersi in forma, si lascia andare fisicamente (ad esempio non facendo più sport), con drammatiche conseguenze. Come dicevo, negli anziani la depressione è molto diffusa sotto forma di "noia sottile" verso la vita, ma spesso è difficile da percepire, per la costante presenza di una maschera di socievolezza. In caso di depressione, le attività piacevoli non danno più gioia, neanche il contatto con i nipotini.

M - Personalmente ritengo che il benessere non possa essere pensato esclusivamente nella sua dimensione individuale ma anche in quella relazionale, considerando ad esempio i rapporti familiari e sociali.

L - Certamente. L'insoddisfazione per il lavoro, per il matrimonio e per i figli viene spesso somatizzata. Io distinguerei due categorie di tensioni psicologiche: quelle provocate da condizioni oggettive, e quelle autogenerate, collegate a modelli comportamentali radicati, talvolta con base genetica. Un'eccessiva tensione sociale, al pari del fumo e dell'obesità, può essere causa di una morte subitanea. Ovviamente, famiglia e lavoro non hanno solo influenze negative. Famiglie unite e lavori interessanti riducono i rischi cardiaci. Sa un altro elemento che diminuisce questi rischi? La presenza di animali domestici!

M - Quali sono le influenze dell'invecchiamento con la fine dell'attività lavorativa e la possibile condizione di solitudine?

L - Guardi, la maggioranza dei miei pazienti è abbastanza avanti con l'età, con un ovvio deterioramento fisico e spesso anche psicologico. Molti anziani sono sopraffatti dalla solitudine, anche perché in molti casi i coetanei sono morti. Pearson ha osservato, per restare in tema, che mogli e mariti tendevano a morire entro un anno l'uno dall'altro. Il fatto di andare dal medico è anche un modo per fronteggiare la solitudine. Spesso siamo testimoni di una medicalizzazione eccessiva dell'anziano; a volte, questo è voluto dai figli, che si sentono in colpa per aver trascurato l'anziano genitore ed hanno paura della sua morte. Ma gli anziani non hanno paura della morte, quanto del lungo atto del morire.

M - In effetti, secondo molti psicologi la paura della morte può essere considerata la base di tutte le angosce umane.

L - Io credo, in ogni modo, che il pensiero della morte, di una "eterna assenza", terrorizzi tutte le persone, anche quelle religiose. La morte spaventa anche per l'idea di dover affrontare questo "ignoto" completamente da soli. Per molte persone, la morte improvvisa è il modo migliore di morire, ma io non sono d'accordo; una simile morte lascia la vita incompleta, rendendo molto difficile l'adattamento dei propri cari alla situazione. La morte improvvisa toglie lo spazio emotivo necessario per venire a patti con la perdita e il distacco dalla vita; penso che l'aspetto più grave sia quello di non aver dato un ordine ai rapporti umani. Tuttavia, nei casi di morte "lenta" si lotta soprattutto per restare attaccati alla propria identità. Come ho avuto modo di scrivere, penso che il morire a piccoli passi, quando si è ancora coscienti e vivaci, alimenti una rabbia fremente, che rimane inespressa. Secondo me, un buona morte, affrontata con meno angoscia, è favorita dalla consapevolezza di aver vissuto la vita pienamente; bei ricordi, l'aver avuto successo nel lavoro, una famiglia presente anche nelle ultime ore: sono tutti aspetti che alleviano un po' la difficoltà a morire.

M - Si potrebbe riassumere quello che sta dicendo con la frase "una buona morte è facilitata da una buona vita"?

L - Precisamente. Purtroppo, io credo che la medicina scientifica, con la sua spersonalizzazione, e il suo accanimento terapeutico, spesso allunghi e migliori la vita, ma peggiori la morte, togliendone la dignità.

M - In un ospedale o in una clinica, come crede si possa dar spazio alla dimensione psicologica? La mia impressione è che ci siano tante attenzioni al corpo del paziente, ma che le sue esigenze più intime non vengano molto considerate.

L - Ci sono tantissime accortezze, piccole e grandi, che dando importanza anche ai fattori psicologici della persona facilitano la guarigione. Le faccio un esempio emblematico: contro il parere di tutti i colleghi, ma con l'accordo del mio maestro, il dottor Samuel A. Levine, avevo iniziato a sistemare i pazienti post infartuati, invece che sul solito letto, su una comoda poltrona, con reali benefici sulla

loro salute. L'attacco cardiaco implica pensieri di morte, o di invalidità: costringere una persona a letto per lunghi periodi, come si faceva in passato, portava il paziente ad una perdita di controllo sull'ambiente e rafforzava l'idea della gravità della sua condizione. L'uso della poltrona consente una partecipazione attiva ed informata e allontana gli oscuri presagi legati al letto, che nella nostra cultura, è il luogo dove moriamo.
Quando ho ottenuto i fondi per comporre l'unità coronarica del Peter Bent Brigham ho fatto in modo che fosse costruita prestando attenzione a limitare i fattori di stress psicologico: illuminazione che non accecava i pazienti, chi voleva ascoltare la radio doveva farlo con gli auricolari, cartelli del tipo "non disturbare" sulla porta durante le visite... Era importante che fosse un ambiente tranquillo e in penombra, per non disturbare i pazienti ed aiutarli a rilassarsi.
Ovviamente, il momento in cui vanno maggiormente considerati gli aspetti psicologici, non solo legati alla malattia, ma di tutta la persona, è quello della visita medica. Colloquio e anamnesi clinica sono strumenti fondamentali per svolgere la professione medica.

M - Mi può dire qualcosa di più sul perché colloquio e anamnesi clinica sono così importanti?

L - Io sono convinto che la medicina richieda la conoscenza dei dettagli più personali della vita emotiva del paziente, che deve sentirsi a proprio agio col medico, come se fosse un amico intimo.
Già Paracelso, il più importante medico tedesco del XVI secolo, diceva che il medico deve usare l'intuizione, la sensibilità e l'empatia. Un ascolto attento sin dalla prima visita è garanzia di un trattamento corretto. Alla prima visita passo almeno un'ora col paziente finché non intravedo l'essere umano che sta dietro ai sintomi medici. Sono fortemente contrario alla concezione dell'essere umano come una macchina da riparare, purtroppo molto diffusa tra i medici di oggi. Le rimostranze che il paziente fa al medico, anche se si riferiscono ad un organo specifico, hanno un carattere funzionale e derivano essenzialmente dalle difficoltà della vita, originate spesso da un cuore tormentato, che uno strumento moderno non può cogliere; non si nascondono invece ad un orecchio attento e abituato all'ascolto dei sussurri appena percepibili né a uno sguardo avvezzo a scorgere le lacrime versate. Un'anamnesi accurata consente di effettuare una diagnosi corretta nel 70% dei casi, ed è un mezzo molto più semplice (ma non per questo meno utile) di tutti gli esami e le tecnologie disponibili.
Credo che un medico mosso dal desiderio di curare e di guarire debba ricercare tutti i particolari della vita emotiva della persona, anche quelli che amici intimi non conoscono. Una comprensione empatica delle zone d'ombra non cancella le ferite del passato, ma le rende più tollerabili, e consente di capire il quadro della situazione patologica. La saggezza di un medico sta nel capire un problema clinico alla sua origine, non in un organo, ma in un essere umano. Il medico non deve occuparsi solo dei sintomi, ma anche degli aspetti difficili della vita del paziente. I farmaci possono eliminare un sintomo, ma questo può ripre-

sentarsi in forma diversa; per la cura e la guarigione è necessaria la comprensione dei "contrasti" sottostanti. Come cardiologo, riassumerei queste frasi così: non si dovrebbe curare il cuore, ma un essere umano che ha un cuore.

M - Come psicologo, non posso che concordare con lei. Il rapporto con il medico può essere considerato un "primo farmaco" dato al paziente; la relazione medico-paziente può diventare il fondamento del processo di cura. Per questo, bisogna stare attenti a utilizzarla bene evitando parole affrettate, superficiali o aggressive.

L - Le parole del medico possono essere fonte di grande speranza e guarigione, ma, quando queste sono inopportune, possono nuocere quanto una ferita fisica. La malattia avvilisce il senso del sé, rendendo il paziente più vulnerabile alle parole del medico. Una parola inopportuna può spingere il paziente alla disperazione e fargli immaginare il peggio; ad esempio, una diagnosi riferita con poco tatto, può portare ad una tachicardia, o peggio. Il medico non deve infondere incertezza o paura, ma spiegare e rassicurare. Spesso, purtroppo, i medici usano toni cupi per comunicare coi pazienti; a volte questo deriva da un preconcetto, sbagliato, secondo cui, per essere ascoltati, bisogna essere sgradevoli; altre volte, c'è dietro la paura di un contenzioso, per cui il paziente viene preparato al peggio; inoltre, se un medico dice che il caso è molto grave, la maggioranza delle persone non mette in discussione il suo parere, il paziente e la sua famiglia diventano remissivi e arrendevoli; se la diagnosi è favorevole, invece, il medico può essere subissato di domande.
Le parole del medico, però, hanno un altissimo potenziale di cura e di guarigione. Per guarire, devono mobilitare le aspettative positive del paziente e la sua fiducia. L'ascolto della storia del paziente è già qualcosa di terapeutico di per sé. Anche quando la patologia è talmente radicata da rendere difficile la cura, le parole del medico possono aiutare il paziente, offrendogli supporto; le attenzioni del medico aiutano a mitigare la sofferenza e rendono la vita più accettabile.

M - Quali sono, secondo lei, le caratteristiche, gli atteggiamenti e i comportamenti di un buon medico?

L - Io credo che il buon medico non possa fare a meno di ascoltare. Un ascolto attento sin dalla prima visita è garanzia di un trattamento corretto. Sembra una cosa banale, ma ho l'impressione che pochi medici ascoltino davvero, anche perché l'ascolto richiede tempo, e quindi denaro. L'ascolto del paziente non avviene solo con la parola, ma bisogna stare attenti anche alle parole non espresse, quelle comunicate dal linguaggio del corpo (soprattutto dalla mimica). A questo proposito, una via per stabilire una relazione è attraverso il tatto; si capisce così l'importanza di una bella stretta di mano prima e dopo la visita.
Il medico non deve togliere la speranza a cui si aggrappa il paziente. Io cerco di tenere sempre un atteggiamento ottimista, che comunichi fiducia. La persona non si aspetta parole di ottimismo solo a riguardo del problema medico, ma può gradire consigli per migliorare, in generale, la propria vita. Le paro-

le del medico dovrebbero essere autorevoli, ma non dogmatiche, perché il paziente ha bisogno di certezze, che non vengono trasmesse solo dalle parole, ma anche evitando di prescrivere tanti cambiamenti nello stile di vita. Personalmente cerco di non imporre restrizioni categoriche, preferisco la flessibilità e la moderazione, perché penso che, malgrado la malattia, bisogna spingere i pazienti a vivere pienamente e secondo le loro inclinazioni o predisposizioni. Addirittura, una volta ho acconsentito alla richiesta di un paziente con gravi disturbi cardiaci di fare una vacanza pescando in Alaska! E lui è tornato più in gamba che mai!

Un elemento che, a mio avviso, contraddistingue i medici in gamba è la capacità di riconoscere i propri errori, ed, eventualmente, la disponibilità a scusarsi con un paziente che abbia subito un danno a causa sua. Non bisogna essere perseguitati dall'idea delle denunce; chi ha tanta paura di essere perseguito, prima o poi lo sarà. La "medicina difensiva", con il conseguente uso di tante analisi complicate e inutili per non essere accusati di negligenza, può portare a percepire ogni paziente come un potenziale nemico. Sono convinto che chi ascolta il paziente, e non esercita una medicina spersonalizzata, non venga mai, o quasi, denunciato, perché le negligenze si evitano mettendo al primo posto il paziente.

Io credo che il bravo medico debba instaurare un buon rapporto col paziente, consentendogli di parlare anche di argomenti tabù, che spaventano, ma che fanno parte della propria storia, compreso il sesso, i problemi familiari, la paura della morte... certe volte, piccole bugie possono dare grande sollievo e aiutare i pazienti. Non c'è sempre bisogno di dare notizie drammatiche, soprattutto quando non servono, o possono peggiorare la situazione!

M - E nel caso di un paziente grave, in cui il confronto con la morte non sia evitabile?

L - Nessun paziente, anche se morente, merita di essere trascurato con trattamenti più superficiali. In caso di malattia cronica e incurabile, spesso è meglio non cercare di impedirla con eclatanti atti eroici, ma preparare il paziente alla gestione della malattia stessa con buonsenso e compassione. Non sempre bisogna recuperare qualcosa che si è rotto!

Quando visito un paziente terminale, in ospedale, e non è rimasto nulla da fare, giro il cuscino dal lato non umido, in modo che il capo del paziente possa giacere su un tessuto fresco e liscio. Io tengo sempre presente le parole di una dottoressa siberiana: "Ogni volta che un medico vede un paziente, quest'ultimo deve poi stare meglio". A volte basta poco per far star meglio qualcuno.

M - Come trova l'odierna evoluzione della medicina?

L - Il mio maestro, Levine, una volta mi disse che l'età d'oro della medicina stava tramontando, perché la preoccupazione per il malato stava per essere sostituita dalla preoccupazione per la malattia. In effetti, la medicina odierna è molto spersonalizzata, trincerata dietro la tecnologia dei nuovissimi macchinari, col rischio di perdere il contatto col paziente. La medicina si basa sia sulla cura, che sulla scienza. Se c'è cura senza scienza, ci sono tante buone intenzioni, ma non c'è medicina. D'altra parte, la scienza senza cura svuota la medicina del suo carattere taumaturgico, rendendola non dissimile da altre scienze, come la fisica, l'ingegneria... I due aspetti, cura e scienza, si completano e sono essenziali all'arte medica. Le dirò di più: il far guarire è diverso dal curare; nel primo caso, si tratta con organi che funzionano male, nel secondo con un essere umano che soffre. Ed è verso l'integrazione tra la cura e la guarigione, io credo, che dovrebbe muoversi la medicina.

Parte II
Riabilitazione psicologica del paziente cardiopatico

CAPITOLO **12**

Il vissuto di malattia: contesto, relazioni, significati

A. Compare ▪ B. Mason ▪ E. Molinari

> *"Non stiamo mai nei limiti del tempo presente. Anticipiamo l'avvenire come se fosse troppo lento ad arrivare, quasi per affrettare il suo corso; oppure rievochiamo il passato per fermarlo; quasi troppo precipitoso; siamo così imprudenti da scorazzare in tempi che non ci appartengono e da non pensare all'unico tempo che ci appartiene; siamo così fatui da sognare i tempi che non esistono più e da fuggire senza riflettervi, il solo che sussiste. Perché di solito il presente ci tormenta"*
> B. Pascal, *Pensieri*, 1670

La malattia cardiaca improvvisa, così come altre patologie che mettono a rischio il senso di continuità dell'individuo, espone il soggetto alla necessità di ridefinire il significato del proprio tempo presente, così come di quello passato e di quello futuro. L'esperienza che prende forma nel momento in cui avviene l'incontro tra lo psicologo e il paziente rappresenta la cornice entro cui accogliere la sofferenza emotiva e i suoi significati.

Nell'esperienza del soffrire, di certo c'è il danno – ad esempio la malattia – ma non il modo in cui il danno è vissuto: esso, infatti, è variamente interpretato. L'esperienza del soffrire è data dalla circolarità tra danno e senso, più esattamente dalla tensione tra il senso e il non senso che la sofferenza produce. Il dolore psichico infatti lacera la ragione costringendo l'uomo a interrogarsi su di sé. *Perché a me?*

Gli uomini nascono in contesti di senso che li precedono e che forniscono loro il linguaggio per divenire interpreti, più o meno abili, del loro vivere e di quella particolare esperienza esistenziale che è la sofferenza. Nulla più del dolore psichico svela la fragilità dei singoli, la loro irripetibile unicità. La sofferenza espone la persona all'imponderabilità del vissuto personale, ovvero alla difficoltà di poterne dare una definizione esaustiva, poiché altera i significati che ciascuno attribuisce alla propria esistenza e alla propria identità.

La sofferenza psichica che può colpire il paziente cardiopatico in seguito, ad esempio, ad un infarto del miocardio si configura, frequentemente, come "disturbo della comunicazione", come impossibilità di realizzare un incontro che consenta al paziente di esprimere il proprio disagio [1]. Il dolore psichico, come esperienza estrema, è sempre "al di sotto" e "al di sopra" della parola [2]. È al di sotto della parola perché sono poche le parole in grado di esprimere efficacemente la sofferenza. La sofferenza rende muti, "pietrifica". La sofferenza è anche però al di sopra della parola quando si esprime nella farneticazione, un eccesso di parole che non riesce, comunque, a veicolare la pienezza del dolore provato.

"Essere in ascolto" è una locuzione che rimanda ad un'attenzione attiva, intenzionale; l'ascolto cerca e rintraccia il filo di un senso che si snoda nel discorso dell'altro. Ma quale è il tipo di ascolto che permette al clinico di comprendere il senso della sofferenza che il paziente tenta di esprimere? Come sviluppare con il paziente e il suo contesto relazionale un rapporto di fiducia [3]?

Questo capitolo è dedicato al primo colloquio clinico con pazienti ricoverati in reparti di riabilitazione cardiaca; si tratta di pazienti che, pur versando in una condizione di malattia che ha frequenti ricadute sulla sfera emotiva, raramente presentano una richiesta esplicita di aiuto psicologico. La questione cruciale diventa allora l'ascolto del paziente e dei significati associati alla malattia.

"Essere in ascolto" del paziente

Il colloquio con il paziente che presenta una sofferenza psicologica contiene la *possibilità* che si realizzi l'esperienza dell'*incontro autentico*. Il carattere di autenticità dell'incontro risiede nella capacità di accettazione dell'alterità [4], nella capacità di intendere l'altro quale egli è, di accettare e confermare l'altro senza riserve nel suo essere *"quella persona lì, nel suo essere così"*. Si tratta di una possibilità, non di un automatismo: l'incontro con lo psicologo può infatti assumere il carattere di tecnicismo, di mero passaggio di informazioni, oppure il carattere di monologo, di luogo di false conversazioni. In queste modalità comunicative l'uomo evita di utilizzare appieno la sua attitudine verso la relazione e si ferma ad uno stadio in cui lo scambio è simulato piuttosto che compiuto.

Le informazioni sul paziente contenute nell'anamnesi e nei dati della cartella clinica sono i riferimenti iniziali dai quali si sviluppa il "preludio emotivo" dello psicologo all'incontro con il paziente. Il bisogno di capire, inquadrare, così come il desiderio di verificare un'ipotesi teorico-clinica, sono talvolta tanto presenti nella mente dello psicologo da diventare un ostacolo alla relazione. Può infatti accadere che la conoscenza stessa, invece di costituire uno strumento di incontro, venga applicata alla realtà del paziente senza tenere conto della sua unicità, diventando così una difesa, un baluardo nei confronti "..dell'ignoto: l'illusione di capire finisce per sostituire la comprensione vera e propria" [5]. Accanto a questa "impellenza a comprendere" vi è però nel clinico anche la necessità di costruire un ascolto non preconfezionato che consenta di accogliere il racconto di sé del paziente e di tessere con lui nuovi significati. Il cercare e l'abbandonarsi, l'essere attivo e l'essere ricettivo, costituiscono per lo psicologo una trama psichica, temporale e ritmica, in cui si snoda la relazione tra sé e l'altro che il paziente costituisce. Per conoscere e realizzare un ascolto autentico è necessario saper tollerare la frustrazione e l'angoscia di non possedere, occorre saper sopportare il dubbio e l'attesa senza precipitarsi alla ricerca di risposte premature. Conoscere significa non già possedere "l'oggetto della conoscenza", quanto "diventare" qualcosa di diverso in seguito all'incontro con l'altro [6, 7].

Il paziente che sta per entrare dalla porta del nostro studio è una persona che ci potrà fare *dono* di *qualcosa di sé* che avrà per noi carattere di novità e di sorpresa: sorpresa rispetto alle idee, alle teorie sulla psicopatologia e alle emozioni che caratterizzano il preludio all'incontro con il paziente [4]. Concepire il paziente in questo modo può contribuire a gettare le fondamenta di un incontro autentico. L'essenza del dono sta, da una parte, nella gratuità, ovvero nell'assenza dell'obbligo di ricambiare ciò che si riceve e, dall'altra, nella creazione di un vincolo relazionale con l'interlocutore [8], di "un ponte" verso l'altro. I riflessi che l'atto di donare qualcosa di sé ha sulla relazione trovano conferme nei risultati delle ricerche sul processo in psicoterapia che evidenziano come la *self-disclosure* del paziente sia altamente correlata con l'alleanza terapeutica [9-11].

La realizzazione di un ascolto autentico richiede, quindi, di predisporsi alla sorpresa dell'inatteso, di mantenere viva la curiosità per ciò che non si conosce, sapendo tollerare l'inquietudine dovuta all'esperienza dell'incertezza. Utilizzando le parole del musicista C. Rosen [12], si potrebbe dire che predisporsi all'ascolto dell'altro significa mantenersi sul *"bordo del senso, sul bordo del suono delle parole"*.

Come le parole di Rosen attestano, l'arte ha mantenuto e mantiene significative sovrapposizioni con la dimensione dell'ascolto autentico [12]. L'artista, in senso lato, nelle sue opere ha sempre dimostrato di possedere un'innata attitudine "all'esporsi sul bordo del senso". A riguardo è eloquente citare un aneddoto sul piccolo Stravinskij: a sei anni ascoltava un contadino muto capace di produrre con il braccio suoni molto singolari che il futuro musicista si sforzava di riprodurre; egli cercava un'altra voce, più o meno vocale di quella della bocca, un altro suono per un senso diverso da quello che giungeva attraverso la parola. Cercava, si potrebbe dire, un senso ai limiti e ai bordi del senso. L'essere in ascolto autentico del paziente e del suo dolore implica la disponibilità o il desiderio di vivere, ascoltare e comprendere qualcosa di sconosciuto. Se "intendere" è comprendere un senso, ascoltare[1] è essere tesi verso un *senso possibile*, non immediatamente accessibile.

Considerare l'incontro autentico con il paziente come un momento in cui egli potrà partecipare qualcosa di sé induce ad affrontare il tema della cura dell'atto

---

[1] "Ascoltare significa "tendere l'orecchio". Il verbo ascoltare contiene un intreccio di senso in cui si combinano l'uso di un organo sensoriale – l'udito, l'orecchio, *auris* (parola che forma la prima parte del verbo *auscultare* "prestare orecchio") – e una tensione, un'intenzione e un'attenzione che marcano la seconda parte del termine.

di donare. L'approfondimento di questa tematica pone l'accento sulla dimensione del silenzio e sulla dimensione creativa insita nell'atto di esprimere se stessi.

I silenzi nel colloquio clinico

L'incontro con il paziente, quindi, implica per il curante il predisporsi all'ascolto di un atto di dono. Nel colloquio, l'ascolto assume una dimensione di *cura* dell'atto di donare, che si dispiega attraverso la capacità di cogliere e accogliere ciò che di sé il paziente esprime. La dimensione della cura diventa importante per la progettazione dell'intervento riabilitativo nel quale il "prendersi cura di qualcuno" significa garantire la possibilità di un legame che si fa carico dei bisogni dell'altro in una prospettiva di reciprocità [13]. Come sostiene Scabini [14], la dimensione della cura include aspetti di dono e gratuità. Il dare cura si situa infatti in uno spazio in cui una certa quota di rischio è ineliminabile. In tal senso, la cura può essere letta anche come atto di dono, che può provocare una risposta e dare origine ad un legame.

Come si evince dall'etimologia del termine cura - *còera, còira, quia cor urat*: scalda, stimola il cuore – l'ascolto autentico scalda e stimola l'atto di donare e quindi la relazione stessa. Si tratta di riconoscere, nell'incontro con il paziente, la "tessitura" tra suoni e intervalli, tessitura che allena l'udito a cogliere ciò che a volte le parole non dicono e i silenzi possono svelare.

Il silenzio è definito spesso in senso negativo come "vuoto", "assenza" di qualcosa, "lacuna" che deve essere colmata [15]. Nella prospettiva qui considerata, il silenzio del paziente, così come quello dello psicologo, è inteso come parte integrante del dialogo caratterizzante l'incontro clinico: sua condizione necessaria e sua modalità espressiva, nella misura in cui vi sono sottesi significati inesauribili [16].

A tal proposito è eloquente il resoconto del colloquio clinico con Stefano.

Stefano era entrato nella stanza dirigendosi direttamente alla sedia dopo una rapida stretta di mano e con lo sguardo rivolto verso il basso. Di fronte a me avevo la sua cartella clinica: anni 42, infarto del miocardio. Degenza in terapia intensiva dopo il pronto soccorso d'urgenza. Sposato, con una figlia di 8 anni. Il colloquio con lo psicologo era stato richiesto dal cardiologo del reparto di riabilitazione con l'indicazione "Visita psicologica di routine. Sospetto tono dell'umore deflesso". Stefano aveva le braccia conserte.

"Perché sono qua?", *"Perché devo fare questa visita?"*.

Queste furono le frasi con cui Stefano esordì. Il tono della voce era fermo, deciso. I suoi occhi erano pieni di rancore.

"Quando mi dimetteranno? Lei lo sa?".

"Chi l'aspetta a casa?" gli chiesi.

"La mia vita. Quella che questa malattia mi vuole togliere" mi rispose.

Ci fu silenzio. Lo sguardo di Stefano cambiò direzione; si rivolse alla finestra. Le sue mani stringevano forte i suoi avambracci quasi come se fosse alla ricerca di un abbraccio o di una stretta che potesse contenere le sue emozioni che da lì a poco avrebbero rotto gli argini.

I suoi occhi incominciarono ad inumidirsi e con voce tremante disse:
"Non è giusto, non me lo meritavo!".
Al silenzio della voce si sostituì il linguaggio delle sue lacrime. Stefano lavorava come responsabile all'interno di un'azienda. Questa posizione era stata raggiunta con molta fatica partendo da un titolo di studio di scuola superiore. A questo suo traguardo lavorativo aveva sacrificato gli affetti più cari: il tempo con la moglie e con sua figlia.
"Capisce dottore, sarò declassato!!", *"Cosa penseranno di me?"* aggiunse tra le lacrime.
Il dolore lo sovrastava e continuò a piangere nel corso di tutto il colloquio, disorientato dalla rabbia e dal rancore che sentiva per il "tempo interrotto" e per "l'impotenza" di fronte all'evento di cui avrebbe voluto sbarazzarsi. Gli occhi rossi e le lacrime scandivano le parole, accompagnavano i ricordi e la memoria di cui la narrazione di Stefano era il precipitato. Questa prima impressione fu molto intensa e qualificò immediatamente il clima emotivo del mio ascolto.

L'attenzione ad alcune sfumature dell'ascolto permette di evidenziare il potere che il silenzio dello psicologo può avere nell'incontro con il paziente [5, 16]:
- L'ascolto come sforzo di *comprensione*: il silenzio, letto da questa prospettiva, non è un atteggiamento passivo, di rinuncia alla parola, ma una tensione verso la comprensione dell'interlocutore. Si parla di "tensione" perché nell'atteggiamento di ascolto autentico vi è il tentativo di superare la naturale estraneità che l'interlocutore suscita.
- L'ascolto come *cassa di risonanza*: il silenzio dello psicologo può divenire una "cassa di risonanza" alle parole del paziente. È un silenzio che apre al dialogo del paziente con se stesso, prima di tutto, e con lo psicologo in seconda istanza.
- L'ascolto del *controtransfert*: la comprensione del paziente non passa unicamente attraverso l'ascolto delle sue parole e dei suoi silenzi, ma anche dalle reazioni emotive dello psicologo stesso: paura, rabbia, scetticismo, distacco, compassione, tenerezza sono tutte emozioni che possono rivelare il modo di essere del paziente.

Il silenzio è una delle modalità attraverso cui il paziente può esprimere la sua sofferenza. Il silenzio del paziente si manifesta attraverso diverse modalità. Le lacrime sono un modo di parlare nel silenzio; tuttavia, a differenza della parola, il pianto si distingue per la sua "eruttività, violenza, disarticolazione" [17] e sembra dunque distante dal modo di procedere della ragione. Le lacrime, in quanto parole del silenzio, sono in grado di comunicare ciò che la persona non è in grado di dire con le parole. Riprendendo il pensiero del musicista e storico dell'arte Jean-Loup Charvet [18]: *"Le lacrime ci rivelano ciò che nell'uomo tace, sono le parole del silenzio"*. Nel silenzio si può scorgere il significato di emozioni autentiche, che si offrono all'interlocutore anche in un contesto di deserto comunicativo [17]. Se le lacrime sono un modo di dialogare in silenzio, l'assenza di lacrime appare, in un contesto di sofferenza, come il segno più chiaro del dramma dell'impossibilità di comunicare. In alcune condizioni di sofferenza psichica, l'espressione del pianto risulta quasi interdetta. Nella depressione, ad esempio, ci si confronta con l'esperienza del "non poter piangere" [19]: si tratta di un vero e proprio silenzio del corpo.

Il riconoscimento insito nell'ascolto

Il termine riconoscimento si riferisce all'"accordare/concedere un determinato status" a qualcosa o qualcuno. L'"idealismo soggettivo" postulato da George Berkeley [20] afferma che l'esistenza delle cose è subordinata al loro essere percepite. Come afferma Hillman [21], la domanda dell'uomo è sempre la medesima "*eccomi sono qui, proprio davanti ai tuoi occhi, riesci a vedermi?*". Il paziente, infatti, è sempre "altro" rispetto allo psicologo: per età, condizione sociale, livello culturale, genere, modo di esprimersi, vivere le emozioni e le vicende umane. Come è stato affermato da Taylor [22], un riconoscimento adeguato è un bisogno umano vitale. *Ognuno* dovrebbe essere riconosciuto per la sua identità, che è unica. Il processo di riconoscimento potrebbe dunque essere considerato un modo di declinarsi, altamente specializzato, della capacità di "dare significato".

Riconoscersi e sentirsi riconosciuti nella propria identità è un bisogno che può realizzarsi pienamente in una situazione di benessere e di salute. Nella malattia e nella sofferenza, invece, si verifica una sorta di "assenza di riconoscimento" del proprio corpo e del proprio sé: ciò che la persona era prima in un certo senso non esiste più. La difficoltà a riconoscere la propria nuova identità ostacolerà anche il manifestare il proprio sé agli altri. Di fronte ad una esperienza di mancato riconoscimento quel che viene conseguentemente intaccato è il senso di sé e quindi la possibilità di esprimere la propria sofferenza [6].

Il colloquio psicologico può divenire il luogo di un incontro autentico, che superi la convenzione delle conversazioni quotidiane, oppure può essere il luogo per eccellenza di non riconoscimento [21], ovvero un contesto in cui paziente e psicologo non riescono ad instaurare un'alleanza terapeutica. In queste situazioni il "filo spinato" che divide paziente e psicologo può essere creato dal linguaggio talvolta troppo specialistico del professionista, da reazioni che possono minare la fiducia che il paziente accorda, o ancora dall'incapacità dello psicologo ad accompagnare il paziente nell'esplorazione e nel riconoscimento delle proprie emozioni.

L'ascolto della dimensione semantica nella narrazione

Nel raccontare noi stessi, nel narrare il nostro dolore psichico, noi dobbiamo inventarci. Proprio perché la sofferenza psichica, pur nel bisogno vitale di essere espressa, non riesce a trovare un corrispettivo specifico e soggettivo nella parola che la rappresenta [2], ci mette di fronte alla necessità di cercare un linguaggio nuovo e quindi di creare. Alla base dell'atto di narrare la propria sofferenza c'è quel misterioso gioco tra scoperta e invenzione che caratterizza anche la creazione artistica. Come nella creazione artistica, infatti, anche nel racconto di sé e della propria sofferenza si realizza una nuova nascita [23].

Per comprendere perché il raccontarsi, il narrare la nostra storia, sia un atto assimilabile all'atto creativo potrebbe essere d'aiuto fare riferimento alle riflessioni di alcuni grandi artisti. L'arte e la narrazione hanno da sempre cercato, come scrive Mikhail Bulgakov, di *"inscrivere nel mondo della consapevolezza, in questo mondo di luce tanto pura da essere talvolta accecante, le loro ombre e i loro misteri"* [24]. Per fare questo, per rappresentare il mondo con le sue cifre d'ombra, l'artista ha dovuto esporsi, come afferma Baudelaire, fino *"all'impudica ostensione di sé"* [25]. La narrativa di Kafka [26], per esempio, trasforma il reale nella *"sognante vita interiore"* dello scrittore. Questa capacità porta il racconto a proporsi come un *"assalto al limite"*, che esce dalla tendenza ad omologare i fatti. Utilizzando la metafora artistica si potrebbe dire che il paziente, così come l'artista, nella necessità di dare espressione alla propria sofferenza, realizza anch'egli un'impudica ostensione di sé che propone la sua narrazione come un "assalto al limite", poiché induce ad andare oltre le categorie esistenti per cercarne di nuove in grado di dare espressione al vissuto interiore.

La capacità e la propensione a costruirsi una storia su quello che accade nella propria vita è una necessità che caratterizza l'essere umano [27-29]. Nella narrazione di sé, la storia e la sofferenza del paziente prendono corpo. Corpo e storia, nell'arte come nella vita, intrattengono una relazione inscindibile e multiforme. Come alcuni riferimenti artistici possono ben esemplificare, ogni storia ha un corpo e ogni corpo ha una storia. Nella letteratura, di solito, i corpi sono *dentro* le storie. Walt Whitman, il poeta del corpo, invita i lettori ad avvicinarsi: *"Toccatemi, posate il palmo della mano sul mio corpo mentre passo. Non abbiate paura del mio corpo"* [30]. Un romanzo ci racconta una storia. In un dipinto, o in una scultura, avviene il contrario di quel che succede con un romanzo. Nelle arti figurative, è la storia ad essere suggerita dal corpo. La storia è in *quel* corpo. *"Vorrei che i miei quadri apparissero come se un essere umano fosse passato su di essi,"* scrive Francis Bacon, *"lasciando una scia di umana presenza e tracce mnemoniche di eventi passati"* [31]. Corpi nelle storie e storie nei corpi. Uno dei maggiori scrittori del '900, Kundera [32], riconosce che il grande sapere della modernità, quello che dà forma ai suoi molteplici intrecci, sta proprio nella narrazione. Secondo lo scrittore la narrazione rappresenta la forma attraverso la quale si esprime la verità: essa, come l'arte in genere, non dà certezze. La verità *"ha confini arruffati"* e *"nessuno potrebbe nell'iride dire dove un colore finisce e l'altro inizia"*; come *"nessuno potrebbe dire, nella nostra vita intessuta di ombra, dove la luce termina e dove inizia il buio"* [32]. La narrazione è un sapere dell'incertezza, che si dà in un linguaggio di forme e di figure dal carattere interrogativo. Tra narrazione e narratore vi è un legame intenso che si esprime nel racconto. In fondo, una storia è suscettibile di diverse forme narrative. Commedia o tragedia, sorriso o dramma sono solo alcune delle narrazioni attraverso cui una storia può snodarsi. Come Woody Allen mette in evidenza in un suo recente film [33], la forma narrativa di una storia dipende dalla prospettiva del narratore.

Semantiche e narrativa

Le coordinate del significato del dolore psichico conseguente ad una malattia drammaticamente improvvisa, come la malattia cardiaca, sono rintracciabili nella narrativa del paziente [34]. L'analisi del racconto consente di ricostruire le dimensioni semantiche salienti attraverso le quali il paziente ha strutturato la propria identità a partire dal proprio contesto di appartenenza [35]. La prospettiva costruzionista [36] offre un utile contributo alla comprensione della semantica della sofferenza psichica. Il costruzionismo pone l'accento sull'analisi del contesto relazionale e sulla posizione che in esso il paziente ha assunto. All'interno di questa cornice epistemologica, il modello teorico delle "polarità semantiche" sviluppato da Ugazio [37] si è focalizzato particolarmente sugli aspetti semantici: ogni individuo entra in relazione con gli altri e definisce se stesso in base ai significati peculiari del suo contesto di riferimento; l'analisi della posizione assunta dal paziente ricopre quindi un ruolo centrale: la famiglia non esiste se non come "con-posizione" di individui. L'osservazione clinica delle famiglie evidenzia come tutte le persone, paziente compreso, abbiano posizioni e modalità di relazione molto diverse con ciascun membro della famiglia. La nascita in una particolare famiglia e in una particolare cultura, così come la storia delle precedenti "con-posizioni", delimitano le possibili posizioni con cui ciascun individuo può "con-porsi" con gli altri.

In quest'ottica, l'analisi semantica della narrativa dei pazienti con personalità di tipo-A, ad esempio, potrebbe mettere in evidenza ciò che è stata definita "semantica del potere" [37]: nelle relazioni viene posto l'accento sulla dimensione "vincente/perdente", vincenti se si ha il controllo su se stessi, perdenti se si è passivi e in balia delle sopraffazioni altrui.

L'incontro autentico con lo psicologo si pone quindi come l'inizio di una relazione che può aiutare il paziente a raccontare un'altra storia. In questa prospettiva ermeneutica, il cambiamento terapeutico è rappresentato dalla creazione dialogica di una nuova narrazione. Attraverso l'evolversi della conversazione tra il paziente e lo psicologo, una nuova narrativa di "storie-non-ancora-dette" viene mutuamente creata. Mentre l'esperienza non può essere cambiata, la risposta ai drammi e alle tragedie della nostra storia potrà essere modificata da una reinterpretazione del significato di questi eventi [35] e dalla ricostruzione di nuovi resoconti [38].

Approccio relazionale e significati della sofferenza

La malattia cardiaca è una prova sia per la persona che ne è colpita, sia per coloro che fanno "corpo" con il malato: il partner e i familiari. Essa si ripercuote sul sistema delle relazioni familiari e innesca faticosi processi di adattamento all'evento traumatico interni alla famiglia. Come evidenzia uno studio condotto utilizzando il Modello Circonflesso dei Sistemi di Olson [39] sul caso di un paziente di 54 anni, sposato, con figli, colpito da infarto del miocardio (IM), la famiglia subisce cambiamenti lungo le dimensioni di coesione e flessibilità. Secondo questo modello, per affrontare gli stress e i cambiamenti evolutivi lungo il ciclo di vita, le famiglie modificano i propri livelli di coesione e di flessibilità. La coesione familiare è definita come il legame/impegno emozionale reciproco. La flessibilità rappresenta la qualità del cambiamento nella leadership, nei ruoli e nelle regole relazionali.

Le famiglie che Olson definisce "bilanciate" hanno le risorse e le capacità per modificare il sistema in maniera appropriata per adattarsi al meglio alla crisi. Il cambiamento di un sistema familiare in seguito ad una "crisi", come l'IM, segue un'evoluzione piuttosto prevedibile. Nel caso considerato del paziente di 54 anni, prima dell'IM (Fig. 1, punto A) la famiglia del paziente è *strutturalmente separata*: la leadership è democratica, i ruoli sono stabili e vi sono pochi cambiamenti nelle regole. Al momento dell'IM, tuttavia, la famiglia si porta rapidamente verso una condizione di famiglia *caoticamente invischiata* (Fig. 1, punto B): la vicinanza emozionale estremamente alta, la lealtà sempre richiesta, il livello di dipendenza tra gli individui elevato, la leadership carente e i ruoli non chiari. La malattia ha fatto irruzione nel sistema modificando molte delle abitudini quotidiane. Tra la terza e la sesta settimana dall'insorgenza dell'IM, la famiglia diventa più *rigida* nella struttura, pur continuando a rimanere *invischiata*: il potere è esercitato da una sola persona, le negoziazioni sono limitate, tra gli individui vi è una elevata dipendenza e una conseguente maggiore reattività reciproca. La rigidità può essere letta come un tentativo di stabilizzare il "caos" riorganizzando alcune abitudini del sistema familiare (Fig. 1, punto C). Sei mesi dopo l'IM il funzionamento diviene, infine, *strutturalmente connesso* (Fig. 1, punto D): tra i componenti della famiglia vi è vicinanza emozionale e lealtà verso il rapporto, la leadership ritorna ad essere democratica e i ruoli ad essere stabili. Pur diminuendo la precedente rigidità e l'estrema coesione, la famiglia si assesta comunque su livelli piuttosto elevati di chiusura e strutturazione per far fronte alle difficoltà del paziente.

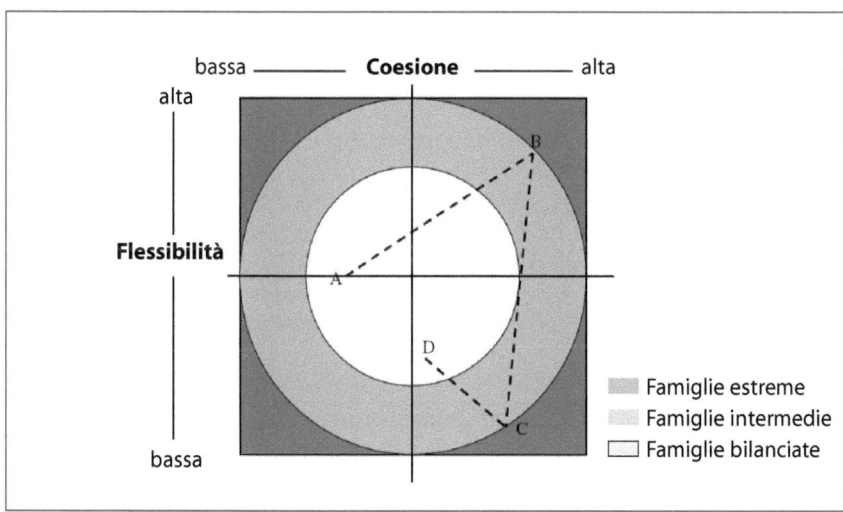

Fig. 1. Cambiamenti nelle relazioni familiari prima e dopo l'infarto del miocardio (IM) occorso al marito (A: prima dell'IM; B: prima e seconda settimana dopo l'IM; C: ottava settimana dopo l'IM; D: famiglia al momento attuale)

In sintesi, lo studio condotto ha permesso di evidenziare come, in seguito all'IM, il sistema familiare può subire molteplici evoluzioni: da sistema bilanciato, flessibilmente separato, passa da due tipologie estreme (caoticamente invischiato e strutturalmente invischiato), per divenire ancora un sistema bilanciato ma strutturalmente connesso (Fig. 1).

All'interno di questa prospettiva, il concetto di *paziente* si espande e si contrae: un individuo, in quanto elemento di una trama di relazioni (famiglia, amici e comunità), non ha intorno a sé confini impermeabili e rigidi: la malattia e la sofferenza ad essa connessa investono non solo il paziente, ma anche il sistema di relazioni cui egli appartiene.

La relazione, familiare e di coppia, può essere risorsa di cura? L'attenzione alla narrazione che il paziente fa di sé e della sua malattia consente di esplorare i significati che la patologia assume all'interno del contesto di appartenenza [34, 35]. In particolare, allorché ci poniamo in ascolto dei pazienti e delle loro famiglie, essi fanno emergere i loro modelli di significazione relativi alla natura della salute ed alle modalità di affrontare la malattia e la cura. Tali modelli fungono da guida nella comprensione del perché ci si è ammalati, che cosa si deve fare per guarire, quali sono i ruoli del paziente dei familiari e di chi si prende cura. I quesiti del paziente sulla propria malattia, ancor più se improvvisa come l'infarto del miocardio, permettono di esprimere ciò che è stato definito come il "mito familiare" [40], cioè la struttura narrativa attraverso la quale le famiglie cercano di dare risposta a domande fondamentali, quali quelle sulla vita e sulla morte. Il *mito relativo alla salute,* che le famiglie hanno costruito e che condividono, consente di capire come la famiglia gestisce la salute/malattia al suo interno, ovvero quali sono le modalità relazionali che vengono attuate tra i familiari e chi si prende cura del paziente.

Il tipo di rapporto con la malattia e la sofferenza

La definizione data alla relazione con la malattia, sia da parte del paziente sia da parte delle persone del contesto di appartenenza, può influenzare il modo in cui la sofferenza viene gestita.

Molti pazienti evidenziano come sia importante che la sofferenza connessa alla malattia non abbia un ruolo dominante nella loro vita. La relazione con se stessi e con le altre persone significative potrebbe quindi assumere uno status primario. A tal proposito, la distinzione operata da Mason [41, 42], fra rapporto primario e rapporto secondario con il dolore può essere utile in diversi modi:

a) Educativo
Spiegare al paziente il concetto di rapporto primario e secondario con la malattia. Esplorare insieme al paziente, e alle persone a lui significative, come è possibile mantenere in primo piano la sfera dei rapporti interpersonali e relegare sullo sfondo la malattia e la sofferenza. In funzione di questi obiettivi risulta importante approfondire i significati che il paziente dà alla propria malattia in relazione a se stesso e al proprio contesto di appartenenza. Per tale ragione, la

partecipazione dei familiari del paziente ai colloqui clinici può fornire preziose indicazioni al curante.

b) Compiti
Può essere utile assegnare al paziente e a chi gli sta vicino il compito di prestare attenzione alle situazioni in cui si ritrovano ad avere un rapporto primario e un rapporto secondario con la malattia. Le similitudini e le differenze nei contenuti e nelle modalità con cui il compito verrà portato a termine fornirà importati informazioni.

c) Prendere delle decisioni sul rapporto con la malattia e la sofferenza
Una volta fatta emergere la distinzione fra i rapporti primari e secondari con la malattia, è necessario chiedere al paziente e alle persone del suo contesto che tipo di relazione desiderano avere con la sofferenza e come pensano di poterle realizzare. Un esempio di domanda che può essere fatta in questa fase è la seguente: *"come capite che voi e il vostro partner avete raggiunto un giusto equilibrio fra l'attenzione alla malattia e l'attenzione ai rapporti interpersonali?"*

e) Riconoscere che talvolta la malattia deve necessariamente essere primaria
Talvolta la natura della malattia e della sofferenza è tale per cui assume una posizione primaria rispetto alle relazioni interpersonali. È necessario però distinguere situazioni in cui il rapporto con la sofferenza ha un carattere episodicamente primario all'interno di un contesto in cui il rapporto è essenzialmente secondario, da situazioni, invece, in cui il rapporto con la sofferenza è essenzialmente primario [43]. A tal fine potrebbe essere utile porre al paziente domande inerenti gli aspetti episodici di rapporto primario con la sofferenza, come ad esempio: *"in che modo sono vissute le situazioni in cui la sofferenza è così difficile da tollerare da assumere un carattere primario?"*

Credenze su come gestire la malattia
Una mancanza di corrispondenza fra le credenze del paziente e delle persone significative sulla gestione del dolore potrebbe aumentare le difficoltà nella gestione della malattia: le differenze tra le credenze del paziente e quelle del partner (o di altre persone significative) su come la malattia dovrebbe essere gestita possono risultare dannose per la riuscita del trattamento.

Nella pratica clinica sarebbe quindi utile per lo psicologo esplorare le credenze dei diversi membri familiari riguardo la gestione della malattia. Per esempio, nel cercare di capire lo schema delle interazioni fra il paziente con patologia cardiaca e le altre persone significative potrebbe essere chiesto:

- al paziente
  quali credenze/idee/punti di vista hai sul come potresti gestire la tua malattia? quali credenze/idee/punti di vista hai su come il tuo partner/le persone significative nella tua vita dovrebbero aiutarti nella gestione della tua malattia?

- al partner/altre persone significative
  quali credenze/idee/punti di vista hai su come potresti contribuire alla gestione della malattia?
  quali credenze/idee/punti di vista hai su come la persona con la patologia cardiaca dovrebbe gestire la sua malattia?

- a tutti
  quali credenze/idee/punti di vista hai su come pensi che l'ospedale/altri professionisti dovrebbero gestire/aiutarti a gestire la tua malattia?

Queste domande, per come sono strutturate, introducono l'idea che l'esperienza della malattia ha un impatto non solo sul paziente ma anche sulle altre persone significative. Può essere utile al clinico attenersi alla nozione della corrispondenza indagando, con il paziente e i suoi familiari, se ci sono situazioni in cui le differenze nelle credenze sulla gestione della malattia sono funzionali.

Semantiche relazionali della sofferenza psichica

L'intervento clinico con le famiglie di questi pazienti permette di rilevare nella narrazione tre modalità tipiche di relazionarsi con la malattia: la *condivisione*, l'*adesione* e la *tragedia* [44]. Il bisogno di condivisione della pena, del dolore e della malattia medesima trasforma la malattia in una prova, o, se si vuole, in una sorta di cartina di tornasole, che mette in evidenza quanto la famiglia sia una risorsa per la cura.

Nelle famiglie in cui prevale la modalità di condivisione, emerge la possibilità di "traslocare", su chi è vicino e partecipa, parte della pena e del dolore provato e di sentire che anche l'altro li vive[2]. Una seconda modalità è l'adesione a valori comuni, ad esempio la fede o il valore assegnato al legame con l'altro o alla vita umana in sé. In queste famiglie chi soffre percepisce la comunanza di valori. La metafora che può essere utilizzata per queste famiglie è quella del tendere le mani verso un punto comune. Per altre famiglie, invece, la malattia è vissuta come tragedia: essa non è connessa alla salute ma ne è totalmente scissa. Gli scenari che si aprono attraverso questo vissuto sono due: la mancanza di pena e di dolore, da un lato, e la dannazione nel dolore, dall'altro. Il sentimento è così quello della catastrofe e nulla riesce a curare la relazione tra i familiari. In queste famiglie il dolore psichico connesso alla cardiopatia diventa così indicibile ed inaffrontabile.

Un microcontesto familiare saliente per il paziente è rappresentato dalle relazioni di coppia che possono influenzare in modo significativo la condizione psicologica del paziente cardiopatico. Per comprendere se la relazione di coppia può essere una risorsa per la cura del paziente è importante individuare i nuclei

---

[2] Si potrebbe definire un esperienza di *"communio"*, vale a dire dell'avere un confine comune che rende possibile il *"cum-patire"*.

tematici attorno ai quali ruotano le rappresentazioni della coppia. Secondo alcuni autori si possono individuare tre nuclei tematici [44, 45]: *normalizzazione, menomazione e nemesi*. La normalizzazione della malattia può esprimersi tramite la forma del diniego, che rende impossibile integrare la malattia nel proprio corpo e nella relazione con l'altro e rende, di conseguenza, inesprimibile la sofferenza. La rappresentazione di "menomazione" data alla malattia cardiaca si avvale della metafora forte del corpo-macchina che prima dell'evento malattia era del tutto efficiente e insensibile a qualsiasi fatica e prova. La scoperta della malattia si accompagna così al sentimento di incredulità. Infine, la malattia cardiaca, come da antica tradizione, può essere vissuta come "nemesi, come giusta punizione" per un grave senso di colpa.

In sintesi la presa in carico psicologica e medica della malattia cardiaca richiede anche di prestare un ascolto delle rappresentazioni date dalla famiglia, e in particolare dalla coppia coniugale, alla malattia cardiaca al fine di comprendere se e come il legame collude con il diniego e l'evitamento piuttosto che sostenere la riparazione.

Semantiche della sofferenza e rapporto con il professionista curante

Le famiglie sviluppano "rappresentazioni mitiche" della salute/malattia nelle quali coinvolgono lo psicologo [45]. La famiglia può instaurare con il curante un *rapporto esclusivamente d'uso:* al medico o allo psicologo può essere assegnato il ruolo di "oggetto burocratico" esterno: è la famiglia a riservarsi il potere della cura. In altri casi un componente della famiglia si "coalizza" con il curante integrandosi nell'équipe e mantenendo un ruolo centrale nella cura. Una terza forma di rapporto d'uso vede il medico e lo psicologo sovrainvestiti di aspettative, una sorta di figura salvifico-taumaturgica, disponibile ed accogliente in ogni circostanza. In questo caso la l'atteggiamento nei confronti del curante può essere quello di surrogare ciò che è mancante nelle relazioni familiari.

Cigoli [45, 46] evidenzia come nel rapporto tra il paziente, la famiglia e il curante incida la dimensione temporale della malattia. Secondo Cigoli, nella narrazione che la famiglia fa delle relazioni di cura, la temporalità si può presentare in due forme: un *passato incombente*, carico di problemi irrisolti e di rancore relazionale o una *centratura disperata sul presente e sul quotidiano*, in cui è impensabile la perdita del familiare. Nella prima forma temporale la famiglia trasferisce sul curante il rifiuto della memoria: il ricordo è tenuto a bada perché troppo pericoloso e doloroso. In tale forma, l'indifferenza-distacco nei confronti del curante diventa prevalente: ciò che la famiglia può praticare è una mera relazione d'uso con l'altro. Il curante e il servizio di cui fa parte vengono fatti rientrare nella logica familiare: possono essere utilizzati per lenire il peso che la malattia comporta. Nella seconda forma di temporalità, invece, la famiglia trasferisce sul curante e sui servizi un sentimento di angoscia: una difesa che si attua verso il futuro. Gli operatori possono essere investiti da sentimenti di svalorizzazione.

Conclusioni

Lavorare con la sofferenza psichica di un paziente affetto da patologia organica severa e/o cronica significa molto spesso per lo psicologo lavorare in assenza di una richiesta di aiuto esplicita. Le ripercussioni psicologiche della malattia, anche se di notevole importanza, rimangono sullo sfondo, o tendono ad essere sottovalutate, perché il rischio vitale si impone all'attenzione. La paura di morire o il timore di scoprirsi menomati lasciano però l'individuo in una situazione di completa vulnerabilità emotiva che amplifica il senso di estraneità rispetto alla propria storia. La discontinuità temporale sperimentata dal soggetto affetto da patologia improvvisa rende difficile la mobilitazione di risorse utili per affrontare le angosce e il senso di perdita legati alla malattia.

È dalla capacità del clinico di tollerare l'incertezza che nasce la possibilità di comprendere l'esperienza di sofferenza che vive il paziente. Lo stralcio di colloquio tra Stefano e lo psicologo sopra riportato illustra bene le diverse fasi che si possono attraversare all'interno di un percorso psicologico con un paziente cardiopatico: mentre il paziente domanda del suo tempo presente ("Perché sono qua?", "Perché devo fare questa visita?", "Quando mi dimetteranno? Lei lo sa?") e mantiene un atteggiamento di chiusura rabbiosa verso chiunque gli si presenti, lo psicologo opera uno slittamento lungo la dimensione temporale. Questo consente al paziente di riconnettere il suo tempo malato e privo di relazioni ai tempi di vita passati e futuri. Il salto inaspettato sperato dallo psicologo fuori dai significati strettamente legati alla malattia ("chi l'aspetta a casa?") comunica una disponibilità all'ascolto della sofferenza poiché offre al paziente la possibilità di ricollocarsi nella rete di relazioni alla quale apparteneva prima della malattia. L'uscita dal tempo presente consente alla narrazione del paziente di svilupparsi e di connotarsi emotivamente. L'elemento di sorpresa che introduce la domanda dello psicologo, apparentemente sconnessa dal contesto conversazionale e lontana dalla richiesta di una valutazione diagnostica, favorisce il fluire delle emozioni in un uomo che ha visto il proprio tempo collassare nella malattia e la cui identità risulta profondamente alterata.

Concludendo, si può aggiungere che il contesto del lavoro psicologico con il paziente cardiopatico racchiude la possibilità che si stabilisca una relazione clinica basata sull'ascolto autentico del paziente che permetta di sviluppare una salda alleanza terapeutica.

Bibliografia

1. Borgna E (2000) Noi siamo un colloquio. Feltrinelli, Milano
2. Balsamo M (2000) Soggetti al delirio. Elaborazioni del dolore e percorsi della cura. Franco Angeli, Milano
3. Horvarth A, Luborsky L (1993), The role of the therapeutic alliance in psychotherapy. J Consult Clin Psychol 61:561-573
4. Buber M (2004) Il principio dialogico e altri saggi. San Paolo, Milano
5. Doherty WJ (1997) Scrutare nell'anima. Responsabilità morale e psicoterapia. Cortina, Milano
6. Bollas C (1995) Cracking up. Routledge, London
7. Ceruti M, Preta L (1990) Che cos'è la conoscenza. Laterza, Bari
8. Ceruti M (1994) Constraint and possibilities: the evolution of knowledge and knowledge of evolution. Gordon and Breach Publishers, Amsterdam
9. Godbout JT (1998) L'esperienza del dono. Liguori, Napoli
10. Safran JD, Muran JC (2000) Negotiating the therapeutic alliance: a relational treatment guide. Guilford Press, New York
11. Derlega VJ, Mettz S, Petronio S, Margulls ST (1993) Self-disclosure. Sage, Newbury park, CA
12. Rosen C (1998) Aux confins du sens - Propos sur la musique. Seuil, Paris
13. Molinari E (2002) Clinica psicologica in sindromi rare. Bollati Boringhieri, Torino
14. Scabini E, Cigoli V (2006) The family identity. Ties, Symbols and Transition. Laurence Erlbaum.
15. AA VV (1999) Dialogo, silenzio e empatia. Bastogi, Chiavari
16. Zeligs MA (1960) The psychology of silence. J Am Psychoanal Ass 41
17. Plessner H (2000) Il riso e il pianto. Una ricerca sui limiti del comportamento umano. Bompiani, Milano
18. Charvet JL (2001) L'eloquenza delle lacrime. Medusa, Milano
19. Bschor T (2004) Time experience and time judgment in major depression, mania and healthy subjects. A controlled study of 93 subjects. Acta Psychiatr Scand 109:222-229
20. Pappas GS (2000) Berkeley's thought. Cornell University Press, Ithaca
21. Hillman J (1996) The soul's: character, calling and fate. Random House, New York
22. Taylor C (1992) Multiculturalism and politics of recognition. Princeton University Press, Princeton
23. Semi AA (1995) Tecnica del colloquio. Raffaello Cortina Editore, Milano
24. Haber EC (1998) Mikhail Bulgakov: the early years. Harvard University Press, Harvard
25. Baudelaire C (1995) Ultimi scritti. Feltrinelli, Milano
26. Kafka F (1991) Metamorfosi. Feltrinelli, Milano
27. Becker G, Beyene Y, Newson EM, Rodgers DV (1998) Knowledge and care of chronic illness in three ethnic minority groups. Fam Med 30:173-178
28. Kleinman A (1988) The illness narratives: suffering, healing and the human condition. Basic Books, New York
29. Brody H (1987) Stories of sickness. Yale University Press, New Haven

30. LeMaster JR, Kummings DD (1998) Walt Whitman: an encyclopedia. Garland Publishing, New York
31. Zagorin P (1999) Francis Bacon. Princeton University Press, Princeton
32. Kundera M (1988) L'arte del romanzo: saggio. Adelphi, Milano
33. Allen W (2004) Melinda and Melinda. 20th Century Fox
34. Radley A (1994) Making sense of illness: the social psychology of health and disease. Sage Publications, London
35. Neimeyer RA (2000) Narrative disruptions in the construction of the self. In Constructions of disorder, Neimeyer RA, Raskin JD (eds) APA: Washington, DC
36. Kelly GA (1955) The psychology of personal constructs. Norton, New York
37. Ugazio V (1998) Storie permesse storie proibite. Bollati Boringhieri, Torino
38. Monk G, Winslade J, Crocket K, Epston D (eds) (1997) Narrative therapy in practice: the archaeology of hope. Jossey-Bass, San Francisco
39. Thompson SC, Medvene LJ, Freedman D (1995) Caregiving in the close relationships of cardiac patients: exchange, power, and attributional perspectives on caregiver resentment. Personal Relationships 2:125-142
40. Ferreira A (1963) Family myth and homeostasis. Arch Gen Psych 9:457-463
41. Mason B (1999) On chronic pain and relationships. Context 42:9
42. Mason B (2003) The development of a relational approach to the understanding, treatment and management of chronic pain. Unpublished Doctoral Thesis. University of East London. Tavistock Clinic
43. Skevington S (1995) Psychology of Pain. John Wiley and Sons, Chichester
44. Rolland JS (1994) Families, illness and disability: an integrative treatment model. Basic Books, New York
45. Cigoli V (1992) Il corpo familiare. L'anziano, la malattia, l'intreccio generazionale. Franco Angeli, Milano
46. Cigoli V (2006) L'albero della discendenza. Clinica dei corpi familiari. Franco Angeli, Milano

CAPITOLO 13

La terapia interpersonale per il trattamento della depressione

D. KOSZYCKI

Introduzione

La depressione è una condizione frequente nei pazienti affetti da cardiopatia coronarica. È stato stimato che dal 15% al 20% dei pazienti con angina instabile colpiti da infarto miocardico (MI), che hanno avuto un infarto congestivo o che sono stati sottoposti ad un intervento chirurgico di bypass, soddisfano i criteri diagnostici per la depressione maggiore nel corso del periodo di ospedalizzazione, mentre una quota pari a circa il 15-25% sperimenta forme di depressione più lievi [1-4]. Sebbene esistano relativamente pochi studi longitudinali riguardanti i pazienti affetti da coronaropatia, i dati disponibili indicano come la patologia tenda a seguire un decorso cronico che conduce ad una significativa disabilità e ad un danneggiamento nel funzionamento psicosociale [5, 6]. Condizioni depressive, che possono variare da un livello moderato a grave, sono state riportate a distanza di un anno in un significativo numero di pazienti colpiti da MI [7]. Inoltre, un terzo dei pazienti ricoverati a causa di MI mostra un umore sostanzialmente depresso a distanza di tre anni dall'episodio cardiaco [8] ed un quinto non è in grado di raggiungere un adattamento emozionale dopo 5 anni [9]. È stata inoltre rilevata una significativa percentuale di pazienti affetti da patologia coronarica, diagnosticati con depressione minore che progredivano verso la depressione maggiore nell'arco di 12 mesi [6].

Una delle conseguenze più gravi della depressione nei pazienti cardiopatici è la mortalità cardiaca. La depressione maggiore che segue l'MI è associata ad un quadruplo aumento del rischio di mortalità cardiaca nel corso del primo anno successivo all'infarto e tale rischio si estende anche a forme minori di depressione [1, 10, 11]. Inoltre, l'impatto prognostico della depressione è pari a quello di altri importanti fattori quali la disfunzione ventricolare e la gravità dell'arteriosclerosi coronarica, rispetto ai quali la depressione agisce in maniera indipendente. Frasure-Smith e Lespérance [12] hanno riportato che, in un esteso campione di soggetti post-MI, i sintomi depressivi erano predittivi della mortalità cardiaca a distanza di 5 anni; Barefoot e colleghi [13] hanno scoperto che, anche dopo 10 anni dall'evento cardiaco, i pazienti depressi hanno un rischio di morte cardiaca maggiore rispetto a quelli non depressi. Il meccanismo attraverso il quale la depressione aumenta la morbilità e la mortalità cardiache non è ben chiaro: alcuni tra i meccanismi coinvolti possono essere un'insufficiente compliance alla terapia farmacologica e alle richieste di cambiamenti nello stile di vita, quali lo smettere di fumare, l'adozione di un regime alimentare più salutare e la pratica di un regolare esercizio fisico [14]. Altri fattori implicati possono essere alterazioni fisiopatologiche associate alla depressione, tra cui il decremento dell'attività delle piastrine, la diminuzione della variabilità del battito cardiaco e l'alterazione dell'attività dell'asse HPA (hypothalamic-pituitary-adrenal) [15] Tuttavia, molti cardiologi non sono ancora convinti dell'impatto prognostico negativo che i disturbi depressivi possono avere in termini di morbilità e mortalità cardiache. Nonostante la considerevole evidenza epidemiologica sul legame tra queste variabili, la pratica cardiologica non ha preso sufficientemente in considerazione le implicazioni che ne derivano [16].

La scoperta della rilevanza della depressione nei pazienti cardiopatici sottolinea la necessità di un suo precoce riconoscimento e di un trattamento ottimale, soprattutto a livello sintomatico. Le opzioni terapeutiche per il trattamento della depressione in pazienti sani dal punto di vista medico includono le psicoterapie focalizzate sulla depressione e i farmaci antidepressivi che possono anche venire abbinate in alcune circostanze.

Tra le varie tipologie di psicoterapia, la terapia cognitivo-comportamentale (cognitive behavioral therapy, CBT) e la psicoterapia interpersonale (interpersonal therapy, IPT) sono le più efficaci sia nei trattamenti acuti che in quelli di mantenimento [17]. Tuttavia, non si conosce molto relativamente all'efficacia di queste psicoterapie nel trattamento di pazienti cardiopatici depressi, in quanto i risultati sono basati sull'evidenza empirica. Inoltre, il loro impiego è limitato a causa della carenza di terapeuti opportunamente formati.

La terapia di tipo farmacologico è universalmente disponibile poiché prescrivibile direttamente dai medici di base e per molti rappresenta la metodologia elettiva di intervento. Sfortunatamente, vi è una carenza di esperimenti sul trattamento farmacologico di pazienti cardiopatici depressi in cui sia utilizzato un gruppo di controllo trattato con placebo; la ragione di questa lacuna è che, generalmente, i pazienti con patologie organiche vengono esclusi dagli esperimenti che si avvalgono dell'utilizzo di farmaci. Come risultato, non è possibile assicurare ai pazienti che essi sperimenteranno lo stesso livello di efficacia e di tollerabilità dei pazienti depressi, ma sani dal punto di vista medico. Dati gli elevati livelli di depressione dei pazienti cardiopatici ed il grave impatto della condizione depressiva su morbilità e mortalità, è auspicabile che importanti sforzi vengano rivolti alla valutazione della sicurezza, dell'efficacia e dell'accettazione delle differenti modalità di trattamento utilizzabili in questa popolazione, nonché allo sviluppo di linee guida per aiutare i medici curanti a scegliere i trattamenti ottimali.

Un trattamento che può rivelarsi particolarmente adatto per i pazienti cardiopatici depressi è l'IPT. Scopo di questo capitolo è di presentare questo tipo di approccio psicoterapeutico e mostrare come possa rivelarsi particolarmente utile nel trattamento di pazienti depressi con disturbi cardiaci.

Visione d'insieme della psicoterapia interpersonale nella depressione

Background

L'IPT è una psicoterapia a breve termine (12-16 sessioni, con cadenza settimanale della durata di un'ora). È stata sviluppata, ed in seguito protocollata, agli inizi degli anni '70 dal gruppo di ricercatori diretti da Gerald Klerman come intervento per pazienti non ospedalizzati affetti da depressione maggiore [18]. Le radici storiche dell'IPT includono il modello biopsicosociale della psicopatologia di Myers, il paradigma interpersonale di Sullivan, la teoria dell'attaccamento di Bowlby ed altre psicoterapie emerse negli anni '40 e '50 che hanno enfatizzato il potente ruolo degli eventi ambientali nella genesi della psicopatologia, rivedendo la prospettiva esclusivamente intrapsichica [18-20]. L'IPT è stata influenzata dalla ricerca empirica, la quale ha dimostrato l'esistenza di un legame tra i disturbi dell'umore e gli eventi avversi della vita (quali la morte di una persona amata, la mancanza di armonia nella relazione coniugale, la solitudine e l'isolamento sociale) ed ha sottolineato l'effetto protettivo delle risorse interpersonali contro la depressione nel momento in cui si presentano i fattori di stress [18, 21-23].

Dal punto di vista teorico, l'IPT non fa alcuna affermazione circa l'eziologia della depressione, ma pone enfasi sull'attuale contesto sociale ed interpersonale associato al disturbo dell'umore [18]. Alla base vi è il presupposto che le questioni interpersonali influenzino l'umore e che quest'ultimo, a sua volta, pregiudichi le funzioni interpersonali. La concettualizzazione della depressione clinica secondo l'IPT prevede tre componenti di processo: la formazione del sintomo, causata da meccanismi biologici e/o psicologici; il funzionamento sociale, che comprende le interazioni sociali con gli altri; i tratti di personalità permanenti. L'IPT interviene sulla formazione del sintomo e sulla disfunzionalità sociale, ma non si rivolge ai tratti stabili di personalità, dati i limiti temporali del trattamento, il livello relativamente basso dell'intensità psicoterapeutica, l'enfasi del trattamento sull'attuale episodio depressivo e la difficoltà nel valutare accuratamente la personalità in presenza di un disordine sull'Asse I [18, 20, 24].

Le caratteristiche dell'IPT

Qui di seguito sono ricapitolate alcune delle principali caratteristiche dell'IPT [18, 24-27].
1. L'IPT è limitata nel tempo. La fase acuta del trattamento è generalmente

costituita da 12-16 sessioni a cadenza settimanale ed è discussa col paziente all'inizio del trattamento, la cui brevità impone che venga stabilita una specifica struttura. Ciò spinge il paziente ed il terapeuta a concentrarsi immediatamente sul decremento dei sintomi depressivi, per poi focalizzarsi sull'attuale crisi interpersonale legata alla depressione. In questo modo si tende anche a dissuadere l'instaurarsi di un rapporto di dipendenza.
2. L'IPT è un intervento focale. Per ciascun paziente, la terapia si focalizza su una o al massimo due aree interpersonali problematiche che sono identificate come precursori dell'attuale episodio depressivo e che vengono individuate attraverso un'accurata ricerca riguardante il ruolo delle influenze ambientali sull'umore. Gli eventi precursori spesso riscontrati sono il dolore irrisolto in seguito alla morte di una persona amata, una transizione di ruoli (difficoltà ad adattarsi al cambiamento delle circostanze della vita), dispute circa i ruoli interpersonali (situazioni di conflitto con un altro significativo) e deficit interpersonali (impoverimento delle reti sociali). Il mantenere il focus del trattamento su una questione problematica interpersonale fa sì che la terapia stessa non diventi troppo diffusa, costringendo terapeuta e paziente a discutere solo il materiale che è particolarmente rilevante per l'area focale trattata e per gli obiettivi del trattamento.
3. L'IPT è focalizzata sul "qui ed ora". L'IPT si focalizza sulle attuali questioni problematiche interpersonali che sono suscettibili di cambiamento, evitando un tentativo di appianare problemi irrisolti legati al passato. Il focus sulla risoluzione di problemi interpersonali e lo sviluppo di strategie per affrontare potenziali problematiche relazionali future riduce la tendenza dei pazienti depressi a rimuginare su eventi ed esperienze passate, che non possono essere cambiati e che servono solamente a rinforzare il già basso senso di autostima e la disforia del paziente.
4. L'IPT utilizza un modello medico. L'IPT definisce la depressione come una malattia di tipo medico; ciò consente ai pazienti di assumere il "ruolo di malato" e quindi implicitamente di richiedere un trattamento. Questo approccio aiuta i pazienti a vedere i propri sintomi depressivi come egodistonici piuttosto che come aspetti della loro personalità, facilitando la combinazione di psicoterapia e di farmacoterapia.
5. L'IPT etichetta l'attuale episodio depressivo. L'obiettivo primario dell'IPT è la remissione dei sintomi depressivi tramite la facilitazione della risoluzione dell'attuale crisi interpersonale. Gli obiettivi specifici dell'IPT vengono spiegati ai pazienti all'inizio dell'intervento. Sebbene l'IPT riconosca il ruolo della personalità nel mediare la risposta di ciascuna persona alle esperienze interpersonali, il cambiamento della personalità non costituisce il focus terapeutico, data la limitatezza temporale del trattamento. Ciononostante, nel momento in cui l'intervento progredisce molti pazienti acquisiscono nuove abilità interpersonali che potrebbero essere d'aiuto nel compensare problemi di personalità.

L'atteggiamento del terapeuta

Così come per qualsiasi altra forma di psicoterapia, l'IPT mira a creare un ambiente di calore, fiducia e comprensione e a stabilire e mantenere un'alleanza terapeutica. Mentre i terapeuti che adottano il modello dell'IPT condividono molte caratteristiche con i terapeuti che praticano la CBT o altre terapie focalizzate sulla risoluzione del sintomo, essi differiscono considerevolmente dai terapeuti di orientamento psicodinamico. Il terapeuta dell'IPT ha un atteggiamento attivo e guida il paziente, nel corso della terapia, a trattare materiale rilevante, esplorando le opzioni esistenti per il cambiamento e fornendo chiarimenti; mira a promuovere la risoluzione dei problemi ed a fare in modo che il paziente possa sentirsi più competente nell'affrontare la sua esistenza. Il terapeuta non è neutrale, piuttosto lavora in modo attivo con il paziente al fine di alleviare la depressione trasmettendo un atteggiamento di speranza nei confronti del raggiungimento degli obiettivi del trattamento. Al paziente vengono forniti sostegno, rassicurazione e consigli diretti quando questo sia ritenuto appropriato. Nell'IPT non è posta enfasi sul transfert o sulla relazione terapeutica, a meno che questa non metta a rischio il trattamento: l'IPT si focalizza sull'ambiente interpersonale del paziente al di fuori del setting terapeutico. Nel caso se ne presenti la necessità, il transfert negativo è trattato attraverso la discussione dell'atteggiamento e del comportamento del paziente nei confronti del terapeuta e attraverso l'esplorazione di come simili attitudini e comportamenti contribuiscano alla creazione di relazioni interpersonali problematiche al di fuori del setting terapeutico. Dalla prospettiva dell'IPT, il comportamento distruttivo del paziente è spesso attribuibile ad una comunicazione indiretta ed inefficiente dei sentimenti negativi. Per esempio, l'indagine di Jack [28] ha mostrato che le donne depresse hanno paura che una divergenza di opinioni o la rabbia possano portare a conseguenze negative. Il terapeuta aiuta il paziente a trovare modi più funzionali per comunicare questi sentimenti, aiutandolo a risolvere i conflitti non solo con il terapeuta, ma anche con gli altri significativi [24, 29].

Le tecniche psicoterapeutiche

Le strategie e le tecniche terapeutiche dell'IPT sono state disegnate per aiutare il paziente a conoscere a fondo l'area problematica interpersonale associata alla depressione. Queste tecniche sono simili a quelle utilizzate in molte altre psicoterapie ed includono l'esplorazione (direttiva e non), l'incoraggiamento all'azione, il chiarimento, l'analisi della comunicazione, l'uso della relazione terapeutica e le tecniche di cambiamento del comportamento (giochi di ruolo, analisi delle decisioni, tecniche direttive). L'IPT non utilizza strumenti quali l'interpretazione, l'analisi dei sogni, l'analisi del transfert, il monitoraggio o il cambiamento delle cognizioni distorte [24, 30]. Per una completa descrizione delle modalità d'intervento dell'IPT, è possibile fare riferimento al manuale di Weissman e colleghi [24] oppure a Stuart e Robinson [31].

Risultati della ricerca con IPT

L'IPT è stata oggetto di numerose indagini ed è risultata efficace sia nel trattamento acuto che preventivo del disturbo depressivo maggiore. L'efficacia dell'IPT come trattamento acuto per la depressione maggiore è stata inizialmente stabilita attraverso un esperimento di 16 settimane nel quale venivano messe a confronto l'IPT e la somministrazione di amitriptilina, utilizzate da sole oppure in modo combinato [32]. L'IPT e l'amitriptilina sono risultate ugualmente efficaci nel ridurre i sintomi depressivi, sebbene l'amitriptilina generasse miglioramenti più velocemente rispetto all'IPT. Il trattamento combinato di IPT e amitriptilina ha prodotto la maggior riduzione dei sintomi depressivi rispetto a qualsiasi altro trattamento utilizzato da solo. Al follow-up di un anno, i pazienti che avevano ricevuto l'IPT presentavano un miglior funzionamento psicosociale rispetto a quelli che non avevano usufruito del trattamento [33].

Il programma di ricerca e intervento sulla depressione del National Institute of Mental Health (NIMH TDCRP) costituisce sinora l'indagine più estesa di valutazione dell'efficacia del trattamento acuto di pazienti depressi attraverso l'IPT [34]. Duecentocinquanta pazienti che soddisfacevano i criteri diagnostici del DSM-III per la depressione maggiore sono stati assegnati, secondo una procedura randomizzata, a quattro gruppi, di cui tre ricevevano diversi tipi di trattamento (un intervento basato sull'IPT, un intervento di tipo CBT, una cura farmacologia con imipramina), mentre al quarto gruppo veniva somministrato un trattamento placebo. Le analisi dei dati hanno rivelato che i risultati dell'IPT erano migliori di quelli del placebo ed equivalenti a quelli ottenuti con l'imipramina e con la CBT nel trattamento della depressione lieve e moderata (definita con un punteggio inferiore a 20 sulla Hamilton Depression Rating Scale, HDRS [35]). L'IPT si è dimostrata più efficace della CBT nel trattamento della depressione grave (punteggio dell'HDRS > 20). Tuttavia il trattamento più efficace rimaneva, anche rispetto al trattamento psicosociale, quello farmacologico. Ciononostante, il tasso di ricovero per i pazienti che avevano ricevuto il trattamento di tipo IPT era simile a quello dei gruppi trattati con imipramina (rispettivamente 43% e 42%) e migliore di quello del gruppo placebo (21%). La conclusione generale di questo studio è stata che l'IPT agisce efficacemente, anche in maniera indipendente, nei pazienti con depressione lieve o moderata, ma che i farmaci antidepressivi dovrebbero essere utilizzati come trattamento di prima linea per i pazienti gravemente compromessi.

L'indagine NIMH TDCRP ha convalidato l'efficacia dell'IPT nel trattamento di altre popolazioni di pazienti depressi, inclusi quelli con distimia [26, 36], in condizioni pre e post parto [37, 38], affetti da HIV [39], in età adolescenziale [40, 41], con depressione senile [42], in contesti di cura primaria [43] e con un disturbo bipolare [44]. Sebbene gli studi sulla combinazione di IPT e antidepressivi siano limitati, ci sono prove che un approccio integrato sia più efficace rispetto ad una terapia singola nel trattamento di pazienti depressi anziani [42], di pazienti con depressione maggiore legata ad un lutto [45] e nel miglioramento del funzionamento psicosociale [46]. Nei pazienti distimici, l'approccio integrato migliora il funzionamento interpersonale e sociale [47] e riduce in maniera significativa l'utilizzo dei servizi sociali e sanitari; questo evidenzia l'efficacia dell'IPT da un punto di vista economico [36]. L'IPT recentemente è stata anche adattata per essere utilizzata in situazioni di gruppo [29, 48, 49], contesto ottimale per la pratica del role-playing e delle tecniche interpersonali.

Frank e colleghi, ricercatori dell'Università di Pittsburgh, hanno adattato l'IPT per il trattamento di mantenimento nei pazienti con depressione ricorrente [50, 51]. La loro indagine ha mostrato che la sopravvivenza media senza sintomi depressivi era significativamente più alta nei pazienti che per un periodo di tre anni avevano partecipato a sessioni mensili di IPT, rispetto ai soggetti del gruppo di trattamento placebo. Tuttavia, i pazienti che erano stati trattati mediante antidepressivi, con o senza le sedute mensili di IPT, presentavano i periodi di remissione più lunghi. Ciò suggerisce che i pazienti con una malattia ricorrente traggano maggior beneficio dall'utilizzo di farmaci di mantenimento. Ciononostante, i dati indicano che il trattamento di mantenimento con IPT può costituire un'efficace alternativa per i pazienti che non vogliono assumere medicinali o che non possono tollerarne gli effetti collaterali.

Psicoterapia interpersonale per pazienti affetti da cardiopatia coronarica con comorbilità di depressione

Fondamenti razionali

I risultati prospettici derivanti da studi epidemiologici sulla popolazione sana hanno ripetutamente mostrato che i legami e le relazioni sociali hanno un impatto cruciale sullo stato di salute e sul rischio di mortalità [52]. Nei pazienti cardiopatici, il supporto interpersonale media le strategie di coping utilizzate per far fronte alla malattia ed alle conseguenze della stessa. I pazienti con insufficiente sostegno interpersonale hanno maggiori probabilità di divenire depressi, di subire maggiormente le limitazioni derivanti dalla condizione di malattia ed avere così prognosi più critiche [53]. Diversi studi epidemiologici su pazienti cardiopatici hanno anche evidenziato la relazione tra bassi livelli di supporto interpersonale ed un aumento della mortalità [54-56]. Per esempio, vivere da soli aumenta in maniera indipendente il grado di rischio di morte nel corso dei primi sei mesi seguenti l'episodio di MI [55]. Le catene di meccanismi attraverso le quali il sostegno interpersonale influenza la prognosi cardiaca sono estremamente complesse e tuttora non completamente chiare. Si potrebbe ipotizzare che uno dei meccanismi coinvolti sia la mancanza di sostegno la quale influenza i fattori di rischio cardiovascolare, come lo smettere di fumare ed il controllo dell'ipertensione [57-59].

Il sostegno interpersonale può essere concettualizzato utilizzando tre componenti principali: la rete interpersonale; il tipo e la quantità di sostegno fornito dalla rete; l'adeguatezza del sostegno [60]. La rete interpersonale include la famiglia, gli amici, i colleghi di lavoro, il sistema medico e le risorse della comunità. Le dimensioni totale della rete e le sue caratteristiche (ad es., la presenza di un coniuge) non sono state considerate associate a conseguenze mediche o fisiche in pazienti cardiopatici [53, 61]. Infatti, alcune caratteristiche della rete di supporto, così come lo stato coniugale, possono esercitare sul paziente un'influenza sia positiva che negativa [62]. Tuttavia, un numero adeguato di membri della rete sociale vicini dal punto di vista emotivo e frequentati più spesso sembra avere effetti benefici [53].

Il tipo di sostegno interpersonale include quello emotivo-affettivo (che si riferisce a empatia, cure ed amore), educativo (l'offerta di informazioni e consigli per aiutare il paziente ad affrontare la malattia) e di tipo "tangibile" (l'offerta di aiuto finanziario e fisico) [63]. La modalità di sostegno di cui si necessita dipende dal decorso della malattia e dalle caratteristiche dell'individuo stesso [64]. Per esempio, un sostegno tangibile come il trasporto per le visite mediche può essere più importante per un cardiopatico anziano, compromesso dal punto di vista funzionale e bisognoso di assistenza quotidiana. L'aspetto problematico della necessità di un sostegno tangibile è costituito dal fatto che tale bisogno può generare sentimenti di dipendenza. L'adeguatezza del sostegno fa riferimento alla disponibilità ed all'utilità del sostegno sociale per far fronte a specifici problemi [53]. La percezione dell'adeguatezza del sostegno, influenzata dal numero di membri facenti parte della rete sociale che si vedono regolarmente, dal tipo e dal grado di sostegno fornito, è fortemente associata ad un miglior benessere fisico ed emotivo.

L'IPT può essere adattata perfettamente al trattamento di pazienti cardiopatici depressi in quanto vengono affrontate questioni comuni ai pazienti con cardiopatia coronarica, quali la disponibilità e l'adeguatezza della rete di supporto, i conflitti con i membri della rete sociale (che possono condurre ad ostilità, rabbia e stress), le difficoltà ad adattarsi ai cambiamenti dei ruoli sociali in seguito alla malattia o ad altre circostanze di vita, la perdita della rete di supporto sociale e di attaccamento in seguito alla morte di qualche membro o all'isolamento sociale. L'IPT riconosce un legame bidirezionale tra la depressione e le relazioni interpersonali: fattori di stress interpersonale possono far precipitare l'episodio depressivo, e la depressione stessa ha un effetto sfavorevole sul funzionamento delle relazioni interpersonali. In effetti, le conseguenze interpersonali della depressione, quali l'isolamento sociale, il rifiuto degli altri ed un aumento dei conflitti, sono stati evidenziati in diverse ricerche [22, 65] e possono avere un impatto prognostico negativo sulla mortalità e sulla comorbilità cardiache.

Recentemente, gli autori di questo contributo hanno condotto uno studio pilota in aperto per valutare l'efficacia e l'accettabilità dell'IPT in 17 pazienti con cardiopatia coronarica stabile, che soddisfacevano i criteri del DSM-IV per la diagnosi di depressione maggiore [66]. L'IPT è stata condotta nel corso di 12 sessioni settimanali, della durata di 45-50 minuti ciascuna, da terapeuti specificatamente formati e che avevano una vasta esperienza nel trattamento di pazienti cardiopatici. La procedura utilizzata è stata quella descritta nel manuale di Weissman e colleghi [24], apportando solo una lieve modifica dei contenuti al fine di adattarli ai pazienti cardiopatici. I risultati hanno dimostrato che l'applicazione dell'IPT ha ridotto significativamente i sintomi depressivi: più della metà dei soggetti soddisfaceva i rigorosi criteri di remissione (ad es., un punteggio <8 all'HDRS ed un punteggio <14 al Beck Depression Inventory-II [67]). Si è verificato un solo drop-out, a causa di scarsa risposta al trattamento. Le risposte all'IPT sono state simili sia nei pazienti trattati con farmaci che in quelli non sottoposti a terapia farmacologica e suggeriscono che l'IPT da sola potrebbe costituire un trattamento alternativo per i pazienti che prediligono un approccio non farmacologico o che possono essere particolarmente sensibili agli effetti collaterali dei farmaci antidepressivi. Lo studio ha anche rivelato che il minimo adattamento richiesto dall'IPT è accettato e tollerato positivamente dai pazienti. Un trattamento di 12 settimane di IPT sembra sufficiente ad alleviare i sintomi depressivi in un consistente numero di pazienti con livelli di depressione tra il moderato e il grave. Attualmente, questo gruppo di ricerca sta conducendo un esperimento randomizzato circa l'efficacia dell'IPT, utilizzata da sola o in combinazione con farmaci antidepressivi, in pazienti depressi con cardiopatia coronarica stabile. I risultati di questo studio forniranno una valutazione più precisa sull'utilità dell'IPT nel trattamento della depressione in pazienti affetti da cardiopatia coronarica.

L'Applicazione dell'IPT ai pazienti cardiopatici depressi

Come evidenziato in precedenza, lo studio pilota ha mostrato che l'IPT richiede un minimo adattamento ai pazienti con cardiopatia coronarica stabile. Qui di seguito viene brevemente descritto un trattamento di 12 settimane adattato da Weissman e colleghi [20] per pazienti depressi con concomitante disturbo cardiaco. Il manuale di trattamento sviluppato da Klerman e colleghi [18] e recentemente aggiornato da Weissman e colleghi [24] fornisce un approccio d'insieme del trattamento, delle tecniche specifiche e delle linee guida per la loro applicazione. Nell'adattamento apportato per i pazienti cardiopatici, la terapia è stata somministrata nel corso di 12 sessioni settimanali, della durata di 45-50 minuti ciascuna. L'IPT è stata in origine formulata per essere condotta nel corso di 16 sedute, a cadenza settimanale, della durata di un'ora ciascuna. Tuttavia, si è ritenuto che una durata più breve del trattamento sarebbe stata più adatta per i pazienti depressi, i quali avrebbero potuto avere difficoltà a sostenere sessioni della durata di un'ora. È stato inoltre permesso di condurre alcune sessioni telefonicamente, specialmente per quei casi in cui il paziente era troppo malato per recarsi nello studio del terapeuta o richiedeva di essere ricoverato. Ciò ha aiutato a mantenere la continuità del trattamento ed a prevenire l'interruzione del lavoro terapeutico.

La terapia è divisa in tre fasi: la fase iniziale (sessioni 1-3), la fase intermedia (sessioni 4-9) e la fase conclusiva (sessioni 10-12). Ciascuna di queste fasi ha obiettivi e strategie specifiche: per la fase intermedia e conclusiva sono essenzialmente gli stessi di quelli dell'IPT per la depressione descritti nel manuale di riferimento [18, 24].

La fase iniziale (sessioni 1-3)

La fase iniziale del trattamento include una valutazione diagnostica e psichiatrica del paziente, di cui viene delineata anche la storia medica. Inoltre si stabilisce il contesto in cui avverrà l'intervento. Il terapeuta attua una valutazione completa dei sintomi depressivi, incoraggia il paziente a fornire informazioni circa gli eventi di vita associati all'insorgenza ed al decorso della depressione, acquisisce dati riguardanti l'evento cardiaco e la reazione del paziente ad esso, per decidere se sussistano i criteri per una diagnosi di depressione maggiore in base al DSM-IV. Se autorizzata, una valutazione medica dovrebbe essere condotta per escludere problemi che potrebbero riprodurre i sintomi di un disturbo dell'umore. L'utilizzo di scale di valutazione standardizzate, quali la HDRS o il BDI, assicurano una completa revisione dei sintomi e forniscono al paziente ed al terapeuta un indice della gravità della malattia. Queste scale possono essere somministrate ogni settimana oppure ogni due settimane nel corso del trattamento di monitoraggio clinico relativo ai progressi terapeutici. Ai pazienti viene esplicitamente sottolineato che essi sono affetti da due condizioni mediche: la malattia cardiaca e la depressione maggiore e viene assegnato loro "il ruolo del malato" [68]. Il disturbo d'umore del paziente è definito come una malattia dal punto di vista medico, della quale il paziente non ha colpa, ed è paragonata ad altre condizioni mediche, come l'ipertensione, che rispondono ad interventi psicologici e farmacologici. Questa strategia ha l'obiettivo di mitigare l'autocritica, aiutando il paziente depresso a dare la colpa alla depressione, piuttosto che a se stesso, per le proprie difficoltà e infondendo un senso di speranza rispetto alla possibilità di trattare il disturbo dell'umore. Assumere il ruolo del malato implica la necessità di istruirsi rispetto alla malattia cardiaca, seguire un percorso di riabilitazione cardiaca e mettere in atto comportamenti che promuovano la salute. Il ruolo di malato può esonerare temporaneamente il paziente da determinati obblighi sociali, ma richiede anche che si impegni nel corso del trattamento per ristabilirsi dalla condizione patologica.

La storia psichiatrica include un inventario interpersonale con una revisione sistematica dei punti di forza e di debolezza del mondo interpersonale del paziente, focalizzandosi sull'ambiente sociale attuale. Il terapeuta raccoglie informazioni sulle relazioni significative, includendo dati specifici su interazioni (ad es., la frequenza dei contatti e le attività condivise), aspettative reciproche corredate da un giudizio sul loro soddisfacimento, aspetti positivi e negativi delle relazioni, cambiamenti desiderati ed indesiderati all'interno delle relazioni stesse. Nell'attuare la revisione dell'inventario interpersonale del paziente, si dovrebbe cercare di raccogliere notizie sulle sue eventuali esperienze di lutto, includendo le circostanze di decesso della persona significativa e le reazioni del paziente alla perdita. Il terapeuta utilizza l'inventario interpersonale per identificare eventi sociali ed interpersonali che sono legati all'insorgenza dell'attuale episodio depressivo. Alcuni esempi di eventi particolarmente salienti sono, come già detto, la morte di una persona cara, il deterioramento di una relazione con un altro significativo, l'abbandono di attività gradite a causa del cambiamento di alcune circostanze di vita, la perdita di importanti supporti sociali e di figure di attaccamento. Il terapeuta inoltre indaga in modo specifico i cambiamenti nel funzionamento interpersonale e di ruolo, avvenuti in seguito alla diagnosi di disturbo cardiaco e all'insorgenza dei sintomi depressivi.

L'obiettivo globale dell'inventario interpersonale è quello di determinare quale dei quattro domini interpersonali (angoscia patologica, dispute sul ruolo, transizioni di ruolo, deficit interpersonali) sia il precursore critico dell'episodio depressivo, che sarà poi il focus del resto del trattamento. Nello studio pilota con pazienti cardiopatici depressi menzionato precedentemente [66], i punti di focus più comuni nel trattamento erano le transizioni di ruolo e le dispute sul ruolo, aree problematiche che verranno in seguito approfondite. L'inventario interpersonale fornisce inoltre al paziente una ricca fonte di dati sul proprio stile di attaccamento (sicuro, ansioso ambivalente, ansioso evitante, disorganizzato) e sui pattern di comunicazione [31] che hanno importanti implicazioni sul benessere soggettivo e sulla capacità di far fronte a fattori interpersonali o di vita stressanti [69]. Inoltre, l'inventario interpersonale fornisce importanti dettagli su tipo, qualità e utilizzo del sostegno interpersonale (incluso il sistema medico), sulla percezione soggettiva della disponibilità del sostegno e rileva, inoltre, quali sono le barriere che impediscono al paziente di ricevere il tipo di sostegno necessario. Questa informazione aggiuntiva aiuta il terapeuta a sviluppare una più completa formulazione delle questioni interpersonali del paziente, sulla base delle quali vengono definiti gli obiettivi di cambiamento ed il piano di trattamento.

In questa fase dell'intervento, una considerevole parte della discussione è rivolta ad educare il paziente circa la natura ed il trattamento della depressione, correggendo le percezioni errate riguardanti questo disturbo. Per esempio, il terapeuta potrebbe dover correggere l'idea per cui la depressione viene considerata una normale reazione alla malattia cardiaca che non richiede aiuto, piuttosto che una malattia che invece necessita di cure mediche [70]. Inoltre, un intervento psicoeducativo viene esteso alla malattia cardiaca ed all'impatto prognostico negativo che può avere una depressione non curata. Il terapeuta dovrebbe dimostrare competenza relativamente alla sindrome depressiva e conoscenze adeguate riguardo la malattia cardiaca. Un intervento psicoeducativo dovrebbe essere esteso anche alla famiglia del paziente, enfatizzando come la depressione sia una malattia e non una debolezza caratteriale e come non sia qualcosa che passerà grazie al pensiero positivo, "stringendo i denti". I pazienti e le loro famiglie dovrebbero essere incoraggiati ad accedere ad altre fonti di informazione circa la depressione e la malattia cardiaca ed a diventare degli "esperti" in questi settori.

Il terapeuta dovrebbe valutare l'eventuale bisogno di terapia farmacologica e determinare se l'IPT sia appropriata per il paziente. La decisione di prescrivere farmaci dovrebbe essere basata sulla gravità della malattia, sul livello del danno, sulle eventuali tendenze suicide e sulle preferenze del paziente [24]. Dal momento che i terapeuti si trovano a trattare con una popolazione di soggetti che presentano una concomitante problematica cardiaca (ed eventualmente anche altri disturbi medici), è necessario attuare un regolare monitoraggio degli effetti collaterali dei medicinali, per prevenire l'eventualità di un peggioramento clinico sia della condizione cardiaca che psichiatrica, con attenzione per i sintomi cardiaci, i cambiamenti nell'ECG e la diminuzione della pressione sanguigna ortostatica. Può essere consigliabile una consulenza con il cardiologo del paziente prima e durante il trattamento antidepressivo [71]. Molti pazienti cardiopatici sono riluttanti ad accettare una terapia farmacologica aggiuntiva, in quanto preoccupati rispetto all'assunzione di altri farmaci. Questi pazienti potrebbero essere maggiormente attratti da una psicoterapia limitata nel tempo e focalizzata sulla depressione. In generale, l'IPT ben si adatta a quei pazienti il cui episodio depressivo è chiaramente legato ad un'attuale crisi psicosociale, quale una transizione di ruolo, un contrasto con un altro significativo o la morte di una persona significativa. La depressione che si presenta in assenza di un evento di vita specifico e che è primariamente associata ad una cronica disfunzione sociale (quale deficit interpersonale) è risultata meno sensibile all'IPT [72]. Si conosce ancora poco circa la tipologia di pazienti che può beneficiare maggiormente dell'IPT piuttosto che di altre forme di intervento terapeutico, fatta eccezione per i pazienti con deficit interpersonali [31].

Le informazioni raccolte nella sessione iniziale dell'IPT consentono al terapeuta di sviluppare una formulazione del caso, che consiste nella costruzione di un modello in cui vengono evidenziate la causa dei problemi del paziente e una strategia per superarli. La spiegazione della causa della condizione depressiva viene data a partire da un contesto interpersonale. La formulazione viene rimandata al paziente che, insieme al terapeuta, stabilisce gli obiettivi del trattamento che sono significativamente legati all'area interpersonale problematica. In alcuni casi, il paziente può presentare svariate aree interpersonali problematiche. In questo caso, terapeuta e paziente devono decidere quale area è maggiormente saliente per la depressione e quale può essere più sensibile al cambiamento in un contesto di intervento breve. Una volta che il terapeuta e il paziente sono d'accordo sul focus e sugli obiettivi della terapia, il primo spiegherà il processo del trattamento, includendo: 1) il focus sul "qui e ora"; 2) il contesto sociale ed interpersonale dell'intervento; 3) l'enfasi sulla risoluzione di attuali questioni problematiche interpersonali piuttosto che sulla risoluzione di problemi esistenziali; 4) le aspettative circa il tipo ed il livello di coinvolgimento del paziente nel processo di trattamento; 5) gli accordi del trattamento, quali la lunghezza delle sessioni, le soluzioni per gli appuntamenti mancati e così via [24].

Vignetta clinica
Il Signor H. era un uomo di etnia caucasica di 59 anni, sposato, che lavorava come contabile. Era stato inviato dal suo cardiologo per una valutazione della depressione. Era stato in buone condizioni di salute fino a tre mesi prima, momento in cui aveva subito un grave MI mentre si trovava al matrimonio di un parente. Era stato ricoverato per una settimana in un istituto per la cura dei problemi cardiaci affiliato ad un'università e sottoposto a due interventi di angioplastica. Dopo la dimissione aveva partecipato ad un programma di riabi-

litazione cardiaca. Tuttavia, il paziente continuava a lamentarsi di numerosi inspiegabili sintomi e di una diminuzione delle energie. Era stato indirizzato allo psicologo del centro di riabilitazione cardiaca e gli era stata diagnosticata una forma di depressione maggiore. I suoi sintomi includevano un persistente umore depresso, frequenti attacchi di pianto, perdita di interesse per il lavoro, ipersonnia, diminuzione dell'energia, scarso appetito, sentimenti di inutilità, scarsa concentrazione e pensieri suicidari. Il punteggio di 20 ottenuto all'HDRS indicava una moderata depressione. Non era presente alcuna precedente storia di depressione o di altre malattie psichiatriche. Oltre alla malattia cardiaca, il Signor H. aveva una storia medica caratterizzata da 10 anni di diabete ed artrite, condizioni tenute sotto controllo e che non avevano mai compromesso le attività e la vita del paziente.

Una revisione dell'inventario interpersonale del soggetto rivelava una buona relazione con la moglie da 25 anni, così come positive erano le relazioni con i tre figli. Inoltre riportava di avere una soddisfacente relazione con la sua famiglia estesa e con gli amici, ed era stato molto attivo all'interno della sua comunità. Non vi erano episodi recenti di lutti per la perdita di parenti o di amici stretti. Entrambi i suoi genitori erano morti diversi anni prima, ma non era riscontrabile alcuna evidenza di un dolore patologico. Il Signor H. riferiva che durante l'anno precedente al suo MI erano avvenuti molti cambiamenti nell'ambiente lavorativo ed egli aveva cominciato a sentirsi sempre più insoddisfatto della sua professione. Per gli ultimi 12 anni era stato impiegato come contabile per una grande e prestigiosa azienda, presso la quale aveva avuto una carriera di successo e, fino a tempi recenti, aveva ottenuto grandi soddisfazioni dal suo lavoro. I rapporti con i colleghi erano stati buoni ed egli si aspettava di rimanere a lavorare nella compagnia fino al momento della pensione. Tuttavia, nell'anno precedente al suo episodio di MI, la compagnia era stata sottoposta ad un sostanziale cambiamento organizzativo che includeva una riduzione del personale della sua divisione. Come risultato, gli venivano sottoposte molte più richieste, ed egli si ritrovava spesso costretto a lavorare di sera e nei fine settimana e a dover rinunciare ad altre attività che gli piacevano. Oltre che dell'aumentata richiesta di lavoro, egli non era contento della direzione che l'azienda stava prendendo e percepiva di avere poco controllo sul suo ambiente lavorativo. Dopo un'importante riflessione e una discussione con la moglie, aveva deciso di lasciare l'azienda entro l'anno successivo e di avviare una piccola attività per proprio conto. Tuttavia, dopo l'infarto, aveva iniziato a sentirsi vulnerabile e spaventato dall'idea di intraprendere un'attività in proprio. Considerati i suoi svariati problemi medici e l'attuale situazione economica, il paziente riteneva che sarebbe stato più prudente tenere un lavoro sicuro dal punto di vista finanziario fino al momento della pensione. Tuttavia, si sentiva demoralizzato, intrappolato e preoccupato dal fatto che lo stress lavorativo avrebbe potuto causare un altro MI. Quando il terapeuta indagò sulle sue reazioni emotive in seguito all'infarto, il Signor H. sostenne che era stato traumatizzato dall'esperienza e che si era visto come un uomo anziano, la cui salute stava cominciando a venir meno. Sebbene avesse avuto una lunga storia di diabete ed artrite, non aveva mai percepito queste malattie come impedimenti alla sua vita e si considerava relativamente in buone condizioni di salute. In seguito all'infarto, erano invece insorti un profondo senso di perdita della salute e una persistente preoccupazione riguardo al suo futuro.

Il terapeuta aveva informato il paziente che egli stava attraversando un episodio depressivo, una malattia diffusa e curabile della quale egli non era responsabile: gli era stato attribuito in questo modo il "ruolo del malato" ed assegnato un intervento psicoeducativo sulla depressione e sul disturbo cardiaco. Il paziente non voleva che gli venissero prescritti farmaci, in quanto ne stava già assumendo svariati, preferendo quindi un approccio non farmacologico per la cura della depressione. Il terapeuta aveva fornito al paziente una spiegazione che legava in modo specifico il suo episodio depressivo alle difficoltà che stava riscontrando ad adattarsi ai cambiamenti nel suo ambiente lavorativo e nel suo stato di salute. Il terapeuta, in maniera ottimista, aveva comunicato al paziente che la sua depressione si sarebbe risolta focalizzando l'intervento terapeutico sull'individuazione di un modo per rendere i cambiamenti più facilmente gestibili. Il terapeuta ed il paziente avevano stabilito insieme gli obiettivi della terapia, i quali includevano l'elaborazione della perdita della salute e di un ambiente lavorativo piacevole, l'esplorazione degli aspetti positivi di questa transizione di ruolo (per es. l'opportunità di rivalutare la sua vita) e l'esame realistico delle possibili opzioni d'impiego (tra le quali, il poter iniziare ad intraprendere un'attività in proprio, rinegoziando il precedente ruolo al lavoro al fine di ridurre il suo livello di stress ed il possibile rischio di un altro MI). Il paziente concordava con la formulazione interpersonale e con gli obiettivi del trattamento, permettendo al terapeuta di procedere nella discussione degli aspetti pratici dello stesso.

Sessioni intermedie (sessioni 3-10)

La fase intermedia della terapia ha inizio una volta che paziente e terapeuta hanno identificato l'area problematica, sulla quale viene incentrato il lavoro, e raggiunto un accordo sul contratto terapeutico. Il terapeuta deve assicurarsi che il paziente rimanga focalizzato sull'area problematica identificata, che ne acquisisca una miglior comprensione e che tenti di trovare possibili soluzioni ai problemi. Per favorire il mantenimento del focus terapeutico sul "qui ed ora", le sessioni generalmente hanno inizio con una frase-stimolo quale: "Come sono andate le cose dall'ultima volta che ci siamo incontrati?" [25].

Dispute interpersonali sul ruolo

La disputa interpersonale sul ruolo è una situazione in cui il paziente ed almeno un altro significativo hanno "aspettative non reciproche riguardo alla loro relazione" ([18] p. 104). Essa è scelta come area problematica nel momento in cui i pazienti descrivono la loro depressione in relazione ad un conflitto all'interno di una relazione affettivamente importante.

La malattia cardiaca può far peggiorare o esacerbare i conflitti con gli altri significativi inclusi il coniuge, altri membri della famiglia, amici o colleghi di lavoro. Le discussioni possono riguardare cambiamenti nei livelli di dipendenza-indipendenza, la funzione dei ruoli, una diminuzione dei livelli di coinvolgimento o la perdita di intimità che può essere gravosa per il paziente e per l'altro significativo. I pazienti con patologie coronariche possono, inoltre, avere difficoltà nel comunicare il loro bisogno di aiuto o di sostegno o nel rinegoziare i propri ruoli e le relazioni con individui chiave nel loro contesto interpersonale [24]. Mentre le relazioni disfunzionali possono determinare i cambiamenti di umore, la depressione stessa può condurre a relazioni ed interazioni problematiche con gli altri. Per esempio, i pazienti depressi spesso si ritirano socialmente e si isolano da importanti fonti di sostegno emotivo che potrebbero alleviare lo stress associato alla cardiopatia. La depressione può anche avere un impatto negativo sugli altri [65]. Gli individui depressi sono meno efficaci nell'ottenere sostegno da parte degli altri e spesso elicitano un possibile rifiuto a causa dell'irritabilità e delle emozioni negative. Il risultato è una riduzione delle interazioni sociali gratificanti, un maggiore isolamento sociale, un senso di disperazione ed una possibile complicazione del decorso della malattia cardiaca.

Nel trattare le dispute di ruolo, il terapeuta aiuta il paziente ad identificare le questioni salienti all'interno della disputa, ad esplorare le opzioni per il cambiamento della relazione, a modificare le aspettative della relazione ed i pattern di comunicazione disfunzionali. Se la disputa giunge ad un punto morto e la relazione è irrimediabilmente compromessa, il terapeuta ed il paziente possono prendere in considerazione l'opzione di abbandonare la relazione. Nello stadio del dissolvimento della relazione, il terapeuta aiuta il paziente ad affrontare il dolore legato alla perdita ed incoraggia la formazione di nuovi legami. In questo frangente, il problema interpersonale è ristrutturato in termini di una transizione di ruolo. Lo scioglimento della relazione disfunzionale può non essere una valida soluzione per molti pazienti cardiopatici, in particolar modo per coloro che dispongono di limitate risorse economiche ed interpersonali, per i pazienti anziani o gravemente malati. In questa circostanza, il terapeuta aiuta il paziente a tollerare gli aspetti spiacevoli della relazione e a focalizzarsi maggiormente sugli aspetti positivi, mentre allo stesso tempo incoraggia il paziente a costruire e ad utilizzare la sua rete sociale estesa [24].

Vignetta clinica
La Signora A. era una donna di 52 anni che viveva con il marito di 60 anni e l'anziana madre, vedova di 78 anni, la quale era affetta da sclerosi multipla. La paziente era stata sottoposta ad un intervento chirurgico di bypass tre mesi dopo il suo primo MI. In seguito alla dimissione dall'ospedale era stata reclutata in un programma di riabilitazione cardiaca al quale, tuttavia, non aveva acconsentito a partecipare. La donna non si era presentata alle sessioni di trattamento e non aveva aderito alle prescrizioni relative ai cambiamenti nello stile di vita, tra i quali la riduzione del peso e la pratica regolare di esercizio fisico. Il personale del programma riabilitativo credeva che la sua mancanza di adesione fosse

da attribuire, in parte, alla depressione e aveva inviato la paziente da uno psichiatra per la valutazione ed il trattamento della condizione depressiva. Nel corso dell'accertamento la signora si era lamentata di soffrire di umore depresso, facilità di pianto, irritabilità, preoccupazione per la salute della madre, risveglio molto presto al mattino, difficoltà di concentrazione, mancanza di energie, senso di inutilità e fugaci pensieri suicidari. Il suo punteggio all'HDRS (pari a 25) indicava un moderato livello di depressione.

Una revisione dell'inventario interpersonale rivelava una lunga condizione di conflitto con il marito, che aveva come tema centrale la cura della madre. La Signora A. era figlia unica ed era molto legata alla madre, la quale aveva vissuto con lei ed il marito in seguito alla morte del padre, avvenuta sette anni prima. Ella sentiva che era un suo dovere proteggere e prendersi cura della madre ed aveva trovato questo ruolo profondamente soddisfacente. Dato che la salute della madre era andata peggiorando nel corso degli ultimi due anni, la Signora A. aveva lasciato il suo lavoro di segretaria per prendersi cura a tempo pieno della madre, mentre il marito, dall'altro lato, voleva mettere la suocera in un ospizio. Egli era risentito dal peso finanziario esercitato dalla suocera, pertanto i coniugi litigavano frequentemente a causa del denaro. Inoltre, era profondamente risentito del fatto che la moglie dedicava una considerevole quantità di tempo alla propria madre e si lamentava di sentirsi trascurato dalla moglie. La Signora si sentiva dilaniata tra la madre ed il marito ed era risentita della mancanza di sostegno da parte di quest'ultimo, proprio nel momento in cui ne aveva un disperato bisogno. In seguito all'episodio cardiaco, per la paziente era difficile continuare a prendersi cura della madre e frequentemente si sentiva esausta sia emotivamente che fisicamente. Aveva cominciato a trascurare la sua salute, dedicando poco tempo e attenzione ai cambiamenti dello stile di vita che le erano stati prescritti. Mentre il marito della Signora A. era d'accordo nell'aiutarla in alcuni compiti domestici e aveva svolto le commissioni durante il suo periodo di ricovero, in seguito era diventato sempre più intollerante nei confronti della malattia della suocera ed insisteva maggiormente sul fatto che questa venisse ricoverata in una casa di cura. Le discussioni riguardanti la madre diventavano progressivamente sempre più frequenti e la Signora A. si sentiva sempre più depressa e disperata.

Dopo aver completato l'inventario interpersonale, il terapeuta e la paziente si mostrarono d'accordo sul fatto che la depressione era chiaramente legata alle discussioni che ella aveva con il marito riguardo al suo ruolo di principale caregiver nei confronti della madre malata. Gli obiettivi delle terapia erano: 1) rendere chiara la natura dei conflitti; 2) valutare le aspettative che la Signora A. ed il marito nutrivano a vicenda e se queste aspettative erano irrealistiche o meno; 3) rivedere le strategie che la Signora A. aveva messo in atto in passato per risolvere i conflitti con il marito e generare potenziali soluzioni per tali conflitti, il che implicava che venissero identificati sistemi di sostegno esterni che avrebbero fornito alla Signora un po' di aiuto nel prendersi cura della madre; 4) migliorare la capacità della Signora A. di comunicare i propri sentimenti al marito in modo più efficace, facilitando un dialogo più produttivo con lui riguardo alle loro rispettive necessità e desideri; 5) sviluppare delle risorse di sostegno sociale, quali l'entrare a far parte di un gruppo di sostegno per familiari di malati di sclerosi multipla.

Le transizioni di ruolo

Una transizione di ruolo problematica implica l'incapacità di adattarsi ad un cambiamento sostanziale in ambito professionale e/o interpersonale [18]: tale difficoltà può condurre alla depressione. Le cause di questa incapacità possono essere diverse: il ruolo è inaspettato o indesiderato; la persona non è psicologicamente o emotivamente preparata per il nuovo ruolo; oppure viene sperimentato un senso di perdita rispetto a quello precedente [41]. L'insorgenza della malattia cardiaca implica quasi sempre una transizione di ruolo, a causa dei cambiamenti che avvengono nello stato di salute e nello stile di vita, delle incertezze riguardo al futuro e della paura di morte. I cambiamenti hanno implicazioni importanti sulla vita quotidiana, ad esempio per quel che riguarda il mantenimento economico del nucleo familiare, la pratica di attività ricreative e la produttività. Molto spesso vanno a modificarsi i livelli di autonomia del paziente ed i suoi legami sociali. Inoltre, con l'emergere della patologia cardiaca, al paziente viene richiesto di aderire a comportamenti necessari per il controllo della malattia o per la promozione della salute, il che provoca ulteriori stravolgimenti nella vita quotidiana dell'individuo [64]. Mentre il disagio e le perdite legate alla cardiopatia possono far precipitare la condizione depressiva, è possibile anche che le manifestazioni comportamentali della depressione possano intaccare alla base le strategie di coping messe in atto per far fronte ai cambiamenti nello stile di vita. Per esempio, la perdita di interesse e la diminuzione dell'energia possono compromettere l'abilità del paziente di perseguire i cambiamenti comportamentali prescritti dal medico e necessari per il mantenimento di una buona condizione di salute cardiaca. Allo stesso modo, l'isolamento sociale può impedire al paziente di cercare e utilizzare in maniera efficace le reti relazionali che potrebbero sostenere il mantenimento della compliance e fornire modelli di ruolo adeguati per la messa in atto di efficaci strategie di coping.

Nell'IPT, il trattamento delle transizioni di ruolo comprende un aiuto volto all'elaborazione ed all'accettazione della perdita del vecchio ruolo e ad un più efficace adattamento ai cambiamenti della vita associati alla coronaropatia. È importante che il paziente riesca a trovare nuovi obiettivi esistenziali, a ristabilire un senso di Sé e di integrità, a creare nuovi legami sociali e ad acquisire le nuove abilità necessarie per lo svolgimento del nuovo ruolo [24].

Vignetta clinica
Il Signor S. era un uomo sposato di 73 anni con una storia di 4 anni di cardiopatia coronarica e di ipertensione posturale. Fino a sei mesi prima della visita psichiatrica, egli usciva giornalmente per passeggiare e giocava a golf due volte alla settimana. Nonostante fosse in semipensionamento, lavorava quattro giorni alla settimana come venditore nel negozio di abbigliamento maschile che

egli stesso aveva avviato trentacinque anni prima e che il figlio maggiore stava portando avanti. Il paziente era anche attivo nella sua comunità e faceva parte del comitato direttivo per la raccolta di fondi a scopo benefico. Tre mesi prima aveva subito un secondo grave MI che aveva richiesto l'intervento chirurgico di bypass. Il paziente si era completamente ristabilito dall'intervento chirurgico e ci si aspettava che riprendesse molte delle sue attività. Tuttavia, si lamentava di avere capogiri, di sentirsi sempre stanco, frastornato e preoccupato per la sua salute. Il cardiologo riteneva che non vi fossero ragioni mediche per le sue lamentele fisiche ed aveva quindi consigliato al paziente di sottoporsi ad una visita psichiatrica, durante la quale egli aveva riportato di essere soggetto a frequenti attacchi di pianto, mancanza di energia, isolamento sociale, insonnia, diminuzione dell'appetito, rallentamento psicomotorio e senso di inutilità. Era stata fatta una diagnosi di depressione, in quanto venivano soddisfatti i criteri del DSM-IV per la depressione maggiore ed il punteggio all'HDRS era pari a 23. Una revisione dell'inventario interpersonale del paziente rivelava che i sintomi depressivi avevano avuto inizio in concomitanza col secondo MI. Egli era arrabbiato e amareggiato che la sua condizione cardiaca fosse peggiorata nonostante avesse mantenuto in maniera diligente uno stile di vita salutare. Inoltre, il suo cardiologo gli aveva raccomandato di calmarsi e di ridurre il numero di ore lavorative, riducendole a due sole mezze giornate alla settimana. Quando il terapeuta chiese al Signor S. come si sentisse circa questi cambiamenti egli scoppiò in lacrime e ammise che sarebbe stata per lui una grande perdita, dato che il suo lavoro lo faceva sentire utile e contribuiva al suo senso di competenza ed abilità. Il terapeuta collegò la depressione del paziente alle difficoltà che egli stava affrontando nell'adattarsi al peggioramento della sua condizione cardiaca e nel dover rinunciare ad esercitare attività per lui importanti. Gli obiettivi della terapia includevano l'aiutare il paziente a: 1) far fronte al dolore legato all'ulteriore perdita della salute; 2) adattarsi alle sue nuove circostanze di vita; 3) sviluppare nuove tecniche per far fronte al deterioramento della condizione cardiaca; 4) esplorare gli aspetti positivi del cambiamento; 5) trovare altre attività significative che non andassero a compromettere il suo stato di salute.

Il dolore patologico
Il dolore è considerato l'area problematica principale sulla quale focalizzarsi nell'IPT quando l'insorgenza dei sintomi del paziente è associata al decesso di una persona significativa, avvenuta recentemente o anche nel passato [18]. Un dolore normale può assomigliare alla condizione depressiva, fatta eccezione per il fatto che in una situazione di normale sofferenza si assiste ad una remissione dei sintomi depressivi nel corso di un arco di tempo relativamente limitato. In una reazione di angoscia patologica, i sintomi depressivi che solitamente accompagnano il processo doloroso si tramutano in una profonda, persistente e grave depressione [73]. Ciò spesso accade in un contesto segnato da una perdita traumatica, da un lutto coniugale o dalla morte di un figlio [31]. Per esem-

pio, nel corso del primo anno di lutto per la perdita di un coniuge, circa il 10-20% delle persone sviluppa una depressione clinicamente significativa [74]. Un periodo di lutto patologico può essere dovuto ad una perdita recente che determina una risposta d'angoscia distorta o esagerata, oppure può riferirsi ad una perdita lontana nel tempo, non ancora elaborata e rispetto alla quale vengono mantenuti vissuti di angoscia cronica o ritardata. L'elaborazione dell'angoscia può essere ritardata in quanto il corpo della persona deceduta è andato perduto o distrutto, oppure non è mai stato visto, rendendo così la morte irreale; in altri casi, la persona sopravvissuta può reprimere i sentimenti legati all'angoscia, manifestare in maniera limitata le proprie emozioni o negare completamente la perdita. Il dolore può anche essere distorto dagli aspetti problematici della relazione che il sopravvissuto aveva con la persona deceduta prima della morte, quali, ad esempio, una rabbia irrisolta [73]. Il sopravvissuto può dunque al momento essere sollevato dalla morte, ma in seguito sviluppare un senso di colpa e diventare depresso. Gli elementi che potrebbero indicare una condizione di dolore patologico includono la tendenza a mantenere inalterato l'ambiente, reazioni di spiccata sofferenza in concomitanza di particolari anniversari, evidenza di una relazione ambivalente con la persona deceduta, occorrenza di più di un lutto, paura della malattia alla base del decesso ed assenza di sostegno nel periodo di lutto [24].

Nell'IPT, gli obiettivi del trattamento del dolore patologico consistono nel facilitare il processo di elaborazione del lutto e nell'aiutare il paziente a ristabilire interessi e relazioni, così come ad instaurare nuovi legami di attaccamento che possano andare a sostituire quelli perduti. La strategia utilizzata nell'IPT include il fornire aiuto al paziente per discutere la perdita e le circostanze che la circondano, ricostruire la storia della relazione con la persona deceduta così che il paziente possa sviluppare una più chiara e realistica visione del rapporto e reintegrare il paziente nel suo ambiente sociale [24].

Vignetta clinica
Il Signor C. era un uomo di 60 anni, sposato, che era stato inviato dal suo medico di famiglia per il trattamento di una condizione depressiva. Aveva avuto due MI, il più recente dei quali era avvenuto 3 mesi prima dell'invio da parte del medico curante. Un'esauriente valutazione psichiatrica aveva rivelato che la condizione del paziente soddisfaceva i criteri diagnostici del DSM-IV per la depressione maggiore ed il punteggio di 25 da lui totalizzato all'HDRS indicava un livello moderato di patologia depressiva. Una revisione del suo inventario interpersonale evidenziava che un anno prima dell'insorgenza della depressione, il figlio maggiore ventisettenne era morto a causa di un tumore non operabile al cervello. Nonostante il decesso fosse stato pronosticato, l'evento era stato comunque un grave trauma per il Signor C. Il paziente ed il figlio si erano allontanati per diversi anni, ma avevano cominciato a riconciliarsi due mesi prima della morte di quest'ultimo. La morte del figlio aveva causato nel Signor C. considerevoli conflitti, caratterizzati da intensi sensi di colpa e rimorso riguardo alla problematicità della loro relazione, da rabbia ed amarezza per il fatto che la morte del

figlio fosse capitata proprio quando i due stavano muovendo i primi passi verso la riconciliazione. Sebbene il paziente avesse cercato di trovare sostegno emotivo nella moglie, questa gli aveva suggerito che la miglior cosa da fare era quella di provare a dimenticare. Gli altri membri della famiglia non parlavano della morte, spaventati dal fatto che ciò avrebbe potuto rendere il padre più suscettibile ad un fatale attacco di cuore. Alla fine, il Signor C. era diventato sempre più depresso e chiuso in se stesso, evitando di parlare del suo dolore con altri.

Dopo aver attuato una revisione dell'inventario interpersonale, il terapeuta aveva collegato la depressione del paziente alla difficoltà che egli stava sperimentando nell'affrontare il dolore legato alla tragica morte del figlio e nel lasciarsi alle spalle la sofferenza. Gli obiettivi terapeutici individuati, sui quali terapeuta e paziente concordavano, erano: 1) far fronte alla perdita del figlio analizzando l'esperienza del paziente e sottolineandone le reazioni emotive; 2) accettare le emozioni dolorose, incluso l'intenso senso di colpa ed il rimorso riguardante l'allontanamento dal figlio; 3) esplorare la relazione con il figlio in modo da sviluppare una visione più bilanciata del rapporto; 4) parlare della perdita con gli altri; 5) ricongiungersi con altri familiari, in particolar modo con gli altri figli.

Deficit interpersonali

I deficit interpersonali sono scelti come focus del trattamento qualora l'inventario interpersonale riveli una scarsità di relazioni sociali o una storia di relazioni cronicamente insoddisfacenti. Tipicamente, i pazienti con deficit interpersonali hanno avuto problemi di personalità per tutto il corso della loro vita e sperimentato difficoltà ad affrontare la solitudine e la timidezza [24, 25]. Il deficit interpersonale è l'ultimo dei focus sviluppati dall'IPT ed è quello associato agli esiti più difficili [25, 72]. Se possibile, sarebbe meglio evitare di concentrare gli interventi terapeutici su questa area: tuttavia, aiutare il paziente ad adattarsi ad una transizione di ruolo può essere complicato dalla presenza di deficit interpersonali, in particolar modo considerando il fatto che uno degli obiettivi primari dell'IPT è quello di incoraggiare il paziente a stabilire ed estendere la sua rete sociale. Se i deficit interpersonali costituiscono il focus dell'intervento terapeutico, l'obiettivo diviene quello di ridurre l'isolamento sociale del paziente, migliorare le sue relazioni interpersonali o facilitarne lo sviluppo. In vista di tale obiettivo, il terapeuta che utilizza l'IPT può chiedere al paziente di assumere ruoli diversi in situazioni simulate che ripropongono interazioni sociali difficili da gestire e può, inoltre, focalizzarsi sulla relazione terapeutica come modello per sviluppare altre relazioni e per esaminare la ripetizione di specifici pattern relazionali [24].

Vignetta clinica
Il Signor D. era un uomo di 45 anni, che svolgeva in proprio un'attività di carpentiere, con una storia di cardiopatia coronarica di 2 anni. Viveva solo in un'area rurale posta a circa 50 km dalla città più vicina. Soffriva di angina ed era stato sottoposto ad un intervento chirurgico di bypass 5 mesi prima della valutazione

psichiatrica. Dopo la dimissione dall'ospedale era stato reclutato in un programma di riabilitazione cardiaca della durata di 12 settimane, al quale però non era riuscito a partecipare. Il suo medico di famiglia lo aveva inviato da uno psichiatra, in quanto il paziente aveva pensieri suicidari. Una revisione dei suoi sintomi rivelava che il paziente soddisfaceva i criteri diagnostici del DSM-IV per la depressione maggiore. Il punteggio da lui totalizzato all'HDRS, pari a 30, era indice di depressione grave. Egli aveva avuto tre precedenti episodi depressivi che erano stati trattati con una terapia farmacologia alla quale il paziente aveva risposto in maniera positiva. A causa della gravità dell'attuale episodio, al paziente era stato prescritto un antidepressivo. La diagnosi dello psichiatra sottolineava che il paziente soddisfaceva anche i criteri del disturbo evitante di personalità.

Una revisione dell'inventario interpersonale evidenziava che il Signor D. aveva una rete sociale molto povera. Il paziente era figlio unico ed aveva vissuto con i genitori fino al momento del loro decesso, avvenuto 10 anni prima. Aveva alcuni parenti residenti in una città vicina, ma era raramente in contatto con loro. Inoltre, non aveva amici intimi. Occasionalmente interagiva con due dei suoi vicini di casa, trovando queste interazioni piacevoli. Nel fare una revisione delle passate relazioni, il Signor D. ricordava di avere avuto pochi amici a scuola e di essere sempre stato più incline a stare da solo. Era molto timido con le ragazze e non aveva mai avuto una relazione sentimentale sino a quando, intorno ai 30 anni, aveva conosciuto una ragazza nell'ambito della sua comunità religiosa. Tuttavia, la relazione era finita nel momento in cui lei si era trasferita per lavoro in un'altra città ed egli aveva perso i contatti con lei. Si sentiva molto solo e questo sentimento era divenuto più intenso durante il periodo di ricovero seguito all'intervento chirurgico di bypass. Il terapeuta collegò la depressione del Signor D. alla solitudine, all'isolamento sociale ed alle difficoltà che egli aveva nello stabilire strette relazioni con le altre persone. Il paziente ed il terapeuta si mostrarono d'accordo sul fatto che la terapia avrebbe dovuto focalizzarsi su: 1) una diminuzione dell'isolamento sociale, trovando contesti ed attività dove fosse facile fare conoscenza ed instaurare relazioni di amicizia – il che comprendeva partecipare ad un gruppo di riabilitazione cardiaca, fare volontariato presso l'ospedale locale e partecipare alle attività della chiesa; 2) migliorare le sue abilità sociali al fine di sentirsi maggiormente a suo agio e fiducioso delle proprie possibilità di successo nel contesto di scambi interpersonali.

Fase conclusiva (sessioni 10-12)

Sebbene la fase conclusiva abbia luogo dalla decima alla dodicesima settimana, il terapeuta ricorda al paziente, già nel corso della terapia, la data della fine del trattamento. L'obiettivo principale di questa fase del trattamento è quello di aiutare il paziente a consolidare i miglioramenti avvenuti nel corso della terapia e di aiutarlo ad essere indipendente dal terapeuta [24]. Il terapeuta rivede con il paziente i miglioramenti attuati nel corso dell'intervento ed il grado in cui gli obiettivi della terapia inizialmente concordati sono stati raggiunti. Il terapeuta si assicura che il paziente abbia compreso ciò che loro hanno fatto per produrre i risultati del trattamento, al fine di aumentare il senso di autoefficacia e di competenza e per affrontare eventuali problemi futuri in modo autonomo. Sentimenti di tristezza e di apprensione legati alla fine della terapia sono considerati normali e vengono distinti da un ritorno di una depressione di tipo clinico.

In questa fase della terapia, il terapeuta fornisce un ulteriore intervento psicoeducativo riguardante la depressione, focalizzandosi sui possibili rischi di ricomparsa e sviluppando una strategia per la prevenzione delle ricadute. Le ricerche su pazienti non cardiopatici indicano che il rischio di ricomparsa della condizione depressiva è del 50% dopo il primo episodio, del 70% dopo due episodi e del 90% in seguito a tre o più episodi [75, 76]. Il 20% dei pazienti affetti da cardiopatia coronarica diagnosticati con depressione maggiore che avevano avuto una remissione dei sintomi depressivi erano vittime di una ricaduta al follow-up di 12 mesi [6]. Questi risultati sottolineano l'importanza della prevenzione delle ricadute come componente vera e propria del trattamento nel corso della fase terminale della terapia. A questo proposito, il terapeuta attua una revisione dell'attuale sintomatologia del disturbo depressivo ed allerta il paziente nei confronti dei primi segnali di pericolo che potrebbero essere indicativi di un futuro episodio depressivo. Particolare attenzione viene inoltre posta alle strategie terapeutiche che potranno essere d'aiuto al paziente nell'affrontare questi sintomi e prevenire una ricaduta; ad esempio, un peggioramento della salute cardiaca potrebbe far riemergere i sintomi depressivi.

La fase terminale è il momento in cui il terapeuta deve decidere se sono necessarie ulteriori sessioni. Se il paziente non ha risposto al trattamento oppure vi ha risposto in modo parziale, è importante rivedere le altre opzioni di trattamento. In situazioni di questo genere, il terapeuta deve stare attento a minimizzare la tendenza del paziente ad attribuirsi la colpa del fallimento del trattamento e deve mettere in evidenza gli sforzi messi in atto dal paziente ed i successi ottenuti nel corso del trattamento [25].

Conclusione

L'IPT è un tipo di intervento psicoterapeutico la cui efficacia ha ricevuto sostegno empirico e che può risultare utile nel trattamento dei pazienti cardiopatici con una coesistente depressione. I risultati sulla IPT hanno mostrato che essa può venire efficacemente utilizzata in diversi tipi di popolazioni depresse ed un preliminare studio pilota suggerisce che i pazienti cardiopatici depressi possono trarre beneficio da questo breve intervento, attuato sia da solo che in combinazione con un trattamento farmacologico. I risultati di un ampio esperimento clinico randomizzato ancora in corso determineranno in maniera più definitiva se l'IPT debba essere inclusa tra gli strumenti di trattamento dei pazienti cardiopatici depressi.

Bibliografia

1. Frasure-Smith N, Lespérance F, Talajic M (1995) Depression and 18-month prognosis after myocardial infarction. Circulation 91:999-1005
2. Lespérance F, Frasure-Smith N, Juneau M et al (2000) Depression and 1-year prognosis in unstable angina. Arch Intern Med 160:1354-1360
3. Jiang W, Alexander J, Christopher E et al (2001) Relationship of depression to increased risk of mortality and rehospitalization in patients with congestive heart failure. Arch Intern Med 161:1849-1856
4. Connerney I, Shapiro PA, McLaughlin JS et al (2001) Relation between depression after coronary artery bypass surgery and 12-month outcome: a prospective study. Lancet 358:1766-1771
5. Lespérance F, Frasure-Smith N, Talajic M (1996) Major depression before and after myocardial infarction: its nature and consequences. Psychosom Med 58:99-110
6. Hance M, Carney RM, Freedland KE et al (1996) Depression in patients with coronary heart disease: a 12 month follow-up. Gen Hospital Psychiatry 18:61-65
7. Follick MJ, Gorkin L, Smith TW et al (1988) Quality of life post-myocardial infarction: effects of a transtelephonic coronary intervention system. Health Psychol 7:169-182
8. Waltz M, Badura B, Pfaff H et al (1988) Marriage and the psychological consequences of a heart attack: a longitudinal study of adaptation to chronic illness after 3 years. Soc Sci Med 27:149-158
9. Havik OE, Maelands JG (1991) Patterns of emotional ractions after a myocardial infarction. J Psychosom Med 100:555-561
10. Frasure-Smith N, Lespérance F, Talajic M (1993) Depression following myocardial infarction: impact on 6-month survival. JAMA 270:1819-1825
11. Ladwig KH, Lehmacher W, Roth R et al (1992) Factors which provoke post-infarction depression: results from the post-infarction late potential study (PILP). J Psychsom Res 36:723-729
12. Frasure-Smith N, Lespérance F (2003) Depression and other psychological risk factors following myocardial infarction. Arch Gen Psychiatry 60:627-636
13. Barefoot JC, Helms MJ, Mark DB et al (1966) Depression and long-term mortality risk in patients iwth coronary artery disease. Am J Cardiol 78:613-617
14. Carney RM, Freeland KE, Eisen SA et al (1995) Major depression and medication adherence in elder pateints with coronary artery disease. Health Psychol 14:88-90
15. Musselman DL, Evans DL, Nemeroff CB (1998) The relationship of depression to cardiac disease. Arch Gen Psychiatry 55:580-592
16. Krishnan KRR (2002) Comorbidity of depression with other medical diseases in the elderly. Biol Psychiatry 52:559-588
17. Hollon SD, Muñoz RF, Barlow DH et al (2002) Psychosocial intervention development for the prevention and treatment of depression: promoting innovation and increasing access. Biol Psychiatry 52:610-630
18. Klerman G, Weissman M, Rounsaville B et al (1984) Interpersonal psychotherapy of depression. Basic Books, New York
19. Markowitz JC, Swartz HA (1997) Case formulation in interpersonal psychotherapy for depression. In: Eels TD (ed) Handbook of psychotherapy case formulation. Guidford Press, New York, pp 192-222

20. Weissman MM, Markowitz JC (2002) Interpersonal psychotherapy for depression. In: Gotlib IA, Hammen CL (ed) Handbook of depression. Guldford Press, New York, pp 404-421
21. Weissman MM, Klerman GL, Paykel ES et al (1974) Treatment effects of the social adjustment of depressed patients. Arch Gen Psychiatry 30:771-788
22. Coyne JC (1976) Depression and the response of others. J Abnormal Psychology 85:186-193
23. Aneshensel CS, Stone JD (1982) Stress and depression: a test of the buffering model of social supports. Arch Gen Psychiatry 39:1392-1396
24. Weissman MM, Markowitz JC, Klerman GL (2000) Comprehensive guide to interpersonal psychotherapy. Basic Books, New York
25. Markowitz JC, Weissman MM (1995) Interpersonal psychotherapy. In: Beckham EE, Leber WR (eds) Handbook of depression. Guildford Press, New York, pp 376-390
26. Markowitz JC (1998) Interpersonal psychotherapy for dysthymia. American Psychiatry Press, Washington DC
27. Swartz HA, Markowitz JC, Frank E (2002) Intepersonal psychotherapy for unipolar and bipolar disorders. In: Hofmann SG, Tompson MC (eds) Treating chronic and severe mental disorders: a handbood of empirically supported interventions. Guildford Press, New York, pp 131-158
28. Jack DC (1999) Silencing the self: inner dialogues and outer realities. In: Joiner T, Coyne JC (eds) The interactional nature of depression. American Psychological Association, Washington DC, pp 221-246
29. Wilfley DE, MacKenzie KR, Welch RR et al (2000) Interpersonal psychotherapy for group. Basic Books, New York
30. Markowitz JC, Svartberg M, Swartz HA. Is IPT time-limited psychotherapy? J Psychotherapy Practice and Research 7:198-195
31. Stuart S, Robertson M (2003) Interpersonal psychotherapy: a clinician's guide. Oxford University Press Inc, New York
32. Weissman MM, Prusoff BA, DiMascio A et al (1979) The efficacy of drugs and psychotherapy in the treatment of acute depressive episodes. Am J Psychiatry 136:555-558
33. Weissman MM, Klerman GL, Prusoff BA et al (1981) Depressed outpatients: results one year after treatment with drugs ad/or interpersonal psychotherapy. Arch Gen Psychiatry 38:51-55
34. Elkin I, Shea MT, Watkins JT et al (1989) National Institute of Mental Health Treatment of Depression Collaborative Research Program: general effectiveness of treatments. Arch Gen Psychiatry 46:971-982
35. Hamilton M (1960) A rating scale for depression. J Neurol Neurosurg Psychiatry 23:56-62
36. Brown G, Steiner M, Roberts J et al (2002) Sertraline and/or interpersonal psychotherapy for patients with dysthymic disorder in primary care: 6-month comparison with longitudinal 2-year follow-up of effectiveness and costs. J Affective Disorder 68:317-330
37. Spinelli MG, Endicott J (2003) Controlled clinical trial of interpersonal psychotherapy versus parenting education for depressed pregnant women. Am J Psychiatry 160:555-562

38. Stuart S, O'Hara MW (1995) IPT for postpartum depression. J Psychother Prac Res 4:18-29
39. Markowitz J, Kocsis JH, Fishman B et al (1998) Treatment of HIV-positive patients with depressive symptoms. Arch Gen Psychiatry 55:452-457
40. Mufson L, Moreau D, Weissman MM et al (1993) Interpersonal psychotherapy for depressed adolescents. Guildford Press, New York
41. Mufson L, Weissman MM, Moreau D et al (1999) Efficacy of interpersonal psychotherapy for depressed adolescents. Arch Gen Psychiatry 56:573-579
42. Reynolds CF III, Millier MD, Pasternak RE et al (1999) Treatment of bereavement-related major depressive-episodes in later life: a controlled study of acute and continuation treatment with nortriptyline and interpersonal psychotherapy. Am J Psychiatry 156:202-208
43. Schulberg H, Block M, Madonia M et al (1996) Treating major depression in primary care practice: Eight month clinical outcomes. Arch Gen Psychiatry 153:1293-1300
44. Frank E, Swartz HA, Kupfer DJ (2000) Interpersonal and social rhythms therapy: managing the chaos of bipolar disorder. Biol Psychiatry 48:593-604
45. Reynolds CF III, Frank E, Perel JM et al (1999) Nortriptyline and interpersonal psychotherapy as maintenance therapies for recurrent major depression: a randomized controlled trial in patients. JAMA 28:39-45
46. Lenze EJ, Dew MA, Mazumdar S (2002) Combined pharmacotherapy and psychotherapy as maintenance treatment for late-life depression: effects on social adjustment. Am J Psychiarty 159:466-468
47. Hellerstein DJ, Little SAS, Samstag LW et al (2001) Adding group psychotherapy to medication treatment in dysthymia: a randomized prospective pilot study. J Psychother Pract Res 10:93-103
48. Levkovitz Y, Shahar G, Native G et al (2000) Group interpersonal psychotherapy for patients with major depression disorder - pilot study. J Affective Disorders 60:191-195
49. Scocco P, De Le D, Frank E (2002) Is interpersonal psychotherapy in group format a therapeutic option in late-life depression? Clin Psychol Psychotherap 9:68-75
50. Frank E, Kupfer DJ, Perel JM et al (1990) Three-year outcome for maintenance therapies in recurrent depression. Arch Gen Psychiatry 47:1093-1099
51. Kupfer DJ, Frank E, Perel JM (1992) Five-year outcome for maintenance therapies in recurrent depression. Arch Gen Psychiatry 49:769-773
52. Berkman LF, Syme SL (1979) Social networks, host resistance, and mortality: a nine-year follow-up study of alameda county residents. Am J Epidemilogy 109:186-204
53. Oxman TE, Hull JG (1997) Social support, depression, and activities of daily living in older heart surgery patients. J Gerontology 52B:1-14
54. Berkman LF, Leo-Summers L, Horwitz RI (1992) Emotional support and survival after myocardial infarction: a prospective population-based study of the elderly. Ann Intern Med 117:1003-1009
55. Case RB, Moss AJ, Case N et al (1992) Living alone after myocardial infarction: impact on prognosis. JAMA 267:515-519
56. Williams RB, Barefoot JC, Califf RM et al (1992) Prognostic importance of social and economic resources among medically treated patients with angiographically documented coronary artery disease. JAMA 267:520-524

57. Wallerston BS, Alagna SW, DeVellis B et al (1983) Social support and physical health. Health Psychol 2:367-391
58. Gianetti VJ, Reynolds J, Rihn T (1985) Factors which differentiate smokers from ex-smokers among cardiovascular patients: a discriminant analysis. Soc Sci Med 20:241-245
59. Williams CA, Baresford SA, James SA et al (1985) The Edgecombe County High Blood Pressure Control Program, III: social support, social stressors and treatment dropout. Am J Public Health 75: 483-486
60. Oxman TE, Berkman LF (1990) Assessment of social relationships in elderly patients. Int J Psychiatry Med 20:65-84
61. Oxman TE, Freeman DH, Manheimer ED et al (1994) Social support and depression after cardiac surgery in elderly patients. Am J Geriatric Psychiatry 2:309-323
62. Bramwell L (1990) Social support in cardiac rehabilitation. Can J Cardiovascular Nursing 1:7-13
63. Schaefer C, Coyne JC, Lazarus RS (1981) The health-related functions of social support. J Behav Med 4:381-406
64. Goodheart CD, Lansing MH (1997) Treating people with chronic disease: a psychological guide. American Psychological Association, Washington DC
65. Segrin C (2001) Interpersonal processes in psychological problems. The Guildford Press, New York
66. Koszycki D, Lafontaine S, Frasure-Smith N et al (2004) An open-label trial of interpersonal psychotherapy in depressed patients with coronary disease. Psychosomatics 45:319-324
67. Beck AT, Ward CH, Mendelson M et al (1961) An inventory for measuring depression. Arch Gen Psychiatry 4:561-571
68. Parsons T (1951) Illness and the role of the physician: a sociological perspective. Am J Orthopsychiatry 21:452-460
69. Mikulincer M, Florian V, Wller A (1993) Attachment styles, coping strategies and posttraumatic psychological distress: the impact of the Gulf War in Israel. J Person Soc Psychol 64:817-826
70. Lespérance F, Frasure-Smith N (2000) Depression in patients with cardiac disease: a practical review. J Psychosomatic Res 48:379-391
71. American Psychiatry Association (1993) Practice guideline for major depressive disorder in adults. Am J Psychiatry 150:4 (Supplement)
72. Sotsky SM, Glass DR, Shea MT et al (1991) Patient-predictors of response to psychotherapy and pharmacotherapy: findings in the NIMH treatment of depression collaborative research program. Am J Psychiatry 148:997-1008
73. Stoudemire A, Blazer DG (1985) Depression in the elderly. In: Beckham ER, Leber WR (eds) Handbook of depression: treatment, assessment and research. The Dorsey Press, Illinois
74. Krause N (1991) Stress and isolation from close ties in later life. J Gerontol 46:S183-194
75. Solomon DA, Keller MB, Leon AC et al (1997) Recovery from major depression: a 10 year prospective follow-up across multiple episodes. Arch Gen Psychiatry 54:1001-1006
76. Keller MB, Lavori PW, Lewis CE et al (1983) Predictors of relapse in major depressive disorder. JAMA 250:3299-3304

CAPITOLO 14

Terapia di coppia *emotionally focused* per il trattamento dell'ansia in pazienti postinfartuati

H.B. MacIntosh ▪ S.M. Johnson ▪ A. Lee

Introduzione

Un crescente numero di rapporti clinici sta contribuendo all'ampliamento delle conoscenze relative al concetto di trauma, integrando in questo modo la descrizione alquanto limitata fornita dal DSM-IV [1]. Al centro di tutte le definizioni di trauma vi è il tema della perdita della vita, elemento di cruciale importanza anche nell'occorrenza di eventi cardiaci quali l'infarto del miocardio (MI). La minaccia della perdita non incombe solamente sui pazienti ma anche sui partner, che attendono in sala d'aspetto o che stanno al capezzale del malato aggrappandosi ad ogni singolo battito cardiaco di questi e che si ritrovano a vivere in maniera vivida e vigile questo senso di anticipazione di un lutto. La maggioranza dei pazienti infartuati è rappresentata da uomini sposati al di sotto dei 70 anni [2]. Negli Stati Uniti, la cardiopatia coronarica (CHD) è la causa principale di morte sia per uomini che per le donne; vi sono 14 milioni di persone che convivono con la CHD ed 1,5 milioni di nuovi episodi di MI ogni anno [3].

La letteratura riguardante lo stress e le strategie di coping messe in atto in seguito all'episodio maggiore si è focalizzata principalmente sull'individuo e sulla sua guarigione, senza prestare sufficiente attenzione all'importanza della relazione di coppia nel processo di assestamento necessario a seguito di questa esperienza traumatica e spaventosa [4]. Le relazioni di coppia possono avere un impatto sulla salute e sul benessere poiché giocano un ruolo decisivo ad ogni livello del processo di sviluppo della malattia: costituiscono un elemento importante nell'insorgenza di possibili patologie, un fattore chiave nel coping ed una importante risorsa per la prognosi [5]. Il partner è colui che, durante la fase acuta successiva all'intervento chirurgico al cuore, contribuisce in maniera più rilevante ed influente alla creazione di un contesto di sostegno [6]. D'altro canto, il 20% degli uomini ricoverati in ospedale in seguito ad un MI considera i problemi relazionali con la partner una causa determinante del problema cardiaco.

L'obiettivo di questo capitolo è offrire una concettualizzazione della CHD come evento traumatico e sottolineare l'importanza di comprendere il ruolo del partner come fattore rilevante nell'eziopatogenesi e nel processo di guarigione della malattia. L'*emotionally focused therapy* (EFT), che utilizza la relazione di coppia come risorsa per il cambiamento e la guarigione, viene proposta come esempio di modalità di trattamento dello stress psicologico legato alla CHD.

La relazione di coppia e la salute fisica

La relazione di coppia è stata costantemente associata a diversi aspetti della salute fisica ed è generalmente condivisa l'affermazione che le persone in buone condizioni di salute solitamente siano anche coinvolte in relazioni intime significative. Kiecolt-Glaser e Newton [7] suggeriscono che queste relazioni agiscono come fattori protettivi per i membri della coppia, i quali tendono ad avere maggiori risorse e a prendersi maggior cura di se stessi. Gli autori, nel tentativo di identificare le modalità attraverso le quali una relazione intima possa influire sul miglioramento della salute, hanno formulato l'ipotesi della selezione e quella della protezione.

In alcuni studi è stata evidenziata un'associazione tra il conflitto di coppia e alti livelli di catecolamine e di ormoni collegati allo stress ed alla malattia, quali le corticotropine e l'ormone della crescita [8]. Kiecolt-Glaser e Newton [7] hanno esaminato l'impatto della relazione di coppia sul funzionamento del sistema immunitario, ed i risultati hanno ampiamente dimostrato che i livelli di cortisolo aumentavano durante i momenti di conflitto e diminuivano quando i partner stavano parlando degli aspetti positivi della loro relazione. Questi risultati erano più marcati nel campione femminile, il quale presentava un innalzamento più consistente dei livelli di cortisolo ed un parziale e più lento ritorno al livello di base. Ulteriori studi hanno confermato questi risultati e hanno mostrato il ruolo del disagio interno alla coppia nelle sindromi depressive e nelle carenze del funzionamento del sistema immunitario [9-11]. House e colleghi [12] hanno enfatizzato che condividere una relazione infelice e conflittuale è più dannoso per la salute fisica di quanto lo sia il fumare sigarette per molti anni.

La relazione di coppia e la cardiopatia coronarica

Il disagio derivante da una relazione di coppia conflittuale influisce sulle problematiche cardiache sia in maniera diretta che indiretta. Per esempio, è stato riscontrato un legame tra la relazione di coppia e lo sviluppo di sintomi depressivi, i quali, a loro volta, sono fortemente associati all'aumento di problemi cardiaci. In uno studio empirico, Koenig [13] ha verificato che tra soggetti affetti da depressione cronica, le percentuali di coloro che presentavano la tendenza a sviluppare problemi cardiaci variavano tra il 17% e il 37%. Pratt [14] ha rilevato in un campione di 1.151 partecipanti una consistente relazione tra depressione e rischio di sviluppare la CHD, con un aumento di mortalità e morbilità nonché degenze in ospedale più lunghe della norma in seguito ad un evento cardiaco.

Il conflitto di coppia è stato anche associato ad un aumento della pressione sanguigna, che costituisce un fattore di rischio per la CHD [15]. Alcuni autori hanno sottolineato il contributo del disagio derivante da una relazione conflittuale nell'aumento della morbilità, delle complicanze nelle condizioni di salute e dei casi di morte prematura in pazienti affetti da CHD [16]. Elizur e Hirsh [6], utilizzando uno strumento di autovalutazione, hanno misurato la qualità della relazione di coppia, che si è rivelata un significativo moderatore della relazione tra lo stress e il benessere. I risultati hanno mostrato, inoltre, che essa costituisce una variabile predittiva nel caso in cui i pazienti siano posti di fronte ad altri fattori di rischio, aumentando il livello di protezione oppure esponendo a maggiore vulnerabilità, a seconda delle situazioni. Un campione di pazienti maschi affetti da CHD (n = 736) è stato monitorato per un periodo di 6 anni; i risultati ottenuti hanno suggerito che lo stress ed il conflitto relativi al rapporto di coppia possono scatenare l'episodio di MI, così come il decorso dell'aterosclerosi, lesioni endoteliali, ed instabilità delle placche [8, 17]. Gli autori hanno concluso che avere una relazione intima che fornisca sostegno emotivo diminuisce significativamente la comparsa di nuovi episodi cardiaci; al contrario, pazienti coinvolti in relazioni caratterizzate da una combinazione di bassa intimità e di elevato conflitto interpersonale sperimentano un maggiore livello di ansia e depressione. È dunque possibile affermare che la qualità della relazione di coppia ha un impatto sulla probabilità di ricorrenza della malattia cardiaca.

L'impatto della cardiopatia coronarica sul partner

I partner dei pazienti con CHD sono stati descritti come "i pazienti nascosti" [18]; essi, infatti, sono sottoposti ad un considerevole rischio di disagio psicologico in seguito all'episodio di MI del loro compagno o compagna [19]. In alcuni studi, i partner hanno presentato livelli di disagio psicologico, tra cui ansia e depressione, più alti rispetto a quelli dei pazienti stessi durante il ricovero in ospedale [20-22]. Ad un anno di distanza dall'episodio di MI, dal 24% al 38% dei partner presentava persistenti sintomi di disagio psicologico, come ad esempio ansia [19, 23, 24]. La qualità della relazione di coppia e la capacità del paziente di fornire sostegno al partner sono fondamentali per il benessere di questi [19, 25]. Inoltre, alcuni autori hanno sottolineato che un felice rapporto di coppia precedentemente al MI è correlato con livelli di stress del partner più bassi dopo l'MI [19, 26]. È stato riscontrato come il livello di salute fisica del paziente sia direttamente associato all'abilità di coping del partner ed all'abilità di utilizzare efficacemente le risorse familiari e le reti di supporto sociale. Inoltre, una migliore condizione di salute del paziente ha un impatto positivo sulla qualità della vita percepita dal partner [27, 28]. Uno dei fattori che maggiormente incide sulla salute mentale del partner è la sensazione di non avere alcun controllo su ciò che sta accadendo al proprio compagno/a durante la fase acuta di ospedalizzazione per la CHD e durante il decorso ospedaliero. A ciò si aggiungono la percezione di generale mancanza di informazione da parte del personale ospedaliero (anche rispetto alla ripresa dell'attività sessuale), le scarse possibilità di esprimere la paura relativa alla perdita del partner e della sicurezza della relazione, e al cambiamento dei ruoli familiari. Inoltre, la condizione di stress nel partner è alimentata da sentimenti di autobiasimo, dalla sensazione di aver in qualche modo contribuito all'insorgere della malattia nel paziente. Alcuni ricercatori [29-31] sottolineano quanto vivere con la paura che il partner muoia richieda una significativa presenza di risorse di varia natura.

Hallaraker e colleghi [5], in uno studio sul supporto sociale e sulle mogli di pazienti affetti da CHD, hanno rilevato che gli aspetti quantitativi del supporto sociale (ad es. il numero di persone che offrivano aiuto) non erano correlate con il riassestamento emotivo e con l'utilizzo di servizi per la salute. Sono risultati invece significativi gli aspetti qualitativi del sostegno sociale, tra cui la soddisfazione derivante dal supporto fornito dai figli, dai partner e dalle rispettive famiglie. In conclusione, si può affermare che è la percezione di ricevere supporto sociale, piuttosto che il concreto aiuto di tipo pratico e tangibile, a fare la differenza affinché il partner riesca a mettere in atto adeguate strategie di coping.

Il livello di disagio di partner e paziente nella cardiopatia coronarica

I risultati di alcuni studi hanno mostrato una relazione significativa tra il livello di disagio psicologico di ciascun partner e la capacità della coppia di adattarsi e affrontare la CHD. In seguito ad un episodio maggiore di patologia cardiaca, il livello di disagio psicologico soddisfaceva i criteri per una diagnosi di patologia psichiatrica per il 57% dei pazienti e per il 40% dei partner. I livelli di sofferenza psicologica all'interno della coppia sono fortemente correlati e aumentano in maniera direttamente proporzionale per il partner e per il paziente. Alcuni ricercatori hanno suggerito che questo fenomeno può essere inteso come espressione di empatia, ipotesi supportata dal fatto che il disagio individuale all'interno di una coppia è associato al senso di soddisfazione nei confronti della relazione di coppia [4, 32]. La qualità del rapporto prima del MI è un fattore predittivo del disagio del partner [4]. I risultati delle indagini citate qui sopra sottolineano l'importanza del ruolo del partner e del suo coinvolgimento nel processo di guarigione del paziente cardiopatico, specialmente considerando che la diminuzione del disagio psicologico dei partner è in grado di predire una maggiore autosufficienza nei pazienti [4].

L'impatto della cardiopatia coronarica sulla relazione di coppia

Dato lo stretto rapporto tra i livelli di disagio dei membri della coppia nel far fronte alla CHD, è inevitabile che questa abbia un impatto sulla relazione di coppia. In alcuni studi è stato riscontrato che, sebbene la malattia coronarica porti i membri della coppia a sentirsi più vicini, i problemi relazionali che esistevano prima dell'episodio cardiaco tendono a esacerbarsi a seguito dell'insorgenza della patologia [8, 33].

Tra le problematiche che emergono con la comparsa della CHD vi sono le preoccupazioni riguardo alla ripresa dell'attività sessuale dopo l'evento coronarico, il potenziale impatto della CHD sulla soddisfazione legata alla relazione di coppia, le preoccupazioni riguardo la salute del partner, il senso di colpa ed il risentimento riguardo al modo in cui la malattia sta influenzando la vita di entrambi [28]. Nell'apprendere come affrontare la CHD, le coppie si confrontano con l'esigenza di adattarsi ad una riassegnazione dei ruoli e ad una ridistribuzione delle responsabilità, imparando anche a gestire le emozioni conflittuali che hanno origine da questi cambiamenti [6].

L'impatto della relazione di coppia sulla cardiopatia coronarica

I fattori psicosociali hanno un potere predittivo dell'adattamento successivo all'MI che supera quello degli indicatori della salute fisica [34-36]. Tra le variabili di natura psicosociale, spicca la relazione di coppia la quale, costituendo un aspetto cruciale nella vita del paziente, è diventata una fondamentale area di studio nel campo della ricerca dei fattori correlati alla guarigione dalla CHD. L'importanza del rapporto di coppia nel predire il decorso del ricovero per un episodio cardiaco è esemplificata in alcuni studi secondo i quali i pazienti che ricevevano visite più frequenti da parte dei loro partner necessitavano di meno farmaci, soggiornavano per un periodo di tempo minore nelle unità di terapia intensiva e richiedevano un ricovero ospedaliero più breve rispetto ai pazienti che ricevevano meno visite [37].

Il sostegno fornito dal partner, la coesione relazionale ed il tempo trascorso insieme contribuiscono più direttamente di qualsiasi altra strategia di coping al processo di guarigione e alcuni studi dimostrano che il supporto relazionale comporta una diminuzione del rischio di morte e un miglioramento delle funzionalità psicologiche durante la fase di recupero [6, 38, 39]. La relazione intima con il partner influisce positivamente sulla riduzione delle preoccupazioni legate ai sintomi e alla morte, e ciò, a sua volta, ha un impatto sui sintomi cardiaci quali dispnea ed angina [35]. Le coppie che sentono di potere discutere apertamente dei propri sentimenti riferiscono in misura minore sintomi di dolore al petto, oltre a un numero inferiore di episodi di riospedalizzazione nell'anno seguente all'MI [40].

Al contrario, una relazione caratterizzata da problemi cronici e difficoltà accresce il rischio di ulteriori eventi cardiaci in un periodo di 5 anni. Secondo alcuni autori [15], e in opposizione ad ipotesi precedenti, i problemi legati all'ambito professionale e altri fattori stressanti non contribuiscono all'aumento di rischio cardiaco. La quantità di stress derivante dalla vita di coppia, misurata attraverso uno strumento di autovalutazione, è stata associata ad una prognosi negativa sulla base dei casi di morte cardiaca, MI e rivascolarizzazione. Pazienti di sesso femminile che riferivano un grave stress nella vita di coppia, mostrarono, dopo la riabilitazione iniziale, un rischio tre volte maggiore di insorgenza di un nuovo evento coronarico [8]. Coyne e Smith [4] hanno dimostrato che uno scarso livello di comunicazione nella coppia rappresenta un fattore predittivo della mortalità dopo un episodio di MI. Il conflitto di coppia è stato visto come una variabile responsabile dello sviluppo di una eccessiva reattività cardiovascolare allo stress che a sua volta costituisce un fattore di rischio per lo sviluppo dell'ipertensione e della CHD [7]. Un matrimonio conflittuale caratterizzato da bassa coesione è stato associato ad un incremento delle risposte cardiovascolari e della pressione sanguigna quando i pazienti sono a contatto con i loro partner [41, 42].

Per quanto concerne il processo di guarigione, il sostegno attivo del partner conduce ad un miglioramento della compliance alle indicazioni mediche, ad una diminuzione dell'ansia e della depressione del paziente e ad una migliore capacità di coping [43, 44]. Sull'altro versante, Ewart [41] suggerisce che il fallimento nella risoluzione dei conflitti relazionali contribuisce ad un aumento del tono del sistema nervoso simpatico, il quale esercita un ruolo cruciale nelle prime fasi di sviluppo dell'ipertensione e della formazione dell'ateriosclerosi.

Gli studi riportati mostrano come la relazione di coppia possa avere una funzione fondamentale di promozione o intralcio della guarigione. Una relazione intima positiva può condurre il paziente a una maggiore autosufficienza, a una diminuzione dei sintomi e ad un minor rischio di morte. Una relazione negativa e conflittuale può determinare l'insorgenza di una condizione depressiva, un aumento dei sintomi cardiaci e un maggiore rischio di morte a causa di recidive dell'episodio cardiaco. È essenziale che entrambi i partner riconoscano le risorse intrinseche ad una positiva relazione di coppia. La terapia di coppia (nelle sue diverse attuazioni, tra cui i forum atti a poter condividere sentimenti e paure e a fornire gli strumenti per facilitare la vicinanza e il supporto) può apportare notevoli benefici e può aiutare a riconoscere nel partner un luogo di rifugio sicuro ove trovare le risorse necessarie per affrontare le diverse problematiche relative alla CHD.

La cardiopatia coronarica come trauma

Secondo il Manuale Diagnostico e Statistico dei Disturbi Mentali (DSM IV-R) [1], la definizione di trauma implica l'esposizione ad un evento in cui la persona sperimenti, sia testimone, o sia posta a confronto con la minaccia o il concreto pericolo di morte o di un grave danno, ai quali risponda con paura e senso di impotenza o di orrore. Le reazioni ad un evento traumatico prendono spesso la forma di pensieri intrusivi riguardanti l'evento e sensazioni di rivivere l'esperienza. Inoltre, l'esposizione a fattori interni ed esterni che simboleggiano, ricordano o somigliano ad un aspetto dell'evento traumatico causano intensa sofferenza psicologica e una maggiore reattività fisiologica, le quali possono determinare continui tentativi di evitare quei fattori in grado di riportare l'evento alla memoria. Nel caso specifico della CHD, gli individui cercheranno di evitare le sensazioni fisiche che possono ricordare l'episodio cardiaco e di restringere il loro campo di emozioni, tentando di escludere e controllare quelle legate all'evento cardiaco. I pazienti sperimenteranno anche la sensazione di non potersi prefigurare il proprio futuro in maniera ricca e articolata. Il DSM IV-R descrive anche un aumento dell'arousal, spesso rappresentato da ipervigilanza che, nel caso specifico del paziente con CHD, può essere collegato alla consapevolezza di essere stati vicini alla morte [1].

In uno studio qualitativo, McCurry e Thomas [43] hanno esaminato le reazioni dei partner di pazienti in attesa di trapianto di cuore all'insorgenza della CHD. Le tematiche emerse continuamente nelle interviste alle mogli includevano l'ipervigilanza, la difficoltà a gestire emozioni opprimenti, l'ansia e la focalizzazione emotiva sul partner. La preoccupazione rispetto all'eventuale morte del paziente è sempre presente nei partner, i quali riferiscono di vivere in una condizione di continua consapevolezza e di paura rispetto a questa possibilità, condizione chiaramente descritta con l'espressione: "È come se ogni volta ci fosse una bomba pronta ad esplodere". Alcuni autori riferiscono come le coppie che devono affrontare gravi problemi di salute sperimentino consistenti difficoltà ad attuare adeguate strategie di coping, in quanto tutta l'attenzione è focalizzata sulla sintomatologia e le condizioni di salute del partner cardiopatico, la cui situazione di salute è caratterizzata da incertezza e imprevedibilità [45, 46]. Questa concentrazione è molto difficile da abbandonare e risulta distruttiva per il funzionamento della coppia [43]. Queste descrizioni testimoniano la nostra crescente comprensione degli effetti degli eventi traumatici e sostengono l'ipotesi di estendere la definizione di trauma anche agli episodi cardiaci i quali, effettivamente, costituiscono una minaccia per la vita, sono potenzialmente ricorrenti e quindi fonte di paura.

Perché le coppie necessitano di terapia

Coinvolgendo la persona più importante nella vita di un paziente, i terapeuti possono contribuire a minimizzare nel corso del tempo i fattori di rischio legati all'aumento di mortalità e morbilità e ad aumentare l'abilità della coppia a sostenersi nell'affrontare le problematiche relative alla CHD. Per le coppie che riferiscono un elevato livello di soddisfazione ed un'alta qualità della vita relazionale, la terapia può offrire un sostegno volto a far fronte ai cambiamenti imposti dalla malattia e al dolore delle perdite legate alla CHD e volto ad elaborare l'evento traumatico. In quelle che riportano bassa soddisfazione e scarsa qualità della relazione, la terapia può offrire un rimedio per la gestione delle componenti relazionali quali conflitto, stress, coesione, confidenza ed intimità, e delle interazioni interpersonali stressanti che costituiscono fattori di rischio per futuri eventi cardiaci. Schmaling e Sher [47] enfatizzano la necessità di includere i partner nella terapia e hanno ideato un modello articolato in quattro punti per aiutare il personale medico a capire quando sia opportuno offrire questo tipo di soluzione. Il modello comprende: 1) la comprensione della reciproca relazione tra salute e soddisfazione del rapporto di coppia; 2) l'enfasi su come l'inclusione del partner nella terapia possa apportare considerevoli benefici, in modo che entrambi i membri della coppia possano apprendere e attuare un cambiamento nell'immediato contesto di vita del paziente; 3) l'attenzione verso i bisogni del partner; 4) il ruolo della psicoterapia nell'aiutare le coppie ad affrontare l'impatto che la malattia ha su ciascun membro della coppia e sulla relazione.

Alcuni autori hanno riscontrato che nelle coppie che devono affrontare la CHD, la psicoterapia contribuisce a diminuire significativamente i livelli di ansia sia dei pazienti che dei loro partner [48]. Inoltre, è stato riscontrato che l'integrazione di interventi psicosociali nei consueti programmi di riabilitazione riduce del 40% la ricorrenza di MI e la mortalità nell'arco dei primi due anni [49]. I pazienti che ritenevano la loro relazione in grado di modificarsi in seguito alla malattia e che si sentivano maggiormente sostenuti dai loro partner mostrarono superiori capacità di recupero e un senso di fiducia nel percorso di guarigione [6]. I partner che evitavano di manifestare i propri sentimenti e sentivano di dover proteggere i pazienti dalle loro paure e da sentimenti opprimenti manifestavano livelli di disagio più elevati e minore soddisfazione rispetto alla relazione di coppia; al contrario, i partner che a seguito della CHD riportavano livelli di ansia inferiori avevano una minore tendenza al diniego, erano maggiormente in grado di fare piani per il futuro e di far fronte ai cambiamenti relativi al ricovero per l'episodio cardiaco [4, 40, 50].

Tra le ragioni per includere i partner nei programmi di recupero e per fornire sostegno alla coppia vi è l'impatto che la qualità della relazione può avere sui comportamenti strettamente legati al successo del recupero, poiché la terapia di coppia contribuisce al cambiamento del comportamento individuale [51]. I partner hanno un ruolo importante nel sostenere i pazienti nei programmi di recupero e riabilitazione. Le relazioni di coppia critiche possono essere caratterizzate da atteggiamenti nocivi quali ostilità e negligenza e i pazienti che vi sono coinvolti riferiscono che i loro partner offrono insufficiente sostegno emotivo, inadeguata possibilità di condivisione delle emozioni e minore aiuto relativamente ai comportamenti associati ad un rapido recupero, quali smettere di fumare e svolgere attività fisica [3]. Alcuni autori sottolineano anche il ruolo decisivo giocato dai partner nell'aiutare i pazienti a mantenere o a continuare il processo di perdita di peso dopo la fine del trattamento [52-54].

Per il trattamento dei partner di pazienti cardiopatici sono stati utilizzati alcuni approcci per la terapia di coppia validati empiricamente. L'*emotionally focused couples therapy* (EFT) è stata applicata anche alle coppie che dovevano affrontare malattie croniche [55]. Rankin-Esquer e colleghi [3] hanno descritto lo sviluppo di un programma di sostegno finalizzato al miglioramento della relazione tra paziente e partner. Questo programma è stato modellato sulla base degli assunti della terapia di coppia cognitivo comportamentale, ma con uno specifico focus sul miglioramento della capacità di gestione dello stress e sulla creazione di fonti di sostegno all'interno della relazione. Gli autori descrivono tre fasi attraverso le quali si sviluppa la terapia: 1) il focus sull'elaborazione dell'esperienza dell'evento cardiaco; 2) l'esplorazione della reciproca influenza tra la relazione di coppia e l'evento cardiaco; 3) il miglioramento generale delle strategie relazionali volte ad aiutare i membri della coppia a sostenersi a vicenda e a funzionare in maniera ottimale.

Trauma e attaccamento

La sensazione di sicurezza proveniente dalla relazione privilegiata con la persona amata aumenta la capacità di tolleranza e di gestione delle esperienze traumatiche. Il pattern dei comportamenti di attaccamento è, dal punto di vista evolutivo, un modo di massimizzare le possibilità di sopravvivenza in un ambiente pericoloso. Gli esseri umani sono sopravvissuti per millenni grazie alla loro natura sociale e alla conseguente possibilità di fornire alle persone amate un rifugio sicuro ed un saldo punto di riferimento, dal quale potersi comunque muovere per esplorare il mondo circostante ed imparare a conoscerlo [56, 57]. Un attaccamento di tipo sicuro determina la capacità di resistere di fronte al terrore ed all'impotenza e costituisce un naturale spazio per la guarigione. L'isolamento e la mancanza di attaccamento sicuro potenziano la vulnerabilità, esacerbano l'evento traumatico e costituiscono degli elementi di per sé lesivi. È inoltre difficile sviluppare un senso del Sé integrato e fiducioso senza aver sviluppato legami solidi con gli altri.

L'attaccamento è anche stato descritto come una "teoria del trauma" [58], per denotare che l'isolamento e la separazione sono esperienze fortemente negative per gli esseri umani, specialmente nei momenti in cui essi sono più vulnerabili. Secondo Johnson [59], l'affetto è la musica di quella danza che è l'attaccamento e ci si può aspettare che la perdita della regolazione degli affetti in seguito ad un trauma possa rovinare ache le relazioni più significative.

Le relazioni interpersonali solidali mediano l'impatto del trauma sia nell'immediato che a lungo termine e possono essere importanti per il recupero [60-62]. Coloro che godono di un attaccamento sicuro con una persona che fornisce loro cure o che vivono una significativa relazione intima riferiscono di avere meno problemi rispetto a chi invece non si trova in questa situazione [61, 62]. Una presenza premurosa attenua la portata dei vissuti opprimenti e i pazienti affetti da CHD che presentano una soddisfacente relazione di coppia possono sviluppare un senso di sicurezza sulla base del conforto e del supporto ricevuti dal partner, oppure grazie al senso di fiducia che aiuta ad attribuire significato e forma alle esperienze difficili [63, 64].

Emotionally Focused Therapy per coppie

Diversi studi hanno dimostrato l'efficacia dell'EFT nel trattamento di diverse popolazioni, tra cui pazienti di sesso femminile [65, 66], famiglie sottoposte ad eventi stressanti persistenti o che devono gestire minori con patologie croniche [67]. L'EFT è stata anche utilizzata nel trattamento di coppie in cui uno dei due partner è sopravvissuto ad un grave trauma e presenta sintomi di disturbo da stress post-traumatico [57, 68]. L'EFT è un approccio strutturato e a breve termine che si è dimostrato valido nel riassestare relazioni di coppia cariche di vissuti di disagio. Evidenze cliniche ne hanno dimostrato l'efficacia [51] e gli effetti del trattamento sono stati ritenuti relativamente stabili ed elevati [69].

La teoria dell'attaccamento, secondo gli autori che sostengono l'approccio dell'EFT, costituisce un valido presupposto teorico per la comprensione delle relazioni intime adulte, in particolar modo per ciò che riguarda gli aspetti mancanti nei paradigmi normalmente considerati per la comprensione delle relazioni amorose nell'adulto. I teorici dell'attaccamento postulano che gli esseri umani sono guidati in maniera innata a sviluppare e a mantenere forti legami affettivi con altri significativi [70]. Nella relazione di coppia, attaccamenti di tipo sicuro sono rappresentati da relazioni contraddistinte da reciprocità, affetto, vicinanza, sicurezza e sostegno [71]. In queste situazioni, apertura e senso di reciproca responsabilità definiscono il rapporto. Legami di tipo sicuro permettono ai membri della coppia di aiutarsi vicendevolmente nella regolazione del disagio inevitabilmente correlato all'insorgenza di una patologia che porta con sé rischi di mortalità [60].

Lo sviluppo dell'EFT risale agli inizi degli anni '80 come tentativo di risposta ad una mancanza di approcci testati e standardizzati nel campo della terapia di coppia diversi da quelli di matrice comportamentista, in cui il focus era principalmente il cambiamento cognitivo e comportamentale, mentre veniva lasciato totalmente inesplorato il ruolo dell'emozione, sia da un punto di vista teorico che pratico. L'EFT è stata riconosciuta come uno dei due modelli di intervento di coppia che siano stati empiricamente validati [51, 72]. Negli studi i cui risultati hanno contribuito alla validazione dell'EFT è rilevante il tema del disagio relativo alla vita di coppia, misurato con la Dyadic Adjustment Scale (DAS) [73]; una revisione di alcune tra tali indagini ha mostrato che in nove studi [74-77] era presente un significativo miglioramento dei punteggi ottenuti dalle coppie alla DAS, sia rispetto a quelle del gruppo di controllo che erano state poste in lista d'attesa, sia al punteggio realizzato dalla coppia prima del trattamento; inoltre, nel 70-75% dei casi, le coppie trattate con l'EFT soddisfacevano i criteri per una condizione di recupero della salute (vale a dire, non erano più considerate portatrici di disagio relazionale) [69]. I risultati degli studi sull'EFT, empiricamente validati, hanno fornito dei contributi significativi alla letteratura clinica riguardante la terapia di coppia [55]. È possibile affermare che l'EFT sia all'avanguardia nel campo della terapia di coppia, in quanto prende in considerazione prospettive sia inter che intrapersonali e orientamenti sia esperienziali che sistemici, utilizzando le emozioni come risorsa chiave per attuare dei cambiamenti nella coppia.

Come accennato in precedenza, i clinici ed i ricercatori che si avvalgono dell'EFT considerano la relazione di coppia all'interno del paradigma dell'attaccamento [78]. Le relazioni caratterizzate da disagio sono reputate alla stregua di legami insicuri, all'interno dei quali non trovano riconoscimento i bisogni di conforto, sicurezza e vicinanza; ciò avviene a causa delle irrefrenabili risposte emozionali negative e dei limitati pattern di interazione che suscitano e bloccano la connessione emotiva ed il legame tra i partner. La terapia si focalizza principalmente sulla riorganizzazione degli schemi delle risposte emozionali, sulla trasformazione dei pattern di interazione negativi e sull'incoraggiamento a stabilire un legame di attaccamento sicuro tra i partner [57, 59].

Johnson [57] ha ipotizzato che il disagio relazionale derivi dal fallimento della relazione d'attaccamento nel fornire una base sicura per uno o per entrambi i partner. Quando questa base sicura non è disponibile, sopraggiunge una intensificazione dei comportamenti di attaccamento insicuro, quali la protesta e l'eccessiva dipendenza, l'evitamento o l'isolamento. Questo processo evolve fino a quando nessun partner è in grado di essere comprensivo o disponibile nei confronti dell'altro. In un circolo vizioso, la mancanza di riscontro continua a generare sempre più insicurezza, fino al momento in cui il carico emotivo diventa insostenibile e dà luogo ad una relazione totalmente insicura e priva di sintonia emotiva. Quest'ultima, nelle relazioni adulte, è data dalla capacità di essere sensibili in maniera contestuale nei confronti del partner e delle emozioni che lui/lei prova e manifesta, così come dal manifestare comportamenti che esprimono la possibilità di condividere in maniera empatica lo stato affettivo dell'altro. Nel momento in cui le risposte diventano estreme ed impermeabili, possono rendere i partner quasi incapaci di un'aperta comprensione, che è alla base di un sicuro legame con le altre persone. L'evitamento rende difficile apportare modifiche allo stile di attaccamento fino al momento in cui, infine, entrambi i partner si isolano e la relazione è sottoposta a grave pericolo. Diventa cruciale comprendere il ruolo che il modello di attaccamento può giocare nel mantenimento di una relazione soddisfacente e sottolineare come il disagio relazionale possa emergere in seguito al fallimento dei modelli d'attaccamento nel fornire una base sicura per entrambi i partner. L'importanza di questi aspetti rende necessario che i clinici integrino all'interno di qualsiasi procedimento di terapia di coppia una consapevolezza dei modelli di attaccamento adottati dai partner.

Alcuni studi hanno evidenziato che l'attaccamento di tipo sicuro è associato a relazioni più intime e felici [60]. Si è ipotizzato che l'assorbimento dei sentimenti negativi, quali la rabbia o la paura, possa essere un elemento critico legato al disagio all'interno della coppia [79]. Attraverso la fusione di approcci teoretici esperienziali (intrapsichici), sistemici (interpersonali) ed umanistici, gli interventi terapeutici creati sulla base dell'EFT hanno potuto dare luogo a cambiamenti negli eventi e nei processi legati alla relazione di coppia [80]. Presupposto dell'EFT è che il fallimento della coppia nell'esprimere le proprie emozioni e i bisogni sottostanti inibisca la comunicazione e la capacità di risolvere i conflitti di coppia. Questi pattern interattivi possono iniziare ad essere cambiati attraverso la manifestazione dei bisogni emotivi nascosti e dei desideri di attaccamento e attraverso l'identificazione dei cicli interattivi negativi che mantengono l'atteggiamento interattivo stesso [81]. In questo modo non solo viene facilitata l'espressione dei bisogni, ma può anche attuarsi la creazione di nuove risposte da parte del partner. Il processo di cambiamento, dunque, richiede uno spostamento da un ciclo interattivo disfunzionale del tipo biasimo/difesa verso la più profonda disponibilità caratteristica di un sicuro legame di attaccamento.

Un principio fondamentale dell'applicazione dell'EFT nella terapia di coppia, laddove uno dei due partner sia affetto da CHD, è che fornire assistenza nella creazione o nel mantenimento di un legame di attaccamento di tipo sicuro sarà d'aiuto sia al paziente con CHD sia al partner nell'affrontare l'esperienza traumatica all'interno di un contesto relazionale, migliorando sia il funzionamento psicologico che la soddisfazione di coppia e la sicurezza della relazione. Il ruolo del partner nel trattamento dei pazienti con CHD è stato generalmente trascurato, ma è giunto il momento di rendere quest'ultimo partecipe al processo di guarigione, massimizzando il preesistente potenziale curativo derivante dal legame di attaccamento. L'EFT per pazienti con CHD facilita l'elaborazione dell'originario trauma cardiaco all'interno della relazione, diminuendo il disagio che viene a crearsi all'interno della coppia, aumentandone l'intimità e il senso di condivisione, migliorando il funzionamento psicologico del paziente e del partner attraverso l'enfasi sul bisogno di aiutare la coppia a rivolgersi l'uno all'altro per riuscire a mitigare i vissuti di disagio e di ipervigilanza.

Come mostrato nella Tabella, il processo di cambiamento dell'EFT prevede un trattamento strutturato in nove livelli, a loro volta suddivisi in tre fasi [55].

La prima fase, quella della De-escalation, comprende quattro livelli. Il primo riguarda la valutazione delle questioni e dei conflitti sulla base del paradigma dell'attaccamento. A questo livello si sviluppa l'alleanza terapeutica ed ha inizio il processo di rivelazione. Nel secondo livello viene identificato il ciclo interattivo che mantiene il modello di attaccamento insicuro e il disagio relazionale. Il terzo livello comprende l'indagine delle emozioni nascoste sottostanti gli schemi relazionali autorinforzantisi. Il quarto livello è quello in cui avviene un inquadramento delle problematiche in termini di ciclo, emozioni sottostanti e bisogni di attaccamento.

La seconda fase è quella del Cambiamento delle Posizioni Interattive. Il quinto livello promuove un'identificazione dei bisogni inconfessati e degli aspetti del Sé che sono stati tenuti nascosti nelle relazioni interattive, con lo scopo di procedere quindi ad una integrazione. Il sesto livello riguarda la promozione dell'accettazione delle nuove modalità che il partner ha acquisito di "costruire la propria esperienza nella relazione e delle sue nuove risposte". Il settimo livello è quello relativo all'evento chiave nel processo di cambiamento, vale a dire la facilitazione dell'espressione di specifici bisogni e desideri e della creazione di un coinvolgimento emotivo.

Nella terza fase, quella del Consolidamento/Integrazione, nell'ottavo livello vengono sviluppate nuove soluzioni per risolvere vecchie questioni problematiche legate alla relazione e nel nono avviene il consolidamento di nuove posizioni e nuovi cicli di comportamento di attaccamento [59].

In una recente indagine teorica sull'argomento concernente la modalità secondo le quali l'EFT può essere applicata con successo al trattamento di coppie in cui un partner sta affrontando un trauma, Johnson [57] ha utilizzato l'esempio di un caso di abuso sessuale avvenuto nell'infanzia. L'autrice ha articolato in modo preciso gli obiettivi ed i processi di cambiamento, mettendo in luce come il processo terapeutico crei un ambiente di sostegno. L'obiettivo della terapia è quello di aiutare gli utenti ad aumentare la permeabilità e la complessità di modelli di attaccamento funzionali sottoponendoli ad un processo di revisione, sia dal punto di vista cognitivo che affettivo, sulla base delle nuove informazioni che sono accuratamente indicate all'interno del setting terapeutico.

Tabella 1. Le fasi dell'emotionally focused therapy

	Fase	Focus
1. De-escalation	i. Valutazione	Questioni centrali e conflitti considerati dalla prospettiva dell'attaccamento
	ii. Identificazione	Cicli problematici interattivi che mantengono lo stress ed un attaccamento di tipo insicuro
	iii. Emozioni	Accesso ad emozioni sconosciute e sottolineatura dei pattern interattivi
	iv. Reinquadramento	Considerazione delle problematiche in termini di ciclo, emozioni sottostanti e legame di attaccamento
2. Cambiamento	v. Identificazione dei pattern interattivi	Riconoscimento dei bisogni e degli aspetti rinnegati del sé e loro integrazione nella relazione
	vi. Approfondimento e ampliamento dell'esperienza e creazione di nuove relazioni	Nuova costruzione dell'esperienza nella relazione e nelle reazioni
	vii. Facilitazione	Espressione di specifici bisogni e desideri che creano una connessione emotiva
3. Consolidamento /Integrazione	viii. Nuove soluzioni	Soluzione di vecchie questioni relazionali problematiche
	ix. Consolidamento	Nuove posizioni e cicli legati al comportamento di attaccamento

Un legame più sicuro con il partner permette la creazione di un rifugio all'interno del quale il partner traumatizzato può regolare il dolore, la rabbia e la paura in un modo funzionale per se stesso e anche in prospettiva di un miglioramento della relazione. Questo ambiente protetto aiuta il paziente ed il partner a regolare il carico emozionale derivante dalla risperimentazione di alcuni sintomi attraverso incubi, pensieri intrusivi e flashback, cercando di orientarlo verso una direzione più costruttiva. Reminiscenze delle passate relazioni di attaccamento che danno luogo ad una determinata sensibilità nella relazione attuale vengono riconosciute nella terapia, non però inquadrate in una cornice deterministica. Gli stili di attaccamento appresi nelle relazioni passate possono essere modificati. L'isolamento riduce l'abilità a trattare il disagio, la paura e gli eventi traumatici. Essere in grado di rivolgersi al partner per ricevere conforto porta a sostituire strategie disfunzionali di regolazioni affettive quali l'automutilazione o la dissociazione. È riconosciuto che il dominio della paura è l'obiettivo fondamentale del trattamento di un trauma [82] ed il naturale e innato antidoto per la paura nei primati è il conforto che deriva dal contatto. La disponibilità di un compagno inoltre riduce il bisogno di irrigidimento e di dissociazione, permettendo di affrontare la paura. I compagni diventano, allora, alleati contro le incursioni del trauma piuttosto che parti dell'evento traumatico e vittime secondarie di esso. Una relazione di tipo sicuro contiene il disagio e permette di rendere tollerabili emozioni quali la vergogna e il dolore. Dal momento che l'empatia si contrappone alla vergogna, la creazione della prima tra i partner permette alla coppia di affrontare in maniera positiva alcune questioni quali l'elevato bisogno di controllo, di vicinanza e di contatto. Le relazioni di attaccamento sono regolatori fisiologici ed emozionali che organizzano la vita emotiva e quindi un attaccamento di tipo sicuro con il partner permette ad entrambi di affrontare la sofferenza, di venire a patti con le perdite associate alla CHD e di fare sì che il senso di perdita acquisisca una forma reale piuttosto che immaginaria [83].

Attraverso l'EFT, il terapeuta assiste le coppie nella creazione di esperienze emotive correttive in cui verità, conforto e sostegno vengono esperiti e rafforzati. Quando la base sicura è stata costituita, il senso di sicurezza raggiunto facilita la continua rielaborazione ed integrazione delle esperienze traumatiche ed aumenta l'abilità di coping di entrambi i partner. Gli stati affettivi possono dunque essere utilizzati come indicazioni per trattare le informazioni in arrivo piuttosto che segnali di allarme che innescano iperattivazione o irrigidimento. Le risposte di conflitto e di fuga vengono accolte e sia il paziente con CHD sia il partner diventano in grado di fidarsi e di ricevere conforto vicendevolmente. Il processo di cambiamento dell'EFT utilizza i partner come alleati nel processo di recupero e guarigione piuttosto che lasciarli in disparte o escluderli.

Caso clinico: anche se e specialmente dal momento in cui

Alla paziente Jeannine A. ed a suo marito Tony è stato consigliato, da una psicologa che aveva avuto in cura Jeannine per il trattamento della depressione, di sottoporsi ad una terapia di coppia. Jeannine si era recentemente isolata, decidendo di stare a casa dall'ufficio per diverse settimane perché non si sentiva in grado di far fronte ad una situazione particolarmente snervante sul luogo di lavoro. La psicologa aveva colto il disagio della paziente riguardo alla sua relazione di coppia. Jeannine era una piacevole e minuta donna di origine Franco-Canadese, di circa 50 anni, che parlava lentamente e aveva stile nel vestire. All'inizio del colloquio sedeva sul bordo della sedia. Il marito Tony era un uomo di 57 anni, paffuto e gioviale. I suoi occhi si aggrottavano quando sorrideva e aveva un colorito acceso. Era emigrato dall'Italia quando aveva 20 anni ed aveva lavorato per molti anni nel campo della manutenzione dei computer. Era stato lasciato a casa dal suo lavoro quattro anni prima a causa di una riduzione del personale della sua azienda e al momento stava lavorando come assicuratore.

Nella prima sessione terapeutica la coppia descrisse numerosi fattori di disagio. L'evento innescante la depressione di Jeannine era stata la situazione nel suo ufficio, caratterizzata da colleghi svogliati e disonesti e da un capo che non le forniva alcun sostegno. Oltre ai sintomi di depressione, Jeannine manifestava anche numerosi disturbi fisici aspecifici, tra i quali problemi di stomaco, dolore al collo e mal di schiena. La madre di Jeannine, una donna difficile ed ostile, era malata terminale di cancro e la figlia più giovane stava pensando di lasciare il marito. Tony espresse una forte preoccupazione riguardo alla depressione di Jeannine ed espose una teoria secondo la quale la depressione era dovuta alla situazione che Jeannine doveva vivere con la madre, sostenendo che la suocera era sempre stata crudele con sua moglie. Tony, inoltre, aggiunse di aver consigliato Jeannine riguardo alla sua situazione lavorativa. La paziente ribatté che anche Tony aveva avuto qualche problema, incluso un attacco di cuore tre anni prima, undici mesi dopo aver perso il lavoro. Questo evento era poi stato seguito nell'arco dell'anno successivo da un intervento chirurgico di quadruplo bypass. Tony accantonò velocemente l'argomento delle sue problematiche cardiache, affermando che al momento era in buone condizioni di salute; tuttavia egli riconobbe il disagio legato a problemi finanziari insorti e un profondo rammarico rispetto al fatto che la moglie dovesse continuare a lavorare ancora per diversi anni. Tony disse che si sarebbe sottoposto volentieri alla terapia di coppia, se ciò poteva essere di beneficio alla moglie. Alla domanda se poteva percepire qualche beneficio anche per se stesso, rispose: "Se mia moglie è più felice, anch'io sarò più felice". Jeannine totalizzò un punteggio di 64 alla DAS [73], evidenziando un significativo livello di disagio rispetto alla vita di coppia (un punteggio di 70 è tipico delle coppie divorziate) [73]. Il punteggio di Tony (DAS = 98) suggeriva il fatto che egli non era in grado di riconoscere i propri sentimenti, oppure che in qualche modo non riusciva a mettersi in relazione con il disagio della moglie.

Quando la coppia venne interpellata rispetto alla loro relazione, Jeannine prese la parola.

JEANNINE: *"Tony mi esclude ed io non ho nessuno con cui parlare. È fantastico con mia madre, mi aiuta davvero tanto a gestirla - ha così tanta pazienza ed io apprezzo tutto ciò. Ma lui non mi ascolta. Non ne vuole sapere".*

TONY: *"Questo non è giusto. Io ti ho aiutato molto con Stella al lavoro. Sono stato di grande aiuto".*

JEANNINE: *"Tony, quando sono nervosa al lavoro tu mi fai prediche riguardo a cosa fare e a cosa non fare. Tu non ascolti mai come io mi sento, che cosa provo".*

TONY: *"Io ci tengo a sapere come ti senti e che cosa provi. Lo scorso venerdì ti ho portato a casa dei fiori".*

JEANNINE: *"Sì, tu mi hai comperato dei fiori. Tu mi hai anche comperato diamanti che non potevamo permetterci. Lo hai fatto per farmi tacere così tu eri libero di guardare la televisione. Tony, non è questo ciò che voglio - io voglio che il mio partner sia parte della mia vita, non che mi allontani".*

L'immagine del disagio della coppia cominciò ad emergere con un pattern caratterizzato da persecuzione e critiche contrapposte ad un ciclo difesa-attacco-allontanamento, in cui Jeannine cominciava a logorarsi o ad arrendersi nel suo tentativo di avvicinarsi a Tony. Apparentemente Tony aveva sempre avuto la tendenza ad allontanarsi quando era arrabbiato, ma il suo isolamento era di solito temporaneo.

Dal momento in cui ha avuto l'attacco di cuore, tuttavia, le cose sono peggiorate, ed egli è diventato impaziente ed irritabile. Jeannine, che desiderava condividere col marito piccole attività quotidiane, quali portare a passeggio il cane o stare seduti in giardino la sera, si è ritrovata invece ad essere piuttosto diffidente nei suoi confronti e ha cominciato ad evitarlo. Era inoltre risentita del fatto di non poter ricevere conforto dal marito riguardo alle difficoltà incontrate in ambito lavorativo. La paziente sospettava che egli fosse molto preoccupato riguardo alle sue condizioni di salute, come d'altra parte lo era lei stessa, tuttavia egli aveva la tendenza ad allontanarla nel momento in cui lei cominciava ad affrontare l'argomento.

Complessivamente l'instaurarsi dell'alleanza terapeutica avvenne in maniera positiva e senza difficoltà nel corso della prima sessione. Jeannine sembrava chiaramente sentirsi presa in considerazione e pareva fidarsi del fatto che all'interno del setting terapeutico vi fosse una comprensione del suo senso di solitudine all'interno della relazione di coppia. Tony tendeva a sorridere o a scherzare nel momento in cui emergevano argomenti dolorosi, ma sembrava rilassato e non considerava le sessioni terapeutiche particolarmente faticose. Nell'EFT l'alleanza è lo strumento più importante, che permette ai pazienti di sentirsi al sicuro, capiti e sostenuti, creando così i presupposti perché essi possano assumersi rischi più grandi e condividere esperienze più intime. In definitiva, si cerca di creare un "rifugio sicuro" all'interno della sessione di terapia, dando ai pazienti la possibilità di prendersi in carico determinati rischi.

Nella seconda sessione Jeannine disse al marito: "Tu puoi essere davvero gentile e carino con le altre persone, ma quando è il mio turno sei brusco e cattivo. Mia madre è cattiva con me e al lavoro Stella è cattiva con me. Non voglio che ci sia cattiveria anche nel mio matrimonio. Questo mi fa sentire come se fossi inutile, un niente, non considerata da nessuno e tutto ciò mi fa male. Tu mi comperi dei fiori, è vero, ma poi mi tratti male nell'arco della stessa serata. Così i tuoi fiori per me non hanno nessun significato". Fu chiesto a Tony se avesse capito che cosa sua moglie intendesse quando si riferiva a lui con il termine 'cattivo', ed egli diventò rosso, rise e abbassò la testa.

TERAPEUTA: *"Allora Tony, aiutami a capire il termine 'cattivo'. Che cos'è che accade dentro di te, o tra di voi, che ti porta ad essere 'cattivo'?*

TONY: *Sorride timidamente al terapeuta.*

TERAPEUTA: *Riflette il linguaggio del corpo*
"Tony - il tuo sorriso è rivolto verso di me, ma i tuoi occhi sono colmi di tristezza".

TONY: *Guarda il pavimento, deglutisce, ricambia la sguardo del terapeuta con le lacrime agli occhi.*

TERAPEUTA: *"Tu sembri triste, Tony".*

TONY: *"Non avevo intenzione di ferirla...di essere crudele. È solo che io non so che cosa ho fatto per farla arrabbiare. Io - io sento che la sto perdendo. Lei ora è stressata, a causa del lavoro e di sua madre. Io non voglio fare niente per ostacolarla".*

JEANNINE: *Esclama. "Dunque se tu sei così preoccupato per me, perché devi essere così crudele?"*

Immediatamente Tony, che aveva continuato a guardare il terapeuta, si girò verso la moglie e le disse con asprezza ed a voce alta: "Che cosa vuoi da me?". Nell'approccio dell'EFT, un'interazione di questo tipo è da ritenersi estremamente importante. La coppia stava mettendo in atto all'interno del setting terapeutico il ciclo che manteneva il loro disagio. La terapeuta sottolineò questo a Jeannine e Tony, mettendo in evidenza come questo scambio costituisse un'utile opportunità per lavorare insieme verso una risoluzione dei conflitti che avevano normalmente luogo nel loro ambiente domestico.

TERAPEUTA: *"Credo di aver visto un tentativo di 'morso'. È questo il genere di cose che tu descrivi come 'crudeli', Jeannine?"*

JEANNINE: *"Sì. Quando lui mi parla in quel modo io mi sento semplicemente in modo terribile".*

TERAPEUTA: Empaticamente. *"Lo scatto d'ira ti sembra cattivo nei tuoi confronti e tu ti senti arrabbiata?"*

JEANNINE: Abbassa lo sguardo sulle sue mani. *"Ciò accade quanto sento che a lui non importa niente di me…...come a nessun altro…al lavoro…a mia madre…anche a Tony…."*. La paziente sembra molto addolorata.

TERAPEUTA: *"Ti sembra dunque che Tony non ti ami".* Ripercorrendo il pattern negativo, o il ciclo, all'interno della coppia. *"Deve essere molto doloroso per te quando provi questo sentimento. Che cosa fai in quel momento, Jeannine?"*

JEANNINE: *"In quei momenti me ne vado e sto semplicemente da sola. Qualche volta piango, ma altre volte sono davvero arrabbiata. La scorsa estate l'ho persino colpito. Gli ho dato un pugno sul petto. Lui se ne è andato, così io l'ho colpito anche sulla schiena. Ma io non voglio essere violenta… può immaginare di colpire un paziente cardiopatico? Così quello che faccio ora è salire in camera mia oppure uscire a fare una passeggiata con Pierrot, il mio cane".*

TERAPEUTA: *"Giusto! Così ora tu gli stai lontana e provi a calmarti da sola".* Jannine annuisce col capo.

Il terapeuta si rivolge a Tony. *"Sembra che questi siano tempi abbastanza duri per entrambi. Tony, ho notato che prima, prima di quello scatto d'ira tu sembravi sentirti un po' scosso emotivamente, mentre ora … tu sembri sentirti un pochino…"* pausa.

TONY: *"Sì, sì, ero un po' triste. Non è necessario che lei sappia che è troppo difficile, che è troppo per lei".*

TERAPEUTA: *"Tony, tu dunque pensi che io, qui, ti possa capire? Succede che quando ti senti triste, tu le rispondi male per porre in un certo qual modo una distanza - per tenerla lontano - in quanto il peso da portare potrebbe essere troppo per lei?"*

TONY: Ride maliziosamente. *"Tento di morderla! Di morsicarla! Come un coccodrillo! Sono cattivo! Sono un ragazzo cattivo!"*

TERAPEUTA: Si sporge in avanti, in modo empatico e delicato, per replicare alla sua espressione di tristezza: *"Sì, Tony, ma mi chiedo se ci sia anche un luogo dove, dentro di te, viene racchiusa la tristezza".*

TONY: Sembrando a disagio. "Qualche volta sono triste, sì un pochino".
TERAPEUTA: "Qualche volta senti la tristezza dentro di te, Tony, è vero? E forse tieni un coccodrillo sulla porta? Di modo che quando Jeannine arriva ad essere troppo vicina alla tua tristezza, il coccodrillo possa 'morderla'. È esatto tutto ciò?"
TONY: Guarda in basso. Il colorito del suo viso è rosso. Annuisce col capo. "Giusto. Non riesco a farci niente".
TERAPEUTA: "Tu non riesci a farci niente?"
TONY: Annuisce col capo.
TERAPEUTA: "Tu non riesci a non ostacolarla?"
TONY: Scrolla la testa. "La mia barca! La mia barca! La mia prossima retribuzione lavorativa è buona quanto il mio umore è positivo! Non posso permettere a nessuno di farmi affondare".

Nel corso della prima sessione la terapeuta ha incoraggiato Tony ad ammettere con la moglie i sentimenti di vergogna e di inadeguatezza legati alla perdita del lavoro, al suo stato di salute e alla sua incapacità di serbare dei risparmi per la loro pensione. Tony afferma: "Io sento che ti sto deludendo, ho gettato via tutto". La reazione al suo senso di fallimento era quella di mantenere le distanze, ed era attento a tutti quei segnali di Jeannine che potevano indicare la sua insoddisfazione. Ad esempio, nelle occasioni in cui lei lo rimproverava per le sue cattive abitudini alimentari o per la mancanza di un'adeguata attività fisica, Tony fraintendeva la preoccupazione che lei nutriva per lui e la confondeva con una manifestazione di disprezzo. Dopo aver ascoltato il marito, Jeannine cominciò a comprendere che il comportamento di evitamento da parte del marito non era dovuto ad una mancanza di interesse, quanto piuttosto al timore di essere lui stesso una delusione. Alla fine di questa sessione si era in grado di identificare il pattern interattivo e interazionale che manteneva i vissuti di disagio nella coppia, evidenziando anche alcune emozioni sottostanti che avevano innescato il ciclo disfunzionale. La coppia venne inquadrata come vittima di tale ciclo e, condividendo questa spiegazione della loro esperienza di disagio, provò infine una sensazione di sollievo. La prima fase dell'EFT arrivava al termine con le suddette elaborazioni, le quali segnavano il momento in cui poteva avere inizio un miglioramento dello schema relazionale.

Con il consolidarsi del senso di sicurezza che la coppia riusciva a provare all'interno delle sessioni terapeutiche, cresceva in Tony la capacità di condividere la sua esperienza, riuscendo a descrivere alla moglie i propri sentimenti di inadeguatezza, originati durante l'infanzia trascorsa in Italia. Egli era un bambino esuberante e spesso disobbediente, sua madre di frequente lo puniva richiudendolo in un ripostiglio di modo che egli non potesse fare dispetti. In diverse occasioni lo aveva persino legato al letto. Questi episodi gli avevano fatto emergere dei vissuti di rabbia e diffidenza nei confronti di se stesso; la perdita del lavoro e lo sviluppo di problemi cardiaci agirono come conferma del suo senso di fallimento personale. Sentiva di avere miseramente abbandonato la moglie. Nel momento in cui condivise questo pensiero all'interno delle sedute di terapia, Jeannine lo confortò ed egli riconobbe la gratificazione ed il senso di riconoscimento derivanti dalla consapevolezza che la moglie continuava ad amarlo. Jeannine affermò di amarlo, utilizzando le sue parole: "Anche se e specialmente dal momento in cui", dove 'anche se' voleva significare *anche se egli si sentiva talvolta piccolo*, e la frase 'specialmente dal momento in cui' si riferiva a quanto ella apprezzasse lo sforzo di condividere con lei degli aspetti così intimi della sua esistenza. Ciò la faceva, finalmente, sentire vicina a lui e non allontanata come invece accadeva prima.

Anche Jeannine condivise i propri sentimenti di vergogna e di inadeguatezza. In quanto figlia maggiore di una numerosa famiglia cattolica Franco-Canadese, era stata ritirata da scuola perché guadagnasse il denaro necessario per il mantenimento della famiglia. Suo padre, un alcolista, non aveva un lavoro, mentre la madre era severa ed esigente. Le modalità relazionali della madre avevano fatto insorgere in Jeannine vissuti di inutilità. Lei disse a Tony: "La donna che sono oggi non ti avrebbe sposato. Ho bisogno di più di quello che tu mi dai ora, ma non si tratta di soldi, di fiori o di diamanti. Quello di cui io ho bisogno sei tu. Tu sei ciò di cui ho sempre avuto bisogno ed ora non posso andare avanti con te, se continui ad indossare una maschera e non condividi la tua vita con me". Tony si piegò verso la moglie, le prese entrambe le mani e disse: "Per me, amore mio, tu non hai prezzo - io ti amerò anche se e specialmente dal momento in cui".

La coppia era ora in grado di condividere la propria esperienza ad un livello più intimo e profondo, e la consapevolezza che nuovi canali di comunicazione erano stati aperti incoraggiò entrambi i membri a discutere dell'infarto di Tony, dell'intervento chirurgico e delle conseguenze di questo. L'episodio cardiaco era avvenuto al mattino, mentre Tony stava bevendo il caffè e fumando una sigaretta prima di correre al lavoro. Jeannine descrisse come egli fosse diventato pallido, impossibilitato a respirare ed estremamente agitato. Lui le disse che aveva fatto una terribile indigestione e le chiese di chiamare il suo primo cliente e di dirgli che sarebbe arrivato tardi all'appuntamento. Lei era angosciata perché non sapeva se chiamare il pronto soccorso o meno, in quanto sapeva che Tony si sarebbe arrabbiato se lo avesse fatto. Allo stesso tempo era terrorizzata che potesse trattarsi di un infarto e quindi pensava di dover intervenire in qualche modo. Quando alla fine si decise a telefonare, era tanto agitata da non riuscire a parlare con l'operatore.

JEANNINE: *In lacrime.* "*E l'anno dopo, quando ti portarono in sala operatoria per l'intervento chirurgico, ho visto il bambino spaventato che c'è in te ed era come se in quel momento mi stesse dicendo addio*".
TONY: "*Credevo che sarei morto*".
JEANNINE: "*E adesso quando tornando a casa vedo che la tua auto non è lì....*" (*prende un Kleenex e piange sommessamente*)
TERAPEUTA: "*Vivi con la paura di perderlo?*"
JEANNINE: "*Questa paura mi tormenta ogni giorno. Continuo a rivederlo nell'ambulanza quel giorno. Seduto sulla barella, pallido, con la maschera dell'ossigeno... le porte che si chiudono... che ti portano via... ero così sola... così spaventata. Ho così paura di perderti*".

TONY: *Piangendo apertamente. "E tutte le volte che io ho pensato che tu avresti voluto che io fossi morto! Credevo tu lo volessi!"*

JEANNINE: *Guarda il marito terrificata: "Oh Tony. Come puoi dire questo? Ma certo che io non voglio che tu muoia. Io ho bisogno di te".*

TONY: *"Ma tu sei stata così arrabbiata con me. Mi hai anche picchiato la scorsa estate. Per tutto il tempo dopo l'intervento chirurgico sei stata concentrata sulla mia situazione. Criticavi ciò che mangiavo, mi sgridavi, eri sempre arrabbiata con me".*

JEANNINE: *"Certo che ero arrabbiata con te. Mangiavi il cibo di McDonald's per pranzo, per l'amor di Dio. Non ti preoccupi della tua salute. Vai in pasticceria a comprarti i dolci. Sei stato irresponsabile e non ti sei preoccupato della tua salute".*

TERAPEUTA: *"Questo deve essere difficile per te Jeannine. È stato difficile da capire?"*

JEANNINE: *"Sento di non essere una ragione abbastanza importante perché lui si preoccupi di restare vivo e poter stare con me".*

TONY: *"Ed io pensavo che tu avresti preferito se io fossi morto. Eri così triste e infelice con me... avresti avuto la mia assicurazione sulla vita... io pensavo che avrei potuto anche mangiare quello che volevo e lasciare che accadesse..."*

TERAPEUTA: *"Ti devi essere sentito abbastanza disperato, Tony".*

TONY: *Asciugandosi gli occhi con calma, non risponde per un po'. "È stato molto difficile. Difficile..no..è stato spaventoso. Faccio degli incubi riguardo a tutto questo. Mi sveglio sudato con il cuore che sobbalza e batte forte nel petto. Passo le notti coricato ad aspettare e chiedermi...è così che accade quando la morte arriva? Come ci si sentirà...farà così male questa volta? Com'è morire?"*

La terapia continuò con l'intento di aiutare Jeannine e Tony a discutere come ciascuno dei due potesse ricevere conforto dall'altro in momenti di particolare difficoltà e, soprattutto, quando era necessario gestire la paura relativa alle problematiche cardiache di Tony o lo stress derivante dalla situazione lavorativa di lei. Jeannine sentiva che Tony stava finalmente lasciando cadere la maschera e le permetteva di farsi conoscere da lei, facendola finalmente sentire vicina, in un modo in cui Jeannine stessa non avrebbe mai immaginato possibile.

Alla fine della terza fase del trattamento, quella del Consolidamento/Integrazione, la coppia fu in grado di trovare nuove soluzioni per affrontare non solo le questioni legate alla loro identità personale e al bisogno di autoprotezione, ma anche quelle legate alla resistenza messa in atto da Tony rispetto alla necessità di modificare le sue abitudini di vita in modo che fossero coerenti con le indicazioni mediche relative all'episodio cardiaco. Jeannine imparò a stare un po' in disparte e fu d'accordo nel non controllare se il marito prendeva le medicine o seguiva la dieta, e Tony si assunse la responsabilità di modificare la propria alimentazione, riconoscendo la necessità di riservare i dolci per le occasioni speciali. Non dimenticarono mai "il coccodrillo". Davanti alla questione della gestione della relazione nel caso in cui si fosse ripresentato il vecchio ciclo, Tony disse: "Ricordati che dietro il coccodrillo c'è un bambino che ha solo bisogno di essere amato", e Jeannine rispose: "E tu fai sì che il coccodrillo si ricordi che quando morde c'è una bimba che viene ferita dai suoi denti".

La terapia di coppia è durata quattordici sedute e alla sua conclusione Jeannine non presentava più sintomi depressivi. La coppia mandò una cartolina dopo qualche tempo, affermando di sentirsi molto felici e lasciando questo messaggio: "Noi proviamo ogni giorno ad amarci l'un l'altro anche se e specialmente dal momento in cui".

Conclusioni

In questo caso esemplificativo, l'infarto esacerba l'esistente problematicità che caratterizza lo stile di coping di Tony, consistente nell'isolarsi per far fronte da solo al proprio disagio emotivo, con la conseguenza di allontanare la moglie proprio nel momento in cui egli aveva più bisogno di lei. Tutto ciò originava in lui un senso di disperazione che si manifestava con comportamenti negativi per la sua salute. La terapia di coppia ha aiutato i due partner a trovare una base sicura che ha permesso loro di condividere il dolore e la paura derivanti dalle condizioni di salute di Tony e di sperimentare dei nuovi schemi interazionali che non solo servivano a darsi un reciproco conforto, ma aiutavano Tony a mantenere una maggiore compliance con le indicazioni mediche.

La terapia di coppia sta attraversando una rivoluzione e sta diventando sempre più utilizzata per trattare questioni "individuali" legate a problemi di salute mentale o fisica [55, 83]. Un intervento sulla coppia è stato in grado di fornire alle persone considerate in questo caso clinico una base sicura dalla quale poter esplorare il proprio dolore e la propria paura. Come risultato i membri della coppia erano in grado di costituire un luogo protetto, caratterizzato da amore e sostegno, nel quale potersi rifugiare in caso di necessità; un posto in cui condividere le loro paure più profonde e dal quale poter reagire a tali paure, affrontando anche le battaglie relative ai problemi cardiaci del paziente con CHD. L'EFT per coppie è la modalità ideale da adottare con le coppie che iniziano un percorso di guarigione in seguito al trauma causato da un evento cardiaco potenzialmente fatale. Al di là del livello di disagio sperimentato dalla coppia prima dell'evento cardiaco, è possibile affermare che tutte le coppie possono trarre beneficio dal prendere in considerazione le problematiche relazionali all'interno del trattamento. Attraverso l'EFT, le coppie potranno imparare come condividere le loro paure più profonde e apprendere che questa condivisione può aiutare entrambi i membri ad affrontare insieme il futuro.

Bibliografia

1. American Psychiatric Association (2000) Diagnostic and statistical manual of mental disorders (Fourth edition text revision-TR ed). American Psychiatric Association, Washington DC
2. Maeland JG, Havik OE (1989) After the myocardial infarction. Scand J Rehabil Med Suppl 22:1-87
3. Rankin-Esquer LA, Deeter A, Barr Taylor C (2000) Coronary heart disease and couples. In: Schmaling, Goldmother (eds) The Psychology of Couples and Illness
4. Coyne JC, Smith DA (1994) Couples coping with a myocardial infarction: contextual perspective on patient self-efficacy. J Fam Psychol 8:43-54
5. Hallaraker E, Arefjord K, Havik OE, Gunnar Maeland J (2001) Social support and emotional adjustment during and after a severe life event: a study of wives of myocardial inarction patients. Psychology and Health 16:343-355
6. Elizur Y, Hirsh E (1999) Psychosocial adjustment and mental health two month after coronary artery bypass surgery: a multisystemic analysis of patients' resources. J Behav Med 22:157-177
7. Kiecolt-Glaser JK, Newton TL (2001) Marriage and health: his and hers. Psychol Bull 127:472-503
8. Orth-Gomer K, Wamala SP, Horsten M, Schenck-Gustafsson K (2000) Marital stress worsens prognosis in women with coronary heart disease: the Stockholm Female Coronary Risk Study. JAMA 284:3008-3014
9. Klecolt-Glaser JK (1999) Stress, personal relationships, and immune functiong: health implications. Brain Behav Imm 13:61-72
10. Klecolt-Glaser JK, Malarkey WB, Chee MA et al (1993) Negative behavior during marital conflict is associated with immunological down regulation. Psycosom Med 55:395-409
11. Loving TJ, Heffner KL, Klecolt-Glaser JK et al (2004) Stress hormone changes and marital conflict: spouses' relative power makes difference. J Marriage Fam 66:595-612
12. House JS, Landis KR, Umberson D (1988) Social relationships and health. Science 241:540-545
13. Koenig JG (1998) Depression in hospitalized older patients with congestive heart failure. Gen Hosp Psychiatry 20:29-43
14. Pratt LA, Ford DE, Crum RM et al (1996) Depression, psychotropic medication, and risk of myocardial infarction. Prospective data frm the Baltimore ECA follow-up. Circulation 94:3123-3129
15. Balog P, Janszky I, Leineweber C et al (2003) Depressive symptoms in relation to marital and work stress in women with and without coronary heart disease. The Stockhom Female Coronary Risk Study. J Psychosom Res 54:113-119
16. Carney RM, Freedland KE, Rich MW, Jaffe AS (1995) Depression as a risk factor for cardiac events in established coronary heart disease. Ann Behav Med 17:142-149
17. Waltz M (1986) Marital context and post-infarction quality of life: is it social support or something more? Soc Sci Med 22:791-805
18. Fengler AP, Balady G, Froelicher VF et al (1995) Wives of elderly disabled men: the hidden patient. Gerontologist 19:175-183

19. Coyne JC, Smith DA (1991) Couples coping with a myocardial infarction: a contextual perspective on wives' distress. J Pers Soc Psychol 61:404-412
20. Mayou R, Foster A, Williamson R (1978) The psychological and social effects of myocardial infarcts on wives. Brit Med J 1:699-701
21. Michela JL (1987) Interpersonal and individual impacts of a husband's heart attack. In: Baum A, Singer J (eds) Handbook of psychology and health. Erlbaum, Hillsdale, NJ, pp 255-300
22. Speedling EF (1982) Heart attack: the family response at home and in the hospital. Tavistock, New York
23. Shanfield SB (1990) Myocardial infarction and patients' wives. Psychosomatics 31:138-145
24. Thompson DR, Meddis R (1990) Wives' responses to counseling early after myocardial infarction. J Psychosom Res 34:249-258
25. Kriegsman DMW, Penninx BWJH, van Eijk JT (1994) Chronic disease in the elderly and its impact on the family. Family Systems Medicine 12:249-267
26. Croog SH, Fitzgeral EF (1978) Subjective stress and serious illness of a spouse: wives of heart patients. J Health Soc Behav 19:166-178
27. Collins EG, White-Williams C, Jalowiec A (1996) Spouse stressors while awaiting heart transplantation. Heart Lung 25:4-13
28. McSweeney JC, Richards R, Innerarity SA et al (1995) What about me? Spouses quality of life after heart transplantation. Journal of Transplant Coordination 5:59-64
29. Bramwell L (1986) Wives' experiences in the support role after husbands' first myocardial infarction. Heart Lung 15:578-584
30. Gillis CL (1984) Reducing family stress during and after coronary artery bypass surpery. Nurs Clin North Am 19:103-111
31. Thompson DR, Cordle CJ (1988) Support of wives of myocardial infarction patients. J Adv Nurs 13:223-228
32. Rohrbaugh MJ, Cranford JA, Shoham V et al (2002) Couples coping with congestive heart failure role and gender differences in psychological distress. J Fam Psychol 16:3-13
33. Wishnie HA, Hackett TP, Cassem NH (1971) Psychological hazards of convalescence following myocardial infarction. JAMA 215:1292-1296
34. Allen JA, Becker DM, Swank RT (1990) Factors related to functional status after coronary artery bypass surgery. Heart Lung 19:337-343
35. Fontana AF, Kerns RD (1989) Support, stress, and recovery from coronary heart disease. Health Psychol 8:175-193
36. Trelawny-Ross C, Russell O (1987) Social and psychological responses to myocardial infarction: multiple determinants of outcome at six months. J Psychosom Res 31:125-130
37. Kulic JA, Mahler JLM (1989). Social support and recovery from surgery. Health Psychol 8:221-238
38. Ell KO, Haywood LJ (1984) Social support and recovery from myocardial infarction: a panel study. Journal of Social Service Research 4:1-9
39. Hanson BS, Isacsson S, Janzon L, Lindell S (1989) Social network and social support influence mortality in elderly men. Am J Epidemiol 130:100-111

40. Helgeson VS (1991) The effects of masculinity and social support on recovery from myocardial infarction. Psychosom Med 53:621-633
41. Ewart CK, Taylor CB, Kraemer HC, Agras WS (1991) High blood pressure and marital discord: not being nasty matters more than being nice. Health Psychol 10:155-163
42. Carels RA, Sherwood A, Blumenthal JA (1998) Psychosocial influences on blood pressure during daily life. Int J Psychophysiol 9:117-129
43. McCurry A, Thomas S (2002) Spouses' experiences in heart transplantation. West J Nurs Res 24:180-194
44. Trevino DB, Young EH, Groff J, Jono RT (1990) The association between marital adjustment and compliance with antihypertension regimens. J Am Board Fam Pract 3:17-25
45. Buse S, Dew M, Davidson S (1996) Impact of cardiac transplanation on the spouse's life. Heart Lung 19:641-648
46. Mishel M, Murdaugh C (1987) Family adjustment to heart transplantation: redesigning the dream. Nurs Res 36:332-338
47. Schmaling KB, Sher TG (1997) Physical health and relationships. Handbook of marriage and couples interventions. Wiley and Sons, New York, pp 323-345
48. Johnston M, Foulkes JM, Johnston DW et al (1999) Impact on patients and partners of inpatient and extended cardiac counseling and rehabilitation: a controlled trial. Psychosom Med 61:225-233
49. Linden W, Stossel C, Maurice J (1996) Psychosocial interventions for patients with coronary artery disease: a meta-analysis. Arch Intern Med 156:745-752
50. Arefjord K, Hallarakeri E, Havik OE, Gunnar Maeland J (1998) Myocardial infarction. Emotional consequences for the wife. Psychology and Health 13:135-146
51. Baucom D, Shoham V, Mueser KT et al (1998) Empirically supported couple and family interventions for marital distress and adult mental health problems. J Consult Clin Psychol 66:53-88
52. Brownell KD, Heckerman CL, Westlake RJ et al (1978) The effect of couples training and partner cooperativeness in the behavioral treatment of obesity. Behavior Research and Therapy 16:323-333
53. Israel A, Saccone A (1979) Follow-up of the effects of choice of mediator and target on reinforcement on weight loss. Behavior Therapy 10:260-265
54. Murphy JK, Williamson DA, Buxton AE et al (1982) The long-term effects of spouse involvement upon weight loss and maintenance. Behavior Therapy 13:681-693
55. Kowal J, Johnson S, Lee A (2003) Chronic illness in couples: a case for EFT. J Marital Fam Ther 29:299-310
56. Bowlby J (1969) Attachment and loss, vol 1. Attachment. Basic Books, New York
57. Johnson SM (2002) An antidote to posttraumatic stress disorder: the creation of secure attachment in couples therapy. In: Atkinson L (ed) Attachment: risk, psychopathology and intervention. Cambridge University Press, Cambridge
58. Atkinson L (1997) Attachment and psychopathology: from laboratory to clinic. In: Atkinson L, Zucker KJ (eds) Attachment and psychopathology. Guilford, New York, pp 3-16
59. Johnson S (1996) The practice of emotionally focused marital therapy: creating connection. Brunner&Mazel, New York

60. Johnson SM, Whiffen VE (2003) Attachment processes in couples and families. Guilford, New York
61. Lynskey M, Fergusson DM (1997) Factors protecting against the development of adjustment difficulties in young adults exposed to childhood sexual abuse. Child Abuse Negl 21:1177-1190
62. Runtz M, Schallow J (1997) Social support and coping strategies as mediators of adult adjustment following childhood maltreatment. Child Abuse Negl 21:211-226
63. Pennebaker JW (1985) Traumatic experience and psychosomatic disease: exploring the psychology of behavioural inhibition, obsession and confiding. Canadian Psychology 26:82-95
64. Schore AN (1994) Affect regulation and the organization of self. Erlbaum, Hillsdale, NJ
65. Dessaulies A, Johnson SM, Denton W (2003) The treatment of clinical depression in the context of marital distress. Am J Fam Ther 31:345-353
66. Johnson SM (1998) Emotionally focused couples therapy: straight to the heart. In: Donovan J (ed) Short term couples therapy. Guilford, New York
67. Gordon Walker J, Manion I (1998) Emotionally focused therapy for the parents of chronically ill children: a two year follow-up study (un pub)
68. Johnson SM, Williams-Keeler L (1998) Creating healing relationships for couples dealing with trauma: the use of emotionally focused marital therapy. J Marital Fam Ther 24:25-40
69. Johnson SM, Hunsley J, Greenberg LS, Schindler D (1999) The effects of emotionally focused marital therapy: a meta-analysis. Clinical Psychology-Science & Practice 6:67-79
70. Bowlby J (1988) A secure base: parent-child attachment and healthy human development. Basic Books, New York
71. Johnson SM, Makinen J, Millikin J (2001) Attachment injuries in couple relationships: a new perspective on impasses in couples therapy. J Marital Fam Ther 27:145-155
72. Alexander JF, Holtzworth-Munroe A, Jameson P (1994) The process and outcome of marital and family therapy: research review and evaluation. In: Bergin CSL (ed) Handbook of psychotherapy and behaviour change. Wiley, New York, pp 595-612
73. Spanier G (1976) Measuring dyadic adjustment. J Marriage and Family 38:15-28
74. Johnson SM, Greenberg LS (1985) Emotionally focused couples therapy: an outcome study. J Marital Fam Ther 11:313-317
75. Johnson SM, Greenberg LS (1985) The differential effects of experiential and problem solving interventions in resolving marital conflict. J Consult Clin Psychol 53:175-184
76. Johnson SM, Talitman E (1997) Predictors of success in emotionally focused marital therapy. J Marital Fam Ther 23:135-152
77. Gordon Walker J, Johnson SM, Manion L, Cloutier P (1996) Emotionally focused marital interventions for couples with chronically ill children. J Consult Clin Psychol 64:1029-1036
78. Cohen J (1992) A power primer. Psychol Bull 112:155-159
79. Johnson SM, Whiffen VE (1999) Made to measure: adapting emotionally focused couple therapy to partners attachment styles. Clinical Psychology-Science & Practice 6:366-381

80. Johnson SM (1996) The practice of emotionally focused marital therapy: creating connection. Taylor and Francis, New York
81. Johnson SM (1998) Listening to the music: emotion as a natural part of systems. Journal of Systemic Therapies, Special Edition on the Use of Emotion in Couples and Family Therapy 17:1-17
82. Foa EB, Hearst-Ikeda D, Perry KJ (1995) Evaluation of a brief behavioral program for the prevention of chronic PTSD in recent assault victims. J Consult Clin Psychol 63:948-955
83. Johnson SM (2003) The revolution in couple therapy: a practitioner-scientist perspective. J Marital Fam Ther 29:365-384

CAPITOLO **15**

Tecniche di rilassamento e ipnosi nella riabilitazione cardiaca

L. Bellardita ▪ M. Cigada ▪ E. Molinari

Introduzione

È ormai riconosciuto come il funzionamento del sistema cardiovascolare sia ampiamente determinato da atteggiamenti personali, emozioni, ansia e disagio psicologico [1] Questo determina, nella pratica clinica, la necessità di interventi per la modificazione di comportamenti a rischio e per la gestione di problematiche di tipo psicologico. Tra i vari possibili approcci hanno trovato ampio spazio le tecniche che consentono il raggiungimento di uno stato di rilassamento, vale a dire una distensione fisiologica che riporta l'organismo in una condizione di equilibrio dopo il verificarsi di episodi disturbanti. Le tecniche di rilassamento e l'ipnosi sono divenute particolarmente rilevanti nei programmi di trattamento volti alla gestione dello stress ed alla ricostituzione dell'equilibrio omeostatico, dal momento che un continuo stato di arousal può determinare, a lungo andare, danni o malfunzionamenti a carico del sistema cardiovascolare. Molto spesso, nel campo della riabilitazione cardiaca, gli interventi di tipo psicologico sono stati basati sul modello cognitivo-comportamentale, centrato sulla "ristrutturazione" di credenze negative, relative a sé e all'ambiente, che emergono in presenza di eventi stressanti [2, 3]. A confronto con queste tecniche, le procedure di rilassamento e l'ipnosi hanno una caratteristica distintiva: invece di cercare di promuovere un'analisi critica delle reazioni allo stress e al disagio psicologico, l'obiettivo è quello di "aggirare" i processi mentali razionali.

Lo scopo di questo capitolo è fornire una presentazione delle tecniche di rilassamento e di ipnosi. Dopo avere descritto le ipotesi relative ai meccanismi psicobiologici sottostanti, evidenziando come il training di rilassamento e l'ipnosi possano avere un ruolo importante nell'ambito della cardiologia riabilitativa [4-6], si procederà col presentare le caratteristiche delle tecniche di rilassamento più comuni ed efficaci e della procedura ipnotica. Nella parte finale del capitolo, verrà sottolineato l'utilizzo di questi approcci nell'ambito della pratica clinica con i pazienti cardiopatici.

Meccanismi psicobiologici

Il sistema nervoso autonomo e la risposta di rilassamento

Il ruolo del sistema nervoso autonomo (SNA) è divenuto sempre più fondamentale nella medicina cardiovascolare, e le conseguenze dell'inibizione del ramo ortosimpatico sono continuamente investigate in relazione alla patogenesi dello scompenso cardiaco, dell'ipertensione essenziale e della malattia cardiaca di natura psicosomatica [7]. Una diminuzione dell'attività del ramo ortosimpatico dell'SNA può essere ottenuta non solo attraverso la terapia farmacologica, ma anche attraverso procedure meno invasive quali la "risposta di rilassamento" [8], un fenomeno che Benson e colleghi hanno definito come una reazione fisiologica integrata associata con un'effettiva diminuzione dell'attività ortosimpatica [9]. Gli autori hanno basato le loro argomentazioni su precedenti ricerche che mostravano l'esistenza di un'area ipotalamica che, quando stimolata, determina la reazione "trofotropica" [10], una condizione diametralmente opposta a quella di "attacco-fuga" identificata da Cannon [11] come tipica dell'individuo di fronte ad una situazione di pericolo.

Le variazioni fisiologiche sottostanti la risposta trofotropica sono:
- diminuzione del consumo di ossigeno;
- diminuzione della pressione arteriosa;
- diminuzione della frequenza respiratoria e della frequenza cardiaca.

Quando affrontiamo una situazione di pericolo, nell'organismo avviene un'attivazione del ramo ortosimpatico dell'SNA che ha come conseguenza un aumento della reattività cardiovascolare. Questa ha lo scopo di preparare l'organismo alla messa in atto di comportamenti difensivi quali la fuga o l'aggressione. In condizioni normali, una volta cessato il pericolo, il ramo parasimpatico entra in azione in modo da ricostituire l'omeostasi precedente alla risposta di "attacco-fuga". Se ciò non avviene, l'eccessiva attivazione dell'asse ipotalamo-ipofisi determina un innalzamento dei livelli di ormoni steroidei corticoadrenergici. Quando una condizione di questo tipo diviene cronica, alcuni organi vitali possono esserne danneggiati con una conseguente e significativa compromissione del funzionamento e del benessere fisico [12]. Come già descritto in questo manuale, una prolungata attivazione del ramo ortosimpatico in seguito a stress psicosociale, è stata riconosciuta come determinante nell'aumento di frequenza cardiaca e pressione arteriosa, così come nello sviluppo di aritmie, ischemie miocardiche, anomalie nell'attività coagulatoria e disfunzioni dell'endotelio, tutti fattori che contribuiscono all'insorgenza della coronaropatia. È stato sostenuto che la risposta trofotropica possa costituire un meccanismo protettivo contro un sovraccarico di stress [13]. Le tecniche di rilassamento e l'ipnosi hanno dimostrato di poter determinare una risposta trofotropica attraverso la modulazione dell'attivazione del SNA [14, 15].

Una delle modalità per valutare il funzionamento dell'SNA è quella di misurare la variabilità spontanea della frequenza cardiaca (heart rate variability - HRV). Questa può essere rilevata attraverso l'utilizzo dell'analisi spettrale, la quale permette di identificare le frequenze sottostanti. Lo spettro della serie degli intervalli battito-battito indica che le componenti con frequenza più alta (sopra 0.15 Hz) sono associate al pattern della respirazione e possono riflettere il tono parasimpatico, mentre le frequenze appartenenti alle bande di media frequenza (0.07 – 0.15 Hz) possono essere associate alla modulazione baroriflessa e all'attività ortosimpatica [16-18]. L'utilizzo della valutazione della variabilità della frequenza cardiaca offre alcuni vantaggi dovuti alla noninvasività della misurazione e al fatto che vengono fornite misure del bilanciamento simpatovagale, e non soltanto indici distinti dell'attività parasimpatica o ortosimpatica.

Alcuni studi hanno mostrato che le procedure di rilassamento e l'ipnosi possono influenzare la variabilità della frequenza cardiaca [19-22]. Una recente revisione della letteratura sull'associazione tra HRV, ipertensione e tecniche di rilassamento ha messo in evidenza che l'utilizzo delle procedure volte ad ottenere una risposta di rilassamento può determinare una diminuzione della pressione arteriosa ed un aumento della HRV e dell'attività parasimpatica [22].

De Benedittis et al. [20] hanno trovato che durante la trance ipnotica i soggetti sani mostravano una diminuzione, seppur non statisticamente significativa, nel rapporto tra componenti a bassa frequenza e componenti ad alta frequenza (LF/HF) rispetto allo stato di veglia, evidenziando una prevalente attività del ramo parasimpatico o una riduzione dell'attività ortosimpatica. Prendendo in considerazione solo i soggetti che risultavano altamente ipnotizzabili (sulla base dei punteggi ottenuti alla Stanford Hypnotic Susceptibility Scale di Weitzenhoffer & Hilgard [23]), gli autori hanno riscontrato una diminuzione statisticamente significativa nel rapporto LF/HF; i soggetti mostravano un'attività quasi simmetrica dei sistemi ortosimpatico e parasimpatico, mentre in condizioni di veglia si manifestava una ben definita dominanza del tono ortosimpatico. Per quanto riguarda le medie delle frequenze durante l'ipnosi, i risultati hanno mostrato che nei soggetti a bassa ipnotizzabilità le frequenze basse avevano un alto potere di spettro, mentre le alte frequenze erano trascurabili. Al contrario, nei soggetti ad alta ipnotizzabilità la componente parasimpatica mostrava picchi più alti. In conclusione, gli autori ritengono di poter sostenere che:
a. L'ipnosi "neutra" è associata con una sostanziale diminuzione del rapporto LF/HF, determinata da una riduzione dell'attività ortosimpatica e/o da un aumento del tono parasimpatico.
b. Esiste una correlazione positiva tra un'alta ipnotizzabilità e l'attività parasimpatica.

In un ulteriore studio [21], soggetti sani sono stati sottoposti a diverse condizioni sperimentali; un gruppo completava un training di rilassamento ed un altro eseguiva una procedura fittizia di rilassamento. Un terzo gruppo veniva trattato con farmaci β-bloccanti, i quali riducono la frequenza cardiaca a riposo anche se utilizzati in piccole dosi (in grado di evitare effetti collaterali indesiderati per i volontari che partecipavano allo studio). Il training di rilassamento è stato strutturato in incontri di gruppo che includevano lezioni teoriche, discussioni volte ad un aumento della consapevolezza ed esercitazioni pratiche. I soggetti erano anche invitati a praticare quotidianamente gli esercizi a casa per circa 30-60 minuti. Il gruppo del rilassamento fittizio riceveva informazioni generali sui comportamenti che promuovono la salute ed i soggetti erano invitati a riposare per circa 30-60 minuti, a casa loro, leggendo o ascoltando musica. I soggetti sono stati valutati prima e dopo il trattamento (quattro giorni per il gruppo sottoposto a trattamento farmacologico, tre mesi per il gruppo sottoposto a training di rilassamento e per quello del rilassamento placebo). Le rilevazioni dell'ECG sono state condotte in condizioni di riposo, in posizione ortostatica e durante l'esecuzione di un compito di matematica. I risultati hanno mostrato che sia il trattamento con i farmaci β-bloccanti, sia il training di rilassamento riducevano le componenti LF quando i soggetti erano esposti agli agenti stressanti sperimentali, mostrando così una capacità di riduzione della risposta di attivazione autonomica.

Si ritiene necessario enfatizzare che l'attività sinergica dei rami ortosimpatico e parasimpatico del SNA è regolata da meccanismi che operano al di là di processi consci e volontari ed è garantita dall'integrazione di informazioni a livello corticale, limbico e ipotalamico [20, 24]. Ulteriori ricerche potranno aiutare a comprendere meglio i complessi processi neurologici sottostanti alla risposta di rilassamento.

Tecniche di rilassamento

Esiste una vasta gamma di tecniche di autoregolazione che possono indurre la risposta di rilassamento. I metodi più comunemente applicati e diffusi in campo clinico sono il training autogeno (TA), il rilassamento muscolare progressivo (RMP) e le tecniche di meditazione [15].

In generale, l'utilizzo di tecniche di rilassamento ha dimostrato di poter apportare effetti benefici in pazienti con patologie organiche. Una meta-analisi condotta su 15 studi si è proposta di valutare l'efficacia del training di rilassamento in pazienti oncologici sottoposti a trattamento non chirurgico [25]. Come misure di esito, sono state prese in considerazione la capacità di ridurre i sintomi derivati dal trattamento stesso (quali nausea, dolore, variazioni nella pressione arteriosa e nella frequenza cardiaca) e la capacità di migliorare l'adattamento emotivo (livelli di depressione, ansia, ostilità e stanchezza). I risultati hanno mostrato che le tecniche di rilassamento determinavano benefici significativi in termini di diminuzione della tensione emotiva e dei livelli di depressione, ansia ed ostilità. Nel complesso, il training di rilassamento migliorava l'umore nei pazienti sottoposti a chemioterapia, radioterapia, ipertermia e trapianto del midollo osseo.

Altri contributi che si focalizzano sull'impatto delle procedure di rilassamento sul funzionamento somatico ne supportano l'utilizzo come integrazione ai tradizionali programmi di riabilitazione postoperatoria [26, 27]. Alcuni studi hanno mostrato inoltre l'effetto del training di rilassamento sul funzionamento del sistema immunitario. Kiecolt-Glaser et al. [28] hanno condotto uno studio che includeva tre gruppi sperimentali: uno sottoposto a rilassamento muscolare progressivo (RMP), uno ad una situazione di contatto sociale, ed uno di controllo che non veniva sottoposto a nessun trattamento. Questionari di autovalutazione venivano somministrati al baseline, dopo un mese di trattamento e ad un mese dal termine del trattamento e i parametri fisiologici venivano rilevati attraverso esami ematici. I risultati hanno mostrato che solo i soggetti nel gruppo sottoposto a RMP sperimentavano un significativo aumento nell'attività delle cellule NK, indice di un miglioramento nel funzionamento del sistema immunitario.

L'implementazione della terapia di rilassamento ha dimostrato di avere un ruolo importante nell'aiutare i pazienti con cardiopatia coronarica (coronary heart disease – CHD) ad affrontare le difficoltà legate alla riabilitazione cardiaca. È stato riportato che in cinque pazienti postinfartuati su sei, il training di rilassamento determinava una diminuzione dei livelli ematici di norepinefrina [29]. Cooper e Aygen [30] hanno riportato che la pratica quotidiana di esercizi di rilassamento per un periodo di 11 mesi determinava una diminuzione pari all'11% del colesterolo serico, mentre nel gruppo di controllo la diminuzione risultava pari solo al 2%. Questi risultati sono particolarmente interessanti in quanto i livelli di colesterolo rappresentano un indice dell'attività del sistema ortosimpatico. Secondo le linee guida italiane sulla cardiologia riabilitativa [31], gli obiettivi principali nell'utilizzare le procedure di rilassamento sono:
1. la diminuzione della tensione psicofisiologica;
2. la diminuzione dei livelli di ansia;
3. l'aumento del senso di controllo sulla propria attività psicofisiologica.

Gli esercizi di rilassamento possono essere associati ad altre procedure con lo scopo di promuovere l'autoconsapevolezza delle proprie reazioni psicofisiologiche. Ad esempio, lo schema comportamentale di Tipo A (type A behaviour pattern - TABP) viene considerato come un insieme di attributi psicologici che caratterizzano in maniera peculiare i pazienti cardiopatici [32, 33]. Gli aspetti più salienti del TABP sono:
- ostilità;
- rabbia;
- iperattività mentale e corporea;
- senso di urgenza [34-36].

Gli esercizi di rilassamento possono aiutare a sviluppare un'adeguata consapevolezza del proprio schema comportamentale, migliorando la capacità di controllare l'eccessiva attivazione psicofisiologica tipicamente associata con il TABP.

Moller (in questo libro) sottolinea come ogni paziente dovrebbe essere accompagnato nella ricerca di una procedura di rilassamento che meglio si accorda con le proprie specifiche caratteristiche e necessità. Ad esempio, individui non particolarmente inclini all'introspezione possono trovarsi maggiormente a proprio agio nell'apprendere tecniche semplici e moderatamente ripetitive quali training autogeno (TA) e RMP. Altri pazienti potrebbero invece preferire la meditazione o le procedure di visualizzazione, che richiedono sicuramente maggiore impegno prima che adeguati livelli di acquisizione della tecnica possano essere raggiunti. Inoltre, il TA e l'RMP si prestano bene ad essere appresi in un contesto di gruppo, permettendo ai terapeuti di lavorare contemporaneamente con più soggetti e in un atmosfera di mutua motivazione.

Le diverse tecniche di rilassamento hanno in comune alcune caratteristiche distintive, tra cui le più importanti possono essere considerate:
a. la focalizzazione dell'attenzione, vale a dire la capacità di mantenere la concentrazione su di sé diminuendo progressivamente quella rivolta agli stimoli ambientali;
b. la passività, o l'abilità di ritrarsi dal bisogno di attività volte al raggiungimento di uno scopo e dal pensiero analitico;
c. la recettività, vale a dire l'abilità di tollerare e accettare un'esperienza inusuale.

Training autogeno

Il TA può essere definito come una "ginnastica mentale", ovvero come una procedura costituita da una serie strutturata di esercizi mentali. Lo scopo dell'addestramento è quello di raggiungere uno stato di concentrazione che alla fine conduce ad una condizione di distensione automatica e generata in maniera autonoma. Il TA è stato originariamente ideato da Schultz [37] come alternativa all'ipnosi eteroindotta, anche se in definitiva le due tecniche possiedono indubbiamente alcune caratteristiche in comune. Uno degli obiettivi principali di Schultz era quello di ridurre l'entità del legame tra terapeuta e paziente, rendendo quest'ultimo completamente autonomo nella ricerca dello stato di distensione [38].

Una recente meta-analisi è stata condotta con l'obiettivo di valutare l'efficacia clinica del TA [39]. L'analisi includeva 60 studi (di cui 35 trial randomizzati controllati) e riportava effect size con valori medio-alti, evidenziando l'efficacia della procedura nel trattamento di diversi tipi di patologie. Una precedente meta-analisi condotta da Linden nel 1994 [40] riportava effect size che partivano da 0,43 per gli esiti di tipo biologico fino a 0,58 per misure psicologiche e comportamentali. Entrambe le meta-analisi citate forniscono prove a suppporto del potenziale del TA come strumento utile per il trattamento di una vasta gamma di disturbi psicologici ed organici, tra i quali angina pectoris e ipertensione essenziale, e come ausilio nei processi di riabilitazione postinfartuale.

Sakakibara e colleghi [41, 42] hanno investigato ECG e pneumogrammi di un campione di studenti universitari, trovando che la variabilità delle frequenze cardiaca e respiratoria durante le sessioni di TA indicava un aumento del tono parasimpatico, mentre lo stesso fenomeno non si verificava durante la fase di controllo a riposo.

Gli interventi basati sull'apprendimento del TA includono solitamente una parte psicoeducazionale: nonostante si supponga che il TA sia uno strumento che il paziente può utilizzare in completa autonomia, nelle prime fasi di apprendimento della tecnica, il ruolo del terapeuta è fondamentale in quanto al paziente va spiegato in maniera esaustiva come iniziare la pratica e come fare fronte alle difficoltà che possono emergere nel corso dell'addestramento. Inoltre, i soggetti dovrebbero ricevere specifici suggerimenti su come proseguire quando non riescono a completare uno dei passaggi di cui è costituito l'addestramento; ad esempio, il terapeuta può suggerire di visualizzare immagini quali "riposare sulla sabbia calda" in modo da aiutare il raggiungimento della sensazione di calore nel corpo [43]. La pratica e la motivazione conducono il paziente a padroneggiare la tecnica in un tempo relativamente breve, che solitamente si aggira intorno alle otto settimane, durante le quali inizierà a sperimentare i benefici in termini di rilassamento mentale e fisico.

La Tabella 1 riporta la descrizione dei 6 passaggi che costituiscono il TA, incluse le frasi prestabilite che i praticanti si ripetono durante il training.

Tabella 1. Procedura del training autogeno

Fase	Scopo	Attività	Verbalizzazione della procedura
Step 1	Induzione della pesantezza	Il paziente si concentra sulla diffusione di un senso di pesantezza nel corpo	Sono completamente calmo (1 volta) Il mio braccio destro è pesante (6 volte) *(le diverse parti del corpo sono gradualmente incluse: braccio sinistro, gamba destra, gamba sinistra e via dicendo)* Sono completamente calmo (1 volta)
Step 2	Induzione del calore	La concentrazione è posta sulla sensazione di piacevole calore che si diffonde nel corpo	Il mio braccio destro è caldo (6 volte) *(le diverse parti del corpo sono gradualmente incluse: braccio sinistro, gamba destra, gamba sinistra e via dicendo)* Sono completamente calmo (1 volta)
Step 3	Esercizio del cuore	L'attenzione è focalizzata sul battito cardiaco e sulle sue variazioni	Il mio cuore batte tranquillamente e regolarmente (6 volte) Sono completamente calmo (1 volta)
Step 4	Esercizio del respiro	L'attenzione è concentrata sulle fasi di inspirazione ed espirazione	Il mio respiro è calmo e regolare (6 volte) Sono completamente calmo (1 volta)
Step 5	Esercizio del plesso solare	La concentrazione è portata ad un senso di calore che si diffonde a partire dall'addome verso le zone periferiche del corpo	Dal mio addome si diffonde una sensazione di calore (6 volte) Sono completamente calmo (1 volta)
Step 6	Esercizio della testa	L'attenzione è concentrata sulla sensazione di piacevole freschezza che viene percepita sulla fronte	La mia fronte è piacevolmente fresca (6 volte) Sono completamente calmo (1 volta)

Andrebbe sottolineato il fatto che il TA non rappresenta un trattamento per una specifica patologia, ma piuttosto uno strumento utile nell'affrontare diverse situazioni di disagio associate ad un'eccessiva e disfunzionale attivazione. L'utilità della procedura sta nel miglioramento della capacità di autoinduzione della risposta di rilassamento. Il TA può essere considerato un efficace strumento nel trattamento psicoterapeutico del disagio psicologico associato al rischio cardiovascolare. In uno studio longitudinale è stato dimostrato che la psicoterapia permetteva il raggiungimento di risultati soddisfacenti nel trattamento della depressione nel 60% dei casi; quando il trattamento psicoterapeutico veniva associato al TA, i tassi di miglioramento arrivavano fino al 91% [44]. Si ritiene di poter affermare che la pratica quotidiana del TA possa costituire un valido e semplice mezzo per affrontare reazioni negative dovute ad agenti stressanti di vario tipo, aumentando in questo modo la capacità individuale di resilienza.

Biofeedback e procedure di rilassamento

Il biofeedback ha ampiamente dimostrato la sua utilità nell'ambito della riabilitazione di patologie psicologiche e organiche, grazie alla sua efficacia nell'aumento dell'autoconsapevolezza dei processi (psico)fisiologici. Si tratta di una procedura che attraverso l'utilizzo di una strumentazione generalmente elettronica permette all'individuo di divenire consapevole di alcuni eventi fisiologici vitali. Vengono forniti segnali visivi e/o acustici con lo scopo di controllare o modificare processi fisiologici generalmente involontari e non percepiti. L'obiettivo del biofeedback è quello di "addestrare" i soggetti ad esercitare un controllo sui suddetti eventi fisiologici interni; viene quindi utilizzato nel trattamento di disturbi neurologici e psicosomatici, nel trattamento di emicrania e cefalea, per il controllo della frequenza cardiaca e della pressione sanguigna [45] e per il trattamento dell'ipertensione [46]. Grazie all'utilizzo del biofeedback è possibile offrire un sostegno ai processi autoregolativi ai quali viene affidata la conservazione dell'omeostasi. Alcuni studi hanno messo in evidenza la possibilità di modificare la pressione arteriosa [47, 48] e il riflesso barocettivo [49], permettendo quindi di intervenire quando specifiche condizioni (situazioni di grave stress o patologie organiche, o anche solo movimenti e/o sforzi fisici non abituali) minacciano il normale funzionamento di alcuni dei meccanismi che garantiscono i processi vitali, tra cui quelli cardiovascolari. La funzione terapeutica del biofeedback si esplica attraverso l'incremento di canali di flusso dell'informazione relativa a specifici eventi interni che regolano il nostro organismo. Per esempio, i pazienti apprendono a respirare più regolarmente o a rilassare la muscolatura, solitamente utilizzando tecniche di distensione apprese precedentemente o in concomitanza con l'utilizzo del biofeedback. Attraverso la procedura del biofeedback, i pazienti aumentano la loro capacità di gestione autonoma dei sintomi; di conseguenza, il coinvolgimento personale in un processo di apprendimento diventa parte cruciale della riabilitazione e parte integrante della terapia farmacologica e dell'intervento medico. Il senso di impotenza di fronte alla malattia diminuisce, con importanti e positive conseguenze sul senso di autoefficacia riferita alla malattia, il quale, secondo studi sperimentali di Bandura [50-52], costituisce un importante fattore predittivo della salute.

Il biofeedback è particolarmente efficace quando associato al training di rilassamento. In uno studio pilota, McGrady e colleghi [53] hanno investigato l'utilizzo del TA e dell'RMP in combinazione con l'utilizzo di biofeedback termico nel trattamento della sincope neurocardiogenica. I risultati hanno mostrato significative differenze tra il gruppo di trattamento e quello di controllo (posto in lista di attesa). Mentre entrambi i gruppi riportavano una diminuzione dei livelli di ansia e depressione, solo il gruppo di trattamento riportava miglioramenti relativamente sia alla cefalea sia all'incidenza di episodi di perdita di coscienza.

Uno dei maggiori utilizzi del biofeedback è l'intervento volto alla gestione dello stress. In condizioni normali, gli individui non sono consapevoli dello stato di tensione della propria muscolatura. L'ipotesi alla base del biofeedback è proprio che attraverso il controllo dello stato di tensione muscolare, portato dalla sfera del biologico a quella psicopercettiva attraverso la comunicazione dei segnali mioelettrici sotto forma di segnali visivi e auditivi, sia possibile modificare i corrispondenti eventi fisiologici interni. Ad ogni modo, sono emerse difficoltà metodologiche nel processo di valutazione dell'efficacia dell'uso delle tecniche di biofeedback [54] e viene sottolineata l'esigenza di condurre studi multicentrici, che adottino una metodologia rigorosa e coerente (ad es., gli stessi criteri di inclusione e lo stesso protocollo) per poter trarre conclusioni più certe.

L'utilizzo delle procedure di biofeedback permette di verificare in maniera oggettiva se un addestramento di rilassamento viene implementato con successo. Infatti, il monitoraggio dei parametri fisiologici fornisce evidenza dei cambiamenti nei rami ortosimpatico e parasimpatico del SNA. Quando ai pazienti vengono presentate le informazioni relative alle variazioni nella frequenza cardiaca, nel respiro e nella tensione muscolare, viene attivato un modello di "basso arousal" [55]. Uno degli svantaggi che possono derivare dall'uso combinato di biofeedback e procedure di rilassamento è che i pazienti possono fare riferimento alla strumentazione in maniera eccessiva, riducendo così l'impegno volto all'aumento dell'autoconsapevolezza del funzionamento fisiologico.

Utilizzo del biofeedback nel trattamento della malattia cardiaca
Alcuni autori hanno messo a punto protocolli per l'utilizzo del biofeedback in pazienti con disturbi cardiovascolari. Inizialmente viene condotta una fase preliminare di analisi comportamentale, il cui scopo è quello di identificare gli aspetti che potrebbero costituire fattori di rischio. Il paziente viene sottoposto ad un monitoraggio di 24 ore e gli viene richiesto di compilare un diario in quell'arco di tempo in modo da poter mettere in relazione esperienze quotidiane con le variazioni del ritmo cardiaco. Un esempio di programma di intervento è quello proposto da Engel e Baile [56] in cui il biofeedback viene implementato attraverso un processo graduale in cui inizialmente il paziente impara a rilevare il proprio polso e a riconoscerne le variazioni; successivamente il paziente registra la frequenza cardiaca prima e dopo una serie di esercizi specifici. Nell'arco di questo tempo il paziente continua ad essere monitorato attraverso visite mediche. Dopo aver accertato che non vi siano sintomi clinicamente significativi, l'aspettativa è che la HRV tra prima e dopo l'esercizio sia minore di 20 pulsazioni al minuto. L'efficacia di questo programma è dovuta al fatto che al

medico viene data la possibilità di monitorare da vicino il paziente portando ad una maggiore compliance rispetto alle prescrizioni terapeutiche. Nel caso di disturbi cardiaci come aritmie sopraventricolari, i pazienti possono essere addestrati a controllare la frequenza cardiaca e successivamente a ridurla. Il biofeedback e le tecniche di rilassamento, agendo sul controllo vasomotorio e sulla riduzione dell'attività simpatica, sono utili anche nell'addestramento dei pazienti con ipertensione arteriosa. Abbinando la procedura del biofeedback all'utilizzo di tecniche di rilassamento è possibile valutare in maniera oggettiva se la tecnica di rilassamento utilizzata sia efficace o meno. Infatti, attraverso il monitoraggio dei parametri fisiologici è possibile determinare se la procedura messa in atto dal paziente riesce a diminuire la risposta del sistema nervoso simpatico e ad incrementare l'attività del parasimpatico. Fornendo al paziente un feedback rispetto ai cambiamenti che si stanno verificando nella frequenza cardiaca, nel ritmo respiratorio e nello stato di tensione muscolare, si attua un processo di "modellamento di basso arousal" [55]. Il paziente comincia a sperimentare inizialmente una modesta modificazione dello stato di arousal, per poi avanzare progressivamente verso una condizione caratterizzata da una bassa attivazione psicofisiologica.

Come già accennato, alcuni svantaggi dell'utilizzo delle tecniche di biofeedback in associazione con esercizi di rilassamento possono essere dovuti al fatto che il paziente può affidarsi troppo o addirittura esclusivamente alla macchina, precludendosi così la possibilità di sviluppare autonomamente la propria consapevolezza corporea e di aumentare le sue personali capacità di rilassarsi.

Oltre alle tecniche quali il rilassamento frazionato o quella di Jacobson, è possibile utilizzare gli esercizi di TA. L'uso regolare di frasi autogene come "le mie braccia e gambe sono pesanti e calde" serve a tenere concentrata l'attenzione del paziente sul compito evitando che pensieri intrusivi lo disturbino; inoltre gli esercizi acuiscono la sensibilità nei confronti delle proprie sensazioni corporee. Generalmente, per ottenere risultati soddisfacenti, si richiedono due sedute settimanali in cui il training viene praticato assiduamente. Un aspetto importante è la possibilità di eseguire una valutazione iniziale del profilo psicofisiologico da stress: durante le prime sedute il paziente è sottoposto ad alcuni agenti stressanti mentali per rilevare la sua reazione caratteristica e per modellare l'addestramento sulla base del profilo ottenuto.

Stoyva [55] propone un modello di trattamento strutturato in modo da integrare l'utilizzo del biofeedback a quello del TA. Inizialmente il paziente viene sottoposto ad alcuni compiti in grado di suscitare una risposta di stress. Tali compiti possono consistere nell'esecuzione di alcuni esercizi che richiedano un significativo sforzo cognitivo (ad es., la risoluzione di esercizi matematici difficili) oppure in altri in grado di stimolare un'attivazione emotiva considerevole. Questa fase preliminare permette all'operatore di ottenere un profilo del paziente rispetto alla sua individuale e caratteristica risposta allo stress, che può essere successivamente confrontata con la condizione psicofisiologica raggiunta dopo l'implementazione del TA. Inoltre, la procedura permette al paziente stesso di acuire la propria consapevolezza rispetto al proprio stato di tensione conseguente ad uno stimolo stressante, così da poter successivamente percepire in maniera autonoma, in associazione con il feedback ricevuto, le modificazioni psicofisiologiche e mentali ottenute grazie agli esercizi di TA. Nella seconda fase del trattamento, vengono eseguiti gli esercizi relativi alla sensazione di pesantezza agli arti monitorando attraverso il tracciato dell'elettromiogramma lo stato di tensione o rilassamento delle braccia. Il paziente viene invitato a sviluppare la consapevolezza degli stimoli propriocettivi come quelli di pesantezza e calore. In seguito, si procede con il training relativo alla distensione del muscolo frontale, ed infine con gli esercizi volti a produrre un controllo volontario della vasodilatazione periferica.

Affinché si ottengano i risultati sperati è importante che il paziente comprenda i concetti che stanno alla base di questo addestramento: terapeuta e paziente devono poter condividere assunzioni comuni e per ottenere ciò è fondamentale che il paziente riceva le adeguate informazioni e che queste vengano comunicate utilizzando un linguaggio chiaro e preciso ma non riservato agli addetti ai lavori. L'utilizzo del modello integrato di biofeedback e TA può determinare alcune preoccupazioni tra i pazienti, tra cui le più comuni sono relative alla sicurezza degli strumenti (ad es., la possibilità di prendere la scossa). È importante rassicurare i pazienti sull'assenza di pericolo e sul fatto che gli strumenti non possono provocare alcun danno. Altre preoccupazioni riguardano invece la sensazione del paziente di non poter controllare i propri stati di tensione o di rilassamento. Alcuni individui saranno preoccupati che i loro valori di attività fisiologica non siano normali e di non riuscire a modificarli attraverso gli esercizi di TA. È importante rassicurare il paziente sostenendo che se anche i valori fossero al di fuori dell'auspicabile range, l'addestramento è predisposto perché ognuno possa completarlo seguendo i propri tempi. È consigliabile che il paziente valuti consapevolmente e autonomamente il feedback che riceve, imparando a manovrare a suo piacimento le risposte psicofisiologiche, anche alternando brevi momenti di tensione a brevi momenti di rilassamento. Nonostante l'obiettivo più immediato sia quello di raggiungere una condizione di rilassamento in cui l'arousal fisiologico viene abbassato, in termini più ampi è importante che i pazienti divengano consapevoli delle proprie risposte emotive e fisiologiche in seguito ad eventi quotidiani o inconsueti e apprendano come modificarle in modo che esse non divengano schemi fissi in grado di alterare i normali processi vitali dell'organismo. Una regola generale nell'addestramento consiste nel passare ad un compito più facile ogni qualvolta il soggetto trovi difficile l'acquisizione dell'autocontrollo di una data risposta. Un'altra possibilità è quella di regolare gradualmente la soglia da raggiungere in modo da rendere più facile il conseguimento del controllo sul feedback. Quando una delle difficoltà maggiori è data dalla presenza di pensieri intrusivi, si deve innanzitutto rassicurare il paziente che ciò è comune e, successivamente, sottolineare che non è necessario sforzarsi per eliminare tali pensieri con il rischio di entrare in una condizione di tensione cognitiva che non può che costituire un ostacolo al raggiungimento dello stato di distensione. Un utile accorgimento può essere quello di portare il paziente a lasciare liberamente fluire i propri pensieri per un breve arco di tempo (solitamente alcuni minuti) al fine di poter poi tornare a concentrasi sul processo di rilassamento. Non è raro che i pazienti si innervosiscano quando cominciano a ricevere il feedback: ciò è dovuto allo slittamento del compito verso una forma di competizione, cosa che può avvenire in particolare nei pazienti con cardiopatia, i quali, secondo la letteratura, sono frequentemente caratterizzati da perfezionismo ed elevata competitività.

Rilassamento muscolare progressivo

L'RMP fu originariamente ideato da Jacobson [57, 58] ed è considerato un metodo efficace nel ridurre l'attivazione fisiologica nella popolazione generale. La procedura dell'RMP insegna come rilassare la muscolatura attraverso due sequenze successive. Inizialmente, la tensione muscolare viene deliberatamente ricercata in alcuni gruppi muscolari; in seguito, l'attenzione è portata sulla percezione dei muscoli che si rilassano quando la contrazione viene rilasciata. Attraverso questa pratica, gli individui imparano velocemente a riconoscere – e distinguere – lo stato associato alla condizione di tensione e quello associato al completo rilassamento muscolare. Sulla base di questo semplice apprendimento, il rilassamento muscolare può essere ricercato ed autoindotto quando si riscontrano i primi segni di tensione che accompagnano gli stati ansiosi, migliorando in questo modo la condizione di benessere psicologico [59]. In effetti, la risposta di rilassamento può essere generata attraverso la riduzione degli input afferenti che portano alla zona ipotalamica messaggi relativi ad una condizione di tensione [20].

Nel 1973, Bernstein e Borkovec [60] hanno redatto un manuale che descrive una versione breve dell'RMP di Jacobson (che normalmente può richiedere più di quaranta sessioni individuali). Gli autori hanno specificato, passo dopo passo, le procedure per l'addestramento dei pazienti in circa 8-12 sessioni. Dopo aver ricevuto l'addestramento, i soggetti devono continuare ad esercitarsi da soli. La Tabella 2 mostra le diverse fasi della progressione individuale successiva al training da parte dell'operatore, inclusi gli specifici obiettivi da raggiungere [61].

Una meta-analisi condotta su 29 studi ha riportato dati a supporto della versione abbreviata del RMP (abbreviated progressive muscle training - APRT), ritenendola una metodologia di intervento scientificamente valida [62]. L'utilità dell'RMP è stata riscontrata anche quando questo strumento viene associato ad altre tecniche quali il metodo Feldenkrais, il quale si propone di aumentare l'autoconsapevolezza del proprio schema corporeo [63]. L'associazione di RMP e metodo Feldenkrais è risultata efficace in interventi di cardiologia riabilitativa postinfartuale [64]. Gli autori suggeriscono che l'associazione di queste due tecniche possa risultare particolarmente utile sia nella fase critica di intervento (durante la fase acuta), sia durante la riabilitazione ospedaliera e domiciliare.

Tabella 2. Fasi della progressione individuale dopo l'addestramento RMP abbreviato [61]

Fase	Attività	Obiettivo
1	Pratica quotidiana delle tecniche base apprese durante le sessioni di addestramento	Sviluppo della competenza individuale nella procedura di base
2	Dall'originale procedura tensione-rilassamento con 16 gruppi muscolari, passare a combinazioni di sette e successivamente quattro gruppi muscolari	Rendere la procedura di induzione meno complessa e tediosa
3	Eliminare la parte "tensione" dal ciclo della procedura originale	Sviluppare l'abilità del soggetto di indurre spontaneamente la risposta di rilassamento
4	Sviluppare la capacità di rilassare in maniera selettiva e differenziata i diversi gruppi muscolari	Consentire all'individuo di sviluppare l'abitudine di rilassare alcuni gruppi muscolari pur continuando ad utilizzarne altri

Ipnosi

Le opinioni relative alla definizione dell'ipnosi e ai sottostanti meccanismi psico- e neurobiologici sono tuttora discordanti, nonostante l'ipnosi, nelle sue diverse forme, sia un fenomeno che già dall'inizio dello scorso secolo iniziò ad attrarre l'interesse della medicina e della psichiatria. Studi pionieristici hanno mostrato che lo stato ipnotico non produce cambiamenti fisiologici di un solo e specifico tipo [65, 66]. Al contrario, l'ipnosi può condurre all'attivazione di vari pattern fisiologici, a seconda del diverso tipo di suggestione proposta al soggetto e del tipo di procedura d'induzione utilizzata dall'ipnotista. Per esempio, uno studio sperimentale è stato condotto su soggetti sottoposti ad induzione ipnotica mentre pedalavano al cicloergometro. I soggetti a cui veniva proposta una suggestione di fatica e sforzo aumentavano la pedalata rispetto ai soggetti posti in condizione di controllo, che si trovavano in stato di veglia, nonostante sia il gruppo di trattamento che il gruppo di controllo pedalassero su un cicloergometro tarato su 20 Watt [19]. Ad ogni modo, diversi studi dimostrano che l'ipnosi offre un metodo elettivo per il raggiungimento della risposta di rilassamento. Alcuni autori fanno riferimento a questa condizione usando la definizione di ipnosi "neutra", intendendo con questo una procedura di induzione ipnotica in cui le suggestioni non sono volte all'ottenimento di obiettivi inerenti ad un intervento psicoterapeutico, ma sono piuttosto orientati al raggiungimento di una condizione di distensione e benessere. Nonostante vi siano diversi metodi di induzione ipnotica, la cossiddetta ipnosi neutra è generalmente indotta attraverso lo spostamento dell'attenzione dagli stimoli esterni verso quelli interni. Benson e colleghi [5] riportano la definizione di ipnosi di Frankel, secondo la quale l'obiettivo dell'induzione è quello di portare il soggetto, con attenzione e fiducia, a ridistribuire la sua attenzione in modo che venga distolta dagli elementi circostanti e venga focalizzata su un'area circoscritta. Nello stesso tempo, la persona è incoraggiata a rilassarsi e a lasciare che le cose succedano. Attraverso questa procedura l'operatore promuove la produzione di immagini mentali e sensazioni, fornendo i propri commenti e suggerimenti con cadenza monotona e lenta, ed esortando il soggetto a sentirsi rilassato e calmo, o a lasciarsi "fluttuare".

Oggigiorno l'ipnosi trova numerose applicazioni cliniche, inclusa la gestione del dolore cronico e acuto, e può essere utilizzata come strumento all'interno di uno specifico quadro psicoterapeutico [15]. Inoltre, alcuni ambiti di ricerca si sono indirizzati verso lo studio delle potenzialità dell'ipnosi come modulatore del funzionamento del sistema immunitario [28].

Implicazioni cliniche

La letteratura di cui disponiamo fornisce le indicazioni di base per un efficace utilizzo delle tecniche di rilassamento e dell'ipnosi nell'ambito di trattamenti clinici [67, 68]. Alcuni autori hanno riassunto i punti cruciali, tra i quali possiamo menzionare i seguenti [61]:

a. La procedura di base deve consistere in una tecnica che riproduce in maniera attendibile una serie di cambiamenti fisiologici descritti come riposta di rilassamento.
b. Il trattamento include istruzioni da parte di un terapeuta professionista, il quale dovrebbe partecipare attivamente all'addestramento del paziente.
c. La procedura dovrebbe essere progettata in modo da:
   i. ottimizzare il coinvolgimento del paziente;
   ii. richiedere una pratica quotidiana individuale;
   iii. consentire un progresso basato sulle possibilità del singolo paziente.
d. La procedura dovrebbe consentire un addestramento al rilassamento sia somatico che mentale e dovrebbe incoraggiare la generalizzazione di queste capacità a diversi contesti al di là di quello della pratica specifica.
e. Il programma dovrebbe essere accessibile ad un vasto numero di soggetti senza la necessità della presenza di numerosi terapeuti, così da ottimizzare il rapporto tra costi e benefici.

In generale, le tecniche volte al raggiungimento della risposta di rilassamento hanno il vantaggio di aumentare l'autoconsapevolezza dei processi psicofisiologici che entrano in azione nelle situazioni di stress. La capacità di distinguere gli stati di eccessiva attivazione da quelli di equilibrio psicofisiologico, insieme all'apprendimento di modalità attraverso cui gestire e controllare l'iperattivazione, determinano un significativo aumento dell'autoefficacia. Questa viene riconosciuta come un importante mediatore all'interno dei processi di cambiamento comportamentale e di miglioramento della performance in senso generale [50].

Uno dei problemi che possono insorgere nella pratica clinica quando si opera per suscitare la risposta di rilassamento è quello del mantenimento di alcuni requisiti di base, tra cui la passività e la ricettività. Per alcuni individui risulta molto difficile trovare l'adeguata concentrazione e non venire distratti dagli stimoli esterni. Tutto ciò può portare i soggetti a sentirsi inadeguati, con la conseguenza di un peggioramento del quadro psicofisiologico. L'ipnosi fornisce un utile strumento nell'aggirare questo tipo di ostacoli. In particolare, il lavoro di Milton H. Erickson [69-73] ha offerto un approccio innovativo all'ipnosi che tende ad incorporare nel processo di induzione ipnotica gli atteggiamenti ed i comportamenti del paziente, piuttosto che cercare di introdurre cambiamenti in maniera schematica e direttiva. Come riportato da Rossi, a lungo collaboratore e allievo di Erickson, la suggestione ipnotica deve prendere forma in funzione dell'umore e del comportamento attuale del paziente [74]; successivamente, il terapeuta può spostare l'attenzione del paziente su altri target comportamentali ed emotivi, in modo da dare avvio al cambiamento desiderato. Erickson utilizzava un approccio "naturalistico" che includeva il "ricalco" dello stato del paziente [75] (ad es., seguire lo stesso ritmo respiratorio, assumere la medesima postura), seguito da una graduale conduzione verso un differente stato emotivo e fisiologico attraverso un'adeguata suggestione ipnotica. Questa procedura può essere utilizzata in maniera da ottenere uno stato di bilanciamento simpatovagale nel paziente con cardiopatia coronarica.

L'ipnosi può essere utilizzata per suscitare in maniera diretta la risposta di rilassamento in modo da ottenere un impatto immediato sui meccanismi che regolano il funzionamento cardiovascolare. Tuttavia, i terapeuti, oltre ad utilizzare l'ipnosi per suscitare la risposta di rilassamento, possono anche integrare questo strumento in un processo psicoterapeutico volto alla modificazione di caratteristiche comportamentali e di atteggiamenti relazionali che sono stati riconosciuti come comprovati fattori di rischio della cardiopatia coronarica. Ad esempio, il terapeuta può utilizzare suggestioni postipnotiche che aiutino il paziente ad affrontare situazioni che avviano una condizione d'ansia [76]. Inoltre, specifiche immagini possono essere suggerite attraverso l'uso del linguaggio metaforico con lo scopo di rinforzare l'autostima e l'autoefficacia del paziente [77]. Il rinforzo dell'autostima può essere particolarmente indicato per i pazienti cardiopatici caratterizzati dallo schema comportamentale di tipo D [78], i quali possono beneficiare di un supporto nella gestione dei sentimenti negativi che sono portati a sperimentare. Inoltre, un intervento basato sull'accrescimento dell'autostima può mitigare la tendenza al ritiro sociale caratteristica dei pazienti con personalità di tipo D. Ricerche future potrebbero esplorare l'autostima come variabile moderatrice nel rapporto tra personalità di tipo D e incidenza di morbilità e mortalità nelle cardiopatie.

L'uso della psicoterapia ipnotica può inoltre risultare particolarmente utile per il trattamento dei pazienti che presentano uno schema comportamentale di tipo A, i quali sperimentano frequentemente sentimenti di rabbia ed ostilità nei confronti delle altre persone. Una "ristrutturazione" emotiva e cognitiva supportata dall'utilizzo della tecnica ipnotica può aiutare nella ridefinizione della loro "mappa" (o percezione) del mondo, con un conseguente alleggerimento del carico di stress e disagio.

Per quello che riguarda il ruolo del terapeuta, l'addestramento alle tecniche di rilassamento quali il TA e l'RMP risulta più semplice rispetto al processo formativo richiesto dall'utilizzo delle tecniche ipnotiche, tanto che altri operatori sanitari (quali infermieri specializzati) possono essere addestrati a divenire a loro volta conduttori delle sedute di rilassamento. Per quel che riguarda invece la terapia ipnotica, è necessaria una specifica formazione professionale, riservata a psicologi e medici, mirata all'apprendimento dei vari metodi per indurre la trance ipnotica e delle diverse applicazioni dell'ipnosi clinica.

Possiamo concludere che le procedure di rilassamento e l'ipnosi rappresentano metodi appropriati e validi per il raggiungimento di cambiamenti psicofisiologici volti alla diminuzione dell'attivazione dell'SNA e al raggiungimento di un miglior bilanciamento simpatovagale. Inoltre, costituiscono uno strumento elettivo per la modificazione di tratti comportamentali e di personalità legati ad importanti fattori di rischio di insorgenza e recidiva della malattia cardiaca. Le ricerche future dovranno orientarsi verso un chiarimento dei meccanismi neurobiologici che regolano la risposta di rilassamento. La creazione di protocolli standardizzati dovrebbe aumentare e gli studi coinvolgere campioni più numerosi, in modo da poter raggiungere una migliore conoscenza dei processi e dei meccanismi delle procedure proposte. Infine, si auspica che altri studi possano focalizzarsi in maniera specifica sugli obiettivi oggettivi legati alla riabilitazione e prevenzione cardiologica, dal momento che il training di rilassamento e l'ipnosi possono offrire un'alternativa non solo valida ma anche meno onerosa nell'ambito della riabilitazione cardiologica.

Bibliografia

1. Rozanski A (2005) Integrating psychologic approaches into the behavioral management of cardiac patients. Psychosom Med 67:S67-S73
2. Meichenbaum D, Henshaw D, Himel N (1982) Coping with stress as a problem-solving process. Series in Clinical & Community Psychology: Achievement, Stress & Anxiety 127-142
3. Goldwurm GF, Rovetto FM, Sardo A (1986) Criteria for behavioral intervention and assessment in cases of cardiac neuroses. Activitas Nervosa Superior 28:131-132
4. Barr BP, Benson H (1984) The relaxation response and cardiovascular disorders. Behav Med Update 6:28-30
5. Benson H (1977) Systemic hypertension and the relaxation response. N Eng J Med 296:1152-1156
6. Friedman R, Myers P, Krass S, Benson H (1996) The relaxation response: use with cardiac patients. In: Allan R, Scheidt S (eds) Heart & mind: the practice of cardiac psychology. American Psychological Association, Washington
7. Esler M, Kaye D (2000) Sympathetic nervous system activation in essential hypertension, cardiac failure, and psychosomatic heart disease. J Cardiovasc Pharmacol 35(Suppl 4):S1-S7
8. Hoffman JW, Benson H, Arns PA et al (1982) Reduced sympathetic nervous system responsivity associated with the relaxation response. Science 215:190-192

9. Benson H, Arns PA, Hoffman JW (1981) The relaxation response and hypnosis. Int J Clin Exp Hypn 29:259-270
10. Hess WR (1957) Functional organization of the diencephalon. Stratton, New York
11. Cannon WB (1915) Alternative satisfactions for the fighting emotions. In: Cannon WB (ed) Bodily changes in pain, hunger, fear and rage: an account of recent researches into the function of emotional excitement. D Appleton & Company, pp 285-301
12. Selye H (1973) The evolution of the stress concept. American Scientist 61:692-699
13. Farrace S, Ferrara M, De Angelis C et al (2003) Reduced sympathetic outflow and adrenal secretory activity during a 40-day stay in the Antarctic. Int J Psychophysiol 49:17-27
14. Walrath LC, Hamilton DH (1975) Autonomic correlates of meditation and hypnosis. Am J Clin Hypn 17:190-197
15. Vaitl D, Birbaumer N, Gruzelier J et al (2005) Psychobiology of altered states of consciousness. Psychol Bull 131:98-127
16. Akselrod S, Gordon D, Madwed JB et al (1985) Hemodynamic regulation: investigation by spectral analysis. Am J Physiol 241:H887-H875
17. Steptoe A, Johnston D (1991) Clinical applications of cardiovascular assessment. Psychol Assess 3:337-349
18. Task Force of the European Society of Cardiology and the North American Society of Pacing and Electrophysiology (1996) Heart rate variability: standards of measurement, physiological interpretation, and clinical use. Eur Heart J 17:354-381
19. Cigada M, Lucini D, Bernardi L et al (1998) Valutazione della bilancia simpato-vagale durante suggestioni ipnotiche di diverso tipo in soggetti volontari sani. Quaranta anni di Ipnosi in Italia: Presente e Futuro. Atti del XI Congresso Nazionale dell'Associazione Medica Italiana per lo Studio dell'Ipnosi. Edizione AMISI, Milano
20. De Benedittis G, Cigada M, Bianchi A et al (1994). Autonomic changes during hypnosis: a heart rate variability power spectrum analysis as a marker of sympatho-vagal balance. Int J Clin Exper Hypn 42:140-152
21. Lucini D, Covacci G, Miliani R et al (1997). A controlled study of the effects of mental relaxation on autonomic excitatory responses in healthy subjects. Psychosom Med 59:541-552
22. Terathongkum S, Pickler R (2004) Relationship among heart rate variability, hypertension, and relaxation techniques. J Vasc Nurs 22:78-82
23. Weitzenhoffer AM (1962) Estimation of hypnotic susceptibility in a group situation. Am J Clin Hypn 5:115-126
24. Benson H, Greenwood MM, Klemchuk H (1975) The relaxation response: psychobiological aspects and clinical applications. Int J Psychiatry Med 6:87-98
25. Luebbert K, Dahme B, Hasenbring M (2001) The effectiveness of relaxation training in reducing treatment-related symptoms and improving emotional adjustment in acute non-surgical cancer treatment: a meta-analytical review. Psychooncology 10:490-502
26. Greenleaf M (1992) Clinical implications of hypnotizability: enhancing the care of medical and surgical patients. Psychiat Med 10:77-85
27. Petry JJ (2000) Surgery and complementary therapies: a review. Altern Ther Med 6:64-74

28. Kiecolt-Glaser JK, Glaser R, Strain EC et al (1986) Modulation of cellular immunity in medical students. J Behav Med 9:311-320
29. Van Dixhoorn J (2000) Implementation of relaxation therapy within a cardiac rehabilitation setting. In: Kenny DT, Carlson JG, McGuigan FJ, Sheppard JL (eds) Stress and health: research and clinical applications. Harwood Academic Publishers, Amsterdam, Netherlands, pp 355-373
30. Cooper MJ, Aygen MM (1979) A relaxation technique in the management of hypercolesterolemia. J Hum Stress 5:24-27
31. Task force for activities in cardiac rehabilitation (2003) Guidelines for psychological activities in preventive and rehabilitative cardiology. Monaldi Archives Chest Disease 60:184-234
32. Fred HL, Hariharan R (2002) To be B or not to be B - is that the question? Tex Heart Inst J 29:1-2
33. Friedman M, Rosenman RH (1959) Association of specific overt behavior pattern with blood and cardiovascular findings; blood cholesterol level, blood clotting time, incidence of arcus senilis, and clinical coronary artery disease. JAMA 169:1286-1296
34. Dimsdale JE (1988) A perspective on type A behavior and coronary disease. N Engl J Med 318:110-112
35. Lachar BL (1993) Coronary-prone behavior. Type A behavior revisited. Tex Heart Inst J 20:143-151.
36. Lyness SA (1993) Predictors of differences between Type A and B individuals in heart rate and blood pressure reactivity. Psychol Bull 114:266-295
37. Schultz JH, Luthe W (1959) Autogenic training: a psychophysiologic approach to psychotherapy. Grune & Stratton, Oxford
38. Wallnöfer H (1993) Anima senza ansia: training autogeno, ipnosi, le vie del rilassamento. Edizioni Universitarie Romane, Roma
39. Stetter F, Kupper S (2002) Autogenic training: a meta-analysis of clinical outcome studies. Appl Psychophysiol Biofeedback 27:45-98
40. Linden W (1994) Autogenic training: a narrative and quantitative review of clinical outcome. Biofeedback & Self Regulation 19:227-264
41. Sakakibara M, Takeuchi S, Hayano J (1994) Effect of relaxation training on cardiac parasympathetic tone. Psychophysiol 31:223-228
42. Sakakibara M, Hayano J (1996) Effect of slowed respiration on cardiac parasympathetic response to threat. Psychosom Med 58:32-37
43. De Chirico G (1984). Training autogeno. Red Edizioni, Como
44. Krampen G (1999) Long term evaluation of additional autogenic training in the psychotherapy of depressive disorders. European Psychologist 4:11-18
45. Basmajian JV (1985) Il biofeedback: aspetti teorici ed applicazioni pratiche.Piccin Nuova Libraria, Padova
46. Nakao M, Nomura S, Shimosawa T et al (2000) Blood pressure biofeedback treatment of white-coat hypertension. J Psychosom Res 48:161-169
47. Craig A, Lal S (2002) Optimising blood pressure reduction in mild un-medicated hypertensives. In: Shohov SP (ed) Advances in psychology research, Vol. 12. Nova Science Publishers, Hauppauge, NY, pp 199-216

48. Rau H, Buhrer M, Weitkunat R (2003) Biofeedback of R-wave-to-pulse interval normalizes blood pressure. Appl Psychophysiol Biofeedback 28:37-46
49. Vaschillo E, Lehrer P, Rishe N, Konstantinov M (2002) Heart rate variability biofeedback as a method for assessing baroreflex function: a preliminary study of resonance in the cardiovascular system. Appl Psychophysiol Biofeedback 27:1-27
50. Bandura A (1977) Self-efficacy: toward a unifying theory of behavioral change. Psychol Rev 84:191-215
51. Bandura A (1997) Self-efficacy: the exercise of control. Freeman, New York
52. Bandura A (2004) Health promotion by social cognitive means. Health Educ Behav 31:143-164
53. McGrady AV, Kern-Buell C, Bush E et al (2003) Biofeedback-assisted relaxation therapy in neurocardiogenic syncope: a pilot study. Appl Psychophysiol Biofeedback 28:183-192
54. Yucha CB (2002) Problems inherent in assessing biofeedback efficacy studies. Appl Psychophysiol Biofeedback 27:99-106
55. Stoyva JM (1985) Principi del rilassamento generale: associazione del biofeedback e del Training Autogeno. In: Basmajian JV (ed) Il Biofeedback: aspetti teorici ed applicazioni pratiche. Piccin Nuova Libraria, Padova
56. Engel BT, Baile WF (1985) Tecniche comportamentali nel trattamento di pazienti con disturbi cardiovascolari. In: Basmajian JV (ed) Il Biofeedback: aspetti teorici ed applicazioni pratiche. Piccin Nuova Libraria, Padova
57. Jacobson E (1938) Progressive relaxation. University of Chicago Press, Chicago
58. Jacobson E (1978) You must relax (5th ed) McGraw-Hill, New York
59. Scogin F, Rickard SK, Wilson J, McElreath L (1992) Progressive and imaginal relaxation training for elderly persons with subjective anxiety. Psychol Aging 7:419-424
60. Bernstein DA, Borkovec TD (1973) Progressive relaxation training: a manual for the helping profession. Research Press, Champaign, IL
61. McReady KF, Berry FM, Kenkel MB (1985) Supervised relaxation training: a model for greater accessibility of behavioral interventions. Professional Psychology: Research and Practice 16:595-604
62. Carlson CR, Hoyle RH (1993) Efficacy of abbreviated Progressive Muscle Relaxation training: a quantitative review of behavioral medicine research. J Consult Clin Psychol 61:1059-1067
63. Dunn PA, Rogers DK (2000) Feldenkrais sensory imagery and forward reach. Percept Mot Skills 91:755-757
64. Lowe B, Breining K, Wilke S et al (2002) Quantitative and qualitative effects of Feldenkrais, progressive muscle relaxation, and standard medical treatment in patients after acute myocardial infarction. Psychother Res 12:179-191
65. Bauer KE, McCanne TR (1980) Autonomic and central nervous system responding: during hypnosis and simulation of hypnosis. Int J Clini Exp Hypn 28:148-163
66. Case DB, Fogel DH, Pollack AA (1980) Intrahypnotic and long term effects of self-hypnosis on blood pressure in mild hypertension. Int J Clini Exp Hypn 28:27-38
67. Everly GS, Benson H (1989) Disorders of arousal and the relaxation response: speculations on the nature and treatment of stress-related diseases. Int J Psychosomatics 36:15-21

68. Stainbrook G, Hoffman JW, Benson H (1983) Behavioral therapies of hypertension: psychotherapy, biofeedback, and relaxation/meditation. Int Rev Appl Psychol 32:119-135
69. Erickson MH (1948) Hypnotic psychotherapy. Medical Clinics of North America 32:571-583
70. Rosen H, Erickson MH (1954) The hypnotic and hypnotherapeutic investigation and determination of symptom-function. J Clin Exp Hypn 2:201-219
71. Cooper LF, Erickson MH (1950) Time distortion in hypnosis II. Bulletin Georgetown University Medical Center 4:50-68
72. Erickson MH (1954) Special techniques of brief hynotherapy. J Clin Exp Hypn 2:109-129
73. Erickson MH (1954) The development of an acute limited obsessional hysterical state in a normal hypnotic subject. J Clin Exp Hypn 2:27-41
74. Rossi EL (1987) The psychobiology of mind-body healing: new concepts of therapeutic hypnosis (rev ed). W W Norton & Co, New York, NY
75. Bandler R, Grinder J (1975) Patterns of hypnotic therapy of Milton H. Erickson. Meta Publications, Capitola, CA
76. Purdue V (2000) The use of hypnosis and imagery methods in the treatment of cardiac disorders in women. In: Hornyak LM, Green JP (eds) Healing from within: the use of hypnosis in women's health care. Dissociation, trauma, memory, and hypnosis book series. American Psychological Association, Washington, DC, pp 65-89
77. Mosconi GP (2001) Ipnosi del 2000: il pensiero di Milton Erickson e dei neo-ericksoniani. Atti del XII Congresso Nazionale dell'Associazione Medica Italiana per lo Studio dell'Ipnosi. Edizione AMISI, Milano
78. Denollet J, Van Heck GL (2001) Psychological risk factors in heart disease: what type D personality is (not) about. J Psychosom Res 51:465-468

CAPITOLO 16

Monitoraggio psicologico e cardiologico a distanza mediante tecnologie wireless in pazienti con scompenso cardiaco: il progetto *ICAROS*

A. Compare ▪ E. Molinari ▪ L. Bellardita ▪ A. Villani ▪ G. Branzi ▪
G. Malfatto ▪ S. Boarin ▪ M. Cassi ▪ A. Gnisci ▪ G. Parati

Introduzione

Lo scompenso cardiaco rappresenta oggi una delle principali cause di invalidità e di morte nei paesi occidentalizzati e costituisce per la sua gravità, per il costo degli interventi medici in generale e per la frequenza di ospedalizzazioni in particolare, una delle principali voci della spesa sanitaria. Nei paesi occidentalizzati lo scompenso cardiaco giustifica il 5% dei costi totali sostenuti per l'ospedalizzazione e l'1-2% della spesa sanitaria complessiva totale [1]. L'invecchiamento progressivo della popolazione e la sempre maggior efficacia delle terapie per l'infarto del miocardio determineranno, negli anni a venire, una sempre maggior crescita dei soggetti con scompenso cardiaco cronico. Ciò rende necessario lo studio di nuovi modelli assistenziali per il paziente scompensato, la cui cura implica frequentemente il ricorso alla polifarmacoterapia e, quindi la necessità di un assiduo monitoraggio delle condizioni cliniche nel lungo periodo. Inoltre, la condizione psicologica del paziente può influenzare il decorso della patologia cardiaca e la compliance terapeutica. Parallelamente, sono di grande importanza significative modificazioni dello stile di vita del paziente che implicano una fase di addestramento lunga e laboriosa con un costante coinvolgimento dei familiari.

Sulla base di questi presupposti, si pone l'esigenza di adottare approcci multidisciplinari. Tra questi, negli ultimi anni, per la cura di patologie croniche è emerso sempre più il *disease management* (DM). Esistono diverse evidenze che suggeriscono che l'utilizzo di approcci multidimensionali, come quelli previsti dal DM, possa migliorare, più di quanto facciano i modelli di intervento con un approccio tradizionale, la prognosi di pazienti affetti da diabete, postinfartuati o scompensati. Ad esempio, Stewart e colleghi [2] hanno dimostrato come un programma di gestione multidisciplinare della malattia, integrato a interventi

domiciliari, possa ridurre significativamente le percentuali di riospedalizzazione e la durata dei ricoveri. Una recente meta-analisi condotta su 102 studi (di cui 10 condotti su pazienti con scompenso cardiaco), per un totale di 2000 soggetti e periodi di follow-up compresi fra i tre mesi ed un anno, ha investigato l'impatto del DM in diverse condizioni croniche per valutare quali fossero gli interventi più efficaci [2-28]. I risultati hanno mostrato, per quel che riguarda la gestione dello scompenso cardiaco, che gli interventi più comunemente implementati erano [3]:
- l'addestramento dei pazienti prima della dimissione dall'ospedale relativamente ad attività quali l'assunzione della terapia farmacologica, dieta, esercizio fisico;
- contatti telefonici;
- interventi domiciliari che coinvolgevano il medico curante oppure infermieri addestrati.

I risultati hanno confermato che una gestione integrata, comprendente servizi erogati da un centro polifunzionale ed un monitoraggio continuo, costituisce l'intervento più efficace. In questo senso, il telemonitoraggio si pone come componente cruciale all'interno del modello integrato per la gestione del paziente con patologia cronica, grazie all'aumento del numero di interventi domiciliari e di interventi medici specializzati implementati *ad hoc* ed in maniera tempestiva. Le conseguenze dirette di tali potenzialità del servizio di telemonitoraggio sono:
- la riduzione delle ospedalizzazioni e della durata dei ricoveri;
- la possibilità di migliorare la qualità della vita del paziente.

È opportuno sottolineare che la telemedicina non rappresenta affatto una terapia che possa sostituire modalità d'intervento tradizionali e consolidate nella pratica clinica; deve piuttosto essere considerata e apprezzata come una risorsa ulteriore, in via di sviluppo, che fornisce la possibilità di accompagnare i più tradizionali trattamenti, originando un modello d'intervento integrato e soprattutto "costruito a misura di paziente" [29]. L'Organizzazione Mondiale della Sanità (OMS) definisce la telemedicina come "L'erogazione di servizi di cura e assistenza, in situazioni in cui la distanza è un fattore critico, da parte di qualsiasi operatore sanitario attraverso l'impiego delle tecnologie informatiche e della comunicazione per lo scambio di informazioni utili alla diagnosi, al trattamento e alla prevenzione di malattie e traumi, alla ricerca e alla valutazione e per la formazione continua del personale sanitario, nell'interesse della salute dell'individuo e della comunità" [30]. Con il passare degli anni e con l'evoluzione delle conoscenze tecnologiche, le definizioni sono inevitabilmente diventate più articolate e complesse, descrivendo sempre più dettagliatamente i vari aspetti della telemedicina e le sue potenziali applicazioni. Partendo dalla definizione fornita dal Meystre nel 2003 [31] per il quale la telemedicina rappresenta "la pratica della medicina senza l'usuale confronto fisico tra medico e paziente, utilizzando un sistema di comunicazione interattivo multimediale", si arriva alla definizione, considerata tra le più esaurienti, fornita nel 1990 dal programma Advanced Informatics in Medicine [32]. Tale definizione fa riferimento ed include i differenti possibili campi di attuazione e diffusione della telemedicina stessa (teleassistenza, teleformazione, teleconsulto), descrivendola come "l'integrazione, il monitoraggio e la gestione dei pazienti e del personale, usando sistemi che consentano un pronto accesso alla consulenza di esperti ed alle informazioni del paziente, indipendentemente da dove il paziente o le informazioni risiedano".

Gli studi che cercano di definire che cosa sia la telemedicina operano prevalentemente una classificazione sulla base di due indicatori: 1) la tipologia di strumentazione tecnologica che rende possibile l'erogazione del servizio e 2) la modalità con cui viene erogato il servizio stesso, che può essere sincrona oppure asincrona. Quando l'erogazione è sincrona si verifica un contatto diretto, immediato, con l'operatore (per es., nel momento in cui si effettua una videoconferenza); nel secondo caso, invece, non si assiste a una comunicazione diadica in tempo reale e si fa piuttosto riferimento alla situazione in cui il paziente invia dati clinici sulla propria condizione di salute, oppure a quella in cui colleghi medici si scambiano cartelle cliniche (ad es., nel tentativo di ridurre i tempi di intervento nei confronti di un paziente che viene trasferito da una struttura ospedaliera ad un'altra). Un'ulteriore potenziale applicazione del servizio di telemedicina, in modalità asincrona, potrebbe riguardare la realizzazione di un consulto tra operatori che non richieda l'istantaneità altrimenti necessaria in un contesto di emergenza. L'evoluzione tecnologica nel campo dell'imaging medico, dell'ultrasuono e della trasmissione audio-video hanno consentito di svolgere sempre più consulti medici a distanza anche in modalità sincrona. Agli inizi degli anni '60, la NASA iniziava ad investire nel campo della telemedicina, finanziando le ricerche nell'ambito di questo settore. Le prime esperienze erano finalizzate al monitoraggio del sistema cardiocircolatorio degli astronauti nello spazio in modo da assicurare loro un'assistenza sanitaria il più possibile efficace.

In conclusione, attraverso la telemedicina è possibile offrire servizi specializzati ed interventi *ad hoc* per il paziente in tempi brevi; in particolar modo, il telemonitoraggio permette di gestire adeguatamente la delicata fase successiva al ricovero, fase nella quale il paziente (cardiopatico, ma non solo) si trova a gestire una forte insicurezza legata alla precarietà della condizione di salute ed una forte vulnerabilità rispetto al rischio di non aderenza alla terapia. Le ricerche e l'esperienza clinica confermano che la mancanza di aderenza terapeutica espone il paziente sia a fasi di instabilità, sia ad un improvviso peggioramento della condizione clinica. Vari studi si sono occupati di definire le caratteristiche dei soggetti a rischio di instabilità. In una casistica italiana è stato dimostrato che il 46% dei soggetti con scompenso cardiaco e disfunzione ventricolare sinistra ricoverati per un'emergenza clinica subiscono un nuovo ricovero entro l'anno e che nel 50% dei casi questo è dovuto ad una non corretta aderenza alle terapie. Circa l'80% dei soggetti "instabili" vengono ricoverati entro tre mesi dalla dimissione. Quindi è plausibile che un'azione di monitoraggio della condizione clinica nell'arco di tempo immediatamente successivo alla dimissione possa influire in modo decisivo sulle cause di instabilità.

Riassumendo, le nuove tecnologie wireless rappresentano un'importante risorsa per la gestione della complessità dell'intervento erogato mediante il DM. Considerando che taluni modelli di DM ipotizzano una riduzione dei costi associati alla patologia - essenzialmente un numero di ospedalizzazioni inferiore sino al 30-40% - si può facilmente immaginare che per patologie quali lo scompenso cardiaco possa risultare opportuno investire in sistemi di DM complessi e supportati dall'utilizzo di strumenti tecnologicamente avanzati. Le nuove tecnologie consentono un'importante evoluzione nella gestione delle informazioni. Attraverso un più semplice accesso e una distribuzione delle informazioni risulta possibile un incremento del rapporto tra efficienza e produttività. L'analisi di grandi quantità di dati, mediante i sistemi di reti neurali artificiali, permette di raggiungere nuove conoscenze e la conseguente nascita di nuovi modelli assistenziali e di processi da questi derivati.

Fino ad oggi non sono stati condotti in Italia programmi di gestione integrata dello scompenso cardiaco attraverso tecnologie avanzate. Il progetto ICAROS - FIRB (Innovative arChitecture based on wireless and intelligent technology to heARt disOrderS, cardiological and psychological care) ha sviluppato un sistema di telemedicina domiciliare per pazienti con scompenso cardiaco basato su mature tecnologie internet e su emergenti tecnologie wireless e mobili.

Il progetto ICAROS - FIRB

Il progetto ICAROS è stato finanziato dal Ministero dell'Università e della Ricerca Scientifica mediante i Fondi Italiani per la Ricerca di Base (FIRB) - Nuova Ingegneria Medica 2001 ed è frutto della collaborazione di tre unità di ricerca:
a) Dipartimento di Medicina, Prevenzione e Biotecnologie Applicate dell'Università di Milano-Bicocca;
b) Dipartimento di Psicologia dell'Università Cattolica del Sacro Cuore di Milano;
c) Istituto Auxologico Italiano di Milano.

Il partner tecnologico del progetto è Mobile Medical Technologies (MMT)[1], una società che offre servizi innovativi nel campo del DM attraverso tecnologie internet e wireless. Per quel che concerne il progetto ICAROS-FIRB, MMT ha fornito la propria tecnologia per il monitoraggio a distanza dei pazienti, per la gestione della terapia e degli episodi acuti. MMT ha inoltre attivato un servizio di consulenza nello sviluppo del protocollo, nell'avvio dello studio, nella gestione logistica e nel supporto di primo livello allo staff clinico durante la sua formazione, il monitoraggio dei pazienti e le fasi di follow-up.

Il progetto ha ricevuto i seguenti riconoscimenti:
- Premio speciale del CNR per la sesta edizione del Forum P A Sanità, istituito dal Ministero della Salute e da altre organizzazioni. Questo premio fa rife-

---

[1] Mobile Medical Technologies s.r.l. (*http://www.m-mt.net*, email *info@m-mt.net*)

rimento alle modalità di utilizzo dell'Information & Communication Technology (ICT) adottate dalle istituzioni sanitarie pubbliche nel processo di aumento dell'efficacia negli interventi sanitari, in particolare nella gestione dei dati clinici dei pazienti e nell'ottimizzazione della spesa sanitaria. Il premio speciale del CNR è stato assegnato al progetto ICAROS per il suo utilizzo dell'ITC come supporto nella prevenzione attiva della malattia cronica nell'ambito di complessi interventi per la promozione della salute.

Inoltre, il progetto è stato presentato ai seguenti convegni nazionali ed internazionali:
- seconda conferenza internazionale "e-Government & e-Health" tenutasi in Milano nel Luglio 2005;
- conferenza "Critical Issues in e-Health Research" tenutasi a Bethesda, Maryland (USA) nel Giugno 2005;
- altre conferenze e presentazioni patrocinate dal Ministero per l'Innovazione e le Tecnologie.

Ad oggi, il progetto serve da studio pilota per l'implementazione di una ricerca allargata sponsorizzata da un fondo della Commissione Europea. Questa ricerca verrà condotta da un gruppo internazionale di ricercatori affiliati ad università ed enti italiani, spagnoli e greci.

Il progetto Europeo "FOR ALL" (Universal Service for Managing and Monitoring Cardiac and Psychological Health of European Cardiac Patients) si focalizza su un servizio nell'area dell'e-Health e dei servizi mobili avanzati, proponendosi di superare le barriere sociali ed economiche esistenti in questo settore, in modo da fornire a livello europeo un modello di intervento per il trattamento dello scompenso cardiaco e delle problematiche psicologiche a questo connesse. Il progetto promuove le telecomunicazioni a livello transeuropeo basate su applicazioni di rete, sfruttando il potenziale dei sistemi a banda larga, delle reti mobili avanzate e di piattaforme multiple, nelle aree di interesse pubblico, tenendo sempre in considerazione l'importanza ed i vantaggi di lavorare con standard aperti e affidabili.

Il progetto, inoltre, promuove la modernizzazione dei relativi servizi pubblici esistenti (eEurope 2005). Secondo l'OMS:
"La maggior parte delle malattie cardiovascolari è prevedibile e controllabile. Tuttavia, milioni di persone continuano a morire in mezza età. La prevenzione dovrebbe includere il rafforzamento di una stretta collaborazione tra i vari attori e i gruppi locali coinvolti in questo settore, promuovendo la formazione di coalizioni tra i key stakeholders e sviluppando iniziative basate su una maggiore efficienza supportando lo scambio di informazioni tra paesi diversi" [33, 34].

FOR ALL mira ad un consistente miglioramento dei servizi di gestione psicologica e cardiologica, basandosi sull'esperienza già avviata presso l'Istituto Auxologico Italiano di Milano. Il servizio già in atto presso l'Istituto Auxologico verrà adattato in vista della validazione di mercato a livello transeuropeo. Partner del progetto sono: APIF Moviquity S.A. (Spagna); Istituto Auxologico Italiano (Italia); DIANOEMA S.p.A (Italia); ALTEC Information and Communication Systems S.A. (Grecia); Attikon University Hospital (Grecia); and Hospital de Terrassa (CST) (Spagna).

Lo Studio ICAROS adotta un disegno per gruppi paralleli, randomizzato, in aperto. Vengono seguiti 120 pazienti in tre centri italiani per un periodo di oltre un anno con l'intento di confrontare l'evoluzione delle condizioni cliniche e funzionali tra un gruppo assegnato alla gestione convenzionale (60 pazienti verranno dimessi con uno schema terapeutico che sarà seguito dal medico curante e saranno immessi in un regime di visite periodiche presso il Centro dello Scompenso) e un gruppo assegnato alla gestione integrata ospedaliera/extraospedaliera (60 pazienti ed i loro familiari verranno sottoposti ad un colloquio preliminare e ad una descrizione delle manovre necessarie per l'acquisizione dei dati in remoto attraverso un computer palmare che sarà di supporto allo svolgersi delle attività previste dal centro).

La casistica consiste in pazienti ospedalizzati per insufficienza cardiaca da disfunzione sistolica con frazione d'eiezione inferiore al 40%, in III-IV classe NYHA [35] al momento del ricovero, che presentano una precedente e consolidata storia di scompenso cardiaco, una o più ospedalizzazioni per insufficienza cardiaca negli ultimi 12 mesi, oppure edema periferico alla dimissione.

Il progetto ICAROS - FIRB si pone i seguenti obiettivi:
- ridurre la progressione della malattia, intesa come riduzione di eventi clinici associati alla patologia, e della mortalità;
- migliorare la condizione clinica e lo stato funzionale del paziente;
- monitorare la condizione psicologica del paziente ed individuare precocemente condizioni psichiche associate a rischio cardiovascolare che richiedono un intervento specifico;
- migliorare la qualità della vita del paziente cardiopatico;
- ottimizzare, in termini di costi/benefici, e personalizzare la terapia;
- rendere più efficace e tempestiva l'interpretazione dei dati clinici più salienti e l'individuazione di eventi acuti che richiedono interventi con costi particolarmente elevati nella cura del paziente cronico;
- migliorare la compliance del paziente e l'individuazione dei comportamenti contrari.

Il raggiungimento di tali obiettivi viene perseguito attraverso un'attività di telemonitoraggio della condizione di salute fisica e psicologica. La maggior parte dei servizi di telemonitoraggio si focalizza sulla ricezione dei parametri chiave per la salute fisica del soggetto, trascurando la condizione psicologica dei pazienti. L'attenzione alla sfera psicologica, oltre che a quella fisica, rappresenta uno dei punti più innovativi che caratterizzano il sistema di telemonitoraggio sviluppato mediante il progetto ICAROS - FIRB. L'aspetto centrale di questo modello di DM è la continuità terapeutica, ovvero la dimensione esperita dal paziente dell'essere e del sentirsi in contatto, in cura, con il medico e/o centro specialistico in completa libertà, ovunque lui sia (*health care everywhere*). Le mature tecnologie internet e le emergenti tecnologie wireless e multicanale permettono di mantenere viva l'interazione e la comunicazione tra il paziente e il medico, o la struttura ospedaliera, sviluppatasi durante il periodo di ricovero. In effetti, queste soluzioni nel campo della telemedicina hanno la facoltà di generare un importante senso di sicurezza nel paziente appena dimesso che in questo modo mantiene una sorta di "cordone ombelicale" con la struttura. La rassegna condotta da Louis e colleghi [36] sugli studi che avevano l'obiettivo di verificare l'efficacia della comunicazione medico-paziente nella condizione particolare del consulto a distanza attraverso collegamenti video di alta qualità ha messo in luce come gli interventi di telemedicina siano particolarmente "centrati sul paziente". Il paziente percepisce infatti una significativa tranquillità, derivante dalla possibilità di accedere piuttosto facilmente e rapidamente ad un alto livello di sapere. I risultati hanno evidenziato come l'introduzione della telemedicina non rappresenti in sé un allontanamento nel rapporto medico-paziente; nonostante la distanza fisica che caratterizza le interazioni, viene generata una maggiore confidenza fra i due attori considerati, grazie proprio alla condizione di protezione in cui si trova il paziente. La fiducia nel rapporto medico-paziente, con il conseguente miglioramento della relazione, tende ad ottimizzare il processo di cura, rendendolo così più efficace.

Descrizione del sistema

Il servizio che MTT fornisce al progetto ICAROS - FIRB ha come scopi principali quello di migliorare l'efficienza e l'efficacia della gestione delle malattie croniche attraverso una comunicazione continua tra paziente e staff medico, psicologico e paramedico utilizzando tecnologie avanzate (internet, mobili, wireless); in sostanza, l'intervento migliora la gestione della malattia attraverso il controllo continuato di parametri chiave relativi alla condizione medica e psicologica, con l'ausilio di un software che utilizza internet per la trasmissione delle informazioni. Il software funge da strumento diagnostico e da supporto alle attività cliniche di natura cardiologica e psicologica. Il sistema include un front-end paziente, vale a dire un ausilio portatile che il paziente utilizza giornalmente, ed un front-end medico-psicologico che supporta le decisioni relative agli interventi clinici da intraprendere. Le informazioni ricevute dai pazienti convergono in un database, un centro remoto, e da qui vengono lette, analizzate e interpretate in modo tale da fornire una direzione precisa all'intervento da attuare nei confronti del paziente stesso. Nella Figura 1 viene mostrata l'architettura generale del sistema.

L'archivio dei dati e il nucleo delle applicazioni hanno sede in un server remoto. Il front-end paziente è costituito da un diario elettronico che opera su un personal digital assistant (PdA) dato in dotazione ai pazienti e che serve da supporto per la gestione della terapia. Attraverso tale interfaccia il sistema consente ai singoli pazienti di:
- gestire meglio il proprio stile di vita, la cura e l'assunzione delle terapie;
- monitorare il progresso del trattamento;
- confermare l'avvenuta assunzione dei farmaci e degli altri interventi prescritti dal medico curante (esercizio fisico, ecc.);

- ricevere informazioni scritte a proposito delle terapie e delle condizioni mediche;
- ricevere informazioni sulla programmazione delle visite di controllo;
- monitorare la propria condizione psicologica rispetto ad ansia, tono dell'umore e percezione della qualità della vita.

Le informazioni sono automaticamente aggiornate nel sistema centrale (back-end) a cui può accedere tutto lo staff medico e psicologico. Ogni azione che il paziente esegue e inserisce nello smartphone è tracciata ("*time stamp*") e può essere in seguito visionata dal personale clinico. I pazienti sono inoltre in grado di ricevere informazioni stampate che riguardano la loro terapia e condizione medica, oppure relative all'organizzazione delle visite di follow-up. Questionari specifici sono somministrati per valutare e monitorare le condizioni psicologiche. Riassumendo, l'ausilio utilizzato dal paziente fornisce tutte le informazioni necessarie per la gestione quotidiana della malattia e permette l'inserimento di nuove informazioni ogniqualvolta il sistema lo richieda. Registrazioni in forma elettronica relative alla storia clinica del paziente sono disponibili per lo staff medico e paramedico attraverso l'accesso via internet al software. In seguito alla visita iniziale, il medico classifica il paziente entro specifiche categorie cliniche, segnalando le variabili chiave che necessitano di un monitoraggio continuo.

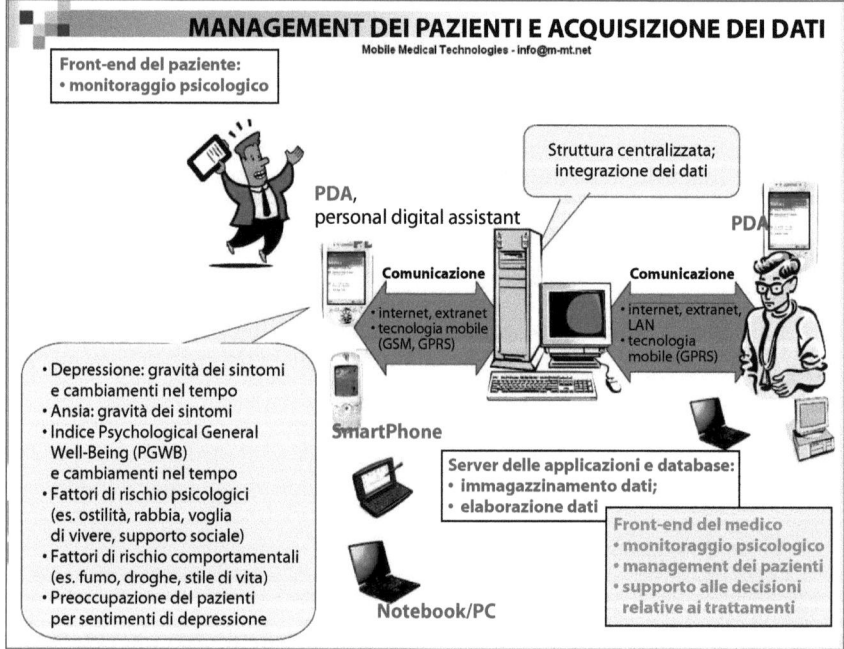

Fig. 1. Sistema di monitoraggio remoto

Il back-end è costituito da un database e da un software diagnostico in grado di analizzare e confrontare le informazioni inviate dal paziente. I dati raccolti diventano nel proseguo del monitoraggio la base sulla quale implementare un sistema statistico integrato ed esclusivo che interpreti i parametri clinici chiave e che suggerisca variazioni in merito all'assunzione dei farmaci, all'esercizio fisico e alla dieta. Il software viene costantemente aggiornato integrando le ultime informazioni disponibili, relative alla malattia specifica, attraverso un approccio fondato sulla medicina dell'evidenza, con l'obiettivo di fornire il traguardo terapeutico ottimale stabilito sulla base dei parametri clinici chiave.

Ogni giorno i pazienti inviano attraverso il PdA informazioni sulla condizione medica e psicologica che vengono immagazzinate nel database attraverso la sincronizzazione tra ausilio wireless e server. Non appena il paziente ha sincronizzato l'apparecchio, il medico riceve le informazioni che vengono smistate e classificate sulla base del criterio di priorità/urgenza di ciascun caso. Se necessario, lo staff medico può aggiornare la terapia oppure formulare dei messaggi da inviare al paziente (ad es., rispetto alla programmazione di visite oppure il medico può mandare messaggi di avvertimento). È inoltre possibile effettuare un controllo automatico dell'aderenza del paziente alle indicazioni del medico attraverso l'analisi dei dati effettivi inviati dal paziente stesso. I parametri o i comportamenti fuori dalla norma vengono individuati ed evidenziati attraverso il sistema automatico di verifica dei dati, il quale genera un allarme nel sistema, indirizzando verso una specifica azione. A questo punto, lo staff medico può inviare al paziente nuove istruzioni che verranno ricevute alla successiva sincronizzazione.

Il sistema archivia e integra tutti i dati clinici e mette a disposizione dei medici e degli psicologi un continuo flusso di informazioni sia sulla condizione attuale del paziente sia rispetto alla sua storia clinica. L'obiettivo che si vuole raggiungere consiste nel fornire agli operatori ospedalieri, da una parte, un aiuto per quanto riguarda una più precisa interpretazione dei dati e, dall'altra, una gestione più efficace del paziente. Per esempio, i dati potrebbero comprendere una lista con i pazienti che, per la serietà della loro condizione clinica, hanno la precedenza rispetto agli altri e una lista contenente gli allarmi ricevuti per i casi più urgenti; una lista con i possibili trattamenti da eseguire per uno specifico paziente; diverse tabelle al cui interno sono inseriti i parametri clinici chiave oltre che l'evoluzione prevista nella condizione del paziente stesso; ci possono essere poi numerose informazioni circa l'aderenza del paziente alla dieta, all'esercizio fisico, all'assunzione corretta dei farmaci, così come possono essere archiviate informazioni circa le azioni compiute dai medici, circa i trattamenti, la sicurezza e la tollerabilità.

Note tecniche
L'applicazione che gestisce il progetto ICAROS - FIRB dell'Istituto Auxologico Italiano è fornita in modalità ASP (application service provider) - ovvero il server Java delle applicazioni e il database relazionale sono ospitati presso la server farm di un ISP (internet service provider) - e i client desktop o mobili sono in grado di connettersi al Java Application Server - collegato al database Oracle

- attraverso la rete internet in modalità sicura (HTTPS, SSL3). Sia il server che il database sono protetti da firewall e gestiti con servizi standard offerti dagli ISP (SNMP, back-up, AV, UPS, ecc.).

I client desktop raggiungono il server delle applicazioni con ottime performance attraverso una connessione in banda larga (standard DSL technology, border LAN, optical fiber) grazie ad un browser realizzato tramite un Java Applet basato su tecnologie Java Runtime Environment (JRE Plug-in) 1.3.x. I client desktop - utilizzati dai medici e dall'helpdesk clinico - sono dotati di software adatti alla gestione e al setup degli apparecchi mobili.

I client mobili sono connessi al server delle applicazioni attraverso una connessione GPRS erogata da un operatore di telefonia mobile grazie ad una SIM a canone o ricaricabile; anche il Gateway mobile verso internet è standard e fornito dall'operatore mobile; l'applicazione locale sull'apparecchio mobile è sviluppata in tecnologia Visual Studio.Net per l'ambiente Windows Mobile 2003 environment. Lo scambio dati tra i client mobili e il server delle applicazioni avviene su un canale XML compresso in modo da ridurre al minimo i costi di trasmissione dati.

L'applicazione elettronica per la cartella del paziente. Il sistema adottato per il progetto ICAROS - FIRB utilizza in gran parte un layer applicativo appartenente ad una cartella clinica informatizzata realizzata in tecnologia Java con archivio dei dati su database Oracle, collegata all'applicazione mobile tramite una interfaccia XML compressa e un gestore dell'interfaccia XML (servlet) realizzato in Java.

In particolare, per il progetto ICAROS - FIRB è stata scelta come cartella clinica elettronica la suite e-Health® solutions realizzata dalla società GMD mbH del Gruppo Dianoema adattata per l'evenienza. La versione corrente di e-health.solutions opera su piattaforma Microsoft Windows 2000 Server, con application server Tomcat e database Oracle.

Una motivazione per l'adozione di un software di cartella clinica consolidata è legata alla grande diffusione nelle realtà cliniche e alla rapidità di deploy dell'applicazione wireless mobile utilizzando tutti quegli elementi strutturali e fondamentali già parte della cartella clinica prescelta:
- presenza di un affidabile Electronic Patient Record;
- multicentricità della cartella;
- presenza di un repository per la documentazione;
- elevata integrabilità, grazie alla struttura dei dati standard e alle interfacce di comunicazione con gli altri sistemi ospedalieri (HL7, DICOM, http, XML);
- facilità di utilizzo, grazie all'architettura nativa basata su tecnologie Web (Three-tier architecture, Java client);
- flessibilità grazie alla disponibilità di un generatore di applicazioni che consente con facilità di operare modifiche;
- sicurezza del dato: codifica dei dati con utilizzo SSL, Audit Trail (tracking di tutti gli accessi e delle modifiche dei dati) e gestione avanzata dei diritti di accesso basata sul profilo dell'utente;
- possibilità di utilizzare smart card come codice di accesso;
- gestione del login di emergenza;

- compatibilità con gli standard HIPAA e con le più stringenti direttive italiane sulla privacy (Lgs196/2004).

Come già detto, l'applicazione di cartella clinica elettronica su protocollo internet è una tecnologia matura: essa può essere erogata dal Centro Elaborazione Dati del Centro Clinico o, come nel caso del progetto ICAROS - FIRB, in modalità ASP senza significative apprezzabili differenze di prestazioni.

Ausilio palmare. La sezione portatile del progetto ICAROS-FIRB è stata sviluppata con MSFT.Net Windows Mobile 2003 Second Edition, abilitato al telefono. Il dispositivo utilizzato dai pazienti fornisce tutte le informazioni necessarie per la gestione dei dati (assunzione dei farmaci, dieta, esercizio fisico, parametric clinici da registrare, visite di controllo). I PDA sono dotati di una normale SIM GSM abilitata GPRS limitata nel funzionamento (limitazione su numeri telefonici raggiungibili) utilizzabile anche come telefono GSM in particolare per la trasmissione in accoppiamento acustico di tracciati elettrocardiografici raccolti da opportuni dispositivi. L'applicazione funziona come un diario che permette di raccogliere dati clinici e vitali e le risposte ai questionari psicologici, fornendo inoltre un promemoria per facilitare l'assunzione della terapia farmacologica. Le informazioni raccolte possono essere memorizzate localmente nella memoria del palmare oppure possono essere inviate all'archivio centrale.

Monitoraggio cardiologico e psicologico

Fase di valutazione

Durante la fase dell'ammissione al programma, il medico classifica i pazienti sulla base del loro profilo clinico; successivamente dispone il sistema, comprendendo le principali variabili che dovranno essere monitorate (ad esempio la pressione del sangue) e il trattamento farmacologico. La fase iniziale prevede anche una valutazione psicologica, la quale viene eseguita durante il ricovero oppure durante la riabilitazione in day-hospital. Si effettua inizialmente un'intervista clinica che copre le seguenti aree: la storia personale, le abitudini, la rete sociale. Successivamente i pazienti compilano questionari self-report. Il processo di valutazione psicologica solitamente si completa in due o tre incontri di un'ora ciascuno. I costrutti psicologici investigati sono i seguenti: ansia, depressione, percezione della qualità della vita, rappresentazione della malattia e comportamento di malattia ed infine la rabbia. Sono inoltre indagati tratti di personalità, con particolare attenzione per l'eventuale presenza di pattern di comportamento di tipo A e di tipo D (ampiamente descritti in letteratura ed in questo stesso manuale e riconosciuti come tratti tipici dei pazienti cardiopatici). Dopo aver completato il processo di valutazione, lo psicologo del centro scompenso stende un profilo del paziente, mettendo in risalto gli eventuali fattori emersi durante la valutazione psicologica che potrebbero rappresentare fattori di rischio significativi.

Il front-end del paziente

Ai pazienti è richiesto di inserire quotidianamente nel PDA alcuni parametri vitali tra cui peso, frequenza del battito cardiaco, pressione diastolica e sistolica, assunzione di liquidi e diuresi. L'importanza di monitorare questi parametri vitali trova riscontro nelle ricerche presenti in letteratura. Ad esempio, Averwarter e colleghi [37] hanno evidenziato che tenere sotto controllo peso corporeo, pressione arteriosa, polso e saturazione dell'ossigeno nei pazienti con grave insufficienza cardiaca consente non solo di ridurre le riospedalizzazioni ma anche la durata dei ricoveri. Altri autori, tra cui Scanaill e colleghi [38], hanno rilevato come il telemonitoraggio del peso e dei sintomi connessi alla patologia in esame riducesse in maniera significativa la mortalità, principalmente nelle donne e nei pazienti di età inferiore ai 65 anni, rispetto alle cure convenzionali. Louis e colleghi [36], sulla base dei lavori passati in rassegna nella loro review, hanno ipotizzato che il controllo del peso attraverso il telemonitoraggio possa essere una delle misure più utili, in quanto indicatore rudimentale dell'equilibrio dei liquidi. In effetti, monitorare costantemente il peso potrebbe aiutare a rilevare precocemente una ritenzione di liquidi o un'eccessiva diuresi, permettendo in tal modo di prevenire un evento cardiaco avverso. È risultato anche particolarmente utile il controllo della pressione arteriosa e della saturazione dell'ossigeno transcutaneo (che ha la funzione di rilevare e monitorare le apnee durante il sonno).

Uno dei vantaggi del telemonitoraggio è che esso non viene concepito come strumento che il paziente si trova a dover "subire" passivamente, ma come possibilità per diventare protagonista attivo nella gestione della malattia, misurando, inviando e controllando autonomamente gli indicatori della sua condizione di salute. Il paziente in qualche modo si riappropria del controllo della propria malattia e quindi della propria vita. L'ausilio stesso è stato progettato in modo da raggiungere la massima "user-friendliness", con l'obiettivo di facilitarne l'utilizzo da parte del paziente e di evitare l'insorgere di un senso di frustrazione ed impotenza che mal si accorderebbe con lo scopo di rendere il paziente autonomo nella rilevazione e trasmissione degli indicatori. Ad esempio, i pazienti possono avvantaggiarsi di una tastiera ingrandita che compare sul display del PDA quando è necessario inserire numeri o lettere. Un sistema di controllo del range dei valori possibili previene l'inserimento di dati improbabili, non corretti, evitando così di attivare allarmi inutili. La Figura 2 mostra i display per l'inserimento dei parametri vitali e il promemoria della terapia, così come essi appaiono sul palmare del paziente.

Come accennato sopra, uno dei punti di forza del progetto esaminato in questo capitolo è rappresentato dall'attenzione rivolta alla sfera psicologica del paziente. In particolare, il front-end del paziente propone ad intervalli regolari questionari che hanno lo scopo di valutare la depressione, l'ansia e la percezione della qualità della vita. La sincronizzazione dei dati avviene secondo la stessa modalità con cui vengono trasferiti i dati medici. La Tabella 1 elenca i questionari somministrati, includendo anche la cadenza con la quale sono inviati al PDA del paziente, i costrutti psicologici indagati e la modalità di risposta.

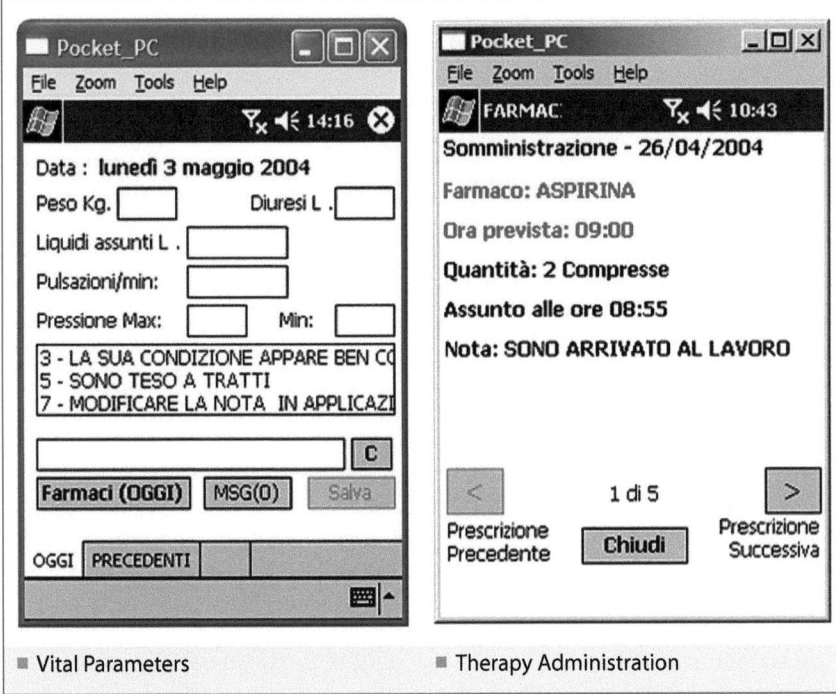

Fig. 2. Schermate del PDA: parametri vitali e somministrazione della terapia farmacologica

Tabella 1. Costrutti psicologici e relativi strumenti di valutazione

	STAI-versione breve	PGWB-6	PHQ-9	PGS - B
Costrutto psicologico	Ansia	Percezione della qualità della vita	Depressione	Screening dello stato psicologico generale
Frequenza di somministrazione	Settimanale	Mensile	Bisettimanale	Settimanale
Tipo di risposta	Scelta multipla	Scelta multipla	Scala visiva analogica	Scala visiva analogica

STAI, State Trait Anxiety Inventory; *PGWB*, Psychological General Well-Being Inventory; *PHQ*, Patient Health Questionnaire; *PGS-B*, Psychological General Screening B

Ansia: è misurata settimanalmente attraverso l'utilizzo di una forma breve dello State Trait Anxiety Inventory di Spielberger (STAI-6). Gli autori hanno selezionato sei item dalla scala di stato che misura l'ansia in quanto sensazione di insicurezza e di impotenza di fronte a una minaccia percepita [39,40].

Depressione: è valutata attraverso il Patient Health Questionnaire (PHQ-9). Il PHQ è frequentemente utilizzato per diagnosticare una condizione di tipo depressivo per pazienti inseriti in un contesto medico. Esso è costituito da nove item che sostanzialmente riassumono e rappresentano i criteri del DSM-IV per la depressione maggiore. Uno studio che ha coinvolto 3000 soggetti con un certo numero di disturbi medici ed un'altra ricerca condotta con 3000 pazienti di cliniche ginecologiche-ostetriche hanno messo in luce e dimostrato il valore diagnostico di tale strumento, valore confermato anche confrontandolo con questionari caratterizzati da un numero maggiore di item. Inoltre il PHQ-9 non solo risulta essere utile nello stabilire la presenza di una condizione di tipo depressivo, ma fornisce anche un indice della gravità della sintomatologia depressiva [41-43].

Percezione della qualità della vita: essa è misurata mensilmente attraverso il PGWBI-6, la versione breve di un questionario self report standardizzato sviluppato da Dupuy (Psychological General Well-Being Inventory-PGWBI) [44-46]. Il questionario è costituito da sei sotto-scale (ansia, depressione, positività e benessere, autocontrollo, salute generale e vitalità). I 22 item che compongono la scala hanno un'alta coerenza interna (α di Cronbach 0,90-0,94). Essa è stata inoltre usata in un numero di campioni fortemente differenziati per variabili sociodemografiche, condizioni di salute ed età. Il questionario è stato anche utilizzato per valutare cambiamenti nel benessere soggettivo in seguito ad una psicoterapia. Uno studio condotto dalla Università Cattolica di Milano, in collaborazione con Bracco, ha messo a confronto la versione originale del questionario con quella breve: i risultati hanno mostrato un'alta e statisticamente significativa correlazione ($r = 0,887$, $p<0,0001$). Infine, l'analisi multivariata ha evidenziato un'alpha di Cronbach pari a 0,93 per la versione standard e pari a 0,92 per quella breve. Una soddisfacente affidabilità e validità del PGWBI-6 hanno favorito l'implementazione di tale questionario nel PDA, che è così diventato un utile strumento per monitorare la qualità della vita.

Psychological General Screening B - PGS-B: somministrato settimanalmente, valuta il benessere psicologico messo a confronto con le credenze soggettive. Per ciascun item (ad es., "mi sento ansioso") i pazienti devono anche affermare quale sarebbe per loro una condizione accettabile ("uno stato d'ansia per me normale/accettabile dovrebbe essere..."). Questo questionario è stato sviluppato dal gruppo di psicologi coinvolti nel progetto, e uno degli obiettivi dello studio è proprio la validazione dello strumento.

I questionari possono essere a scelta multipla (depressione e PGWBI-6, del quale la Figura 3 mostra un esempio), oppure con scale visive analogiche (visual analogic scales - VAS) (ansia e PGS-B). Tutti gli strumenti, ad eccezione del PGS-B, hanno indici normativi con cui confrontare i risultati ottenuti.

Per quanto riguarda l'utilizzo delle VAS (Fig. 4), è importante sottolineare come forniscano ai pazienti un sistema di risposta più immediato a livello percettivo, rendendo per loro più facile affermare in quale misura stanno sperimentando una particolare condizione emotiva attraverso l'uso di un indice

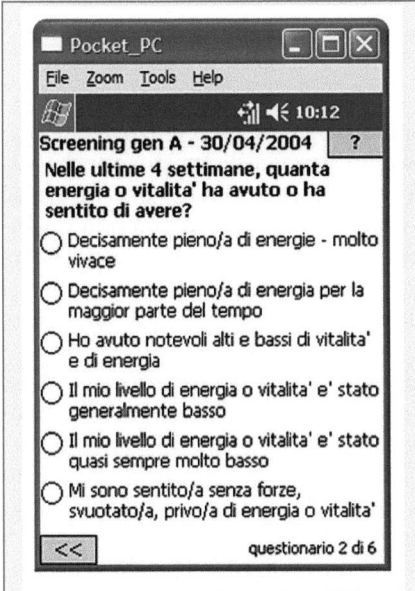

Fig. 3. Schermata per un item del PGWB-6

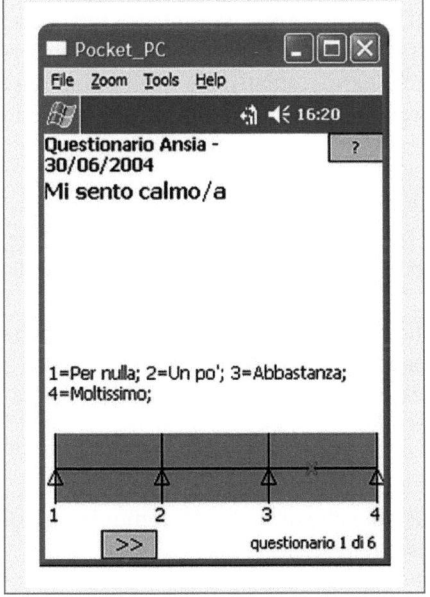

Fig. 4. Scala visiva analogica per un item della scala STAI-6

numerico. Inoltre, i dati numerici espressi su una scala continua sono senza ombra di dubbio più precisi rispetto alla scelta forzata di un numero specifico. Windows Mobile 2003 permette di regolare il display nella visione Landscape, aumentando così le dimensioni delle scale e la finezza di percezione dei questionari.

Il front-end del personale di cura

Al momento dell'immissione nel programma e ogni tre mesi vengono effettuate visite mediche e psicologiche al centro scompenso; i medici possono anche eseguire visite non programmate sulla base delle informazioni raccolte attraverso il sistema qui descritto. I pazienti sono arruolati e assegnati in modo randomizzato al gruppo di trattamento o di controllo. Nel momento in cui si registra per la prima volta il paziente nel sistema, si raccolgono e successivamente si inseriscono i dati demografici, oltre alle informazioni relative alla strumentazione mobile e alla SIM card.

Non appena i pazienti hanno effettuato la sincronizzazione del dispositivo, lo staff di cura riceve le informazioni già organizzate sulla base del criterio priorità/urgenza. Lo staff medico e psicologico identifica parametri o comportamenti irregolari attraverso una verifica automatica che attiverà in seguito un sistema di allarme al fine di agevolare la messa in atto di interventi appropriati. Sulla base delle informazioni raccolte, lo staff può decidere di contattare il paziente, di modificare la terapia, di mandare un messaggio di testo al paziente, oppure di programmare una visita di controllo. Il paziente riceverà il feedback opportuno non appena eseguirà di nuovo la sincronizzazione. Inoltre, viene attivato un sistema automatico per il controllo della compliance al trattamento attraverso l'analisi dei dati effettivi. Il sistema conserva e integra tutti i dati medici e psicologici e fornisce allo staff di cura un flusso continuo di aggiornamenti nonché di informazioni già archiviate. L'obiettivo è quello di aiutare lo staff medico e psicologico ad interpretare i dati clinici e a gestire in modo ottimale i pazienti.

I dati raccolti comprendono:
1) lista dei pazienti con allarmi attivi;
2) lista delle differenti possibilità per il trattamento di un paziente particolare;
3) grafici che rappresentano importanti dati clinici e l'evoluzione della condizione del paziente;
4) informazioni concernenti la compliance del paziente, includendo anche informazioni sulla dieta, l'esercizio fisico e l'assunzione dei farmaci;
5) informazioni concernenti la sicurezza e la tolleranza al trattamento farmacologico;
6) gli esiti dei questionari psicologici.

La Figura 5 mostra la struttura del sistema che permette di comunicare e di scambiare informazioni riguardanti ciascun paziente.

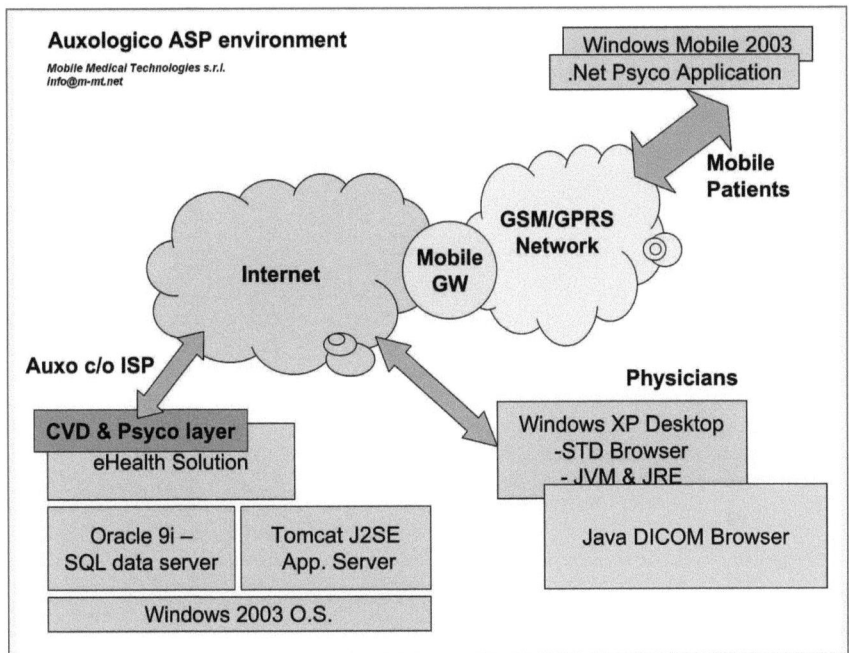

Fig. 5. Architettura della comunicazione

Desktop dello psicologo. Le risposte ai questionari self-report fornite dai pazienti attraverso il PDA sono direttamente inviate al database insieme ai dati concernenti i parametri vitali. Il sistema, in modo del tutto automatico, corregge le risposte. I punteggi totali per le scale di ansia e depressione vengono poi trasformati così da ottenere i percentili e si mette in evidenza il valore clinico sulla base del tipo di percentile in cui cadono i punteggi:
1) se i punteggi si posizionano al di sotto del 90° percentile si riporta l'etichetta "Normale" in una cella colorata di verde;
2) se i punteggi cadono invece tra il 90° e il 95° percentile, si inserisce l'etichetta "Moderato" all'interno di una cella colorata di giallo;
3) se i punteggi corrispondono al 95° percentile o si posizionano a un livello superiore si applica l'etichetta "Alto" alla cella colorata di rosso.

Le Figure 6 e 7 mostrano i display che tracciano la storia clinica di due pazienti relativamente alla depressione e all'ansia, indici ottenuti attraverso la trasmissione dei questionari compilati con il PDA. I dati per ciascun questionario, compresi gli indici numerici e le etichette qualitative, sono registrati in una cartella apposita che raccoglie le osservazioni dalla più alla meno recente,

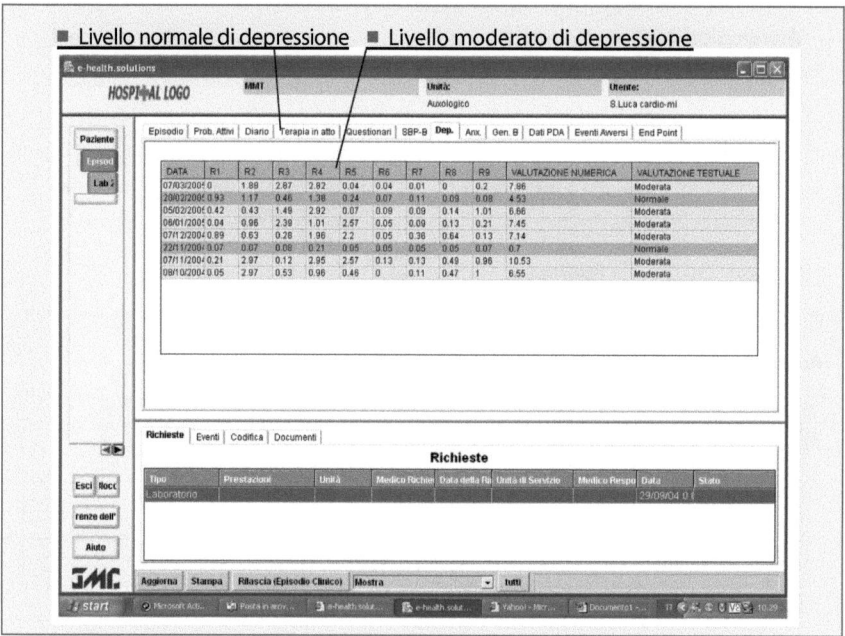

Fig. 6. Schermata del database: livelli di depressione riportati da un paziente

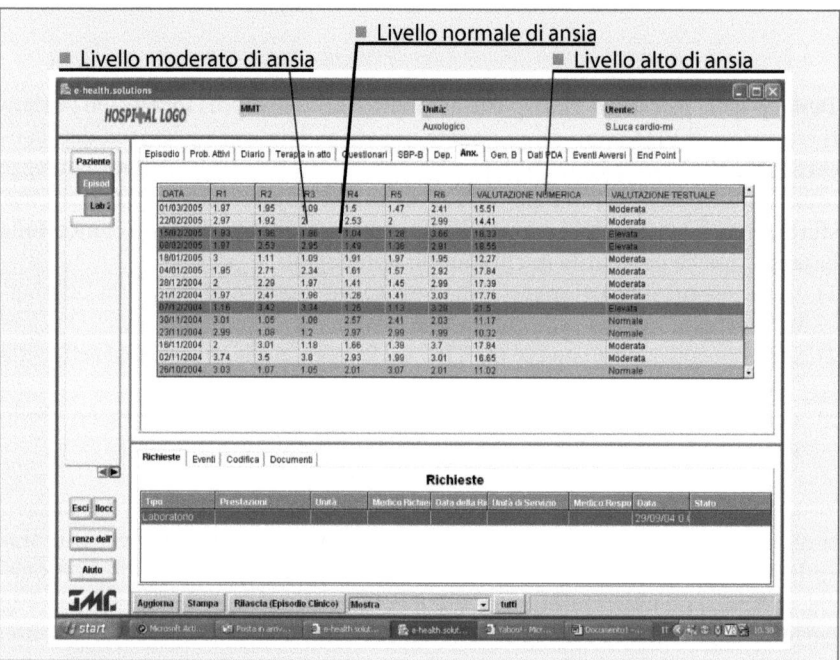

Fig. 7. Schermata del database: livelli di ansia riportati da un paziente

mostrando così l'andamento della condizione del paziente relativamente a quella specifica dimensione psicologica. La Figura 8 mostra il protocollo che lo psicologo deve seguire nel caso della ricezione di allarmi rispetto ai livelli normali di ansia e depressione.

Variabile	Osservazione	Azione
Ansia	Livello normale	Nessuna azione da iniziare
	Livello moderato	Verificare la presenza di due segnalazioni consecutive. Se il trend è confermato, chiamare il paziente per indagine psicologica
	Livello alto	Chiamare il paziente e programmare un colloquio con lo psicologo. Allertare anche il cardiologo di riferimento
Depressione	Livello normale	Nessuna azione da iniziare
	Livello moderato	Chiamare il paziente per verificare la condizione. Nel caso la sintomatologia depressiva sia confermata, programmare una visita con lo psicologo
	Livello alto	Chiamare il paziente e programmare un colloquio con lo psicologo. Allertare anche il cardiologo di riferimento

Fig. 8. Allerte su variabili psicologiche e tipologia d'intervento

Desktop per la gestione medica. La sezione di gestione delle visite è caratterizzata da diversi file di dati: anamnesi, anamnesi farmacologica, esame obiettivo, neuro-ormonale, ECG, RX al torace, ultrasuoni, Ergo Test. Ulteriori visite, tra cui quelle psicologiche, ed altre informazioni riguardanti ciascun paziente possono essere registrate nel database come documenti elettronici allegati (documenti di testo, lettere, fogli di computazione, file di immagine o documenti ottenibili attraverso scansione). La sezione di gestione delle visite è la medesima per entrambi i gruppi: di controllo e di trattamento. Un pannello per la gestione del controllo è associato a ciascun paziente nel gruppo di gestione integrata. Questo pannello presenta alcuni file di dati che aiutano a controllare le condizioni del paziente ed eventualmente a modificare l'intervento.

La scheda Episodio riporta in breve la scheda di registrazione del paziente con i principali dati di interesse. Seguono le schede Problemi Attivi e Diario. Mentre il Diario non è altro che un'agenda ad uso del personale clinico per registrare eventi futuri (visite, chiamate, ecc.), la scheda Problemi Attivi è molto importante perché registra se sono state assunte le terapie con regolarità e se i dati clinici e psicologici sono nella norma. Considerato dal punto di vista informatico si tratta insomma di una sorta di file di log già analizzato in senso clinico e psicologico riportante le informazioni provenienti dal paziente a seguito delle sincronizzazioni tra PDA e sistema centrale. Tutti i dati clinici ricevuti dal PDA alimentano opportuni algoritmi in grado di generare allarmi a supporto dell'intervento del personale clinico: non si tratta né di un sistema esperto né di un sistema dotato di intelligenza artificiale. Le Figure 9 e 10 mostrano un esempio delle schermate del PDA che indicano la presenza di una situazione di allarme.

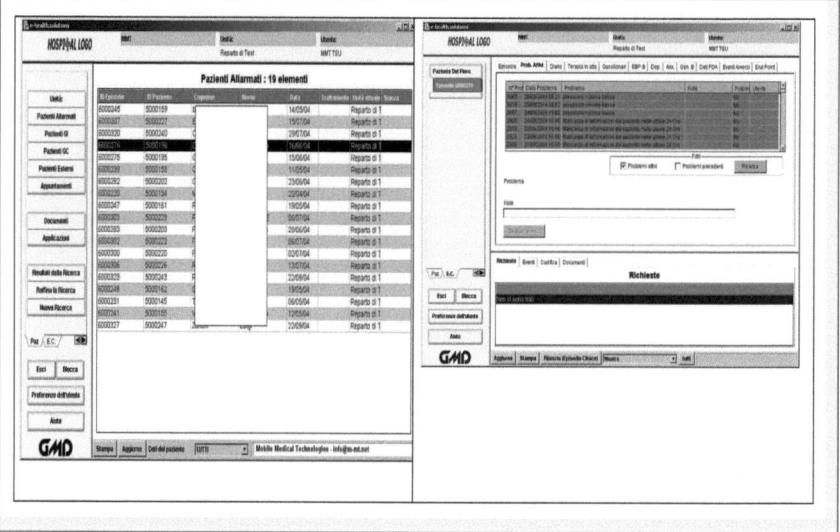

Fig. 9. Pazienti con allarme

Fig. 10. Dettagli dell'allarme per uno specifico paziente

Le schede Terapie in Atto e Questionari rappresentano i pannelli per gestire rispettivamente le terapie farmacologiche e i questionari psicologici: tramite semplici interfacce è possibile somministrare o modificare le terapie, i questionari, le quantità, la programmazione, e via dicendo.

Le schede SBP-B (relativa al PGWB-6), Ansia, Depressione, Generale B riportano una rappresentazione numerica e grafica dei valori (etichette colorate) dei singoli questionari psicologici. La scheda Dati PDA riporta i valori dei dati clinici raccolti dal paziente e viene consultata quando la scheda Problemi Attivi riporta messaggi di allarme in merito alle condizioni cliniche del paziente.

Le ultime due schede, Eventi Avversi ed End Point, servono per memorizzare appunto gli eventi avversi successi al paziente nel corso dello studio o le ragioni per le quali il paziente non è più parte dello studio.

Considerazioni finali

La tecnologia della cartella clinica computerizzata è in fase di consolidamento e di diffusione nelle realtà cliniche, anche se ampiamente sottoutilizzata rispetto al potenziale. Le tecnologie wireless e handheld iniziano a diffondersi con elevati tassi di crescita grazie al miglioramento tecnologico, all'integrazione della telefonia mobile e del wi-fi. È appena il caso di citare come nel campo della sales force automation garantiscano già l'ottimizzazione alle attività delle aziende. Forse una delle novità introdotte dal progetto ICAROS consiste nell'aver dimostrato che l'adozione di un sistema informativo complesso non produce particolari resistenze da parte di personale appositamente formato.

La vera sfida nel mondo clinico e in particolare per il paziente con scompenso cardiaco, di solito di età avanzata, sta nello sviluppo di sistemi utilizzabili con estrema facilità. Altro fattore critico di successo è il training, che va condotto da professionisti ed in maniera graduale. Si tratta di creare una vera e propria alfabetizzazione informatica. Ma anche qui non sarebbe la prima volta: basta pensare che oggi circolano oltre 60 milioni di telefoni cellulari in Italia, la cui complessità d'uso è superiore a quella dell'apparecchiatura da noi utilizzata. La soluzione adottata dal team quindi vedeva nell'addestramento del paziente nel periodo di ospedalizzazione un ruolo chiave. In talune circostanze il training veniva esteso ai familiari. Fondamentale si è dimostrato il ruolo del personale infermieristico con conoscenza di elementi di base di informatica e del call center per risolvere soprattutto piccoli problemi, quali ricordare al paziente di ricaricare la batteria del palmare.

L'utilizzabilità di un sistema di telemonitoraggio ovviamente passerà per la semplificazione dei processi di acquisizione del dato, soprattutto se questo avverrà in maniera seriata. La soluzione che attualmente viene prospettata è il ricorso a tecnologie "pervasive" in grado di acquisire le informazioni attraverso tutta una serie di sensori, anche vestibili, e di periferiche poste a casa del paziente.

Gli sforzi degli addetti ai lavori andranno verso una semplificazione del linguaggio e dei protocolli di comunicazione tra macchine, pazienti e personale medico. Parallelamente andranno consolidate tutte le normative alla base della gestione di un sistema sempre più "intrusivo" in modo da garantire la privacy del soggetto ed aumentarne la confidenza nell'utilizzo adeguato dei moltissimi dati che verranno trattati.

In un'epoca in cui per l'invecchiamento della popolazione il Sistema Sanitario Nazionale è fortemente sotto pressione in termini di controllo dei costi, riteniamo che una valida alternativa al continuo taglio di questi sia l'incremento della produttività che passa attraverso l'adozione di modelli più efficienti e necessariamente vantaggiosi in termini economici. Molte speranze vengono riposte nell'adozione di sistemi informativi che hanno prodotto importanti risultati in altri settori. Ma, come in altre circostanze, l'imporre questa svolta senza far comprendere all'utente il vantaggio marginale delle nuove tecnologie è risultato assai deludente. Nel caso del DM il fattore complessità rende questa evoluzione ancora più problematica. È necessario quindi un approccio incrementale, in cui venga coinvolto anche il paziente, alla continua ricerca di una continuità assistenziale che l'attuale modello non prevede. La possibilità di sapere che quotidianamente il centro clinico si occupa di lui è un elemento sicuramente rassicurante e al tempo stesso motivante nell'intraprendere un cammino che richiede di imparare qualcosa in più, poiché questo è percepito come utile. Le interviste di follow-up condotte dallo psicologo hanno messo in luce che i pazienti riportano di trarre beneficio dall'utilizzo del PDA anche in termini di benessere psicologico. Infatti, i pazienti affermano che il sapere di essere giornalmente monitorati contribuisce a renderli più sereni rispetto a possibili recidive ed eventi cardiaci. Inoltre, l'attenzione ricevuta dallo staff medico e paramedico e dallo psicologo contribuisce a creare quell'aderenza terapeutica la cui mancanza spesso determina non-compliance. È ipotizzabile che l'utilizzo del palmare contribuisca a creare un clima di fiducia tra paziente e staff medico. È comunque importante sottolineare che il paziente, pur fidandosi ed affidandosi allo staff responsabile del monitoraggio, è reso autonomo: il PDA infatti rappresenta non solo un mezzo per rendere possibile il monitoraggio, ma diventa allo stesso tempo strumento di automonitoraggio, responsabilizzando così il paziente rispetto alla propria condizione medica e aumentandone la consapevolezza relativamente alle dimensioni psicologiche che potrebbero minacciare il suo benessere sia fisico sia psicologico.

Le primissime informazioni derivanti dal progetto ICAROS prospettano che, seppur complessa, la strada verso una sempre maggiore implementazione di programmi di DM è sicuramente percorribile.

Bibliografia

1. Cline CM, Israelsson BY, Willenheimer RB et al (1998) Cost effective management programme for heart failure reduces hospitalisation. Heart 80:442-446
2. Stewart S, Marley JE, Horowitz JD (1999) Effects of a multidisciplinary, home-based intervention on unplanned readmissions and survival among patients with chronic congestive heart failure: a randomised controlled study. Lancet 354:1077-1083
3. Weingarten SR, Henning JM, Badamgarav E et al (2002) Interventions used in disease management programmes for patients with chronic illness - which ones work? Meta-analysis of published reports. Brit Med J 325:925
4. Gattis WA, Hasselblad V, Whellan DJ, O'Connor CM (1999) Reduction in heart failure events by the addition of a clinical pharmacist to the heart failure management team: results of the Pharmacist in Heart Failure Assessment Recommendation and Monitoring (PHARM) Study. Arch Intern Med 159:1939-1945
5. Ekman B, Andersson M, Ehnfors G et al (1998) Feasibility of a nurse-monitored, outpatient-care programme for elderly patients with moderate-to-severe, chronic heart failure. Eur Heart J 19:1254-1260
6. Oddone EZ, Weinberger M, Giobbie-Hurder A et al (1999) Enhanced access to primary care for patients with congestive heart failure. Veterans Affairs Cooperative Study Group on Primary Care and Hospital Readmission. Eff Clin Pract 2:201-209

7. Rich MW, Beckham V, Wittenberg C et al (1995) A multidisciplinary intervention to prevent the readmission of elderly patients with congestive heart failure. N Engl J Med 333:1190-1195
8. Rich MW, Vinson JM, Sperry JC et al (1993) Prevention of readmission in elderly patients with congestive heart failure: results of a prospective, randomized pilot study. J Gen Intern Med 8:585-590
9. Rich MW (1999) Heart failure disease management: a critical review. J Cardiac Failure 5:64-75
10. Stewart S, Horowitz JD (2002) Detecting early clinical deterioration in chronic heart failure patients post-acute hospitalisation - a critical component of multisciplinary, home-based intervention? Eur J Heart Fail 4:345-351
11. Schulman KA, Mark DB, Califf RM (1998) Outcomes and costs within a disease management program for adanced congestive heart failure. Amer Heart J 135:285-292
12. Grady KL, Dracupp K, Kennedy G et al (2000) Team management of patients with heart failure. Circulation 102:2443-2456
13. Shah NB, Der E, Ruggiero C et al (1998) Prevention of hospitalisations for heart failure with an interactive home monitoring program. Amer Hearth J 135:373-378
14. Stewart S, Horowitz JD (2002) Home based intervention in congestive heart failure. Long term implications on readmission and survival. Detecting early clinical deterioration in chronic heart failure patients post-acute hospitalisation - a critical component of multisciplinary, home-based intervention? Circulation 105:2861-2866
15. Stewart S, Marley JE, Horowitz JD (1999) Effects of a multisciplinary, home based intervention on planned readmissions and survial among patients with chronic congestive heart failure: a randomised controlled study. The Lancet 354:1077-1083
16. Akosah KO, Shaper AM, Havlik P et al (2002) Improving care for patients with chronic heart failure in the community. The importance of a disease management program. Chest J 122:906-912
17. Whellan DJ, Gaulden L, Gattis WA et al (2001) The benefit of implementing a heart failure disease management program. Arch Intern Med 161:2223-2228
18. Krumholz HM, Parent EG, Tu N (1997) Readmission after hospitalisation for congestive heart failure among medicare beneficiaries. Arch Intern Med 157:99-104
19. Cleland JG, Cohen-Solai A, Cosin Aguilar J et al (2002) Management of heart failure in primary care (the IMPROVEMENT of heart failure program): an international survey. Lancet 360:1631-1639
20. Brass-Mynderse NJ (1996) Disease management for chronic congestive heart failure. J Cardiovasc Nurs 11:54-62
21. Naylor DM, Brooten D, Campbell R et al (1999) Comprehensive discharge planning and home follow-up of hospitalised elders. A randomised clinical trial. JAMA 281:613-620
22. Jerant AF, Azari R, Nesbitt TS (2001) Reducing the cost of frequent hospital admissions for congestive hearth failure. A randomised trial of a home telecare intervention. Medical Care 39:1234-1245
23. de Luigan S, WellsS, Johonson P et al (2001) Compliance and effectiveness of 1 year's home telemonitoring. The report of a pilot study of patients with chronic heart failure. Eur J Heart Fail 3:723-730
24. Kornowsky R, Zeeli D, Averbuch M et al (1995) Intensive home-care surveillance

prevents hospitalisation and improves morbidity rates among elderly patients with severe congestive heart failure. Amer Heart J 129:762-766
25. Gattis WA, Hasselblad V, Whellan DJ et al (1999) Reduction in heart failure events by the addition of a clinical pharmacist to the heart failure management team. Arch Intern Med 159:1939-1945
26. Stewart S, Vandenbroek AJ, Pearson S, Horowitz JD (1999) Prolonged beneficial effects of a home-based intervention on unplanned readmissions and mortality among patients with congestive heart failure. Arch Intern Med ;159:257-261
27. Ekman I, Swedberg K (2002) Home-based management of patients with chronic heart failure - focus on content not just form! Eur Heart J 23:1323-1325
28. Rich MW, Beckham V, Wittenberg C et al (1995) A multidisciplinary intervention to prevent the readmission of elderly patients with congestive heart failure. N Engl J Med 333:1190-1195
29. Tweed SC (2006) Telemonitoring technology: changing lives and changing home care. Caring 25:78
30. World Health Organisation (1988) Informatics and telematics in health. Present and potential uses. WHO, Geneva
31. Meystre S (2005) The current state of telemonitoring: a comment on the literature. Telemed J E Health 11:63-69
32. Commission of the European Communities (1990) Advanced Informatics in Medicine (AIM), Supplement Application of Telecommunications of Health Care Telemedicine. AI 1685
33. WHO (2001) The world health report 2001 - mental health: new understanding, new hope. WHO Press, Ginevra
34. WHO (2002) The world health report 2002 - reducing risks, promoting healthy life. WHO Press, Ginevra
35. Bennett JA, Riegel B, Bittner V, Nichols J (2002) Validity and reliability of the NYHA classes for measuring research outcomes in patients with cardiac disease. Heart Lung 31:262-270
36. Louis AA, Turner T, Gretton M et al, (2003) A systematic review of telemonitoring for the management of heart failure. Eur J Heart Fail 5:583-590
37. Averwater NW, Burchfield DC (2005) No place like home: telemonitoring can improve home care. Healthc Financ Manage 59:46-48, 50, 52
38. Scanaill CN, Carew S, Barralon P et al (2006) A review of approaches to mobility telemonitoring of the elderly in their living environment. Ann Biomed Eng 34:547-563
39. Spielberger CD, Sydeman S, Owen AE, Marsh BJ (1999) Measuring anxiety and anger with the State-Trait Anxiety Inventory (STAI) and the State-Trait Anger Expression Inventory (STAXI). In: Maruish ME (Ed) The use of psychological testing for treatment planning and outcomes assessment (2nd ed.). Lawrence Erlbaum Associates, Publishers, Mahwah, NJ pp 993-1021
40. Spielberger CD, Sydeman S (1994) State-Trait Anxiety Inventory and State-Trait Anger Expression Inventory. In: Maruish ME (Ed) The use of psychological testing for treatment planning and outcome assessment. England: Lawrence Erlbaum Associates, Hillsdale, NJ, pp 292-321

41. Kroenke K, Spitzer RL, Williams JB (2001) The PHQ-9: validity of a brief depression severity measure. J Gen Intern Med 16:606-613
42. Kroenke K, Spitzer RL, Williams JB (1999) Validation and utility of a self-report version of PRIME-MD: the PHQ primary care study. Primary Care Evaluation of Mental Disorders. Patient Health Questionnaire. JAMA 282:1737-1744
43. Lowe B, Kroenke K, Herzog W, Grafe K (2004) Measuring depression outcome with a brief self-report instrument: sensitivity to change of the Patient Health Questionnaire (PHQ-9). J Affect Disord 81:61-66
44. Wool C, Cerutti R, Marquis P et al (2000) Psychometric validation of two Italian quality of life questionnaires in menopausal women. Maturitas 35:129-142
45. Badia X, Gutierrez F, Wiklund I, Alonso J (1996) Validity and reliability of the Spanish version of the Psychological General Well-Being Index. Qual Life Res 5:101-108
46. *http://www.bracco.com/Bracco/Internet/Congress/PGWBI+bracco.htm*

CAPITOLO 17

Interventi psicologici per la gestione dello stress

A. Compare ▪ E. Molinari ▪ R. McCraty ▪ D. Tomasino

La relazione tra stress psicologico e malattia cardiaca è stata ampiamente documentata. C'è una sempre maggiore evidenza che lo stress incide praticamente su quasi tutti gli stadi del processo patologico – genesi, avanzamento e ristabilimento. Inoltre, i pazienti cardiopatici presentano spesso un considerevole disagio emozionale, in termini di rabbia, ansia, paura e depressione. Per queste ragioni, in anni recenti, la comunità medica ha sempre più riconosciuto il bisogno di interventi efficaci per la riduzione dello stress in modo da migliorare la salute emotiva e la riabilitazione fisiologica nei pazienti con cardiopatia e per facilitare la prevenzione della malattia in soggetti a rischio.

Con il termine "stress" intendiamo uno stato di squilibrio derivato da una reale o percepita disparità tra le richieste dell'ambiente circostante e la personale capacità di sostenere tali richieste [1]. Quando infatti l'individuo è sottoposto ad una sollecitazione eccessiva o per un periodo troppo prolungato, necessariamente le capacità di adattamento finiscono per essere sopraffatte; le energie sembrano dunque esaurite, le strategie di comportamento risultano inadeguate e si finisce per avere una persistente sensazione di tensione, che non è alleviata da alcunché e che allontana dalla condizione di benessere. In questo caso, però, si parla di "distress", indicando con tale termine l'aspetto soggettivo e penoso di una situazione di stress che persiste invariabilmente nel tempo. Molto calzante, a tal proposito, ci sembra la circonlocuzione usata dagli autori anglosassoni per esprimere tale condizione: "inability to cope", cioè "incapacità a farcela", tendente proprio a sottolineare questa situazione dell'individuo che, indipendentemente da ogni variabile, come la sua personalità, il supporto sociale, il modo di affrontare le vicissitudini della vita, si sente intrappolato, schiacciato in una morsa dalla quale non riesce a liberarsi.

Lo studio INTERHEART

Una dimostrazione su scala mondiale dell'interazione tra stress e infarto cardiaco è stata fornita dal cosiddetto Studio INTERHEART [2], in cui sono stati interrogati 30.000 tra pazienti che avevano subito un infarto e controlli sani in 52 paesi. Lo studio nasce dalla constatazione che, sebbene oltre l'80% del peso globale delle malattie cardiovascolari ricada sui paesi più poveri, la conoscenza dei fattori di rischio viene in gran parte dai paesi più sviluppati. Succede così che l'effetto degli stessi fattori di rischio sulle malattie coronariche in molte regioni del mondo sia pressoché misterioso.

La presenza di stress psicologico è associata ad un incremento del rischio del 40% (Fig. 1). Inoltre, l'effetto cumulativo mette in evidenza come la presenza di stress psicologico determini un significativo incremento nel livello di rischio (Fig. 2).

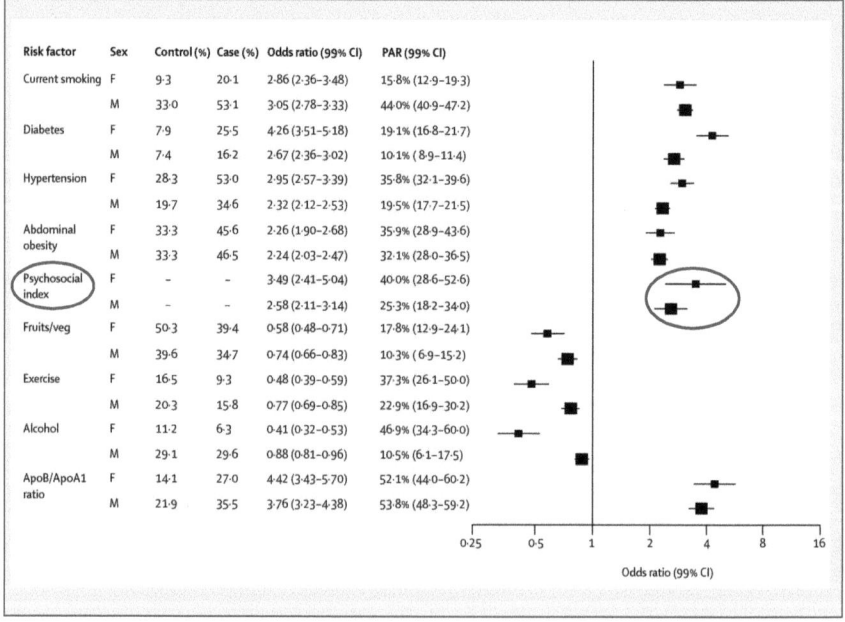

Fig. 1. Confronto tra i fattori di rischio associati ad infarto del miocardio corretti per genere sessuale, età e regione geografica (Riprodotto da [2] con permesso)

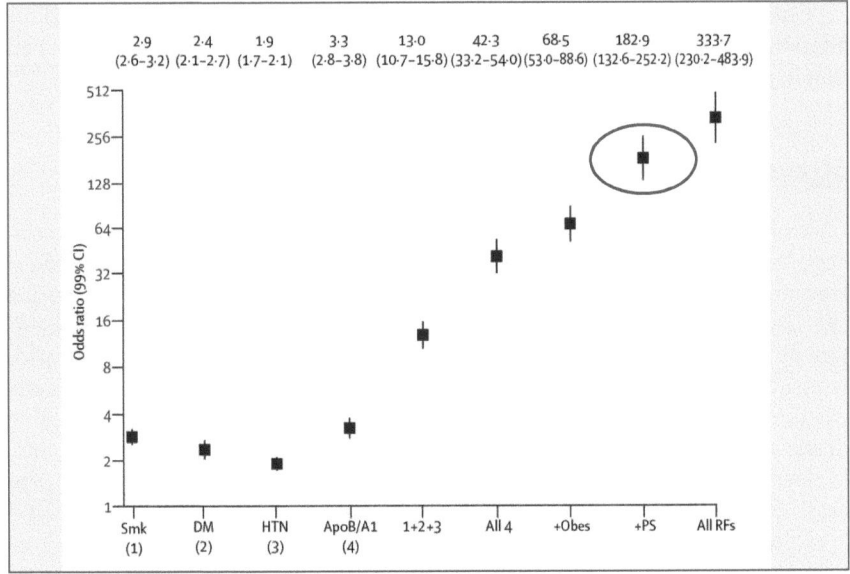

Fig. 2. Azione combinata dei fattori di rischio (Riprodotto da [2] con permesso)

Tipi di stress

La durata dell'evento stressante permette di classificare lo stress in due categorie:
- *stress acuto*: si verifica una volta sola e per un lasso di tempo limitato;
- *stress cronico*: quando lo stimolo è reiterato o di lunga durata.

Per quanto riguarda gli stress cronici, si possono ulteriormente distinguere in:
- *intermittenti*: che si presentano ad intervalli regolari, con una durata limitata, e sono quindi più o meno prevedibili;
- *cronici* propriamente detti: situazioni di lunga durata che investono l'esistenza di una persona (per es. lo status socioeconomico o la vita coniugale) e che diventano stressanti dal momento in cui rappresentano un ostacolo costante al perseguimento dei propri obiettivi.

Ogni persona, nella sua individualità, darà un peso soggettivo agli eventi e agli stimoli interni ed esterni. Nella risposta di adattamento possono essere individuate tre fasi che compongono la sindrome generale di adattamento (GAS):
- *fase di allarme*: sono presenti alterazioni biochimiche;
- *fase di resistenza*: nella quale avviene un'organizzazione funzionale in senso difensivo;
- *fase di esaurimento*: caratterizzata dal collasso delle difese e dall'impossibilità di adattarsi ulteriormente.

Questa successione è una sorta di bilanciamento tra una condizione in cui l'organismo recupera le energie e cerca di ristabilire un equilibrio (omeostasi) ed una in cui l'organismo ha un dispendio energetico.

Stress ed emozioni

Il termine "stress" è diventato una delle parole più utilizzate. Le persone si descrivono "stressate" quando si trovano imbottigliate nel traffico, così come quando si trovano davanti al dissolvimento di una lunga relazione. Ma qual è il filo comune che unisce queste esperienze così diverse, rendendole adatte ad essere rappresentate da un'indicazione comune? Che cosa definisce l'essenza dell'esperienza di stress? Un modello di stress ampiamente accettato è quello che include la percezione e la valutazione di uno stimolo come minaccioso, con la conseguente attivazione di una serie di reazioni fisiologiche caratterizzate come "risposta da stress". Pertanto, la ricerca sullo stress è stata tradizionalmente orientata verso lo studio dei processi cognitivi che influenzano la percezione dello stress (approccio cognitivo) o le risposte corporee allo stress (approccio fisiologico). Tuttavia, in maniera sorprendente, un'attenzione relativamente scarsa è stata data al ruolo del sistema emotivo nel processo di stress. Da una prospettiva psicofisiologica, le emozioni sono centrali nell'esperienza dello stress; in effetti, sono proprio le emozioni e gli stati da queste derivanti – quali rabbia, ansia, irritazione, frustrazione, mancanza di controllo o di speranza – che noi sperimentiamo quando ci descriviamo come "stressati".

I pensieri caratterizzati da una forte carica emotiva sono quelli che tendono a perpetuarsi nella coscienza. Inoltre, sono le emozioni – piuttosto che il pensiero di per sé – che attivano i cambiamenti fisiologici coinvolti nella risposta da stress. Un'attività puramente mentale, quale il ricordo cognitivo di una situazione passata che aveva provocato rabbia, non produce un impatto tanto potente sui processi psicofisiologici quanto può farlo il reale coinvolgimento emotivo collegato a quell'esperienza – riprovare il sentimento di rabbia. È l'emozione che attiva il sistema nervoso autonomo e l'asse cortico-adreno-ipotalamico, apportando cambiamenti nell'attività e nelle funzioni dei sistemi e degli organi del corpo. Pertanto, molti degli effetti deleteri dello stress sul cervello e sul corpo sono in effetti ripercussioni fisiologiche delle emozioni negative.

Lo stress non emerge solo in risposta a situazioni o eventi esterni, ma coinvolge anche, e in larga misura, i coesistenti continui processi emotivi interni e le attitudini che gli individui perpetuano anche in assenza di uno stimolo esterno identificabile. In effetti, molte persone non si rendono conto della misura in cui questi schemi emotivi interiorizzati - sentimenti ricorrenti di agitazione, preoccupazione, ed ansia; rabbia, criticismo e risentimento; scontentezza ed infelicità; insicurezza e indecisione - dominano la loro condizione limitando le esperienze emotive positive, tanto che lo stress diventa essenzialmente una parte costituiva del loro senso di identità [3, 4]. A lungo termine, tali modelli emotivi ricorrenti possono contribuire alla genesi della malattia cardiaca, intensificandone i sintomi e ostacolando il recupero delle funzioni compromesse.

Gli interventi psicologici

Lo stress determina complesse reazioni somatiche che possono portare ad una modificazione del substrato biologico (cioè alterazioni come quelle che avvengono a livello ormonale) dell'organismo, modificazione che costituisce una potenziale causa di malattie. La risposta allo stress è una risposta fondamentale da parte dell'organismo, è un modo di rispondere agli agenti stressanti in modo adattativo e difensivo e la sua assenza potrebbe avere effetti letali.

Un elemento decisivo è la persistenza dell'attivazione fisiologica. Essa dipende:
- dalle caratteristiche dell'agente stressante (durata, intensità);
- dai meccanismi di difesa adottati dall'individuo (caratteristiche della personalità, esperienze passate, stile di risposta emozionale);
- da parametri biologici determinati geneticamente.

Nei casi in cui gli stimoli non siano persistenti, la reazione tenderà ad estinguersi, laddove l'attivazione verrà mantenuta nei casi di stimolazione emozionale cronica. La persistenza dell'attivazione ci informa sull'intensità e la durata delle modificazioni del substrato biologico. Proprio il concetto di reversibilità delle modificazioni biologiche indotte dallo stress assume un'estrema rilevanza dal punto di vista preventivo e terapeutico, poiché condiziona la scelta delle terapie e delle tecniche di intervento.

Gli interventi sono di due tipi:
- mirati agli stimoli;
- mirati alla risposta.

Gli interventi mirati agli stimoli sono quelli che tendono, una volta individuati gli agenti stressanti, a modificarli. Ad esempio, se l'agente stressante è un'eccessiva mole di lavoro, un intervento potrebbe consistere nel ridurre l'orario di lavoro o nel prendersi una vacanza. Le cose non sono però sempre così semplici. Intervenire è più complicato quando l'agente stressante è interno all'individuo (come nel caso di un conflitto) o quando un avvenimento apparentemente irrilevante è capace di scatenare in una persona una reazione abnorme che non sembra giustificata dallo stimolo, ma più probabilmente dalla sua storia personale.

Le terapie che agiscono sul conflitto, sul problema e sulla crisi rientrano quindi a pieno titolo tra gli interventi mirati agli stimoli; esse hanno il vantaggio di essere in qualche modo eziologiche (mirano cioè ad affrontare il problema a partire dalla causa che lo ha scatenato), in quanto agiscono sulla presunta causa del problema, ma il loro difetto è di essere spesso di lunga durata.

La psicoanalisi, le terapie psicoanalitiche brevi, quelle cognitive e cognitivo-comportamentali sono tutti esempi di interventi centrati sullo stimolo emozionale. Non sempre, però, è possibile agire sullo stimolo e le psicoterapie, per quanto possano essere considerate la terapia d'elezione, presentano dei problemi. Possono essere antieconomiche o difficilmente realizzabili. In questi casi si preferisce ricorrere agli interventi mirati alla reazione emozionale a livello fisiologico e psicologico-comportamentale.

Tecniche cognitivo-comportamentali

Altre tecniche comunemente utilizzate per la gestione dello stress derivano dalla psicoterapia cognitivo-comportamentale. Il modello cognitivo-comportamentale opera sulla base della teoria che i pensieri maladattativi convoglino comportamenti dannosi e che quindi questi pensieri dovrebbero rappresentare il focus dell'intervento terapeutico. La terapia cognitivo-comportamentale esclude per definizione che le emozioni siano il principale target e, nonostante le emozioni possano venire esplorate, esse sono viste come una conseguenza dei pensieri maladattativi. Secondo il modello cognitivo, tutte le emozioni seguono una valutazione cognitiva dello stimolo in entrata, il quale successivamente determina una risposta comportamentale. Quindi, la cornice teorica su cui sono basati i metodi cognitivo-comportamentali afferma che le emozioni sono sempre una conseguenza del pensiero; di conseguenza, modificando i propri pensieri si può assumere il controllo delle proprie emozioni.

Tuttavia, nell'ultimo decennio, la ricerca nell'ambito delle neuroscienze ha mostrato che i processi emotivi operano molto più velocemente di quelli cognitivi, spesso aggirando completamente il processo mentale lineare di ragionamento [5]. Inoltre, nonostante le emozioni possano essere indotte dai pensieri, esse possono anche emergere da associazioni inconsce scatenate da stimoli interni o esterni. In altre parole, non tutte le emozioni seguono il pensiero; le emozioni spesso occorrono indipendentemente dai processi cognitivi e, inoltre, possono significativamente influenzare e colorire il processo cognitivo ed i suoi output [5, 6]. Per questa ragione, focalizzarsi unicamente sui processi del pensiero può spesso impedire l'identificazione della causa fondamentale di un disturbo emotivo e dell'appropriata soluzione. In alcuni casi, nel tentativo di rettificare il proprio pensiero, è possibile non riuscire a trovare sollievo emotivo semplicemente perché lo schema emotivo disadattativo sottostante può essere guidato principalmente da spinte inconsce che operano indipendentemente dall'intelletto.

Il rilassamento

È una tecnica diretta sullo stato emozionale alterato (reazione di allarme) che è alla base del disturbo somatico. Ha il vantaggio di essere una terapia attiva, in quanto il paziente viene coinvolto direttamente nel controllo del proprio stato disfunzionale; inoltre è relativamente breve, e può permettere al paziente di ridurre i suoi stati d'ansia gestendo così le variabili fisiologiche ad essi correlate. Il rilassamento è stato considerato il rimedio ideale per lo stress; molte persone ritengono, infatti, che se potessero imparare a rilassarsi, sarebbero più sane e più felici. Il rilassamento è un processo utile e benefico che distoglie temporaneamente l'attenzione da sentimenti spiacevoli e riduce l'attivazione fisiologica, promuovendo in tal modo la rigenerazione corporea. Tuttavia, le tecniche di rilassamento in genere non prendono in considerazione le emozioni non gestite che costituiscono la radice dello stress e non tentano nemmeno di trasformare i profondi schemi emotivi che originano i sentimenti portatori di stress. Senza questi cambiamenti fondamentali a livello emotivo, ogni sollievo dallo stress è probabile che abbia vita breve.

Il *biofeedback*

Il controllo volontario della funzione alterata si riferisce invece ad un principio differente, ovvero alla possibilità che il paziente gestisca certe funzioni vegetative che normalmente si pensa non possano essere soggette al controllo volontario. Il procedimento in questione è il biofeedback (controllo in retroazione delle variabili biologiche) e permette di gestire sia funzioni semplici, direttamente, sia attività complesse, indirettamente, attraverso la riduzione degli stati d'ansia. La tecnica consiste, essenzialmente, nel rilevamento della funzione alterata attraverso trasduttori elettrici (dei dispositivi capaci di trasformare l'energia), nell'amplificazione del segnale così ottenuto e nella sua ritrasmissione al soggetto attraverso un segnale acustico o visivo. Il soggetto viene poi invitato a cercare di modificare il parametro in questione e, per ogni successo ottenuto, riceve una ricompensa (che può anche essere rappresentata dalla riuscita stessa, alla quale il paziente associa un valore terapeutico).

Rompere il ciclo dello stress: il potere delle emozioni positive

Nonostante lo stress abbia una fonte emotiva, è interessante osservare che gli interventi per la gestione dello stress più utilizzati non sono focalizzati direttamente sulle emozioni.

La ricerca nelle neuroscienze ha apportato ulteriori rivelazioni che confermano come sia più appropriato considerare emozione e cognizione come due funzioni e sistemi separati ma interagenti, che comunicano attraverso connessioni neurali bidirezionali attraverso la corteccia e centri di controllo delle emozioni, quali l'amigdala. Tali connessioni permettono agli input di tipo emotivo di modulare l'attività corticale e agli input cognitivi provenienti dalla corteccia di modulare l'elaborazione emotiva. Tuttavia, la ricerca indica che le connessioni neurali che trasmettono informazioni dai centri delle emozioni ai centri cognitivi nel cervello sono più forti e numerose rispetto a quelle che convogliano l'informazione dai centri cognitivi a quelli emotivi [5]. Questa fondamentale asimmetria spiega la dominante influenza degli input derivanti dal sistema emotivo sulle funzioni cognitive quali attenzione, percezione e memoria, così come sui processi cognitivi superiori. Al contrario, l'influenza relativamente limitata degli input che partono dal sistema cognitivo sull'elaborazione delle emozioni aiuta a spiegare perché sia generalmente così difficile modulare volontariamente le nostre emozioni solo attraverso il pensiero.

Ecco perché le strategie che incoraggiano il "pensiero positivo" – *senza che vengano coinvolti anche i sentimenti* – possono spesso fornire solo un eventuale temporaneo sollievo da un disagio emotivo. Mentre l'individuo può attuare uno spostamento di natura concettuale (comunque importante), la principale fonte di stress e causa di comportamento nocivo – lo schema emotivo disfunzionale sottostante – rimane per lo più intatto. La comprensione di come il sistema emotivo e quello cognitivo interagiscono ha significative implicazioni sugli interventi volti alla regolazione delle emozioni: viene suggerito che *intervenire a livello del sistema emotivo stesso* è un modo più diretto, efficiente e potente per annullare e trasformare i pattern disfunzionali sottostanti a risposte dannose di tipo psicologico, comportamentale e fisiologico.

Più specificamente, viene proposto che *l'attivazione di emozioni positive* può giocare un ruolo cruciale nello spezzare il ciclo, trasformando lo stress alla sua fonte. Il potere trasformativo delle emozioni positive non è un concetto nuovo, infatti per secoli studiosi religiosi, artisti, scienziati, medici e scrittori lo hanno enfatizzato. Tuttavia, è solo recentemente che le emozioni positive hanno iniziato ad essere analizzate in maniera sistematica partendo da una prospettiva scientifica [7]. Prevedibilmente, un crescente corpus di letteratura sta iniziando a fornire un'evidenza oggettiva della centralità delle emozioni positive rispetto al funzionamento ottimale in quasi tutte le sfere dell'esperienza umana. È stato dimostrato che le emozioni positive migliorano lo stato di salute e aumentano la longevità [8, 9]. È stato anche mostrato che esse influenzano il modo in cui vengono considerate e affrontate le sfide – in termini di aumento della flessibilità cognitiva, creatività, ricettività, ed innovazione nella soluzione di problemi [3, 10, 11].

La fisiologia delle emozioni positive

Le fluttuazioni naturali della frequenza cardiaca, conosciute come variabilità della frequenza cardiaca (heart rate variability - HRV) o ritmi cardiaci, costituiscono un prodotto degli interscambi dinamici dei diversi apparati del corpo. I cambiamenti a breve termine (battito a battito) della frequenza cardiaca sono in gran parte generati dall'interazione tra cuore e cervello attraverso i segnali neurali che si diramano lungo i pathway afferenti ed efferenti dei rami simpatico e parasimpatico del sistema nervoso autonomo (SNA). L'HRV è quindi considerata una misura della funzione neurocardiaca che riflette le interazioni cuore-cervello e le dinamiche dell'SNA.

Utilizzando l'analisi dell'HRV, gli autori hanno dimostrato che specifici pattern del ritmo cardiaco caratterizzano diversi stati emotivi [12, 13]. In generale, lo stress emotivo – incluse emozioni quali rabbia, frustrazione ed ansia – porta a schemi del ritmo cardiaco incoerenti. Nel complesso, a confronto con lo stato neutro al baseline, questo indica minore sincronizzazione nell'azione reciproca dei rami simpatico e parasimpatico dell'SNA.

Al contrario, condizioni che confermano stati e attitudini legati alle emozioni positive, quali apprezzamento, attenzione, compassione e amore, generano un pattern fluido di onde sinusoidali. Rispetto allo stato neutro del baseline, questo riflette un aumento della sincronizzazione tra i due rami dell'SNA ed uno spostamento generale del bilanciamento autonomico in direzione di un aumento dell'attività parasimpatica. I ritmi cardiaci associati agli stati positivi come l'apprezzamento sono chiaramente più coerenti rispetto a quelli generati durante un'esperienza emotiva negativa quale la frustrazione [12, 13]. A livello fisiologico, la modalità di coerenza psicofisiologica è caratterizzata da un aumento di ordine, efficienza ed armonia nell'attività e nelle interazioni dei sistemi corporei, inclusi fenomeni quali autocoerenza, modulazione, sincronizzazione e risonanza [3, 13]. Come descritto in precedenza, questa modalità è associata ad un aumento di coerenza nell'attività ritmica cardiaca (autocoerenza), che si manifesta come pattern del ritmo cardiaco di forma sinusoidale oscillante ad una frequenza di circa 0,1 hertz. Quindi, in questa modalità, lo spettro della HRV è dominato da un picco a banda stretta e alta ampiezza vicino al centro della gamma a bassa frequenza. Infine, la coerenza psicofisiologica è caratterizzata da un aumento della sincronizzazione tra l'attività cardiaca e quella cerebrale. Precisamente, è stato riscontrato che i ritmi β e α delle onde cerebrali, così come l'attività cerebrale a bassa frequenza, mostrano un aumento della sincronizzazione con il ciclo cardiaco durante questa modalità [3, 13]. In termini di funzionamento fisiologico, la modalità di coerenza conferisce una serie di benefici al sistema. Tra questi: 1) un miglioramento dell'equilibrio simpatovagale e della sincronizzazione; 2) la regolazione della sensibilità barocettiva, che è correlata al miglioramento del controllo a breve termine della pressione e all'aumento dell'efficienza respiratoria; 3) un aumento del traffico vagale afferente, il quale è coinvolto nell'inibizione dei segnali dolorifici e del flusso simpatico; 4) un aumento del flusso cardiaco unito ad una maggiore efficienza nello scambio di fluidi, nel filtraggio e nell'assorbimento tra capillari e tessuti; 5) un aumento della capacità di adattamento del sistema cardiovascolare alle richieste circolatorie. Tutto ciò risulta in un incremento dell'efficienza energetica di tutto il sistema e di conservazione dell'energia metabolica [13].

Queste osservazioni supportano l'esistenza di un legame tra emozioni positive e aumento dell'efficienza fisiologica, che potrebbe parzialmente spiegare il crescente numero di correlazioni documentate tra emozioni positive, miglioramento della salute e aumento della longevità. Gli autori hanno inoltre dimostrato che la pratica delle tecniche che aumentano la coerenza fisiologica è associata con un miglioramento, sia a breve che lungo termine, di misure oggettive legate alla salute, tra cui l'aumento dell'immunità umorale [14] e un aumento del rapporto DHEA/cortisolo [15]. Gli autori hanno anche trovato che la modalità di coerenza è associata con un significativo miglioramento della performance cognitiva [3, 13]. È importante sottolineare che la modalità di coerenza psicofisiologica è sia fisiologicamente (come mostrato in Fig. 2) sia psicologicamente distinta da uno stato di rilassamento. A livello fisiologico, il rilassamento è caratterizzato da una complessiva riduzione del rilascio dell'SNA e da uno spostamento dell'equilibrio dell'SNA verso l'attività parasimpatica. Anche la modalità di coerenza è associata con un aumento dell'attività parasimpatica, includendo quindi un elemento chiave della risposta di rilassamento, ma è fisiologicamente distinta dal rilassamento perché il sistema oscilla alla sua naturale frequenza di risonanza, con una maggiore armonia e sincronizzazione nel sistema nervoso e nelle dinamiche cuore-cervello [13]. Inoltre, diversamente da quanto avviene nel rilassamento, la modalità di coerenza non implica necessariamente un abbassamento della frequenza cardiaca di per sé, o un cambiamento della variabilità dell'HRV, ma implica piuttosto un cambiamento nello schema del ritmo cardiaco. Non solo ci sono fondamentali differenze nei correlati fisiologici del rilassamento e della coerenza, ma anche gli stati psicologici associati sono piuttosto diversi. Il rilassamento si manifesta generalmente come uno stato dissociativo, che conduce al riposo o al sonno, in cui l'attenzione è principalmente ritirata dai processi cognitivi ed emotivi. Al contrario, la coerenza coinvolge generalmente l'esperienza attiva di emozioni positive. Questa modalità promuove uno stato di calma ed equilibrio e, allo stesso tempo, di allerta e responsività che contribuisce all'espletamento delle attività quotidiane, inclusi processi di risoluzione di problemi, presa di decisioni e performance di compiti che richiedono acume, concentrazione, coordinazione e discriminazione [3, 13].

La genesi delle emozioni

Negli ultimi anni è emersa una nuova conoscenza riguardo al funzionamento del cervello e le dinamiche mente-corpo coinvolte nell'elaborazione delle emozioni. Il cervello ha iniziato ad essere considerato un processore analogico, invece di un calcolatore elettronico che assembla pensieri e sentimenti a partire da pezzi di informazioni. In qualità di elaboratore analogico, il cervello associa tra di loro interi concetti o *schemi*, alla ricerca di somiglianze, differenze e relazioni. Questo nuovo modo di intendere i processi mentali ha sfidato anche le prospettive a lungo considerate valide su come le emozioni vengono generate. Un tempo, gli psicologi sostenevano che le emozioni erano espressioni puramente mentali generate esclusivamente dal cervello; invece adesso è risaputo che le emozioni hanno a che fare tanto con il corpo che con la mente: quindi, l'origine dell'esperienza emotiva risulta dall'interazione continua tra il cervello, il corpo e l'ambiente [16]. Questo modello è basato sulla teoria dell'emozione inizialmente proposta da Pribram [17], per cui il cervello funziona come uno schema complesso di identificazione e appaiamento. In questo modello, l'esperienza passata costruisce in noi una serie di schemi abituali che vengono rappresentati nell'architettura neurale. Gli input al cervello che afferiscono sia dall'ambiente esterno che da quello interno contribuiscono al mantenimento di tali schemi attraverso un processo di feedback. All'interno del corpo, gli schemi dell'attività di molti processi forniscono input ritmici costanti con cui il cervello diviene familiare.

Gli schemi ricorrenti di input provenienti dall'esperienza precedente formano uno sfondo stabile, o *schema di riferimento*, con il quale gli schemi di input dell'esperienza presente sono confrontati. Secondo questo modello, gli schemi attuali che corrispondono allo schema di riferimento sono elaborati e sperimentati come "familiari" e quindi non producono un cambiamento nell'attivazione o nell'esperienza emotiva. Tuttavia, quando uno schema di input nel presente è sufficientemente diverso dallo schema di riferimento, si verifica una discontinuità o *"dissonanza"*. Tale dissonanza, o *allontanamento dallo schema abituale*, è ciò che sta all'origine dei sentimenti e delle emozioni.

Una volta che uno schema di riferimento è stato stabilito, per mantenere la stabilità, i sistemi neurali cercano di mantenere un abbinamento tra lo schema di riferimento, gli input attuali ed i comportamenti futuri. Quando l'input al cervello non combacia con lo schema di riferimento, deve essere condotta una "taratura" in modo da raggiungere il controllo e riportare il sistema ad una condizione di stabilità. Un modo per ristabilire la stabilità è quello di eseguire un'azione rivolta verso l'esterno. Siamo motivati a mangiare se "sentiamo" fame, a scappare o lottare se in pericolo, a fare qualcosa per attirare l'attenzione su di noi se ci sentiamo ignorati, ecc. Al contrario, quando si verifica un fallimento nell'esercitare il controllo per ripristinare la stabilità psicofisiologica, possono essere esperiti sentimenti quali ansia, panico, fastidio, apprensione, mancanza di speranza o depressione. In breve, dal momento che i nostri sistemi psicofisiologici sono progettati per mantenere la stabilità, ritornare all'abituale schema di riferimento dona un senso di sicurezza, mentre rimanere in un territorio sconosciuto provoca agitazione. È importante sottolineare che ciò è vero anche se lo schema di riferimento stabilito è caratterizzato da caoticità e confusione: *il sistema lotterà per mantenere un collegamento con lo schema di riferimento, anche se questo è disfunzionale.*

Questo modello fornisce una base psicofisiologica per capire perché risulta così difficile cambiare condizioni di stress cronico. In seguito a ripetute esperienze di stress, il cervello impara a riconoscere come familiari, e quindi confortanti, gli schemi di attività psicofisiologica associati allo stress. Nella misura in cui questi schemi diventano parte della nostra condizione di riferimento, il sistema si sforza di mantenere un collegamento con gli schemi psicologici abituali, attraverso un processo di feedback, nonostante l'impatto dannoso sulla salute, sul benessere emotivo e sul comportamento. Quindi, senza un efficace intervento, lo stress può divenire una condizione autoperpetuante e autorinforzante.

Tuttavia, dato che il sistema si trova in una relazione dinamica con il suo ambiente, questo modello incorpora anche i mezzi per il cambiamento e lo sviluppo. Attraverso un processo di *feed-forward*, in maniera simile a ciò che avviene nella regolazione di un termostato, quando i nuovi schemi di input vengono regolarmente sperimentati, e quindi rinforzati nell'architettura neurale, diventano a loro volta familiari al sistema e lo schema di riferimento viene modificato e diretto verso una condizione di stabilità attraverso il processo di *feed-forward/feedback*.

Solitamente questo processo avviene in maniera automatica ed inconsapevole. *Tuttavia, il processo di rischematizzazione attraverso il feed-forward può anche essere attivato intenzionalmente.* Alla fine, se questo processo è mantenuto, viene creata una nuova condizione di base in cui lo schema è rappresentato nel sistema come pattern di riferimento.

Il ruolo del cuore

Il modello delle emozioni qui descritto evidenzia la funzione critica degli input afferenti (ascendenti) che dagli organi corporei si dirigono verso il cervello, contribuendo così agli schemi di input che in ultimo determinano l'esperienza emotiva [16, 17]. Nonostante gli schemi coinvolti in queste attività siano estremamente complessi e includano diversi organi e sistemi, è diventato chiaro che il cuore gioca un ruolo particolarmente importante. Il cuore rappresenta la fonte primaria e più importante di schemi ritmici dinamici. Inoltre, le reti afferenti che collegano il cuore ed il sistema cardiovascolare con il cervello sono molto più estese degli altri sistemi afferenti associati ad altri organi principali [18]. In aggiunta a ciò, è ormai stabilito che il cuore costituisce un sofisticato centro di codifica ed elaborazione delle informazioni, corredato di un sistema nervoso intrinseco sufficientemente sofisticato da poter essere qualificato come "piccolo cervello". Il suo sistema di circuiti gli permette di apprendere, ricordare e prendere decisioni funzionali indipendentemente dal cervello craniale, e i suoi input ritmici al cervello riflettono tali processi [19]. Il cuore funziona anche come organo sensorio, di natura particolarmente sensibile e responsiva ai cambiamenti in tutta una serie di altri sistemi psicofisiologici. Per esempio, gli schemi ritmici del cuore sono continuamente modulati dai cambiamenti di entrambi i rami dell'SNA e l'estesa rete intrinseca di neurorecettori gli permette anche di rilevare e rispondere alle variazioni degli schemi e dei ritmi ormonali [19]. Infine, il cuore funziona di per sé come ghiandola endocrina che produce e secerne diversi ormoni e neurotrasmettitori [13].

Quindi, ad ogni battito, il cuore non solo pompa il sangue in circolo, ma, allo stesso tempo, trasmette continuamente al cervello e in tutto il corpo schemi dinamici di informazioni neurologiche, ormonali, pressorie ed elettromagnetiche [13]. Inoltre, un esteso corpo di ricerca ha mostrato che l'input cardiaco afferente non solo esercita effetti omeostatici sui centri di regolazione cardiovascolare nel cervello, ma influenza anche l'attività e la funzione dei centri cerebrali superiori coinvolti nell'elaborazione delle informazioni percettive, cognitive ed emotive [13].

I molteplici e continui input provenienti dal cuore e dal sistema cardiovascolare e diretti verso il cervello sono perciò un fondamentale contributo nello stabilire lo schema di riferimento abituale che serve da termine di paragone per gli input attuali. Ne consegue anche che i cambiamenti negli schemi dell'attività cardiaca possono avere un impatto immediato e profondo sulla percezione e sull'esperienza emotiva. Sulla base di questa connessione tra gli schemi ritmici cardiaci e le emozioni, si può predire che gli interventi in grado di cambiare *in maniera intenzionale* lo schema dell'attività ritmica cardiaca dovrebbero modificare lo stato emotivo. Infatti, è possibile applicare un intervento di gestione dello stress semplicemente alterando il ritmo respiratorio con respiri profondi e lenti. *Cambiare il proprio ritmo respiratorio modula l'attività ritmica del cuore*. La modulazione del ritmo cardiaco attraverso l'attività respiratoria viene definita come aritmia respiratoria sinusale.

Mantenere un ritmo respiratorio regolato può offrire cognitivamente un sollievo a breve termine dallo stress, ma per la maggior parte delle persone è difficile farlo per più di circa un minuto. D'altra parte, gli autori hanno trovato che i caratteristici spostamenti nell'attività ritmica cardiaca sono generati in maniera naturale e sono più facilmente prolungabili attraverso l'autoinduzione di emozioni positive.

Recenti sviluppi: le tecniche HeartMath®

Il sistema HeartMath è costituito da una serie di tecniche centrate sulle emozioni positive che permettono alle persone di autogenerare e mantenere in maniera affidabile la coerenza psicofisiologica e i benefici ad essa associati. Le tecniche HeartMath di rifocalizzazione sulle emozioni positive sono concepite per permettere agli individui di intervenire *nel momento* in cui viene sperimentato lo stress, in modo da ridurre o prevenire la risposta di stress psicofisiologico.

Le tecniche HeartMath facilitano il processo di ristrutturazione in base a cui gli schemi disfunzionali sottostanti all'esperienza di stress sono progressivamente sostituiti da schemi fisiologici, emotivi, cognitivi e comportamentali più salutari che a loro volta diverranno "automatici" o familiari.

In sostanza, il valore delle tecniche HeartMath sta nel fatto che offrono all'individuo un mezzo sistematico ed affidabile attraverso cui è possibile avviare un processo di feed-forward. Intervenendo a livello del sistema emotivo, le tecniche HeartMath utilizzano il cuore come punto d'entrata nella rete psicofisiologica sottostante all'esperienza emotiva. Lo stato di coerenza psicofisiologica raggiungibile attraverso i processi sopra descritti sfocia in un cambiamento dei segnali cardiaci inviati al cervello. Il valore di tale cambiamento si esplicita sia a livello fisiologico, con l'interruzione o la prevenzione della risposta di stress, sia a livello emotivo, in quanto una maggiore organizzazione dello schema di input afferenti dal cuore e la conseguente maggiore coerenza dello schema ritmico cardiaco viene letta dal cervello come un quadro di sentimenti di sicurezza e benessere.

Attraverso il regolare uso delle tecniche HeartMath viene rinforzata l'associazione tra modalità di coerenza psicofisiologica ed emozione positiva. Un ulteriore risultato dello spostamento verso una stato di coerenza psicofisiologica si manifesta a livello cognitivo, in quanto il cambiamento dello schema cardiaco afferente che raggiunge i centri cognitivi localizzati nella corteccia può modificare l'attività elettrofisiologica del cervello e portare ad una significativa trasformazione nell'elaborazione percettiva e cognitiva [13].

L'occorrenza di tale processo di ristrutturazione è supportata da dati sia fisiologici che psicologici. A livello elettrofisiologico, rilevazioni ambulatoriali dimostrano una maggiore frequenza di periodi di coerenza *spontanei* (senza consapevole utilizzo degli strumenti) negli schemi del ritmo cardiaco in individui che praticavano le tecniche HeartMath rispetto alla popolazione generale. Alcuni dati collegano la pratica delle tecniche HeartMath a cambiamenti favorevoli nei pattern ormonali. Specificamente, è stato dimostrato un significativo aumento del rapporto DHEA/cortisolo in individui che avevano regolarmente utilizzato le tecniche HeartMath per un periodo di trenta giorni [15].

Facilitazione della coerenza

L'apprendimento e l'uso efficace delle tecniche HeartMath possono essere facilitati dal training di feedback della coerenza del ritmo cardiaco. Questa tecnologia fornisce un feedback fisiologico in tempo reale che serve come potente aiuto o convalida oggettiva nel processo di apprendimento volto all'aumento della coerenza psicofisiologica autogenerata [20]. Un nuovo strumento di feedback della variabilità della frequenza cardiaca e del sistema di costruzione della coerenza, conosciuto come Freeze-Framer® (Quantum Intech, Boulder Creek, California), include una tecnologia brevettata che consente di monitorare e quantificare la coerenza del ritmo cardiaco, indice fisiologico chiave della modalità di coerenza psicofisiologica. Questo sistema interattivo hardware/software traccia i cambiamenti della frequenza cardiaca negli intervalli tra i battiti, utilizzando un sensore pletismografico applicato al lobo dell'orecchio o alla punta delle dita per registrare l'onda delle pulsazioni. Nel momento in cui gli utenti mettono in pratica le tecniche, possono prontamente vedere i cambiamenti nei pattern del loro ritmo cardiaco. Questo processo permette agli individui di sviluppare facilmente un'associazione tra uno spostamento verso una modalità di funzionamento fisiologico più salutare e benefica e l'esperienza emotiva positiva che induce tale spostamento.

Applicazioni cliniche

Gli interventi di costruzione della coerenza riducono l'attivazione autonomica e ormonale indotta dallo stress, migliorano l'equilibrio simpatovagale e neuroendocrino, e promuovono l'aumento dell'efficienza e della sincronizzazione nel funzionamento dei sistemi fisiologici.

Ipertensione e aritmia cardiaca
Le tecniche HeartMath e il feedback della coerenza del ritmo cardiaco si sono dimostrate efficaci per la riduzione della pressione sanguigna negli individui con ipertensione. In uno studio, tre mesi dopo il completamento del training, si è evidenziata una riduzione di 10,6 mm Hg nella pressione sistolica e di 6,3 mm Hg nella pressione diastolica [21].

Le tecniche HeartMath sono state utilizzate con grande successo da pazienti con aritmia cardiaca. I pazienti hanno spesso riferito di riuscire a fermare o attenuare gli episodi di aritmia utilizzando una tecnica HeartMath nel momento in cui i sintomi si presentavano. Inoltre, molti pazienti hanno riscontrato miglioramenti a lungo termine nella sintomatologia, nella necessità di terapia farmacologica e nella generale qualità della vita.

Scompenso cardiaco
Uno studio condotto alla Stanford University ha testato l'efficacia delle tecniche HeartMath in una popolazione di pazienti anziani con scompenso cardiaco congestizio. Dopo l'intervento, il gruppo di trattamento ha mostrato, rispetto al gruppo di controllo, una significativa riduzione nella percezione dello stress, della depressione e di stati emotivi negativi. Un andamento positivo è stato rilevato anche nelle misure di ansia, ottimismo, percezione del fitness e qualità della vita relativa allo stato di salute. Infine, è stato osservato un significativo miglioramento nella capacità funzionale cardiaca [22].

Riduzione del rischio cardiaco
Un'ulteriore promettente applicazione delle tecniche HeartMath è quella in pazienti a rischio di sviluppo di una patologia cardiaca. Le tecniche HeartMath si sono dimostrate molto efficaci nel facilitare il miglioramento della salute in individui con esaurimento autonomico indotto da stress. In particolare, aumenti nell'HRV, da valori bassi a valori normali, sono stati riscontrati in meno di sei settimane in soggetti che avevano regolarmente utilizzato le tecniche. In uno studio in cui HeartMath è stato impiegato per la riduzione del rischio, i cambiamenti sul versante psicologico includevano una significativa riduzione di disagio psicologico generale, rabbia, affaticamento, ostilità, sensibilità interpersonale, fretta e impazienza, caratteristiche legate al comportamento di Tipo A [23].

Conclusioni e implicazioni

L'analisi della letteratura mette in evidenza la necessità di raggiungere un accordo tra i ricercatori relativamente alle metodiche per il trattamento dello stress. In particolare, emerge la necessità di esplicitare le tecniche utilizzate mediante manuali standardizzati che permettano di replicare gli studi e poter quindi individuare trattamenti empiricamente validati.

Infine, i recenti sviluppi che si focalizzano sulle emozioni positive e le tecniche HeartMath sembrano assicurare un mezzo semplice e potente per la modificazione di schemi comportamentali emotivi che contribuiscono all'esperienza di stress e agli effetti debilitanti sulla salute e sul benessere. Gli interventi basati sulle emozioni positive e sul feedback della coerenza del ritmo cardiaco si sono dimostrati un efficace ausilio nei programmi di trattamento per individui con malattia cardiaca e disturbi cardiovascolari.

Bibliografia

1. Lazarus RS, Folkman S (1984) Stress, appraisal and coping. Springer Verlag, Berlin-Heidelberg-New York, p 331
2. Yusuf S, Hawken S, Ounpuu S et al (2004) Effect of potentially modifiable risk factors associated with myocardial infarction in 52 countries (the INTERHEART study): case-control study. Lancet 364:937-952
3. McCraty R, Childre D (2004) The grateful heart: the psychophysiology of appreciation. In: Emmons RA, McCullough ME (eds) The psychology of gratitude. Oxford University Press: New York, pp 230-255
4. Childre D, Rozman D (2005) Transforming stress: the HeartMath solution to relieving worry, fatigue, and tension. New Harbinger Publications, Oakland, CA
5. LeDoux J (1996) The emotional brain: the mysterious underpinnings of emotional life. Simon and Schuster, New York
6. Niedenthal P, Kitayama S (eds) (1994) The heart's eye: emotional influences in perception and attention. Academic Press, San Diego

7. Snyder CR, Lopez SJ (eds) (2002) Handbook of positive psychology. Oxford University Press, New York
8. Russek LG, Schwartz GE (1997) Feelings of parental caring predict health status in midlife: a 35-year follow-up of the Harvard Mastery of Stress Study. J Behav Med 20:1-13
9. Danner DD, Snowdon DA, Friesen WV (2001) Positive emotions in early life and longevity: findings from the nun study. J Pers Soc Psychol 80:804-813
10. Isen AM (1999) Positive affect. In: Dalgleish T, Power M (eds) Handbook of cognition and emotion. John Wiley & Sons, New York, p 522-539
11. Fredrickson BL (2002) Positive emotions. In: Snyder CR, Lopez SJ (eds) Handbook of positive psychology. Oxford University Press, New York
12. McCraty R Atkinson M, Tiller WA et al (1995) The effects of emotions on short-term heart rate variability using power spectrum analysis. Am J Cardiol 76:1089-1093
13. McCraty R, Atkinson M, Tomasino D, Bradley RT (2005) The coherent heart: heart–brain interactions, psychophysiological coherence, and the emergence of system-wide order. HeartMath Research Center, Institute of HeartMath, Boulder Creek, CA, Publication No. 05-022
14. McCraty R, Atkinson M, Rein G, Watkins AD (1996) Music enhances the effect of positive emotional states on salivary IgA. Stress Medicine 12:167-175
15. McCraty R, Barrios-Choplin B, Rozman D et al (1998) The impact of a new emotional self-management program on stress, emotions, heart rate variability, DHEA and cortisol. Integr Physiol Behav Sci 33:151-170
16. McCraty R (2003) Heart-brain neurodynamics: the making of emotions. HeartMath Research Center, Institute of HeartMath, Boulder Creek, CA, Publication No 03-015
17. Pribram KH, Melges FT (1969) Psychophysiological basis of emotion. In: Vinken PJ, Bruyn GW (eds) Handbook of clinical neurology. North-Holland Publishing Company, Amsterdam, p 316-341
18. Cameron OG (2002) Visceral sensory neuroscience: interoception. Oxford University Press, New York
19. Armour JA, Kember GC (2004) Cardiac sensory neurons. In: Armour JA, Ardell JL (eds) Basic and Clinical Neurocardiology. Oxford University Press, New York, p 79-117
20. McCraty R, Tomasino D (2004) Heart rhythm coherence feedback: a new tool for stress reduction, rehabilitation, and performance enhancement. In: Proceedings of the First Baltic Forum on Neuronal Regulation and Biofeedback, Riga, Latvia (also available at *http://www.heartmath.org/research/research-papers/HRV_Biofeedback2.pdf*)
21. McCraty R, Atkinson M, Tomasino D (2003) Impact of a workplace stress reduction program on blood pressure and emotional health in hypertensive employees. J Altern Complement Med 9:355-369
22. Luskin F, Reitz M, Newell K et al (2002) A controlled pilot study of stress management training of elderly patients with congestive heart failure. Prev Cardiol 5:168-172
23. McCraty R, Atkinson M, Lipsenthal L, Arguelles L (2003) Impact of the power to change performance program on stress and health risks in correctional officers. Boulder Creek, CA. HeartMath Research Center, Institute of HeartMath, Report No. 03-014, November

INDICE ANALITICO

Adattamento psicosociale 110, 192, 196
Algoritmi 209, 221, 229
Alleanza terapeutica 295, 328, 332
Analisi
    dei dati 209
    delle reti neurali 236
    di dati multifattoriali 212
    fattoriale 232
    statistica 219
    statistica convenzionale (analisi statistica tradizionale) 232, 237, 241
    statistica lineare 208
Ansia 109-110, 167, 375, 392
    disturbi di 109, 117
    disturbo generalizzato di 112, 119
    e cardiopatia coronaria 117
    e infarto miocardio 117
    e ipertensione 120-121
    e malattia cardiaca 111
    e trapianto cardiaco 118
Approccio sistemico 6, 16
Aritmia 113, 117
Ascolto 276
Aterosclerosi 42, 44, 58-59, 61-62, 64, 68
Attaccamento 325
    legame di 326-328
    stile di 327
    teoria dell' 326
Atteggiamento sociale difensivo 166
Attivazione fisiologica 393
Attività fisica 207, 213
Attività ortosimpatica 345
Attività parasimpatica 345, 396
Attività vagale 32, 207
Auto-efficacia 6
Baroriflesso 63
Biofeedback 350-351, 395
Biopsicosociale 121, 171, 175
    modello 6, 17

Cardiopatia coronarica (CHD) 207, 297, 347, 354
    e relazione di coppia 318
Cardiopatia ischemica 27, 30, 61
Cardiovascolare
    apparato 41
    malattia 29, 42, 63, 66, 135, 156, 166
    sistema 397
Coerenza psicofisiologica 397
Cognitivo-comportamentale 343
    terapia 292
    tecniche 394
Colesterolo 146-147, 211
Colloquio 269
    clinico 13, 14, 276
Compliance 110, 122, 196, 352, 368, 378
Comportamento aggressivo 148
Comportamento di malattia 9, 10 (anche illness behaviour, 10, 11)
Conflitto
    avvicinamento-evitamento 167, 171
    coniugale 191
    di coppia 319
    modello del 166
Conflittualità 190, 193, 195
Coniugale
    conflittualità 189
    coppia 189
    funzionamento 193-194
    insoddisfazione 195
    soddisfazione 189, 192, 196
    stress 189, 190, 191
Contesto familiare 8, 11
Cook-Medley Hostility Scale 149
Coping strategie di 193, 195, 198
Coppia terapia di 322
Cortisolo 146, 173
Cura 265, 272, 278

Depressione 57, 63, 65, 94, 153, 187, 196,
 239, 267, 346, 350, 376
  e CHD 95
  in pazienti con ACS 99
  maggiore 95, 97-98
  nei pazienti post-MI 101
  trattamento della 100
Dieta 16, 29, 37, 99
Disabilità 247, 252-253, 257
  del paziente cardiopatico 251
  misura della 260
Dissonanza 399
Distimia 99
Distressed personality 9
Dominante 184
  comportamento 185
  stile interpersonale 187
Dono 277
DS 14 154
Emotionally Focused
  Couple Therapy 324
  Therapy (EFT) 318, 325-326
Emotività negativa 121-122
Emozioni 163, 175, 182, 188, 193, 279, 400
  e stress 392
  genesi delle 398
  negative 137, 153, 184, 195
  positive 395
ENRICHD 101
Equivalenti metabolici (MET) 207, 216,
 220, 224-226, 233, 239, 241
Esame clinico video-registrato 141
Esaurimento vitale 98, 153
Famiglia 282
Farmaci antidepressivi 102-103
Fattori
  biologici 97, 140
  cognitivi 164, 183
  comportamentali 42, 154
  genetici 42, 69
  psicogeni 170
  psicologici 139, 154, 163, 208, 267
  psicosociali 121, 143, 170, 182, 208, 321
  somatogeni 170
Fattori di rischio 9, 11, 15, 28, 57, 64, 98-
 99, 121, 136, 149, 155, 164, 182, 196,
 213, 319, 323, 267, 351, 357, 373

cardiovascolare 64-65, 68, 117, 144
  comportamentali 99, 121
  psicologici 27, 109, 112
  psicosociali 29, 241
Fisiopatologia 83, 97
Flusso 29, 35, 83-88
  coronario 114
  sanguigno 78, 112
Formazione 7, 13, 15
Framingham Type A Scale 143
Frazione di eiezione 115-116
Frequenza cardiaca 35, 41-69, 78, 80, 83,
 146, 168, 172, 344
  recupero della (RFC) 207, 217, 220, 226
  variabilità della 63, 345, 346
Fumo 29, 36, 99, 149, 136, 155, 164
Genere differenze di 185, 198
Gestione della malattia
  (disease management) 363
Infarto miocardico (IM, MI) 317
Infiammazione 112, 175
Interazione 182, 186, 190, 194
Interpersonale
  stile 184, 186-187
  controllo 185, 189
  dominio 184, 190
  inventario 300, 306, 310
  modello 183, 189
  paradigma 293
  relazione 181, 189
  significato 183
  situazione 183-184
  stress 182-183, 189-190
  deficit 310
Intervista 265
  strutturata 138-139, 165
Ipertensione 28, 41-69, 120, 136, 173, 195,
 209, 402
Ipertrofia ventricolare sinistra 42, 44, 67
Ipnosi 355
Ischemia 63, 112, 114, 115-116, 120, 169, 209
  da stress mentale 77, 79, 85
  miocardica 61, 62, 79, 111
  silente 78
  sotto sforzo 83
Jenkins Activity Survey 143
Linee guida 12, 14

Lown Bernard 265
Malattia cardiaca 13, 33, 136-137, 143, 164, 173, 187, 192, 196-197, 351, 358
  eziologia della 148
  insorgenza della 144
Malattia cardiovascolare
  e ostilità 145
  e TABP 147
Malattia coronarica 41, 52, 59-60, 62, 68-69, 136, 149
Malattia cronica 272
Malattia ischemica 156, 220
Malattie cardiovascolari 41, 43, 59, 69, 136-137, 144
Mappe auto-organizzate (SOM) 228-232
Meccanismi biologici 29, 103, 211
  comportamentali 116, 121
  fisiologici 111, 172
  fisiopatologici 146, 208
  psicobiologici 343
  psicofisiologici 182
Misura
  di esito 248
  in logit 258
  metodologia di 250
  di outcome 253
  di Rasch 262
Mito 284
Modello comportamentale di Tipo A (anche TABP) 8, 136-138, 144, 164
  caratteristiche del 138
  comportamenti caratteristici del 140
  e modello comportamentale di Tipo B 136
  natura dimensionale del 142
  strumenti di valutazione del 143
  studi sul 143
  valutazione del 140
Monitoraggio 363
  a distanza 366
Multifattoriale 210, 231
  analisi classica 212
Narrazione 280
Non-lineare 209, 232, 234
  interazione 211-213, 221, 228
Omeostasi 344
Ortosimpatico 345

Ostilità 122, 137-139, 141, 147, 149, 152, 164, 183-184, 191
  cinica 151, 166
  cinica e atteggiamento difensivo 167, 170
  cinica e livelli elevati di LDL 173
  cinica e malattia cardiaca 166
  difensiva 166
  e malattia cardiaca 152
  e patologia cardiaca 165
  e rabbia 145, 148, 164
  e reattività fisiologica 152
  misurazione della 149, 151
  potenziale di 148
  scala per 166
  valutazione comportamentale della 151
  valutazioni della 165
Parasimpatico 344
Partner 188-189, 197
  coinvolgimento del 195
  CVR dei 191
  interazione tra i 190
  intimità tra i 196
  livello di stress del 197
  ostili 191
  ruolo del 318, 320, 328
  sano 194, 197
Patogenesi 29, 33, 61, 64, 145, 153, 156
Personal Digital Assistant (PDA) 369
Personalità 135, 138, 163, 189,
  caratteristiche della 148
  di Tipo A 9, 136, 139
  di Tipo D 9, 137, 153-154, 357
  di Tipo D e patogenesi della malattia cardiaca 156
  disturbo ossessivo-compulsivo di 239-240
Piastrine 112-113
Placca 94
  carotidea 68
Pressione arteriosa (anche pressione sanguigna) 35, 41-43, 41-64, 80, 85, 146, 165, 215
  diastolica 172
  periferica 84
  sistolica 78, 168
Processi pro-infiammatori 97, 174

Prognosi 187, 194
    cardiaca 154, 195
    negativa 111, 155
Profilo psicologico 208
Psicocardiologia 7, 8, 13, 16
Psicologia clinica 5, 7, 13, 15, 17
Psicoterapia 100, 292, 302, 350
    cognitivo-comportamentale 16
    interpersonale (IPT) 292-294
    ipnotica 357
    sistemico-familiare 16
Qualità della vita 196-197, 364, 370
    percezione della 376
Rabbia 142, 145, 148, 164-165, 183-184
    interiorizzata 148
    modalità espressiva della 150
    repressa 148
    tratto di 150
Rasch
    analisi di 253, 257, 260
    modello di 255, 256, 258
Reattività cardiovascolare (anche CVR)
    41, 121-123, 146, 167, 171, 184-191
Relazione
    coniugale 194
    interpersonale 181, 189
    qualità della 189, 192, 194, 196-197, 319
Relazione di coppia 191-194, 318, 321
    e adattamento 196
Reti neurali 208, 228, 231, 236
    analisi delle 232
    artificiali (ANN) 209, 234
Rilassamento 343, 394
    muscolare progressivo 347, 354
    procedure di 350
    risposta di 344, 345, 350
    tecniche di 346
Ruoli interpersonali 294
Ruolo
    del malato 300
    dispute interpersonali sul 304
    dominante 185
    transizioni di 301, 307
Scompenso cardiaco 364, 402

Sensibilità baroriflessiva 112
Significati 276
Silenzi 278
Simpato-vagale
    bilanciamento 345, 357
    equilibrio 397
Sindrome X 35
Sistema immunitario 173, 175
Sistema nervoso autonomo 63, 111, 172, 344
    parasimpatico 111
    simpatico 111, 168, 172, 352
Sofferenza 276, 282
State-Trait Anger Expression Inventory 151
Stile di vita 95, 99, 103, 173, 175, 193
Stress 9, 41-43, 57-59, 82, 83, 87, 101, 135,
    156, 163, 167, 173, 175, 197, 343
    acuto 41, 58, 62, 64
    cronico 61, 64, 399
    di laboratorio 54, 57, 62
    e infarto cardiaco 390
    emotivo 78, 396
    fisico 43
    interpersonale 168, 182-183, 189
    lavorativo 57, 59, 195
    mentale 43, 61-62,
    psicologico 43, 62-63, 66, 135, 194,
    196-197, 269
    psicosociale 59, 61, 122-123
    riduzione dello 389
Storia 281
Supporto 186, 189, 191, 194-195, 198
    familiare 189, 191-192
    interpersonale 297
    pratico 195
    sociale 186, 197
Telemonitoraggio 364
Terapeuta 295
Tono vagale 35, 207-208
Training autogeno 348
Trauma 317, 330, 337
    e attaccamento 325
Trombogenesi 112
Urgenza del tempo 138, 141
Western Collaborative Group Study 143

If you have any concerns about our products,
you can contact us on
ProductSafety@springernature.com

In case Publisher is established outside the EU,
the EU authorized representative is:
**Springer Nature Customer Service Center GmbH
Europaplatz 3, 69115 Heidelberg, Germany**

Printed by Libri Plureos GmbH
in Hamburg, Germany